S. Streiber

Prüfungsfragen Heilpraktiker für Psychotherapie

Dir, Jennes, ein Dankeschön für deine Geduld und Liebe

Sonja Streiber

Prüfungsfragen Heilpraktiker für Psychotherapie

3. Auflage

ELSEVIER

Elsevier GmbH, Hackerbrücke 6, 80335 München, Deutschland
Wir freuen uns über Ihr Feedback und Ihre Anregungen an kundendienst@elsevier.com

ISBN 978-3-437-58553-1
eISBN 978-3-437-18243-3

Wichtiger Hinweis für den Benutzer
Die medizinischen Wissenschaften unterliegen einem sehr schnellen Wissenszuwachs. Der stetige Wandel von Methoden, Wirkstoffen und Erkenntnissen ist allen an diesem Werk Beteiligten bewusst. Sowohl der Verlag als auch die Autorinnen und Autoren und alle, die an der Entstehung dieses Werkes beteiligt waren, haben große Sorgfalt darauf verwandt, dass die Angaben zu Methoden, Anweisungen, Produkten, Anwendungen oder Konzepten dem aktuellen Wissensstand zum Zeitpunkt der Fertigstellung des Werkes entsprechen.
Der Verlag kann jedoch keine Gewähr für Angaben zu Dosierung und Applikationsformen übernehmen. Es sollte stets eine unabhängige und sorgfältige Überprüfung von Diagnosen und Arzneimitteldosierungen sowie möglicher Kontraindikationen erfolgen. Jede Dosierung oder Applikation liegt in der Verantwortung der Anwenderin oder des Anwenders. Die Elsevier GmbH, die Autorinnen und Autoren und alle, die an der Entstehung des Werkes mitgewirkt haben, können keinerlei Haftung in Bezug auf jegliche Verletzung und/oder Schäden an Personen oder Eigentum, im Rahmen von Produkthaftung, Fahrlässigkeit oder anderweitig übernehmen.

Für die Vollständigkeit und Auswahl der aufgeführten Medikamente übernimmt der Verlag keine Gewähr.
Geschützte Warennamen (Warenzeichen) werden in der Regel besonders kenntlich gemacht (®). Aus dem Fehlen eines solchen Hinweises kann jedoch nicht automatisch geschlossen werden, dass es sich um einen freien Warennamen handelt.

Bibliografische Information der Deutschen Nationalbibliothek
Die Deutsche Nationalbibliothek verzeichnet diese Publikation in der Deutschen Nationalbibliografie; detaillierte bibliografische Daten sind im Internet über https://www.dnb.de abrufbar.

In ihren Veröffentlichungen verfolgt die Elsevier GmbH das Ziel, genderneutrale Formulierungen für Personengruppen zu verwenden. Um jedoch den Textfluss nicht zu stören sowie die gestalterische Freiheit nicht einzuschränken, wurden bisweilen Kompromisse eingegangen. Selbstverständlich sind **immer alle Geschlechter** gemeint.

Planung: Ingrid Puchner, München
Projektmanagement: Sophie Eckart, München
Redaktion: Christel Hämmerle, München
Satz: Thomson Digital, Noida/Indien
Druck und Bindung: Drukarnia Dimograf Sp. z o. o., Bielsko-Biała/Polen
Umschlaggestaltung: SpieszDesign, Neu-Ulm
Titelfotografie: © stock.adobe.com+Spieszdesign

Aktuelle Informationen finden Sie im Internet unter **www.elsevier.de.**

Vorwort

Liebe Leserinnen und Leser,

aufgrund der seit März 2018 geltenden bundeseinheitlichen Rahmenrichtlinien zur Durchführung der Heilpraktikerprüfungen war mir eine zeitnahe Angleichung des Prüfungsfragenbuchs an das ebenfalls bei Elsevier, vor Kurzem in einer neuen Auflage erschienene, Kurzlehrbuch sehr wichtig.

Um ein für Sie effektives Lernen zu ermöglichen, wurden die Kapitel in der Abfolge so geordnet wie im Kurzlehrbuch, und sie entsprechen somit in ihrer Reihenfolge auch der ICD-10. Zudem wurden die Steckbriefe erweitert und übersichtlicher gestaltet und das Gesamtvolumen der Prüfungsfragen konnte auf über 500 noch einmal erhöht werden. So ist ein Werk entstanden, durch das Sie eine solide Unterstützung in Ihrer Prüfungsvorbereitung bekommen sollen.

Mein Dank gilt dem Elsevier-Verlag für die Möglichkeit der erneuten Veröffentlichung, insbesondere Frau Puchner und Frau Eckart für die kompetente Begleitung und der Lektorin Frau Hämmerle für die kreativen Ideen und die reibungslose Zusammenarbeit.

Ich wünsche Ihnen für Ihr Vorhaben, nach all dem Lernen und nach bestandener Prüfung, als Heilpraktiker für Psychotherapie tätig zu sein, alles Gute.

Winsen/Luhe, im Juni 2021
Sonja Streiber

Benutzerhinweise

Dieses Buch beinhaltet insgesamt über 500 schriftliche und mündliche Prüfungsfragen für eine intensive Vorbereitung auf Ihre Prüfung zum Heilpraktiker für Psychotherapie. Im schriftlichen Teil handelt es sich um Original-Prüfungsfragen, überwiegend aus den Jahren 2009 bis 2020. Der mündliche Bereich umfasst sowohl Originalfragen aus verschiedenen Bundesländern als auch fiktive Fragen, die Ihnen zur Vertiefung Ihres Wissens dienen sollen.

Sie haben mithilfe des Buchs die Möglichkeit, die schriftlichen Fragen zunächst eigenständig zu lösen. Im Anschluss stehen Ihnen auf der Rückseite die kommentierten Antworten zur Verfügung. So können Sie sich selbst überprüfen und Ihre Kenntnisse in den einzelnen Themengebieten vertiefen und festigen.

Das gewissenhafte Durcharbeiten der Fragen und Antworten bereitet Sie nicht nur auf die schriftliche, sondern auch auf die mündliche Prüfung vor.

Die schriftlichen Prüfungen der vergangenen Jahre zeigen z. T. sehr ähnliche Fragen. Um Ihnen eine möglichst große Vielfalt bieten zu können, wurde auf das Wiederholen inhaltlich gleicher oder ähnlicher Fragen weitgehend verzichtet.

Die Antworten auf die mündlichen Fragen in diesem Buch sind in drei Kategorien unterteilt. Unter dem Punkt „Das sollten Sie zur Sprache bringen“ finden Sie stichwortartig die nötigen Kernaspekte für die Beantwortung einer Frage. Die Stichpunkte in der Kategorie „Zusätzlich können Sie erwähnen“ ermöglichen es Ihnen, Ihr Wissen umfangreicher zu demonstrieren und Ihre Antwort abzurunden. Im letzten Bereich „Ihr weiteres Plus“ wird Ihnen ein Vorschlag unterbreitet, mit welchen Erläuterungen Sie ein tieferes Verständnis der Materie unter Beweis stellen können.

Alle Antworten des mündlichen Teils sind in kurzen Sätzen oder stichwortartig verfasst, um Ihnen individuelle Gestaltungsmöglichkeiten zu lassen und die Möglichkeit zu geben, eigene Formulierungen zu finden und diese allein oder mit einem Lernpartner übend auszuprobieren.

Die Gliederung der Kapitel orientiert sich in ihrer Reihenfolge weitestgehend am Lehrbuch *Kurzlehrbuch Heilpraktiker für Psychotherapie*, das ebenfalls bei Elsevier erschienen ist.

Kapitel 18 enthält gemischte oder fachübergreifende Fragen aus allen Fachgebieten.

Fehler gefunden?

https://else4.de/978-3-437-58553-1

An unsere Inhalte haben wir sehr hohe Ansprüche. Trotz aller Sorgfalt kann es jedoch passieren, dass sich ein Fehler einschleicht oder fachlich-inhaltliche Aktualisierungen notwendig geworden sind.

Sobald ein relevanter Fehler entdeckt wird, stellen wir eine Korrektur zur Verfügung. Mit diesem QR-Code gelingt der schnelle Zugriff.

Wir sind dankbar für jeden Hinweis, der uns hilft, dieses Werk zu verbessern. Bitte richten Sie Ihre Anregungen, Lob und Kritik an folgende E-Mailadresse: kundendienst@elsevier.com

Inhaltsverzeichnis

KAPITEL

1 Die amtsärztliche Überprüfung

1.1 Zugangsvoraussetzungen zur Überprüfung

Die Voraussetzungen zur und die Durchführung der Überprüfung zur Erlangung der eingeschränkten Heilerlaubnis nach dem Heilpraktikergesetz sind bundeseinheitlich geregelt. Kosten und weitere Modalitäten unterscheiden sich je nach Bundesland und können bei den zuständigen Behörden erfragt werden (Adressen ➢ Anhang). Eine in einem Bundesland ausgesprochene Heilerlaubnis ist bundesweit gültig.

Die Erlaubnis zur Überprüfung wird auf formlosen Antrag erteilt. Dem Antrag sind folgende Unterlagen beizufügen:

- Kurzgefasster Lebenslauf (in dreifacher Ausfertigung)
- Geburtsurkunde oder ein Auszug aus dem Familienbuch der Eltern, bei Verheirateten auch die Heiratsurkunde oder ein Auszug aus dem für die Ehe geführten Familienbuch
- Identitätsnachweis mit Lichtbild
- Amtliches Führungszeugnis, das nicht früher als einen Monat vor der Vorlage ausgestellt worden sein darf
- Erklärung darüber, ob gegen die Antragstellerin oder den Antragsteller ein gerichtliches Strafverfahren oder ein staatsanwaltliches Ermittlungsverfahren anhängig ist
- Ärztliche Bescheinigung, die nicht früher als einen Monat vor der Vorlage ausgestellt worden sein darf, wonach keine Anhaltspunkte dafür vorliegen, dass wegen eines körperlichen Leidens oder wegen Schwäche der geistigen oder körperlichen Kräfte oder wegen einer Sucht die für die Ausübung des Berufs als Heilpraktikerin oder Heilpraktiker erforderliche Eignung fehlt
- Erklärung, dass die Antragstellerin oder der Antragsteller beabsichtigt, sich im Gebiet der betreffenden Gemeinde oder Stadt niederzulassen
- Erklärung, ob und ggf. bei welcher Behörde zuvor bereits eine Erlaubnis beantragt wurde
- Nachweis darüber, dass die Antragstellerin oder der Antragsteller mindestens die Hauptschule abgeschlossen hat
- Nachweis über Tätigkeiten und Ausbildungen im Bereich der Psychotherapie, bei Diplompsychologen Diplomurkunde und Prüfungszeugnis

1.2 Inhalte der Überprüfung

Die Überprüfung zum Heilpraktiker beschränkt auf das Gebiet der Psychotherapie umfasst eine schriftliche und eine mündliche Prüfung. Antragsteller müssen für den gesamten Bereich der Psychiatrie und Psychotherapie grundlegende Kenntnisse nachweisen, sodass eine Gefährdung von zukünftigen Patienten auszuschließen ist.

In der Überprüfung ist festzustellen, ob folgende Kenntnisse und Fähigkeiten vorliegen:

- Ausreichende Kenntnisse über die Abgrenzung heilkundlicher Tätigkeit, insbesondere im psychotherapeutischen Bereich, gegenüber der den Ärzten und Heilpraktikern vorbehaltenen heilkundlichen Behandlung

- Fähigkeiten, Erkrankungen, die nicht zur sektoralen Heilerlaubnis gehören, zu erkennen und abzugrenzen
- Ausreichende diagnostische Fähigkeiten in Bezug auf einschlägige psychische Krankheitsbilder
- Erkennen der Grenzen eigener Kenntnisse und Fähigkeiten, einschließlich der Gefahren bei Überschreitungen
- Bereitschaft, das eigene Handeln nach vorhandenen Kenntnissen und Fähigkeiten auszurichten
- Fähigkeiten, den Patienten entsprechend der Diagnose psychotherapeutisch zu behandeln

Zusätzlich zur Abgrenzung der in der Medizin und Psychotherapie tätigen Berufsgruppen (Ärzte, Heilpraktiker) sind Kenntnisse in folgenden Bereichen nachzuweisen:

- Rechtskunde
- Gesundheitssystem
- Diagnostik
- Psychopathologie
- Psychiatrische Krankheitslehre
- Klinische Psychologie
- Grundlagen der Psychotherapie
- Notfallsituationen
- Fachspezifische Kommunikation und Interaktion
- Medizinische und pharmakologische Grundlagen im Bereich der Psychotherapie

Antragsteller sollten beachten, dass sich die Überprüfung auf den gesamten Bereich der Psychotherapie erstrecken kann. Eine Beschränkung auf spezielle Therapieformen, in denen der Antragsteller eventuell eine Ausbildung absolviert hat, ist nicht möglich.

1.3 Die schriftliche Überprüfung

Die schriftlichen Prüfungen werden bundeseinheitlich im Frühjahr am 3. Mittwoch im März und im Herbst am 2. Mittwoch im Oktober durchgeführt.

Die schriftlichen **Multiple-Choice-Prüfungsfragen** verlangen häufig sehr detaillierte Fachkenntnisse und müssen exakt beantwortet werden. Nur teilweise richtig beantwortete Fragen gelten als falsch. Von den gestellten 28 Fragen müssen 75 % richtig beantwortet werden. Sie dürfen also höchstens 7 Fragen falsch beantworten, wenn Sie die Prüfung bestehen möchten. Für die Beantwortung der Fragen haben Sie 60 Min. Zeit.

Zu Beginn der Überprüfung erhalten Sie neben den **Prüfungsfragenbögen** einen weiteren **tabellarischen Bogen,** auf dem Sie Ihre richtigen Antwortbuchstaben zu den zugeordneten Fragen eintragen müssen. Planen Sie genügend Zeit zum Übertragen der von Ihnen ermittelten Lösungsbuchstaben ein, um Übertragungsfehler zu vermeiden.

Es gibt verschiedene Typen von Prüfungsfragen. Am häufigsten werden Fragen vom Typ „Aussagenkombination" gestellt. Zu einer gestellten Frage werden 5 Aussagen angeboten. Die anschließend aufgeführten Antwortmöglichkeiten bestehen aus Kombinationen der zuvor genannten Aussagen. Häufig werden auch die Antwortmöglichkeiten „keine der Aussagen ist richtig" oder „alle Aussagen sind richtig" angeboten.

1.3.1 Fragentyp: Aussagenkombination

Im Folgenden ist beispielhaft eine Frage vom Typ „Aussagenkombination" aufgeführt:

Aussagenkombination

Welche der folgenden Aussagen passen zur Manie?

1 Der Betroffene überschätzt sich selbst.
2 Es bestehen hypochondrische Züge.
3 Es kommt zu Assoziationslockerungen.
4 Es besteht ein erhöhtes Schlafbedürfnis.
5 Es kommt zu Minderwertigkeitsgefühlen.

A Nur die Aussagen 1 und 3 sind richtig.
B Nur die Aussagen 1, 3 und 4 sind richtig.
C Nur die Aussagen 2, 4 und 5 sind richtig.
D Nur die Aussagen 1, 3, 4 und 5 sind richtig.
E Alle Aussagen sind richtig.

Zur Beantwortung der Frage müssen nicht die Ziffern 1–5 angekreuzt werden, sondern je nach richtiger Lösung eine der angebotenen **Kombinationen an Aussagen**, d.h. einer der Buchstaben von A–E (in diesem Fall A).

1.3.2 Fragentyp: Einfachauswahl

Der zweithäufigste Fragentyp ist die „Einfachauswahl". Von den verfügbaren Antwortmöglichkeiten muss **eine Aussage** markiert werden. Auch bei Fragen vom Typ „Einfachauswahl" ist die Frage sehr genau zu lesen. Meist wird nach der richtigen Aussage gefragt, es kann jedoch auch die Frage gestellt werden, welche Aussage am ehesten zutrifft oder welche falsch ist.

Einfachauswahl

Die paranoide Persönlichkeitsstörung (nach ICD-10) ist in erster Linie charakterisiert durch folgendes der genannten Merkmale:

A Unangemessener Affekt im Sinne der Parathymie
B Affektive Abstumpfung in Verbindung mit anhaltendem Gefühl von Leere
C Indifferenz gegenüber Lob oder Kritik von anderen
D Misstrauen oder starke Neigung, neutrale oder freundliche Handlungen anderer als feindlich oder verächtlich aufzufassen
E Neigung, sich auf intensive, doch instabile Beziehungen einzulassen; oft mit der Folge von emotionalen Krisen, verbunden mit übertriebenen Bemühungen, das Verlassen werden zu vermeiden

Zur Beantwortung der Frage müssen Sie entsprechend dem Wort Einfachauswahl **eine Antwort,** d.h. einen Buchstaben von A–E markieren (in diesem Fall D).

1.3.3 Fragentyp: Mehrfachauswahl

Bei Fragen vom Typ „Mehrfachauswahl“ müssen, wie auch bei der „Einfachauswahl“, aus einer Liste von Aussagen direkt die richtigen Aussagen ausgewählt werden. Im Fall der Mehrfachauswahl sind es in der Regel zwei Antworten, die von Ihnen markiert werden müssen. Die Anzahl der anzugebenden Antworten wird in der Frage immer genannt.

Mehrfachauswahl

Welche der folgenden Aussagen zum Delir treffen zu? Wählen Sie zwei Antworten!

A Es liegt eine Störung des Bewusstseins vor.

B Es liegen meist akustische Halluzinationen vor.

C Ein Delir wird immer durch eine alkoholbedingte Gehirnschädigung verursacht.

D Typisch ist eine zeitliche Desorientiertheit, in schweren Fällen auch eine Desorientiertheit zu Ort und Person.

E Zu finden ist eine Beeinträchtigung vor allem des Langzeitgedächtnisses bei relativ intaktem Kurzzeitgedächtnis.

Zur Beantwortung der Frage müssen Sie, wie angegeben, **zwei Antworten** also in diesem Fall zwei Buchstaben von A–E kenntlich machen (hier A und D).

Eine Prüfungsfrage wird in ihrer Gesamtheit als richtig oder falsch bewertet. Selbst wenn Sie meinen, die Antwort auf eine Frage nicht zu wissen, sollten Sie unbedingt eine Möglichkeit ankreuzen, da eine 20-prozentige Wahrscheinlichkeit besteht, die richtige Antwort zu treffen.

Sie sollten während Ihrer Prüfungsvorbereitung insbesondere Fragen vom Typ „Aussagenkombination“ ausführlich trainieren. Wenn Sie eine oder zwei Aussagen als eindeutig richtig oder falsch identifizieren, können Sie die richtige Antwort oft auch dann ableiten, wenn Sie die Richtigkeit weiterer Aussagen nicht sicher einzuschätzen wissen. In jedem Fall sind die Fragen sehr aufmerksam zu lesen, da ab und zu durch Verneinungen die Richtung der Aussagen umgedreht wird.

1.4 Die mündliche Überprüfung

In allen Bundesländern finden im Rahmen der Überprüfung zur Erlangung der Heilerlaubnis nach dem Heilpraktikergesetz mündliche Überprüfungen statt. Je nachdem, wo Sie Ihre Prüfung absolvieren, sind Ablauf und Prüfungssituation unterschiedlich. Einige Prüfungskommissionen bzw. Prüfer fragen z. B. konkret nach Störungsbildern, deren Diagnostik, Ursachen, Differenzialdiagnose und Therapiemöglichkeiten. Andere Kommissionen bevorzugen es hingegen, Ihre Kenntnisse der Materie durch das Heranziehen von Fallbeispielen zu überprüfen.

Hilfreich kann es sein, Prüfungsprotokolle aus Ihrem Prüfungsgebiet nachzulesen, um sich auf die bevorstehende mündliche Überprüfung einzustimmen.

Im Gegensatz zur schriftlichen Prüfung haben Sie bei der mündlichen Überprüfung die Möglichkeit, Ihr Wissen fundiert und differenziert darzustellen und kleine Fehler auszugleichen. Sie können zeigen, dass Sie mit der Thematik vertraut sind und die Inhalte verstanden haben.

Empfehlungen für die mündliche Überprüfung:

- Lassen Sie sich Zeit mit Ihrer Antwort und **überlegen** Sie **genau.**

- **Antworten Sie systematisch:**
  - Ist nach einer psychischen Störung gefragt, beschreiben Sie diese nach einem bestimmten, vorher von Ihnen festgelegten Schema (z. B. Symptomatik, Ursachen, Therapie)
  - Wird die Frage nach einer Diagnose gestellt, leiten Sie Ihre Vermutungen nachvollziehbar und nicht vorschnell ab. Welche Fragen stellen Sie dem Patienten? Wie gehen Sie beim psychopathologischen Befund vor? Wenn Sie sicher sind, erwähnen Sie von sich aus Differenzialdiagnosen.
- **Antworten Sie ausführlich:**
  - Eine mündliche Überprüfung dauert in der Regel ca. 45 Minuten, in denen Sie vermitteln können, wie umfangreich Ihr Wissen ist. Auf die Frage „Haben depressive Patienten Schlafstörungen?", ließe sich mit einem einfachen „Ja" antworten. Sie können in der Prüfung aber auch darlegen, was Sie sonst noch zu diesem Thema wissen. Sie könnten die verschiedenen Formen von Schlafstörungen benennen, die bei einer Depression auftreten können, wobei der Hinweis auf besonders typische Formen (morgendliches Früherwachen) sinnvoll wäre. Ebenso könnten weitere Symptome und allgemeine Hinweise zur Depression benannt werden. Achten Sie jedoch darauf, dass Sie nicht vom Thema abweichen oder zu weitschweifig werden.
  - Wenn Sie ausführlich antworten, achten Sie darauf, dass Sie von sich aus keine Themenbereiche ansprechen, in denen Sie sich unsicher fühlen. Denken Sie daran, dass die Überprüfungen meist in dialogischer Form ablaufen und Prüfer gerne an Punkten nachhaken, bei denen der Prüfungskandidat eine Unsicherheit zu erkennen gibt.
- Wenn Sie eine Frage **nicht beantworten** können, sagen Sie das auch so. Möglicherweise wird Ihnen die Frage am Ende der Prüfung noch einmal gestellt. Mit falschen Assoziationen auf eine gestellte Frage zu antworten, bietet zusätzliche Angriffsflächen auf unsichere Themengebiete.
- Vermeiden Sie, dass Ihre Antworten **auswendig gelernt** wirken. Die Lehrinhalte müssen unbedingt verstanden worden sein, und dies müssen Ihre Aussagen auch widerspiegeln.
- Benutzen Sie die **Fachsprache der Psychiatrie.** Entscheidend für das Bestehen der Prüfung ist es nicht, dass Sie viele Fremdwörter verwenden. Zu einer Fachdiskussion, wie sie die mündliche Überprüfung darstellt, gehört jedoch der exakte Gebrauch der Fachsprache. Als Prüfungskandidat sollten Sie die wichtigsten Fachbegriffe prägnant und sehr genau definieren können.
- Stellen Sie sich vor der tatsächlichen Prüfung einer **Prüfungssimulation.** Das realistische Durchspielen der Prüfungssituation bringt viele Prüfungskandidaten in emotionalen Stress. Die Simulation ermöglicht es, Erfahrungen damit zu machen, wie Sie reagieren, wenn Sie eine Frage nicht beantworten können oder wenn sich ein Gefühl der Leere im Kopf ausbreitet. Eine Prüfungssimulation sollte zu jeder guten Prüfungsvorbereitung gehören.
- Häufig wird zu Beginn der mündlichen Überprüfung nach der **persönlichen Motivation** für das Ablegen der Prüfung zur Erlangung der Heilerlaubnis als psychotherapeutischer Heilpraktiker gefragt. Auch Fragen nach durchlaufenen Ausbildungen und angestrebten Arbeitsschwerpunkten werden meist gleich zu Anfang der Prüfung gestellt (➤ 18.3). Es hat sich als günstig erwiesen, die Beantwortung dieser Fragen zu trainieren. Eine gute und schlüssige Selbstpräsentation in den ersten Prüfungsminuten hilft Ihnen, einen guten Eindruck zu hinterlassen.

KAPITEL

2 Juristische Aspekte und psychiatrische Hilfsangebote

Gesetzliche Grundlagen: Die gesetzliche Grundlage zur Durchführung der Überprüfung zur Erteilung der Heilerlaubnis und die Tätigkeit eines Heilpraktikers ist das Heilpraktikergesetz (HPG). Dieses wird durch eine Durchführungsverordnung (DVO) ergänzt. Relevant sind im Hinblick auf psychiatrische Patienten auch die Unterbringungsgesetze der Länder und das Betreuungsgesetz.

Steckbrief: Heilpraktikergesetz

§ 1

(1) Wer die Heilkunde, ohne als Arzt bestallt zu sein, ausüben will, bedarf dazu der Erlaubnis.
(2) Ausübung der Heilkunde im Sinne dieses Gesetzes ist jede berufs- oder gewerbsmäßig vorgenommene Tätigkeit zur Feststellung, Heilung oder Linderung von Krankheiten, Leiden oder Körperschäden bei Menschen, auch wenn sie im Dienste von anderen ausgeübt wird.
(3) Wer die Heilkunde […] ausüben will, erhält die Erlaubnis nach Maßgabe der Durchführungsbestimmungen; er führt die Berufsbezeichnung „Heilpraktiker".

§ 2

(1) Wer die Heilkunde, ohne als Arzt bestallt zu sein, bisher berufsmäßig nicht ausgeübt hat, kann eine Erlaubnis nach § 1 in Zukunft nach Maßgabe der gemäß § 7 erlassenen Rechts- und Verwaltungsvorschriften erhalten, die insbesondere Vorgaben hinsichtlich Kenntnissen und Fähigkeiten als Bestandteil der Entscheidung über die Erteilung der Erlaubnis enthalten sollen.

§ 3

Die Erlaubnis nach § 1 berechtigt nicht zur Ausübung der Heilkunde im Umherziehen.

§ 5

Wer, ohne zur Ausübung des ärztlichen Berufs berechtigt zu sein und ohne eine Erlaubnis nach § 1 zu besitzen, die Heilkunde ausübt, wird mit Freiheitsstrafe bis zu einem Jahr oder mit Geldstrafe bestraft.

§ 5a

(1) Ordnungswidrig handelt, wer als Inhaber einer Erlaubnis nach § 1 die Heilkunde im Umherziehen ausübt
(2) Die Ordnungswidrigkeit kann mit einer Geldbuße bis zu zweitausendfünfhundert Euro geahndet werden.

§ 6

(1) Die Ausübung der Zahnheilkunde fällt nicht unter die Bestimmungen dieses Gesetzes.

Steckbrief: Durchführungsverordnung

Erste Durchführungsverordnung zum Heilpraktikergesetz

§ 2

(1) Die Erlaubnis wird nicht erteilt,
- a) wenn der Antragsteller das 25. Lebensjahr noch nicht vollendet hat,
- b) wenn er nicht die deutsche Staatsangehörigkeit besitzt,
- c) (weggefallen)
- d) wenn er nicht mindestens abgeschlossene Volksschulbildung nachweisen kann,
- e) (weggefallen)
- f) wenn sich aus Tatsachen ergibt, dass ihm

die … sittliche Zuverlässigkeit fehlt, insbesondere, wenn schwere strafrechtliche oder sittliche Verfehlungen vorliegen,

g) wenn er in gesundheitlicher Hinsicht zur Ausübung des Berufs ungeeignet ist,

h) wenn mit Sicherheit anzunehmen ist, dass er die Heilkunde neben einem anderen Beruf ausüben wird,

i) wenn sich aus einer Überprüfung der Kenntnisse und Fähigkeiten des Antragstellers durch das Gesundheitsamt, die auf Grundlage von Leitlinien zur Überprüfung von Heilpraktikeranwärtern durchgeführt wurde, ergibt, dass die Ausübung der Heilkunde durch den Betreffenden eine Gefahr für die Gesundheit der Bevölkerung oder für die ihn aufsuchenden Patientinnen und Patienten bedeuten würde.

§ 3

(1) Über den Antrag entscheidet die untere Verwaltungsbehörde im Benehmen mit dem Gesundheitsamt.
(2) Der Bescheid ist dem Antragsteller … und der zuständigen Ärztekammer zuzustellen; das Gesundheitsamt erhält Abschrift des Bescheides. Der ablehnende Bescheid ist mit Gründen zu versehen.
(3) Gegen den Bescheid können der Antragsteller … und die zuständige Ärztekammer binnen zwei Wochen Beschwerde einlegen. Über diese entscheidet die höhere Verwaltungsbehörde nach Anhörung eines Gutachterausschusses (§4).

§ 4

(1) Der Gutachterausschuss besteht aus einem Vorsitzenden, der weder Arzt noch Heilpraktiker sein darf, aus zwei Ärzten sowie zwei Heilpraktikern. […] Die Landesregierungen werden ermächtigt, durch Rechtsverordnung die zuständige Behörde abweichend von Satz 2 zu bestimmen. Sie können diese Ermächtigung auf oberste Landesbehörden übertragen.
(2) Für mehrere Bezirke höherer Verwaltungsbehörden kann ein gemeinsamer Gutachterausschuss gebildet werden.

§ 7

(1) Die Erlaubnis ist durch die höhere Verwaltungsbehörde zurückzunehmen, wenn nachträglich Tatsachen eintreten oder bekannt werden, die eine Versagung der Erlaubnis nach § 2 Abs. 1 rechtfertigen würden. […]

Leitlinien zur Überprüfung von Heilpraktikeranwärtern

1 Inhalte der Überprüfung

Ziel der Überprüfung der Kenntnisse und Fähigkeiten der antragstellenden Person ist es festzustellen, ob von ihrer Tätigkeit bei der Ausübung von Heilkunde eine Gefahr für die Gesundheit der Bevölkerung im Allgemeinen oder die Patientinnen und Patienten im Besonderen ausgehen kann. Dementsprechend ist bei den nachfolgenden Gegenständen der Überprüfung insbesondere darauf zu achten, dass die antragstellende Person die Grenzen ihrer persönlichen Kenntnisse und Fähigkeiten kennt, sich der Gefahren im Falle ihrer Überschreitung bewusst und bereit ist, ihr berufliches Handeln danach auszurichten.

1.1 Rechtliche Rahmenbedingungen

1.1.1 Die antragstellende Person kennt das Gesundheitssystem in Deutschland in seinen wesentlichen Strukturen und weiß um die Stellung des Heilpraktikerberufs in diesem System.
[…]

1.2 Qualitätssicherung

1.2.2 Die antragstellende Person ist sich der Bedeutung von Qualitätsmanagement und Dokumentation bei der Berufsausübung bewusst; sie ist in der Lage, diese Kenntnisse bei der Ausübung des Berufs zu beachten.

1.3 Notfallsituationen

Die antragstellende Person ist in der Lage, Notfallsituationen oder lebensbedrohliche Zustände zu erkennen und eine angemessene Erstversorgung sicherzustellen.

1.4 Kommunikation

1.4.1 Die antragstellende Person verfügt über die für eine Ausübung des Heilpraktikerberufs notwendigen Kenntnisse in der medizinischen Fachterminologie.
1.4.2 Die antragstellende Person kann aufgrund dieser Kenntnisse angemessen mit Patientinnen und Patienten aller Altersgruppen kommunizieren und interagieren.
1.4.3 Die antragstellende Person ist im Rahmen ihrer Stellung im Gesundheitssystem in der Lage, sich mit anderen Berufsgruppen und Institutionen im Gesundheitswesen fachbezogen zu verständigen.

1.5 Medizinische Kenntnisse

[…]
1.5.3 Die antragstellende Person verfügt über die zur Ausübung des Heilpraktikerberufs notwendigen Kenntnisse zur Erkennung und Behandlung von […] psychischen Erkrankungen bei Patientinnen und Patienten aller Altersgruppen, insbesondere in den Bereichen von
[…]
… neurologischen Erkrankungen
[…]
… psychischen Erkrankungen
[…]

1.6 Anwendungsorientierte medizinische Kenntnisse

1.6.1 Die antragstellende Person ist in der Lage, ärztliche Befunde und Befunde anderer Berufsgruppen einschließlich der in den Befunden enthaltenen Laborwerte zu verstehen, zu bewerten und diese Bewertung im Rahmen der eigenen Berufsausübung angemessen zu berücksichtigen.
1.6.2 Die antragstellende Person ist in der Lage, eine vollständige und umfassende Anamnese einschließlich eines psychopathologischen Befundes zu erheben und dem Heilpraktikerberuf angemessene Methoden der Patientenuntersuchung anzuwenden.
1.6.3 Die antragstellende Person ist unter Anwendung ihrer medizinischen Kenntnisse, unter Einbeziehung vorliegender Befunde, gestützt auf ihre Anamnese und im Bewusstsein der Grenzen ihrer diagnostischen und therapeutischen Methoden sowie möglicher Kontraindikationen in der Lage, eine berufsbezogene Diagnose zu stellen, aus der sie einen Behandlungsvorschlag herleitet, der keine Gefährdung der Patientengesundheit erwarten lässt.
[…]
Wird eine sogenannte sektorale Heilpraktikererlaubnis beantragt, haben sich die in Nummer 1 genannten Inhalte der Überprüfung gezielt darauf zu erstrecken, ob von der Ausübung der Heilkunde durch den Betroffenen eine Gefahr für die Gesundheit der Bevölkerung oder für die ihn aufsuchenden Patientinnen und Patienten in dem sektoralen Bereich ausgeht, für den die Heilpraktikererlaubnis beantragt wird. Dabei ist insbesondere auch zu überprüfen, ob die antragstellende Person in der Lage ist, die Krankheiten, Leiden oder sonstigen Körperschäden aus dem für die sektorale Heilpraktikererlaubnis einschlägigen Bereich von den Krankheiten, Leiden oder sonstigen Körperschäden zu unterscheiden, die außerhalb dieses Bereichs liegen. […]

Steckbrief: Unterbringungsgesetze/Psychisch-Kranken-Gesetze der Länder

Dargestellt wird im Folgenden das Gesetz am Beispiel Niedersachsen.

- Inhalt des Gesetzes ist die Darstellung von Hilfen für Personen, die infolge einer psychischen Krankheit oder einer seelischen Behinderung krank oder behindert sind.
- Zudem formuliert es Regelungen der Unterbringung für o. g. Personenkreis.
- Eine Unterbringung liegt vor, wenn jemand gegen seinen Willen oder im Zustand der Willenlosigkeit in eine Unterbringungseinrichtung eingewiesen wird oder dort verbleiben soll.
- Die Unterbringung einer Person ist nur dann zulässig, wenn von ihr infolge ihrer Krankheit oder Behinderung eine gegenwärtige erhebliche Gefahr für sich oder andere ausgeht und diese

Gefahr auf andere Weise nicht abgewendet werden kann.
- Das Betreuungsgericht, bei Minderjährigen das Familiengericht, entscheidet über die Unterbringung nach diesem Gesetz auf Antrag der zuständigen Behörde.
- Kann eine gerichtliche Entscheidung nicht rechtzeitig herbeigeführt werden, so kann die zuständige Behörde die betroffene Person längstens bis zum Ablauf des folgenden Tages vorläufig in ein geeignetes Krankenhaus einweisen, wenn die Voraussetzungen durch das Zeugnis einer Ärztin oder eines Arztes mit Erfahrung auf dem Gebiet der Psychiatrie dargelegt werden, dem ein frühestens am Vortag erhobener Befund zugrunde liegt.
- Durch dieses Gesetz werden die Grundrechte auf körperliche Unversehrtheit und auf Freiheit der Person, auf die Unverletzlichkeit des Briefgeheimnisses sowie des Post- und Fernmeldegeheimnisses und der Wohnung eingeschränkt.

Steckbrief: Betreuungsgesetz

Bei diesem Gesetz handelt es sich um eine bundesgesetzliche Regelung, um ein Artikelgesetz.
- Das Betreuungsgericht entscheidet über die Notwendigkeit einer gesetzlichen Betreuung.
- Eine gesetzliche Betreuung kann bei geistiger, körperlicher oder seelischer Behinderung oder bei schweren psychiatrischen Erkrankungen eingerichtet werden.
- Die gesetzliche Betreuung kann für einen oder mehrere Lebensbereiche eingerichtet werden (z. B. Gesundheitsfürsorge, Vermögensfragen, Vertretung gegenüber Behörden, Aufenthaltsbestimmungsrecht).
- Die Einrichtung einer gesetzlichen Betreuung wirkt sich nicht automatisch auf die Geschäftsfähigkeit der betreuten Person aus.
- Eine Betreuung kann von jedermann angeregt werden, auch von Organisationen und dem Betroffenen selbst.
- Bei einem Teil der Betreuungen wird ein Einwilligungsvorbehalt ausgesprochen: Die betreute Person benötigt für genau definierte Entscheidungen die Einwilligung des gesetzlich bestimmten Betreuers.
- Gesetzliche Betreuer können ehrenamtlich oder hauptberuflich tätig sein.
- In der Regel wird ein gesetzlicher Betreuer bestellt. In begründeten Fällen können auch mehrere Betreuer berufen werden (dann für verschiedene Betreuungsbereiche).
- Die Betreuung wird normalerweise für einen begrenzten Zeitraum eingerichtet, die Notwendigkeit einer Weiterführung wird überprüft.
- Im Falle einer Eigengefährdung kann der Betreute nach § 1906 BGB auch gegen seinen Willen eingewiesen werden.

Steckbrief: psychiatrische Hilfsangebote

Es gibt differenzierte Auswahlmöglichkeiten für Menschen mit psychischen Erkrankungen in stationärer, teilstationärer und ambulanter Versorgung, z. B.:
- Psychiatrische Klinik
- Psychiatrische Tagesklinik
- Sozialpsychiatrischer Dienst
- Tagesstätten
- Kontakt- und Begegnungsstätten
- Werkstätten
- Betreutes Wohnen
- Wohnheime und Wohngruppen
- Spezialisierte Pflegeheime
- Selbsthilfegruppen
- Ambulante psychiatrische Betreuung

2.1 Schriftliche Fragen: Juristische Aspekte und psychiatrische Hilfsangebote

Mehrfachauswahl

2.1.1 Welche der folgenden Aussagen zum Betreuungsrecht treffen zu? Wählen Sie zwei Antworten!

A Der zu Betreuende muss schwerbehindert sein.

B Ein Betreuer kann auch auf Antrag des Betroffenen bestellt werden.

C Voraussetzung für eine Betreuerbestellung ist Geschäftsunfähigkeit.

D Die Anregung einer Betreuung kann durch jedermann erfolgen.

E Unter Betreuung stehende Menschen verlieren grundsätzlich ihr Wahlrecht.

Mehrfachauswahl

2.1.2 Welche der folgenden Aussagen treffen zu? Wählen Sie zwei Antworten!

Um eine erlaubnispflichtige Ausübung der Heilkunde im Sinne des Heilpraktikergesetzes handelt es sich bei der selbstständigen Durchführung von …

A … Verhaltenstherapie bei Angststörung.

B … Eheberatung bei Beziehungskrise.

C … Beratung über die Schullaufbahn bei Lernstörungen.

D … Flooding bei Spinnenphobie.

E … Vortragstätigkeit mit Erteilung allgemein gehaltener gesundheitlicher Ratschläge.

Richtige Antwort (2.1.1): B und D

A Eine Schwerbehinderung allein ist kein Grund für eine gesetzliche Betreuung. Die Voraussetzungen für eine Betreuung sind: Volljährigkeit, geistige, seelische oder körperliche Behinderung und die Tatsache, dass der Betroffene seine Angelegenheiten nicht alleine regeln kann.

✓ **B** Den Antrag auf Betreuung kann nur der Betroffene selbst stellen. Die Bestellung eines Betreuers kann jedoch auch von Amts wegen erfolgen. Die Anregung einer Betreuung kann im Gegenzug dazu jeder andere, der Verbindung zu dem zu Betreuenden hat, geben. Ob ein Gericht dann dieser Anregung folgt, ist der Entscheidung des Richters überlassen.

C Für eine Betreuung muss nicht zwingend eine Geschäftsunfähigkeit vorliegen. Auch geschäftsfähige Menschen können für gewisse Bereiche eine Betreuung bekommen. Wie in Antwort A erwähnt, müssen verschiedene Voraussetzungen erfüllt sein, damit eine gesetzliche Betreuung eingerichtet werden kann.

✓ **D** Die Anregung für eine gesetzliche Betreuung kann von jedem vorgenommen werden. Häufig geschieht dies durch den behandelnden Arzt, pflegende Personen oder Angehörige.

E Betreute, für die nur in gewissen Bereichen eine Betreuung eingerichtet ist, behalten das Wahlrecht. Gilt die Betreuung allerdings für alle Angelegenheiten, geht das Wahlrecht verloren.

Richtige Antwort (2.1.2): A und D

✓ **A** Alle psychotherapeutischen Verfahren, somit also auch die Verhaltenstherapie, fallen für Heilpraktiker, beschränkt auf das Gebiet der Psychotherapie, unter die erlaubnispflichtige Ausübung der Heilkunde. Es handelt sich um eine therapeutische Intervention, die zur Heilung bzw. Linderung einer psychischen Erkrankung beiträgt.

B Beratende Tätigkeiten unterliegen nicht der Erlaubnispflicht und sind klar von therapeutischen Interventionen abzugrenzen. In beratenden Situationen geht es nicht um die Behandlung psychischer Erkrankungen, sondern eher um eine Unterstützung bei der Bewältigung von aktuellen Problemen.

C Siehe Antwort B.
Beratungen hinsichtlich der weiteren Schullaufbahn werden häufig von in Schulen tätigen Sozialpädagogen/Sozialarbeitern durchgeführt.

✓ **D** Das „Flooding" ist eine verhaltenstherapeutische Intervention zur Heilung/Linderung einer psychischen Erkrankung, somit also erlaubnispflichtig.

E Allgemein gehaltene gesundheitliche Ratschläge können von jedem Menschen gegeben werden, auch im Rahmen von Vorträgen. In dieser Form sind sie nicht erlaubnispflichtig.

Mehrfachauswahl

2.1.3 Welche der folgenden Aussagen zur zwangsweisen Unterbringung eines psychisch Kranken treffen zu? Wählen Sie zwei Antworten!

A Ein zur Ausübung der Heilkunde im Gebiet der Psychotherapie berechtigter Heilpraktiker kann eine Unterbringung eines psychisch Kranken anordnen.

B Eine mehrwöchige Unterbringung bedarf eines Gerichtsbeschlusses.

C Die Unterbringung eines psychisch Kranken kann nur in Kliniken für forensische Psychiatrie erfolgen.

D Bei zwangsweiser Unterbringung werden die psychisch Kranken in der Regel für mehrere Tage am Bett fixiert.

E Unterbringungsbedürftig sind psychisch Kranke, die krankheitsbedingt sich selbst oder andere erheblich gefährden, wenn die Gefahr nicht auf anderem Wege abgewendet werden kann.

Einfachauswahl

2.1.4 Welche Aussage zu den Gesetzen zur Unterbringung psychisch Kranker trifft zu?

A Sie regeln die Vorgehensweise und die Rechte eines Menschen bei Einweisung in eine geschlossene psychiatrische Einrichtung gegen seinen Willen.

B Sie sind in ganz Deutschland identisch.

C Eine Unterbringung kann bei Fremdgefährdung nur durch einen Facharzt für Psychiatrie bei Gericht angeregt werden.

D Eine Zwangseinweisung erfolgt nur auf richterlichen Beschluss.

E Bei Selbstgefährdung ist eine Unterbringung nur mit Zustimmung des Betroffenen möglich.

Richtige Antwort (2.1.3): B und E

A Die Unterbringung eines psychisch kranken Menschen gegen seinen Willen darf nur von einem Richter angeordnet werden. Eine vorläufige Unterbringung aufgrund von Selbst- oder Fremdgefährdung darf von der zuständigen Behörde veranlasst werden, wenn die Gefahr nicht anders abgewendet werden kann.

✓ **B** Je nach PsychKG der einzelnen Bundesländer gibt es für die vorläufige Unterbringung eines Patienten Fristen (z.B. 24 Stunden, bis zum Ablauf des nächsten Tages), die nicht überschritten werden dürfen. Innerhalb dieser Frist muss von einem Gericht entschieden werden, wie lange der Patient in der Obhut einer Klinik verbleiben soll.

C Die forensische Psychiatrie befasst sich mit den Zusammenhängen zwischen Straftat und psychischen Störungen. In speziell dafür vorgesehenen Kliniken werden Straftäter untergebracht, die aufgrund einer psychischen Erkrankung schuldunfähig sind.

D Befindet sich ein Patient in einer zwangsweisen Unterbringung, dürfen Fixierungen (besondere Sicherungsmaßnahmen) nur vorgenommen werden, wenn hierzu ein richterlicher Beschluss vorliegt und diese Maßnahmen zwingend zur Abwehr einer erheblichen Gefahr für das Leben oder die Gesundheit des Patienten oder eines Dritten erforderlich sind. Alle freiheitsbeschränkenden Maßnahmen sind im Verlauf der Behandlung ständig zu überprüfen und sind unverzüglich zu beenden, wenn die o. g. Gefahren abgewendet wurden. Fixierte Personen müssen durchgängig beobachtet werden und ihre Vitalfunktionen sind fortlaufend zu kontrollieren.

✓ **E** In dieser Antwort sind die rechtlichen Voraussetzungen für eine zwangsweise Unterbringung genannt (psychische Krankheit; Selbst- bzw. Fremdgefährdung; auf anderem Wege nicht abwendbar).

Richtige Antwort (2.1.4): A

✓ **A** Geht eine Gefahr für sich selbst oder für fremde Personen von einem psychisch erkrankten Menschen aus, regeln die Unterbringungsgesetze das Vorgehen und die Rechte für den zwangsweisen Aufenthalt des Patienten in einer psychiatrischen Klinik.

B Die Unterbringungsgesetze/Psychisch-Kranken-Gesetze sind Gesetze der einzelnen Bundesländer, daher ist es für Sie als Prüfling wichtig, das für Sie (in Ihrem Bundesland) gültige Gesetz zu kennen. In der mündlichen Überprüfung werden Ihnen sehr detaillierte Fragen zu diesem Gesetz gestellt.

C Der Antrag für eine Unterbringung wird von der zuständigen Behörde gestellt. Dem Antrag ist ein ärztliches/fachärztliches Zeugnis beizufügen. Die Entscheidung, ob es letztlich bei der Unterbringung bleibt, fällt das Betreuungs- bzw. Familiengericht.

D Die Zwangseinweisung (vorläufige Einweisung) kann von der zuständigen Behörde veranlasst werden, wenn eine gerichtliche Entscheidung nicht rechtzeitig erwirkt werden kann und durch einen Facharzt die nötigen Voraussetzungen einer Unterbringung bestätigt werden.

E Die Unterbringungsgesetze/ Psychisch-Kranken-Gesetze regeln die Unterbringung psychisch erkrankter oder seelisch behinderter Personen, wenn eine erhebliche Selbstgefährdung vorliegt und der Betroffene einem Klinikaufenthalt nicht zustimmt.

Mehrfachauswahl

2.1.5 Welche der folgenden Aussagen zur Durchführung von freiheitsentziehenden Maßnahmen treffen zu? Wählen Sie zwei Antworten!

A Die öffentlich-rechtliche Unterbringung wird durch Gesetze der einzelnen Bundesländer geregelt.

B Der Heilpraktiker (mit einer auf das Gebiet der Psychotherapie beschränkten Erlaubnis) kann bei seinen Patienten freiheitsentziehende Maßnahmen anordnen.

C Im Rahmen des Betreuungsrechts gibt es die Möglichkeit, eine Person unter gewissen Voraussetzungen gegen ihren Willen einzuweisen.

D Ein psychisch Kranker kann bei deutlicher Verwahrlosung unabhängig vom freien Willen nach dem Betreuungsrecht eingewiesen werden.

E Freiheitsentziehende Maßnahmen sind nur bei Fremdgefährdung möglich.

Aussagenkombination

2.1.6 Die Erfordernis zur Errichtung einer Betreuung ist aus medizinischer Sicht gegeben, wenn folgende gesundheitliche Einschränkungen vorliegen:

1 Der Betroffene überblickt aufgrund einer psychischen Erkrankung – trotz umfassender ärztlicher Aufklärung – nicht die Tragweite des Risikos eines operativen Eingriffs.

2 Aufgrund körperlicher Behinderung gelingt die Führung des eigenen Haushalts nur mit Hilfe einer Putzfrau.

3 Es besteht ein Drogenmissbrauch, kompliziert durch Beschaffungskriminalität.

4 Es besteht aufgrund einer psychischen Erkrankung die Unfähigkeit, die eigenen Angelegenheiten zu besorgen.

5 Es besteht eine nicht altersentsprechende emotionale Abhängigkeit von Bezugspersonen.

A Nur die Aussagen 1 und 2 sind richtig.

B Nur die Aussagen 1 und 4 sind richtig.

C Nur die Aussagen 2, 3 und 4 sind richtig.

D Nur die Aussagen 3, 4 und 5 sind richtig.

E Alle Aussagen sind richtig.

Richtige Antwort (2.1.5): A und C

✓ **A** Im Gegensatz zum Betreuungsrecht, welches bundesweite Anwendung findet, wird die Unterbringung durch eigene Gesetze der einzelnen Bundesländer geregelt.

B Die Anordnung freiheitsentziehender Maßnahmen obliegt einem Gericht.

✓ **C** Liegt bei einer Person, die unter Betreuung steht, eine Selbstgefährdung vor, darf sie gegen Ihren Willen im Rahmen des Betreuungsgesetzes nach § 1906 BGB in ein geeignetes Krankenhaus eingewiesen werden. Die Unterbringung muss durch das Betreuungsgericht genehmigt sein, bzw. werden.

D Eine deutliche Verwahrlosung ist kein Grund für die zwangsweise Unterbringung eines Menschen. So lange keine Selbst-, bzw. Fremdgefährdung vorliegt, darf der Person die Freiheit nicht entzogen werden.

E Eine Unterbringung gegen den Willen eines Patienten, die einen Freiheitsentzug nach sich zieht, darf sowohl bei Selbst- als auch bei Fremdgefährdung angeordnet werden.

Richtige Antwort (2.1.6): B

✓ **1** Die Voraussetzung einer Betreuung ist in diesem Fall gegeben, da es sich um einen psychisch erkrankten Menschen handelt, der im gesundheitlichen Bereich seine Angelegenheiten aus Verständnisgründen nicht selbstständig regeln kann.

2 Kann der Patient mithilfe einer Putzfrau seinen Haushalt besorgen, besteht kein Grund zur Einrichtung einer Betreuung.

3 Bei Fällen von Drogenmissbrauch und Beschaffungskriminalität findet das Strafrecht Anwendung und nicht das Betreuungsrecht.

✓ **4** Ist ein Mensch psychisch krank und daher nicht in der Lage, existenzielle Dinge seines Lebens selbstständig zu regeln, ist eine Betreuung nötig. Sie muss nicht automatisch alle Lebensbereiche einschließen, sondern kann auch für Teilbereiche eingerichtet werden.

5 Besteht eine nicht altersgemäße Abhängigkeit von Bezugspersonen und entsteht dadurch ein Leidensdruck bei der betroffenen Person, wäre z. B. an psychotherapeutische oder psychosoziale Unterstützung zu denken, jedoch nicht an eine gesetzliche Betreuung.

Einfachauswahl

2.1.7 Welche Aussage trifft zu? Bei einem psychisch Kranken ist eine Voraussetzung zur Unterbringung in einem psychiatrischen Krankenhaus nach dem Unterbringungsrecht des jeweiligen Bundeslandes …

A … fehlende Krankheitseinsicht.

B … Gefährdung der öffentlichen Sicherheit.

C … Suchtmittelgebrauch.

D … Bestellung eines rechtlichen Betreuers.

E … die Krankheitseinschätzung durch nächste Angehörige.

Aussagenkombination

2.1.8 Welche der folgenden Aussagen trifft (treffen) zu? Hinsichtlich des Betreuungsgesetzes (BtG) – in dem die Betreuung Volljähriger geregelt wird – gilt (gelten):

1 Die Betreuung kann begrenzt sein auf nur einen Aufgabenkreis.

2 Das Vormundschaftsgericht kann anordnen, dass bei dem Betreuten ein Betreuer alle festgelegten Aufgabenkreise übernimmt.

3 Beim Einwilligungsvorbehalt handelt es sich um ein Vetorecht in allen Angelegenheiten, das jedem Betreuten zusteht.

4 Das Gesetz regelt neben der Betreuung psychisch Kranker auch die Betreuung körperlich Behinderter.

5 Beim Betreuungsgesetz handelt es sich um eine bundesgesetzliche Regelung.

A Nur die Aussage 1 ist richtig.

B Nur die Aussagen 1, 2 und 5 sind richtig.

C Nur die Aussagen 1, 2, 4 und 5 sind richtig.

D Nur die Aussagen 2, 3, 4 und 5 sind richtig.

E Alle Aussagen sind richtig.

Richtige Antwort (2.1.7): B

A Im Bereich psychischer Störungen ist nicht immer mit Krankheitseinsicht zu rechnen, z. B. bei Manie, Anorexia nervosa, Persönlichkeitsstörungen. Eine zwangsweise Unterbringung darf jedoch nur dann stattfinden, wenn eine erhebliche Selbst- oder Fremdgefährdung vorliegt und diese durch andere Maßnahmen nicht abgewendet werden können.

✓ **B** Grundlage jeder Unterbringung nach einem Unterbringungsgesetz/PsychKG ist das Vorliegen einer akuten Selbst- oder Fremdgefährdung, somit also auch einer Gefährdung der öffentlichen Sicherheit.

C Suchtmittelkonsum ist je nach Substanz legal oder nicht legal. Da der Gebrauch jedoch nicht zwangsläufig mit einer Eigen- oder Fremdgefährdung in Zusammenhang steht, entfällt die gesetzliche Grundlage für eine Unterbringung.

D Die Bestellung eines gesetzlichen Betreuers bedarf der Entscheidung eines Betreuungsgerichts. Ist ein Patient nicht mehr in der Lage, seine Angelegenheiten zu ordnen, kann es zur Einrichtung einer Betreuung kommen. Eine Betreuung ist für eine zwangsweise Unterbringung jedoch keine Voraussetzung.

E Über die Unterbringung eines psychisch Kranken entscheidet immer ein Gericht. Angehörige können angehört werden, haben jedoch keinen weiteren Einfluss auf die Entscheidung.

Richtige Antwort (2.1.8): C

✓ **1** Eine Betreuung kann sich auf mehrere Lebens- und Geschäftsbereiche beziehen, die Einrichtung für einen Bereich ist jedoch ebenso möglich, wenn der zu Betreuende seine Angelegenheiten in den übrigen Bereichen selbst besorgen kann.

✓ **2** In der Regel übernimmt ein einziger Betreuer die festgelegten Aufgabengebiete. Die Möglichkeit, dass die Bereiche auf mehrere Betreuer aufgeteilt werden, besteht jedoch ebenfalls.

3 Beim Einwilligungsvorbehalt handelt es sich um ein Einspruchsrecht des gesetzlichen Betreuers in Bezug auf bestimmte Rechtsgeschäfte und nicht um ein Vetorecht für den Betreuten.

✓ **4** Das Betreuungsrecht regelt die Betreuung volljähriger psychisch kranker, körperlich behinderter sowie geistig und seelisch behinderter Menschen.

✓ **5** Das Betreuungsgesetz ist ein bundesweit einheitlich gültiges Artikelgesetz. Die meisten Regelungen des Betreuungsgesetzes sind im BGB festgehalten.

2.2 Mündliche Fragen: Juristische Aspekte und psychiatrische Hilfsangebote

2.2.1 Auf welcher Grundlage findet diese Überprüfung statt?

Das sollten Sie zur Sprache bringen:
- Grundlage ist das Heilpraktikergesetz von 1939.
- Seit 1993 besteht die Möglichkeit, eine Prüfung für das Gebiet der Psychotherapie abzulegen.
- Paragraf 1 und 3 müssen bekannt sein.
- Die übrigen Paragraphen sollen sinngemäß wiedergegeben werden können.

Zusätzlich können Sie erwähnen:
- Unterscheidung berufsmäßig/gewerbsmäßig
- Korrekte Berufsbezeichnung

Ihr weiteres Plus:
- Sinngemäße Wiedergabe der 1. Durchführungsverordnung zum Heilpraktikergesetz

2.2.2 Wann kann es zur Einrichtung einer gesetzlichen Betreuung kommen?

Das sollten Sie zur Sprache bringen:
- Voraussetzungen für eine gesetzliche Betreuung:
  - Eine körperliche, seelische oder geistige Behinderung
  - Eine schwere psychiatrische Erkrankung
  - Volljährigkeit des Betroffenen
- Ist der Patient nicht in der Lage, seine Angelegenheiten zu regeln, und sind diese nicht durch einen Bevollmächtigten oder eine Institution zu erledigen, kann eine gesetzliche Betreuung eingerichtet werden.
- Über die Betreuung entscheidet ein Gericht.

Zusätzlich können Sie erwähnen:
- Aufgabenbereiche einer Betreuung können sein:
  - Gesundheit/medizinische Versorgung
  - Vermögensfragen
  - Vertretung gegenüber Behörden
  - Aufenthaltsbestimmung

Ihr weiteres Plus:
- Psychische Erkrankungen, die mit einer Betreuung einhergehen können, sind z. B.:
  - Morbus Alzheimer
    Schizophrenie
  - Manie

2.2.3 Welche Grundrechte werden durch das PsychKG eingeschränkt?

Das sollten Sie zur Sprache bringen:
- Recht auf körperliche Unversehrtheit
- Recht auf Freiheit

- Recht auf Unverletzlichkeit des Briefgeheimnisses, Post- und Fernmeldegeheimnisses
- Recht auf Wohnung

Zusätzlich können Sie erwähnen:
- Grundlage für eine Unterbringung ist das Vorliegen einer akuten Selbst- oder Fremdgefährdung auf dem Boden einer psychischen Erkrankung.
- Eine anderweitige Abwendung der Gefährdung ist nicht möglich.

Ihr weiteres Plus:
- Über die Unterbringung entscheidet immer ein Richter.

2.2.4 Welche Aufgabenbereiche kann eine gesetzliche Betreuung umfassen?

Das sollten Sie zur Sprache bringen:
- Normalerweise wird eine Betreuung für klar umrissene Aufgabenbereiche eingerichtet, z. B.:
  - Gesundheit/medizinische Maßnahmen
  - Vermögensfragen
  - Aufenthaltsbestimmung
  - Vertretung gegenüber Behörden
- In Bereichen, die der Betreuung nicht unterliegen, bleibt der Betroffene eigenständig.

Zusätzlich können Sie erwähnen:
- Eine Betreuung wird nur für einen bestimmten Zeitraum eingerichtet. Nach erneuter Überprüfung kann sie, wenn nötig, weitergeführt werden.

Ihr weiteres Plus:
- Betreuungen können durch ehrenamtliche Betreuer, Familienangehörige oder gesetzliche Betreuer übernommen werden.

2.2.5 In welchen Fällen darf eine Zwangseinweisung veranlasst werden?

Das sollten Sie zur Sprache bringen:
- Nach PsychKG bei akuter Selbst- oder Fremdgefährdung, welche auf einer seelischen Störung beruht und nicht durch andere Maßnahmen abgewendet werden kann
- Nach Betreuungsgesetz bei
  - Selbstgefährdung
  - Nichterkennen der Notwendigkeit einer Untersuchung, Behandlung oder eines ärztlichen Eingriffs, die ohne Unterbringung nicht möglich sind

Zusätzlich können Sie erwähnen:
- Geht von einem Patienten, der unter einer Betreuung steht, eine Fremdgefährdung aus, greift das PsychKG.

Ihr weiteres Plus:
- Die Dauer einer Unterbringung nach dem Betreuungsgesetz ist längstens 2 Jahre. Danach findet eine neue Beurteilung der Situation statt. Bei akuter Gefährdung ist eine vorläufige Unterbringung von maximal 6 Wochen zulässig.
- Die PsychKGs sind Gesetze der Länder, daher ist es wichtig, dass Sie sich über die Unterbringungsrichtlinien und Unterbringungszeiträume in Ihrem Kreis/Bundesland erkundigen.

2.2.6 Welche Aspekte beinhaltet die Sorgfaltspflicht?

Das sollten Sie zur Sprache bringen:
- Im Rahmen der Sorgfaltspflicht sind folgende Faktoren durch einen Heilpraktiker für Psychotherapie zu beachten:
  - Angemessene und ausreichende Behandlung der Erkrankung
  - Einsatz von Methoden, die keine Schäden hinterlassen und die der Behandler ausreichend beherrscht
  - Aufklärung des Patienten über Nutzen und Risiken der Behandlung
  - Veranlassung notwendiger schulmedizinischer Untersuchungen und Therapien
  - Transparenz der Kostengestaltung
  - Dokumentation der Behandlung
  - Einhaltung der Schweigepflicht
  - Einhaltung hygienischer Standards
  - Abschluss einer Betriebshaftpflichtversicherung

Zusätzlich können Sie erwähnen:
- Regelmäßige Fortbildungen und Supervision

Ihr weiteres Plus:
- Hinweis auf die rechtlichen Grundlagen der Arbeit als psychotherapeutischer Heilpraktiker, z. B.:
  - Heilpraktikergesetz
  - Strafgesetzbuch § 174 c (1), (2), (3)

2.2.7 Welche Aufgaben hat der sozialpsychiatrische Dienst?

Das sollten Sie zur Sprache bringen:
- Beratung und Hilfe bei psychischen Erkrankungen und Suchterkrankungen
- Hilfe in Krisensituationen
- Abwehr von Gefährdungen
- Unterstützung nach Klinikaufenthalten
- Vermittlung weitergehender Therapieangebote und Hilfen
- Hausbesuche und Beratungsgespräche

Zusätzlich können Sie erwähnen:
- Adresse und Kontaktdaten des für Sie zuständigen sozialpsychiatrischen Dienstes

Ihr weiteres Plus:
- Weitere Kooperationspartner und Hilfsangebote in Ihrem Umkreis sollten Ihnen bekannt sein.

2.2.8 Was ist eine psychiatrische Tagesklinik?

Das sollten Sie zur Sprache bringen:
- Teilstationäres Angebot vieler psychiatrischer Krankenhäuser, häufig nach vollstationärer Unterbringung
- Mögliche Angebote, z.B.:
  - Einleitung, Durchführung und Überwachung einer Psychopharmaka-Therapie
  - Psychotherapie
  - Ergotherapie
  - Andere Therapieverfahren (z. B. Musik-, Kunsttherapie)

- Training sozialer Kompetenz
- Arbeitstherapie
- Angehörigenberatung

Zusätzlich können Sie erwähnen:
- Weitere Ihnen bekannte teilstationäre Angebote

Ihr weiteres Plus:
- Vorteile und Ziele teilstationärer Angebote

2.2.9 Welche ambulanten und stationären Hilfsangebote sind Ihnen bekannt?

Das sollten Sie zur Sprache bringen:
- Stationäre Hilfsangebote, z. B.:
  - Fachkliniken zur psychiatrischen Akutbehandlung
  - Psychosomatische Fachkliniken
  - Rehabilitationskliniken
  - Fachkliniken für Psychiatrie und Psychotherapie
  - Traumaspezifische Fachkliniken
  - Tageskliniken
- Ambulante Hilfsangebote, z. B.:
  - Sozialpsychiatrischer Dienst (SPDi)
  - Tagesstätten
  - Ambulante sozialpsychiatrische Betreuung
  - Werkstätten
  - Kontakt- und Begegnungsstätten

Zusätzlich können Sie erwähnen:
- Erläuterung zu den genannten Einrichtungen mit Darstellung der unterschiedlichen Angebote

Ihr weiteres Plus:
- Sie sollten hier Angebote nennen können, die sich in Ihrer unmittelbaren Umgebung befinden.

KAPITEL

3 Diagnostische Methoden

Diagnostischer Prozess: Dieser erfolgt in mehreren Schritten. Zunächst werden Symptome exploriert, die zu einem Syndrom zusammengefasst werden können. Erst die Prüfung weiterer Kriterien führt schließlich zu einer Diagnose. Die Elemente des diagnostischen Prozesses bestehen aus Anamnese, körperlichen und neurologischen Untersuchungen und verschiedenen Testverfahren. Genutzt werden verschieden Klassifikationssysteme.

Steckbrief: Diagnostische Methoden

Elemente des psychiatrischen und psychotherapeutischen Erstgesprächs

- Gesprächsführung mit offenen Fragen in vertrauensfördernder Atmosphäre
- Beobachtung
- Psychopathologischer Befund
- Persönliche und biografische Daten
- Anamnese

Körperliche Untersuchung

- Durchführung durch einen Arzt
- Funktionsprüfungen und Tests

Spezielle neurologische Untersuchungen

- Ausschluss v. a. von neurologischen Erkrankungen
- Bildgebende (z.B. Röntgen, CT, MRT) und apparative Verfahren (z.B. EEG, Doppler Sonografie)

Standardisierte testpsychologische Verfahren

- Selbst- und Fremdbeurteilungsverfahren
- Objektive Tests
- Projektive Testverfahren

Klassifikationssysteme

- ICD-10, DSM-5

3.1 Schriftliche Fragen: Diagnostik

Die Auswahl an schriftlichen Fragen aus dem Bereich der Diagnostik ist ernüchternd. Lediglich zwei Fragen sind in den letzten Jahren zur Diagnostik gestellt worden. Achten Sie darauf, dass Sie für die mündliche Prüfung alle Details zur Diagnostik lernen, denn dieser Bereich wird zu 100% Bestandteil der Überprüfung sein.

Einfachauswahl

3.1.1 Für die Eröffnung des Anamnesegesprächs mit einem Patienten ist folgender Fragetyp im Allgemeinen am besten geeignet.

A Konfrontationsfrage

B Suggestivfrage

C Fangfrage

D Katalogfrage

E Offene Frage

Aussagenkombination

3.1.2 Welche der folgenden Aussagen zur psychiatrisch-psychotherapeutischen Diagnostik treffen zu?

1. In der Anamnese sollte auch immer nach körperlichen Vorerkrankungen gefragt werden.
2. Zu einer vollständigen psychiatrisch-psychotherapeutischen Anamnese gehört auch die Sexualanamnese.
3. Nach Suizidalität sollte nicht im Erstgespräch gefragt werden, da in dieser Situation noch keine Vertrauensbasis zwischen Patient und Untersucher besteht.
4. Die Beurteilung der Orientierung, der Affektivität, des Antriebs und der Wahrnehmung sind wichtige Inhalte des psychopathologischen Befunds.
5. Anamnese, eigene Beobachtungen des Untersuchers sowie gegebenenfalls psychologische Teste und fremdanamnestische Angaben sind die Grundlage für die Erstellung eines psychopathologischen Befunds.

A Nur die Aussagen 1, 3 und 5 sind richtig.

B Nur die Aussagen 2, 4 und 5 sind richtig.

C Nur die Aussagen 1, 2, 3 und 4 sind richtig.

D Nur die Aussagen 1, 2, 4 und 5 sind richtig.

E Alle Aussagen sind richtig.

Richtige Antwort (3.1.1): E

A Konfrontationsfragen haben zum Ziel, den Gesprächspartner unter Druck zu setzen, ihn zu provozieren und Stress bei ihm auszulösen. Diese Art Fragentyp ist keinesfalls geeignet, um eine vertrauensvolle Beziehung aufzubauen.

B Eine Suggestivfrage würde Ihren Patienten in eine bestimmte Richtung lenken und ihn beeinflussen bzw. manipulieren. Sie würden ihm bereits durch die Frage eine Antwort nahelegen.

C Fangfragen dienen dem Zweck, einen Menschen zu „überführen", ihn dazu zu bringen, etwas preiszugeben. Genau das sollte im therapeutischen Setting nicht vorkommen, denn der Patient soll Vertrauen aufbauen können und sich nicht unsicher fühlen.

D Katalogfragen bieten dem Patienten unterschiedliche Möglichkeiten der Beantwortung an. Ist keine der Möglichkeiten für den Patienten die richtige, können wertvolle Informationen verloren gehen.

✓ **E** Offene Fragen geben dem Patienten genügend Spielraum, die passende Antwort zu finden. Er kann dadurch gut ins Gespräch kommen und entscheiden, was er zum derzeitigen Zeitpunkt bereits preisgeben möchte. So entsteht wenig Druck und der Patient gewinnt den Eindruck, dass er ernstgenommen wird und ihm zugehört wird.

Richtige Antwort (3.1.2): D

✓ **1** Die Anamnese erfolgt im Rahmen des psychiatrisch-psychotherapeutischen Erstgesprächs. Zu ihr gehören neben der Eruierung früherer und aktueller körperlicher Erkrankungen auch das Erfragen seelischer Erkrankungen und aktueller Beschwerden. Zusätzlich sollte immer auch nach eventuellen seelischen Erkrankungen naher Familienangehöriger gefragt werden.

✓ **2** Durch psychische Erkrankungen oder die Einnahme von Medikamenten kommt es häufig zu Störungen der sexuellen Funktionen. Daher ist hier im Rahmen der Anamneseerhebung ein Nachfragen indiziert. So gehen z.B. Depressionen oft mit dem Verlust des sexuellen Interesses einher und die Einnahme von Antidepressiva möglicherweise mit Potenzstörungen.

3 Suizidalität, ob in der Vergangenheit oder akut, ist immer zu erfragen! Bei Patienten mit Suizidversuch(en) in der Anamnese und bei einer Vielzahl psychiatrischer Krankheitsbilder besteht eine erhöhte Gefahr zur Selbsttötung. Statistiken zeigen, dass z.B. 10% der an Schizophrenie erkrankten Patienten sich im Laufe der Erkrankung suizidieren.

✓ **4** Neben den genannten Aspekten sind z.B. die Prüfung der Bewusstseinslage, des Gedächtnisses, des Ich-Erlebens und des formalen Denkens weitere wichtige Bestandteile des psychopathologischen Befunds.

✓ **5** Der psychopathologische Befund ist Basis für die Diagnose und Behandlung einer psychischen Erkrankung. Als strukturierendes diagnostisches Hilfsmittel steht z.B. das AMDP-System zur Verfügung.

3.2 Mündliche Fragen: Diagnostik

3.2.1 Können Sie mir anhand eines Beispiels aus dem Bereich der psychischen Störungen die Begriffe Symptom und Syndrom erläutern?

Die psychische Störung, die Sie für die Erläuterung wählen, sollte eine Störung sein, mit der Sie gut vertraut sind, denn aus einer solchen Frage entwickelt sich häufig ein Gespräch, in dem noch intensiver auf die Erkrankung eingegangen wird. Hier wurde das Beispiel des Morbus Alzheimer gewählt.

Das sollten Sie zur Sprache bringen:
- Neben Einzelsymptomen wie z. B. Wortfindungsstörungen, sozialem Rückzug und Gedächtnisstörungen kann es im weiteren Verlauf einer Alzheimer-Erkrankung zu einem Parkinson-Syndrom kommen.
- Das Parkinson-Syndrom wird auch als sekundärer Parkinsonismus bezeichnet und besteht aus den Einzelsymptomen
  - Rigor,
  - Tremor,
  - Hypokinese.
- Ein Syndrom ist eine Verbindung von typischen Symptomen zu einem Symptomkomplex, der in seiner Gesamtheit einer Erkrankung zugeordnet werden kann.

Zusätzlich können Sie erwähnen:
- Kurze Erläuterung der Symptome, die Sie genannt haben

Ihr weiteres Plus:
- Erläuterung und Differenzierung von Morbus Parkinson und dem Parkinson-Syndrom

3.2.2 Was ist die ICD-10?

Das sollten Sie zur Sprache bringen:
- Internationales Klassifikationssystem für Erkrankungen, Verletzungen und Todesursachen (in Deutschland verbindlich seit 2000)
- 10 steht für 10. Revision
- Herausgeber ist die WHO
- Kapitel V (F) für psychische Störungen

Zusätzlich können Sie erwähnen:
- Kurze Darstellung der einzelnen Abschnitte in Kapitel V

Ihr weiteres Plus:
- Beschreibung der Gliederung einer Störung in der ICD-10
- Ein weiteres Klassifikationssystem ist das DSM-5
- Inkrafttreten der ICD-11 am 01.01.2022

3.2.3 Woran erkennen Sie im Erstkontakt bei einem Patienten, dass er Angst hat?

Das sollten Sie zur Sprache bringen:
- Körperliche Reaktionen, z. B.:
  - Zittern

- Schwitzen
- Atemnot
- Anzeichen in Verhalten und Erscheinung des Patienten erkennbar, z. B.:
  - Vermeidung von Blickkontakt
  - Leise und unsichere Stimme
  - Nervosität
  - Wiederholtes Sich-Umschauen
  - Zusammenzucken

Zusätzlich können Sie erwähnen:
- Angst ist nicht immer als krankhaft zu bewerten.
- Angst ist als Begleitsymptom bei sehr vielen psychischen Störungen vorhanden.
- Angst als eigenständiges Krankheitsbild.

Ihr weiteres Plus:
- Beispiele psychischer Erkrankungen, die mit Angst einhergehen, z. B.:
  - Schizophrenie
  - Depressionen

3.2.4 Wie verläuft das Erstgespräch mit einem Patienten?

Das sollten Sie zur Sprache bringen:
- Die Grundelemente des psychiatrischen Erstgesprächs sind:
  - Gespräch in vertrauensvoller Atmosphäre mit offenen Fragen
  - Beobachtung des Patienten
  - Erhebung des psychopathologischen Befunds
  - Erhebung der Anamnese
  - Aufnahme wichtiger persönlicher und biografischer Daten

Zusätzlich können Sie erwähnen:
- Zu jedem der genannten Aspekte können Sie eine kurze Erläuterung geben, z. B. besteht die Anamnese aus
  - früheren körperlichen und seelischen Erkrankungen,
  - aktuellen körperlichen und seelischen Beschwerden,
  - Familienanamnese,
  - evtl. einer Fremdanamnese.

Ihr weiteres Plus:
- Sie können darstellen, wie einzelne Faktoren des psychopathologischen Befunds exploriert werden, z. B. die Gedächtnisfunktion:
  - „Kommen in letzter Zeit öfter mal Dinge abhanden?“
  - „Fällt es Ihnen schwer, sich gewisse Dinge zu merken?“

3.2.5 Nennen Sie mir Beispiele psychischer Störungen, bei denen eine Fremdanamnese wichtig ist.

Das sollten Sie zur Sprache bringen:
- Manie
- Persönlichkeitsstörungen

- Essstörungen
- Morbus Alzheimer
- Schizophrenie
- Autismus

Zusätzlich können Sie erwähnen:
- Eine Fremdanamnese ist sinnvoll bei
  - Patienten, deren Eigenwahrnehmungen krankhaft verzerrt sind,
  - nicht vorhandener Krankheitseinsicht,
  - dem Verdacht, dass die Angaben des Patienten nicht zuverlässig sind.

Ihr weiteres Plus:
- Weitere Bestandteile der vollständigen Anamnese sind:
  - Frühere körperliche Erkrankungen
  - Frühere seelische Erkrankungen
  - Aktuelle Beschwerden
  - Familienanamnese

3.2.6 Können Sie mir psychologische Testverfahren und Störungsbilder nennen, bei denen diese zum Einsatz kommen?

Das sollten Sie zur Sprache bringen:
- Fremdbeurteilungsverfahren, z. B.:
  - AMDP-System (AMDP = Arbeitsgemeinschaft für Methodik und Dokumentation in der Psychotherapie)
  - Mini-Mental State Examination
- Selbstbeurteilungsverfahren, z. B.:
  - NEO-FFI (NEO-Fünf-Faktoren-Inventar)
  - MALT (Münchner Alkoholismustest)
- Objektive Testverfahren, z. B.:
  - WAIS-IV (Hamburg-Wechsler-Intelligenztest für Erwachsene)
  - Aufmerksamkeits-Belastungstest
- Projektive Testverfahren, z. B.:
  - Rorschach-Test
  - Szeno-Test
- Einsatzbereiche sind unter anderem:
  - Alkoholerkrankungen
  - Demenzielle Syndrome
  - Intelligenzminderungen
  - Persönlichkeitsstörungen
  - Depressionen

Zusätzlich können Sie erwähnen:
- Testverfahren ersetzen nicht die ausführliche Befunderhebung, ihr Einsatz erfolgt vor allem zur Unterstützung einer Verdachtsdiagnose.

Ihr weiteres Plus:
- Der Einsatz von Testverfahren setzt besondere Fachkenntnisse voraus.

3.2.7 Der psychopathologische Befund ist eine systematische Erhebung von Störungen, Defiziten oder Veränderungen in welchen Bereichen?

Das sollten Sie zur Sprache bringen:
- Teil des psychiatrischen Erstgesprächs
- Relevant für die Diagnostik und die Erstellung eines Behandlungsplans einer psychischen Erkrankung
- Folgende Aspekte müssen berücksichtigt werden:
  - Bewusstseinslage
  - Orientierung
  - Aufmerksamkeit, Konzentration und Gedächtnis
  - Ängste/Zwänge
  - Formales/inhaltliches Denken
  - Wahrnehmung
  - Ich-Erleben
  - Antrieb und Psychomotorik
  - Affektivität
  - Zirkadiane Rhythmik
  - Schlaf
  - Suizidalität

Zusätzlich können Sie erwähnen:
- Beispiele und eine kurze Erläuterung zu möglichen Störungen, Defiziten oder Veränderungen in den oben genannten Bereichen, z.B.:
  - Ideenflucht im formalen Denken
  - Logorrhö in der Psychomotorik
  - Euphorie in der Affektivität
  - Schlafstörungen

Ihr weiteres Plus:
- Überlegungen hinsichtlich einer für die oben genannten Symptome typischen Erkrankung (hier beispielsweise Manie)

3.2.8 Was ist eine Anamnese?

Das sollten Sie zur Sprache bringen:
- Teil des (psychiatrischen) Erstgesprächs
- Relevant für die Diagnostik einer Krankheit
- Fachliches Erfragen der Krankengeschichte eines Patienten
- Elemente der Anamnese:
  - Frühere und bestehende körperliche Erkrankungen
  - Frühere seelische Erkrankungen
  - Aktuelle Beschwerden
  - Familienanamnese
  - Fremdanamnese

Zusätzlich können Sie erwähnen:
- Detaillierte Darstellung zu den einzelnen Elementen der Anamnese, z.B.:
  - Frühere seelische Erkrankungen: z.B. Art, Dauer, Medikation, stationäre Aufenthalte, behandelnde Ärzte/Psychotherapeuten

- Aktuelle Beschwerden: z.B. Beginn, mögliche Auslöser der Symptome, bisherige Behandlungsversuche
- Familienanamnese: Gab/gibt es seelische Erkrankungen bei nahen Verwandten?

Ihr weiteres Plus:
- Gründe zur Erhebung einer Fremd-, Familienanamnese
- Hier können Sie die weiteren Teile des psychiatrischen Erstgesprächs benennen

3.2.9 Welche testpsychologischen Verfahren sind Ihnen bekannt?

Das sollten Sie zur Sprache bringen:
- Testpsychologische Verfahren werden unterteilt in:
  - Selbstbeurteilungsverfahren (der Patient beschreibt sein eigenes Verhalten oder Erleben anhand eines Fragebogens)
  - Fremdbeurteilungsverfahren (Der Patient wird durch Behandler wie Ärzte, Psychologen oder Familienangehörige eingeschätzt)
  - Objektive Tests (objektivierbare Werte, wie z. B. die Intelligenz des Patienten werden gemessen)
  - Projektive Testverfahren (Dem Patienten werden unspezifische Reize angeboten, die unbewusste Projektionen hervorrufen)
- Beispiele für Testverfahren, z. B.:
  - BDI, Beck-Depressions-Inventar
  - MALT, Münchener Alkoholismus-Test
  - FPI-R, Freiburger Persönlichkeitsinventar
  - WAIS IV, Hamburg-Wechsler-Intelligenztest
  - Rorschach-Test

Zusätzlich können Sie erwähnen:
- Kriterien zur Erstellung standardisierter Untersuchungsverfahren:
  - Validität (Genauigkeit der Erfassung der Merkmale)
  - Objektivität (Jeder Untersucher kommt zu dem gleichen Ergebnis)
  - Reliabilität (Grad der Zuverlässigkeit der Merkmalserfassung)

Ihr weiteres Plus:
- Störungsspezifische Anwendungsbeispiele und Hinweis auf spezielle Kenntnisse zur Durchführung von Testverfahren

KAPITEL

4 Psychopathologie

Psychopathologie: Lehre, die sich mit den psychischen Auffälligkeiten des Menschen befasst, sie beschreibt, benennt und eine Einteilung vornimmt; Grundlage ist die Beobachtung des Erlebens, Fühlens, Denkens und Verhaltens eines Menschen.

Im Rahmen psychischer Erkrankung kommt es je nach Störungsbild zu folgenden Symptomen:
- Bewusstseinsstörungen
- Orientierungsstörungen
- Auffassungs-, Konzentrations- und Gedächtnisstörungen
- Formalen Denkstörungen
- Befürchtungen, Ängsten und Zwängen
- Wahn
- Sinnestäuschungen und Halluzinationen
- Ich-Störungen
- Störungen der Affektivität
- Störungen des Antriebs und der Psychomotorik
- Störungen der Intelligenz
- Schlafstörungen
- Suizidalität/Fremdgefährdung

Jede dieser Symptomgruppen enthält wiederum mehrere, genauer spezifizierte Symptome.

Steckbrief: Bewusstseinsstörungen

Kurzdefinition: Wichtige, krankhafte Verminderungen oder Veränderungen des Bewusstseins.

Quantitative Bewusstseinsstörungen

Bei der reduzierten Vigilanz liegen graduelle Abstufungen der Wachheit vor:
- Benommenheit
- Somnolenz
- Sopor
- Koma

Qualitative Bewusstseinsstörungen

Hier handelt es sich um Veränderungen des reflektierenden Bewusstseins, verändert sind die Bewusstseinsinhalte und die Bewusstseinsklarheit:
- Bewusstseinstrübung
- Bewusstseinseinengung
- Bewusstseinsverschiebung

Steckbrief: Orientierungsstörungen

Kurzdefinition: Unsichere, mangelhafte oder gänzlich fehlende Orientierung zu Zeit, Ort, Situation oder zur eigenen Person.

Formen:
- Zeitliche Desorientiertheit
- Örtliche Desorientiertheit
- Situative Desorientiertheit
- Desorientiertheit zur eigenen Person

Steckbrief: Auffassungs-, Konzentrations- und Gedächtnisstörungen

Auffassungsstörungen: Ungenügendes Begreifen und Verknüpfen von Wahrnehmungen/Wahrnehmungsinhalten.
Konzentrationsstörungen: Verminderte oder fehlende ausdauernd fokussierte Aufmerksamkeit.
Gedächtnisstörungen: Mangelndes oder fehlendes Erinnerungsvermögen.

Formen:
- Gedächtnisstörungen
- Merkfähigkeitsstörungen
- Amnesie
- Konfabulationen
- Paramnesien

Steckbrief: Formale Denkstörungen

Kurzdefinition: Störungen des Denkablaufs bezüglich des Denkzusammenhangs und der Denkgeschwindigkeit.
Formen:
- Denkverlangsamung
- Denkhemmung
- Umständliches Denken
- Eingeengtes Denken
- Perseverationen
- Grübeln
- Gedankendrängen
- Ideenflucht
- Vorbeireden
- Sperrung des Denkens/Gedankenabreißen
- Zerfahrenheit/Inkohärenz
- Neologismen
- Verbigerationen
- Konkretismus
- Assoziationsstörung/-lockerung

Steckbrief: Zwänge, Phobien, Ängste, Befürchtungen

Zwänge

Kurzdefinition: Fehlende Möglichkeit, Denkinhalte oder Handlungsimpulse zu unterdrücken oder zu verdrängen.
Formen:
- Zwangsideen, Zwangsgedanken
- Zwangsimpulse
- Zwangshandlungen

Ängste/Phobien/Befürchtungen

- **Phobie:** Objekt- oder situationsabhängige Angst
- **Angst:** Gefühlszustand der Bedrohung/Gefahr
- **Misstrauen:** Ängstlich-unsichere Haltung anderen, vermeintlich feindlich gestimmten Menschen gegenüber
- **Hypochondrische Befürchtungen:** Nicht begründbare Sorgen und Befürchtungen bezüglich des eigenen Gesundheitszustands

Steckbrief: Wahn

Kurzdefinition: Inhaltliche Denkstörung mit Fehlbeurteilung der Realität und Unkorrigierbarkeit dieser subjektiven Überzeugung. Vorkommen bei Schizophrenie, organischen Psychosen, Manie, schweren Depressionen, wahnhaften Störungen.

Wahnformen

Die verschiedenen Wahnformen stellen keine Stadien dar. Dennoch lässt sich unter den aufgeführten Wahnformen die nachfolgende Hierarchie feststellen.
- Wahnstimmung
- Wahnwahrnehmung
- Wahnerinnerung
- Wahneinfall
- Systematisierter Wahn
- Wahndynamik

Wahnthemen

- Beziehungswahn
- Beeinträchtigungs- und Verfolgungswahn
- Liebeswahn
- Sendungswahn
- Eifersuchtswahn

- Größenwahn
- Nichtigkeitswahn/nihilistischer Wahn
- Hypochondrischer Wahn
- Schuldwahn
- Verarmungswahn
- Doppelgängerwahn
- Symbiontischer Wahn („Folie á deux"/induzierter Wahn)
- Dermatozoenwahn
- Querulantenwahn

Steckbrief: Halluzinationen und Sinnestäuschungen

Halluzinationen

Kurzdefinition: Sinneswahrnehmungen ohne vorhandenen Sinnesreiz.

Formen:

- Akustische Halluzinationen
- Optische Halluzinationen
- Körperhalluzinationen
- Geruchs- und Geschmackshalluzinationen

Sinnestäuschungen

Kurzdefinition: Täuschungen, die den Halluzinationen nahestehen.

Formen:

- Pseudohalluzinationen: oft Vorstufe zu Halluzination
- Illusionen: Verkennung der Bedeutung eines Sinnesreizes
- Pareidolien: Hinzufügen von nicht Vorhandenem in Vorhandenes

Steckbrief: Ich-Störungen

Kurzdefinition: Durchlässigkeit der Ich-Umwelt-Grenze und beeinträchtigtes Erleben der Ich-Haftigkeit auf den Ebenen seelischer Zustände/Vorgänge und des Denkens.

Formen:

- Depersonalisation
- Derealisation
- Fremdbeeinflussungserlebnisse
- Gedankenentzug
- Gedankenausbreitung
- Gedankeneingebung

Steckbrief: Störungen der Affektivität

Kurzdefinition: Störungen/Veränderungen der Stimmung (Gemüt), des Gefühls (Emotion) und der Affekte (Gefühlserregungen).

Formen:

- Gefühl der Gefühllosigkeit
- Störung der Vitalgefühle
- Depressivität
- Insuffizienzgefühle
- Dysphorie
- Euphorie
- Gereiztheit
- Innere Unruhe
- Gesteigertes Selbstgefühl
- Ambivalenz
- Parathymie
- Affektarmut
- Affektinkontinenz
- Affektlabilität
- Affektstarrheit
- Affektverflachung
- Läppischer Affekt
- Anhedonie

Steckbrief: Störungen des Antriebs und der Psychomotorik

Kurzdefinition: Störungen/Veränderungen des durch seelische Vorgänge beeinflussten Bewegungsablaufs.

Formen:

- Antriebsarmut/-hemmung
- Antriebssteigerung
- Stupor
- Logorrhö
- Motorische Unruhe
- Stereotypien
- Automatismen
  - Negativismus
  - Befehlsautomatismus
  - Echolalie/Echopraxie
- Mutismus
- Theatralisches Verhalten
- Aggressivität
- Sozialer Rückzug
- Soziale Umtriebigkeit
- Manierismen
- Ambitendenz

Steckbrief: Störungen der Intelligenz

Kurzdefinition: Beeinflussung der komplexen, individuellen Fähigkeit zu geistiger Leistung (➤ Kap. 12).

Formen:

- Intelligenzminderung
- Oligophrenie
- Demenz

4.1 Schriftliche Fragen: Psychopathologie

Aussagenkombination

4.1.1 Welche der folgenden Symptome liegen vor?

Die 45-jährige Bewohnerin einer sozialen Wohngruppe greift einen Mitbewohner mit ihrem Taschenmesser an und fügt ihm schwere Verletzungen zu. Anschließend berichtet sie, aus Notwehr gehandelt zu haben, da der Mitbewohner sie und ihre Familie seit vielen Jahren schädige. Er stehe mit dem Satan im Bunde und habe über Jahre ihre Gedanken mitgehört. Dass er gerade sie als Opfer ausgewählt habe, hänge damit zusammen, dass sie die Mutter von Jesus sei. In einem anderen Leben sei sie Nofretete gewesen.

1 Depersonalisation
2 Größenwahn
3 Halluzinationen
4 Verfolgungswahn
5 Gedankenausbreitung

A Nur die Aussagen 1, 2 und 3 sind richtig.
B Nur die Aussagen 1, 2 und 4 sind richtig.
C Nur die Aussagen 1, 3 und 5 sind richtig.
D Nur die Aussagen 2, 4 und 5 sind richtig.
E Nur die Aussagen 3, 4 und 5 sind richtig.

Einfachauswahl

4.1.2 Welche Aussage zur leichten Intelligenzminderung (nach ICD-10) trifft zu?

A Intelligenzquotient (IQ) 80–99
B Intelligenzquotient (IQ) 50–69
C Intelligenzquotient (IQ) 25–39
D Beim Erwachsenen ein mentales Alter von etwa 3 Jahren
E Fehlender Spracherwerb

4

Richtige Antwort (4.1.1): D

1 Die Depersonalisation gehört psychopathologisch zu den Ich-Störungen und bezeichnet einen Zustand, in dem der Patient sich selbst, seinen Körper oder auch Teile dessen als fremd, unwirklich oder verändert erlebt.

✓ 2 Die Patientin spricht davon, sie sei die Mutter von Jesus und in einem früheren Leben Nofretete gewesen. Die Spannweite eines Größenwahns reicht von Selbstüberschätzung bis hin zu einer Identifizierung mit berühmten Persönlichkeiten. Somit liegt dieses Symptom vor.

3 Halluzinationen sind Sinnestäuschungen ohne entsprechende Sinnesreize, wie z. B. das Hören von nicht vorhandenen Stimmen oder das Sehen nicht vorhandener Tiere.

✓ 4 Die Patientin erklärt, der Mitbewohner schädige sie und ihre Familie seit Jahren. Im Zusammenhang der Falldarstellung und der verschiedenen Symptome ist diese Aussage als Verfolgungswahn zu werten.

✓ 5 Wie die Depersonalisation gehört auch die Gedankenausbreitung zu den Ich-Störungen. Klar wird, dass es sich bei dieser Antwort um eines der richtigen Symptome handelt, da die Patientin der Meinung ist, ihr Mitbewohner könne seit Jahren ihre Gedanken mithören.

Richtige Antwort (4.1.2): B

A Die durchschnittliche Intelligenz liegt zwischen einem IQ von 85 und 115.

✓ B Laut ICD-10 liegt der IQ-Wert der leichten Intelligenzminderung zwischen 50 und 69. Die frühere Bezeichnung lautete Debilität, wird jedoch wegen der diskriminierenden Konnotation nicht mehr verwendet. Auch spricht man kaum mehr von Intelligenzminderungen, sondern von Störungen der Intelligenz.

C Bei dieser Antwort sind zwei Stufen der Intelligenzminderung vermischt worden. Bis zu einem IQ-Wert von 34 spricht man von schwerer Intelligenzminderung (veraltet: schwere geistige Behinderung) und ab einem IQ-Wert von 35 von mittelgradiger Intelligenzminderung (veraltet: Imbezilität).

D Die Ermittlung des IQ-Wertes eines Menschen wird durch verschiedene Testverfahren (z. B. Hamburg-Wechsler-Intelligenztest WAIS-IV) gemessen und nicht vergleichend dargestellt.

E Mit fehlendem Spracherwerb ist bei IQ-Werten unter 34 zu rechnen (schwere/schwerste Intelligenzminderung).

Einfachauswahl

4.1.3 Welcher Begriff beschreibt das gemeinsame Auftreten von wahnhaften Störungen gleichen Inhalts bei zwei Personen mit enger emotionaler Bindung, wobei nur eine der Personen an einer echten psychotischen Störung leidet und die Wahnvorstellungen bei der anderen Person induziert sind und bei einer Trennung wieder verschwinden können?

A Kombinierte psychotische Störung
B Münchhausen-by-proxy-Syndrom (Münchhausen-Stellvertreter-Syndrom)
C Asperger-Syndrom
D Folie à deux
E Beziehungswahn

Einfachauswahl

4.1.4 Welche formale Denkstörung tritt bei der Manie am häufigsten auf?

A Illusion
B Größenwahn
C Ideenflucht
D Grübelzwang
E Perseveration

Richtige Antwort (4.1.3): D

A Eine kombinierte psychotische Störung ist in der ICD-10 so nicht verzeichnet. In der Falldarstellung handelt es sich um einen wahnhaften Prozess, der zwei Menschen in einer engen Beziehung betrifft.

B Das Münchhausen-by-proxy-Syndrom darf nicht mit dem Münchhausen-Syndrom verwechselt werden, bei dem der Patient Symptome einer körperlichen oder psychischen Erkrankung durch Manipulation am eigenen Körper oder der eigenen Biografie vortäuscht. By proxy bedeutet „in Vertretung", d. h. eine Mutter benutzt z. B. den Körper des Kindes, um eine frei erfundene Krankheit beim Kind vorzutäuschen.

C Beim Asperger-Syndrom handelt es sich um eine Autismus-Spektrum-Störung, die symptomatisch u. a. mit sozialen Beeinträchtigungen, Kommunikationsproblemen und spezialisierten Interessen einhergeht. Im frühen Erwachsenenalter können psychotische Episoden auftreten.

✓ **D** Die Falldarstellung beschreibt eine induzierte wahnhafte Störung (F24), deren dazugehöriger Begriff Folie à deux (= Wahn zu zweit) ist. In der Regel liegt dem wahnhaften Geschehen bei dem Patienten eine Schizophrenie zugrunde. Meist betrifft es Partner, die in einer ungewöhnlich engen Beziehung leben und oft isoliert von der Außenwelt sind.

E Beim Lesen der Falldarstellung könnte man fälschlicherweise denken, es handele sich um einen Beziehungswahn, da von einer engen emotionalen Bindung/Beziehung gesprochen wird. Richtig ist jedoch, dass ein Patient, der unter einem Beziehungswahn leidet, die Handlungen anderer oder das Geschehen in der Umgebung krankhaft auf sich selbst bezieht.

Richtige Antwort (4.1.4): C

A Die Illusion gehört psychopathologisch zu den Sinnestäuschungen. Ein vorhandener Sinnesreiz wird in seiner Bedeutung verkannt. Illusionen treten auch im normalpsychischen Bereich auf und sind daher nicht immer als krankhaft zu bewerten.

B Verwechseln Sie hier nicht formale und inhaltliche Denkstörungen! Beim Größenwahn handelt es sich um eine inhaltliche Denkstörung. So kann sich ein Patient z. B. für Napoleon halten.

✓ **C** Die Ideenflucht ist eine formale Denkstörung und typischerweise bei der Manie zu finden. Gedankengänge können vom Patienten nicht länger verfolgt werden, da ständig neue Einfälle und Assoziationen hinzukommen.

D Der Grübelzwang ist ebenso eine formale Denkstörung, findet sich jedoch z. B. bei der Depression. Patienten sind in diesem Fall meist mit unangenehmen Gedanken beschäftigt. Bei einer Manie leiden die Patienten unter immer neu aufkommenden Gedanken.

E Auch bei Perseverationen bleibt der Patient wiederholend bei gewissen Fragen und Befürchtungen. Im Gegensatz zum Grübeln, bei dem es sich meist um aktuelle Problematiken handelt, ist bei der Perseveration die Fokussierung aktuell nicht sinnvoll.

Aussagenkombination

4.1.5 Welche der folgenden Aussagen zu formalen Denkstörungen trifft (treffen) zu?

1 Bei den formalen Denkstörungen ist das inhaltliche Ergebnis des Denkprozesses verzerrt oder verändert (z. B. glaubt jemand, das Wetter beeinflussen zu können).

2 Formale Denkstörungen sind nicht krankheitsspezifisch.

3 Neologismen sind Wortneubildungen, die z. B. bei der Schizophrenie vorkommen.

4 Gedankenabreißen kann auf eine Schizophrenie hinweisen.

5 Bei Perseverationen wird das Denken als mühsam, wie blockiert erlebt.

A Nur die Aussage 4 ist richtig.

B Nur die Aussagen 1 und 5 sind richtig.

C Nur die Aussagen 2 und 4 sind richtig.

D Nur die Aussagen 2, 3 und 4 sind richtig.

E Nur die Aussagen 1, 2, 3 und 4 sind richtig.

Aussagenkombination

4.1.6 Welche der folgenden Symptome werden zu den Ich-Störungen gezählt?

1 Gedankenentzug

2 Depersonalisation

3 Kommentierende Stimmen

4 Derealisation

5 Optische Halluzinationen

A Nur die Aussagen 1, 2 und 3 sind richtig.

B Nur die Aussagen 1, 2 und 4 sind richtig.

C Nur die Aussagen 3, 4 und 5 sind richtig.

D Nur die Aussagen 1, 2, 3 und 4 sind richtig.

E Alle Aussagen sind richtig.

Richtige Antwort (4.1.5): D

1 Bei den formalen Denkstörungen ist der Denkablauf gestört. So kann das Denken z. B. sprunghaft, verlangsamt oder umständlich sein. Ist, wie in dieser Antwort, der Inhalt des Denkens verzerrt, handelt es sich psychopathologisch um eine inhaltliche Denkstörung (Wahn).

✓ 2 Formale Denkstörungen gleicher Art können bei den verschiedensten psychischen Erkrankungen vorkommen und sind daher nicht einer speziellen Störung zuzuordnen. So kann eine Inkohärenz z. B. sowohl bei einer Demenz als auch bei einer Schizophrenie auftreten. Es gibt lediglich krankheitstypische Symptome, wie z. B. die Ideenflucht bei einer Manie.

✓ 3 Neologismen werden auch als Wortneuschöpfungen bezeichnet und gehören zu den formalen Denkstörungen. Sie entsprechen nicht den konventionellen sprachlichen Normen und sind daher für den Zuhörer häufig nicht verständlich. Eine Ableitung ist z. T. möglich oder im Zusammenhang erkennbar.

✓ 4 Das Gedankenabreißen ist eine formale Denkstörung, bei der der Patient plötzlich „den Faden verliert". Ein flüssiger Gedankengang wird unterbrochen. Der Patient bemerkt diese Unterbrechung. Schizophrene Patienten vermuten hinter diesem Gedankenabreißen teilweise eine Fremdbeeinflussung.

5 Bei dieser Antwortmöglichkeit sind zwei verschiedene formale Denkstörungen vermischt worden. Das blockierte, mühsame Denken wird in der Psychopathologie als Denkhemmung bezeichnet. Die Perseveration beschreibt ein sich im Denken wiederholendes Geschehen, so bleibt der Patient z. B. bei einer Frage, die sich im aktuellen Zusammenhang nicht mehr stellt.

Richtige Antwort (4.1.6): B

✓ 1 Ich-Störungen zeichnen sich dadurch aus, dass die Grenze zwischen Ich und Umwelt nicht mehr klar gegeben ist. Bei dieser Antwort könnte man vermuten, dass es sich um eine Denkstörung handelt, dies ist jedoch nicht der Fall. Da ein Patient, der unter Gedankenentzug leidet, der Meinung ist, seine Gedanken würden ihm von außen entzogen, zeigt sich die Durchlässigkeit der eigenen Grenze in dieser Antwortmöglichkeit deutlich.

✓ 2 Bei einer Depersonalisation erlebt ein Patient sich oder Teile seines Körpers als fremd, nicht einheitlich oder verändert. Somit ist die Ich-Haftigkeit nicht mehr gegeben und diese Antwort als richtig zu vermerken.

3 Diese Antwort ist falsch, da es sich bei kommentierenden Stimmen um akustische Halluzinationen handelt. Bei nahezu 50 % der an Schizophrenie erkrankten Patienten finden sich diese Stimmen.

✓ 4 Auch bei der Derealisation ist die Ich-Haftigkeit des Erlebens im Bezug zur Realität verändert. Der Kranke empfindet hier z. B. die Umgebung als fremd oder unwirklich.

5 Optische Halluzinationen gehören nicht zu den Ich-Störungen. Ohne einen auslösenden visuellen Reiz kommt es zum Erblicken von z. B. weißen Mäusen. Optische Halluzinationen treten unter anderem beim Delirium tremens auf.

Einfachauswahl

4.1.7 Welcher psychopathologische Begriff steht am ehesten hinter folgender Aussage eines psychotischen Patienten: „Ich habe Gedanken im Kopf, die nicht zu mir gehören, die man mir durch ein dämonisches Spiel in den Kopf hineingearbeitet hat."

A Denkhemmung

B Gedankenlautwerden

C Gedankeneingebung

D Wahnwahrnehmung

E Denkzerfahrenheit

Aussagenkombination

4.1.8 Welche der folgenden Aussagen treffen zu? Wenn Sie einen Patienten bitten, das Sprichwort „Der Apfel fällt nicht weit vom Stamm" zu erläutern, ...

1 ... dann prüfen Sie das Abstraktionsvermögen.

2 ... dann prüfen Sie eine wichtige kognitive Fähigkeit.

3 ... können Sie dies – bei Nichterfassen des Zusammenhangs – mit dem psychopathologischen Begriff des „Vorbeiredens" bezeichnen.

4 ... können Sie dies – bei Nichterfassen des Zusammenhangs – mit dem psychopathologischen Begriff des „Konkretismus" bezeichnen.

5 ... kann dies – bei Nichterfassen des Zusammenhangs – ein Hinweis auf Schizophrenie sein.

A Nur die Aussagen 1, 2 und 3 sind richtig.

B Nur die Aussagen 1, 2 und 4 sind richtig.

C Nur die Aussagen 2, 4 und 5 sind richtig.

D Nur die Aussagen 3, 4 und 5 sind richtig.

E Nur die Aussagen 1, 2, 4 und 5 sind richtig.

Richtige Antwort (4.1.7): C

A Bei der Denkhemmung handelt es sich um eine formale Denkstörung, bei der der Patient sein Denken als blockiert erlebt. In der Falldarstellung beschreibt der Patient jedoch sehr präzise das fehlende Gefühl der eigenen Grenzen, somit liegt hier eine Ich-Störung vor.

B Nach dem Konzept von K. Schneider gehört das Gedankenlautwerden zu den Symptomen 1. Ranges bei einer Schizophrenie. Diese Antwort ist jedoch falsch, da der Patient nicht von eigenen Gedanken, sondern von Gedanken anderer spricht, die in ihn impliziert wurden.

✓ **C** Der Patient beschreibt die Gedankeneingebung sehr genau. Er ist der festen Überzeugung, dass es sich um Gedanken handelt, die ihm von außen eingegeben (hineingearbeitet) wurden. Hier liegt ganz eindeutig eine Ich-Störung vor.

D Um unter einer Wahnwahrnehmung zu leiden, bedarf es eines äußeren Sinnesreizes, dem im Anschluss an die Wahrnehmung eine abnorme Bedeutung zugewiesen wird.

E Unter dem Begriff der Denkzerfahrenheit (Inkohärenz) versteht man einen sprunghaften Gedankengang, dem die logischen Verknüpfungen fehlen. Dieses Symptom gehört psychopathologisch zu den formalen Denkstörungen, da ein ungestörter Gedankenablauf nicht mehr vorhanden ist.

Richtige Antwort (4.1.8): E

✓ **1** Abstraktion ist ein Denkvorgang und eine wesentliche Voraussetzung für Intelligenz. Sie bezeichnet, vereinfacht gesagt, die Fähigkeit, aus einer Vielfalt von Einzelheiten das Wesentliche herausziehen zu können bzw. den symbolischen Gehalt einer Aussage erfassen und deuten zu können. Somit würden Sie mit dieser Aufforderung an den Patienten sein Abstraktionsvermögen prüfen.

✓ **2** Mit dem Begriff kognitiv (lat.: cognoscere = erkennen, wissen) werden Prozesse und Zustände verbunden, die mit dem Erkennen und dem Verwenden von Wissen eine Auseinandersetzung mit Aufgaben/Situationen ermöglichen. So könnte man das Abstraktionsvermögen als einen erkennenden Denkvorgang bezeichnen und somit als kognitive Fähigkeit.

3 Beim „Vorbeireden“ würde der Patient nicht auf Ihre Aufforderung eingehen und würde z.B. inhaltlich ein anderes Thema ansprechen.

✓ **4** Unter Konkretismus versteht man die beeinträchtigte Fähigkeit, abstrahierend-symbolisch zu denken. Dieses Symptom ist bei Nichterfassen des Zusammenhangs gegeben.

✓ **5** Die Symptome einer Schizophrenie sind je nach Form und Phase sehr unterschiedlich. Konkretismus ist ein mögliches Symptom aus dem Bereich der formalen Denkstörungen.

Mehrfachauswahl

4.1.9 Bei welchen der folgenden Erkrankungen werden akustische Halluzinationen gehäuft beobachtet? Wählen Sie zwei Antworten!

A Paranoide Schizophrenie

B Borderline-Persönlichkeitsstörungen

C Alkoholhalluzinose

D Paranoide Persönlichkeitsstörung

E Angststörungen

Aussagenkombination

4.1.10 Welche der folgenden Aussagen treffen zu? Als formale Denkstörungen gelten:

1 Gedankenausbreitung

2 Gedankenabreißen

3 Neologismen (Wortneubildungen)

4 Gedankenentzug

5 Ideenflucht

A Nur die Aussagen 1 und 2 sind richtig.

B Nur die Aussagen 1, 3 und 4 sind richtig.

C Nur die Aussagen 2, 3 und 4 sind richtig.

D Nur die Aussagen 2, 3 und 5 sind richtig.

E Alle Aussagen sind richtig.

Richtige Antwort (4.1.9): A und C

✓ **A** In den diagnostischen Leitlinien der ICD-10 stehen Halluzinationen und Wahn im Krankheitsbild der paranoiden Schizophrenie im Vordergrund. Sie gehören zu den produktiven Symptomen der Erkrankung.

B Halluzinationen gehören nicht zu den Diagnosekriterien einer Borderline-Persönlichkeitsstörung.

✓ **C** Im Rahmen einer Alkoholpsychose kann es zu akustischen Halluzinationen (zumeist Stimmen mit beschimpfendem Charakter) kommen. Dieser Zustand wird als Alkoholhalluzinose bezeichnet. Beim Delirium tremens, welches im Zusammenhang mit Alkoholentzug auftreten kann, ist das Vorkommen von Halluzinationen ebenso möglich, diese sind jedoch zumeist optischer Art.

D Persönlichkeitsstörungen sind laut ICD-10 dadurch definiert, dass z. T. schwere Störungen der charakterlichen Konstitution und des Verhaltens in mehreren Bereichen der Persönlichkeit vorliegen. Plussymptome, wie Halluzinationen, die auf den psychotischen Zustand einer Erkrankung hinweisen können, zählen nicht zu den Symptomen einer paranoiden Persönlichkeitsstörung.

E In extremen Angstzuständen kann es symptomatisch zu Illusionen, also Sinnestäuschungen mit vorhandenem Sinnesreiz, kommen. Halluzinationen, denen kein Sinnesreiz vorhergeht, gehören nicht zu den Symptomen von Angststörungen.

Richtige Antwort (4.1.10): D

1 Die Gedankenausbreitung ist psychopathologisch den Ich-Störungen zuzuordnen. Dem Patienten fehlt die Bewusstheit darüber, dass seine eigenen Gedanken innerhalb des Kopfes geschützt sind und nicht von außen gelesen werden können.

✓ **2** Beim Gedankenabreißen bemerkt der Patient, dass ein sonst flüssiger Gedankengang abrupt abbricht. Der Gedankenablauf ist gestört, somit handelt es sich um eine formale Denkstörung.

✓ **3** Psychopathologisch werden Neologismen bei den formalen Denkstörungen verzeichnet. Es handelt sich dabei um z. T. skurrile Wortneubildungen, die der gewöhnlichen Sprachnorm nicht entsprechen.

4 Wie auch die o. g. Gedankenausbreitung gehört der Gedankenentzug zu den Ich-Störungen. Die Ich-Umwelt-Grenze ist nicht mehr erhalten und der Patient hält daran fest, dass ihm Gedanken aus dem Kopf heraus entnommen/entzogen werden.

✓ **5** Die Ideenflucht gehört zu den typischen Symptomen einer Manie. In diesem Fall ist der Gedankenablauf dahingehend verändert, dass der Patient längere Gedankengänge nicht zu Ende führen kann und immer neuen Assoziationen und Einfällen nachgeht. Durch die „flüchtigen Ideen“ ist ein zielführendes Gespräch zumeist nicht mehr möglich.

Einfachauswahl

4.1.11 Bei einem Patienten tritt nach einem Unfall mit Schädel-Hirn-Trauma eine zweistündige Erinnerungslücke für das Geschehen nach dem Unfall auf. Welche Diagnose trifft am ehesten zu?

A Retrograde Amnesie
B Alkoholentzugsdelir
C Anterograde Amnesie
D Organisches amnestisches Syndrom
E Dissoziative Amnesie

Einfachauswahl

4.1.12 Ein Patient berichtet beim Erblicken eines Legosteins am Boden, dass dieser eigens für ihn hinterlegt worden sei, als Zeichen, er solle heute Abend nicht Auto fahren. Welche Aussage trifft zu?

A Wahnwahrnehmung
B Optische Halluzination
C Sensitiver Beziehungswahn
D Pseudohalluzination
E Taktile Missempfindung

Richtige Antwort (4.1.11): C

A Die retrograde Amnesie bezieht sich auf Ereignisse, die unmittelbar vor dem Trauma stattgefunden haben. Es handelt sich um nicht oder nur teilweise reversible Erinnerungslücken.

B Das Alkoholentzugsdelir, auch Delirium tremens, gehört zu den lebensbedrohlichen Notfällen. Zu den Symptomen gehören z. B. Bewusstseinsstörungen, Halluzinationen, Wahnzustände und zerebrale Krampfanfälle. Unbehandelt versterben bis zu 20 % der Patienten an zumeist Herz-Kreislauf-Versagen. Mit einem Schädel-Hirn-Trauma hat das Delirium tremens jedoch nichts zu tun.

✓ **C** Bei der anterograden Amnesie handelt es sich um einen meist reversiblen Erinnerungsverlust, der sich auf die Zeit unmittelbar nach einem traumatischen Ereignis bezieht.

D Im Zuge eines organischen amnestischen Syndroms kann es laut diagnostischer Leitlinien der ICD-10 auch zu retrograden und anterograden Amnesien kommen. In diesem Fall sind sie jedoch nicht bedingt durch einen Unfall mit nachfolgendem Schädel-Hirn-Trauma, sondern durch Insulte oder Hirnerkrankungen. Eine andere Bezeichnung für das organische amnestische Syndrom ist das nicht-alkohol-bedingte Korsakow-Syndrom.

E Eine dissoziative Amnesie tritt in der Regel nach traumatischen Ereignissen wie Unfällen, Kampfhandlungen oder unerwarteten Trauerfällen auf. Dieser Amnesie liegen keine hirnorganischen Störungen oder Intoxikationen zugrunde. Gewöhnlich ist die dissoziative Amnesie zentriert auf das Ereignis und meist unvollständig und selektiv. Weitere Symptome können Ratlosigkeit, Gequältsein, ruhiges Annehmen oder zielloses Umherwandern sein.

Richtige Antwort: (4.1.12): A

✓ **A** Durch den Legostein am Boden erhält der Patient einen realen Sinnesreiz, dem er eine abnorme Bedeutung zuweist (das unrealistische Zeichen, am Abend nicht Auto fahren zu dürfen). Diese Wahnwahrnehmung ist vom Behandler nicht korrigierbar.

B In der Falldarstellung wird von einem am Boden liegenden Legostein gesprochen. Somit gibt es einen optischen Sinnesreiz für den Patienten. Da Halluzinationen Sinneswahrnehmungen ohne vorhandenen Sinnesreiz sind, kann diese Antwort ausgeschlossen werden.

C In der ICD-10 findet sich unter F 22.0 die wahnhafte Störung. Als dazugehöriger Begriff ist hier der sensitive Beziehungswahn genannt. Kennzeichnend für diesen ist die subjektive Gewissheit, aufgrund einer eigenen vermeintlich moralischen Verfehlung von anderen Menschen missachtet, beobachtet oder verfolgt zu werden.

D Häufig ist die Pseudohalluzination die Vorstufe einer echten Halluzination, mit dem Bewusstsein des Patienten, dass es sich um eine Trugwahrnehmung handelt. Auch bei dieser Antwortmöglichkeit kann die Richtigkeit ausgeschlossen werden, da ein realer Sinnesreiz vorhanden ist.

E Zu den taktilen (lat.: tactus = Berührung) Missempfindungen zählen z. B. Parästhesien, bei denen ein Patient über ungewöhnliche Körperempfindungen (z. B. Kribbeln, Ameisenlaufen) berichtet.

Aussagenkombination

4.1.13 Welche der folgenden Aussagen trifft (treffen) zu? Die wahnhafte Störung ist nach ICD-10 charakterisiert durch …

1 … langanhaltenden Wahn.
2 … Affektverflachung.
3 … Antriebsstörung.
4 … Denkzerfahrenheit.
5 … anhaltende akustische Halluzinationen.

A Nur die Aussage 1 ist richtig.
B Nur die Aussagen 1 und 2 sind richtig.
C Nur die Aussagen 1 und 5 sind richtig.
D Nur die Aussagen 2 und 3 sind richtig.
E Nur die Aussagen 1, 3 und 4 sind richtig.

Mehrfachauswahl

4.1.14 Welche der folgenden Störungen gehören zu den quantitativen Bewusstseinsstörungen? Wählen Sie zwei Antworten!

A Benommenheit
B Verwirrtheit
C Sopor
D Bewusstseinseinengung
E Halluzinationen

Richtige Antwort (4.1.13): A

✓ **1** Die wahnhafte Störung ist charakterisiert durch einzelne Wahnideen oder mehrere aufeinander bezogene Wahninhalte, die sehr lange, manchmal ein Leben lang andauern. Depressive Symptome können zeitweilig hinzukommen, andere psychopathologische Symptome finden sich meist nicht.

2 Eine Affektverflachung, wie sie typischerweise bei der Schizophrenie auftritt, ist laut ICD-10 nicht mit der Diagnose einer wahnhaften Störung vereinbar.

3 Nach ICD-10 sind Affekt, Sprache und Verhalten bei einer wahnhaften Störung normal, daher gehört eine Antriebsstörung nicht zu den Charakteristika dieses Krankheitsbildes.

4 Bei der Denkzerfahrenheit handelt es sich um eine formale Denkstörung, die häufig im Zusammenhang mit einer Schizophrenie zu beobachten ist. Ein Wahngeschehen ist jedoch eine inhaltliche Denkstörung.

5 Anhaltende akustische Halluzinationen sind ein Ausschlusskriterium für die Diagnose der wahnhaften Störung. Gelegentlich kann es, v. a. bei älteren Patienten, zu vorübergehenden akustischen Halluzinationen kommen, diese dominieren jedoch nicht das klinische Bild. Sie sind in diesem Fall, sofern nicht andere typisch schizophrene Symptome hinzukommen, mit der Diagnose vereinbar.

Richtige Antwort (4.1.14): A und C

✓ **A** Quantitative Bewusstseinsstörungen zeichnen sich dadurch aus, dass eine reduzierte Wachheit (Vigilanz) vorliegt. Die Benommenheit geht mit verlangsamtem Denken und einer geringeren Auffassungsgabe einher, der Patient hat Einschränkungen bei der Informationsaufnahme und -verarbeitung.

B Eine Verwirrtheit ist eher bei einer qualitativen Bewusstseinsstörung, der Bewusstseinstrübung, zu beobachten. Das Denken und Handeln ist in diesem Fall verworren, der Zusammenhang des Erlebens geht verloren. Die Kommunikation ist gestört und der Patient versteht Aspekte der eigenen Person und der Umwelt nicht mehr.

✓ **C** Der Sopor ist ein schlafähnlicher Zustand, daher gehört er psychopathologisch zu den quantitativen Bewusstseinsstörungen. Kennzeichnend ist eine schwere, nur durch starke Reize provozierte Weckbarkeit. Nach erfolgtem Aufwachen ist keine volle Orientierung vorhanden.

D Die Bewusstseinseinengung wiederum gehört zu den qualitativen Bewusstseinsstörungen, da der Bewusstseinsumfang verengt ist und der Patient auf ein bestimmtes Erleben fokussiert ist. Meist reagiert er vermindert auf Außenreize.

E Halluzinationen haben nichts mit Wachheit zu tun. Sie bilden in der Psychopathologie zusammen mit den Sinnestäuschungen eine eigene Kategorie.

Mehrfachauswahl

4.1.15 Welche der folgenden Aussagen zu Wahrnehmungsstörungen treffen zu? Wählen Sie zwei Antworten!

A Eine Pseudohalluzination ist eine Fehlinterpretation eines realen Sinnesreizes.

B Bei einer Illusion kann der Betroffene den Trugcharakter erkennen.

C Halluzinationen sind Sinneswahrnehmungen ohne äußeren Reiz.

D Halluzinationen sollten erfragt werden.

E Körperhalluzinationen sind typisch für leichte bis mittelschwere Depressionen.

Einfachauswahl

4.1.16 Welche Aussage trifft zu? Eine formale Denkstörung bei Schizophrenie ist:

A Interessenverlust

B Euphorische Stimmung

C Bizarres Verhalten mit der Vorstellung, verfolgt zu werden

D Gedankensperre

E Befehlende Stimmen

Richtige Antwort (4.1.15): C und D

A Die Verkennung eines realen Sinnesreizes nennt man Illusion. Die Pseudohalluzination ist häufig die Vorstufe einer echten Halluzination und hat keinen auslösenden Sinnesreiz. Die Betroffenen erkennen, dass sie einer Trugwahrnehmung unterliegen.

B Eine Illusion ist vom Betroffenen als solche zu erkennen. Falsch ist die Antwort, da es sich nicht um eine Trugwahrnehmung, sondern um eine Verkennung handelt.

✓ **C** Halluzinationen treten ohne Sinnesreiz auf. Der Patient hört z. B. Stimmen, obwohl niemand spricht, oder er sieht Tiere, die nicht vorhanden sind.

✓ **D** Halluzinationen müssen erfragt werden. Sie sind für den Patienten als solche nicht erkennbar und gehören zu seiner Realität. Daher ist es wichtig, den Betroffenen darauf anzusprechen.

E Leichte und mittelschwere Depressionen gehen nicht mit psychotischen Symptomen einher, daher ist diese Antwort falsch. Im Rahmen schwerer psychotischer Depressionen kann es zu Halluzinationen kommen.

Richtige Antwort (4.1.16): D

A Interessenverlust ist ein Symptom, das sich bei Depressionen, demenziellen Syndromen und auch bei der Negativsymptomatik einer Schizophrenie zeigen kann. Zu den formalen Denkstörungen gehört dieses Symptom jedoch nicht.

B Im Rahmen schizophrener Erkrankungen kann es auch zu Euphorie kommen. Es handelt sich dabei um ein Symptom, welches den Störungen der Affektivität zuzuordnen ist.

C Hier wird ein paranoides Wahngeschehen (Verfolgungswahn) angedeutet, somit ist von einer inhaltlichen Denkstörung zu sprechen, jedoch nicht von einer formalen. Bizarres Verhalten wiederum ist am ehesten mit manieriertem Verhalten gleichzusetzen, ein Symptom aus dem Bereich der psychomotorischen Störungen.

✓ **D** Bei der Gedankensperre handelt es sich um ein Symptom aus dem Spektrum der formalen Denkstörungen. Ein Gedankengang endet abrupt, was dem Gesprächspartner auffällt. Schizophrene Patienten erleben dies häufig als Beeinflussung von außen.

E Befehlende Stimmen gehören psychopathologisch zu den akustischen Halluzinationen, welche meist in Verbindung mit der paranoiden Schizophrenie auftreten.

Aussagenkombination

4.1.17 Welche der folgenden Aussagen zu Gedächtnisstörungen trifft (treffen) zu?

1 Störungen des Kurzzeitgedächtnisses sprechen gegen eine alkoholbedingte Korsakow-Psychose.

2 Störungen der Merkfähigkeit treten bei affektiven Störungen nicht auf.

3 Eine retrograde Amnesie ist der Verlust der Erinnerung an den Zeitraum, der nach einem Ereignis (z. B. Unfall) lag.

4 Bei Konfabulationen füllt ein Patient Erinnerungslücken mit Einfällen, die er selber für Erinnerungen hält.

5 Paramnesien (Wahn- oder Trugerinnerungen) beinhalten das falsche Wiedererkennen von Situationen.

A Nur die Aussage 4 ist richtig.

B Nur die Aussagen 1 und 2 sind richtig.

C Nur die Aussagen 4 und 5 sind richtig.

D Nur die Aussagen 1, 4 und 5 sind richtig.

E Nur die Aussagen 2, 3 und 5 sind richtig.

Einfachauswahl

4.1.18 Welche Aussage zum Begriff „Inkohärenz im Denken", der im psychopathologischen Befund verwendet werden kann, trifft zu?

A Auffüllen von Erinnerungslücken mit frei erfundenen Faktoren, die für Erinnerungen gehalten werden

B Haftenbleiben an bestimmten Vorstellungen und Gedanken, die zuvor verwendet wurden

C Sprunghaftes Denken, Fehlen logischer und assoziativer Verknüpfungen im Gedankengang

D Schleppender, verzögert ablaufender und für den Patienten mühsamer Gedankengang

E Unkorrigierbar falsche Beurteilung der Realität aus einer Stimmung des Unheimlichen und Vieldeutigen heraus

Richtige Antwort (4.1.17): C

1 Das Korsakow-Syndrom hat typische Symptome, zu denen neben Desorientiertheit auch schwere Gedächtnisstörungen, vor allem im Bereich des Kurzzeitgedächtnisses zählen. Das Syndrom entsteht in der Folge langjährigen übermäßigen Alkoholkonsums.

2 Im Zuge affektiver Störungen kann es auch zu Merkfähigkeitsstörungen kommen. Es ist nicht unbedingt ein typisches Symptom, das Vorhandensein ist jedoch möglich und aufgrund mangelnder Konzentration auch zu erklären.

3 Die retrograde Amnesie bezieht sich auf den Zeitraum vor einem Ereignis (lat.: retro = zurück, vorher).

✓ 4 Konfabulationen sind ein Symptom des Korsakow-Syndroms und dem Spektrum der Gedächtnisstörungen zuzuordnen. Das Auffüllen der Erinnerungslücken wird auffällig, wenn der Behandler auf die gleiche Frage unterschiedliche Antworten erhält.

✓ 5 Paramnesien sind Gedächtnisstörungen mit verfälschten Erinnerungen. Patienten scheinen Situationen wiederzuerkennen, obwohl sie diese noch nie erlebt haben.

Richtige Antwort (4.1.18): C

A Das Auffüllen von Gedächtnislücken mit frei erfundenen Inhalten nennt man Konfabulationen. Sie gehören psychopathologisch zu den Gedächtnisstörungen und sind häufig beim Korsakow-Syndrom zu finden.

B Bei dieser Antwortmöglichkeit werden Perseverationen beschrieben. Typisch ist das Verhaftetsein an Gedanken oder Worten, die im aktuellen Zusammenhang nicht mehr sinnvoll sind.

✓ C Beim inkohärenten Denken ist kein strukturierter Gedankenablauf möglich und verbalisierbar. Es kommt zu einer Aneinanderreihung von Worten, Silben oder Wortbruchstücken, die keinen Sinn mehr ergeben. Charakteristisch ist dieses Symptom für schizophrene Erkrankungen.

D Hier wird die Denkverlangsamung beschrieben, die sehr typisch für Depressionen ist.

E Diese Antwort beschreibt eine Wahnsymptomatik. Nicht der Ablauf des Denkens, sondern der Inhalt ist verändert. Die Fehlbeurteilung der Realität ist für den Betroffenen „seine Wahrheit“ und daher nicht korrigierbar.

Einfachauswahl

4.1.19 Eine typische inhaltliche Denkstörung ist:

A Ideenflucht
B Gedankenabreißen
C Wahnidee
D Denkverlangsamung
E Perseveration

Aussagenkombination

4.1.20 Welche der folgenden Aussagen treffen zu? Zu den Ich-Störungen zählen:

1 Derealisation
2 Parathymie
3 Gedankenausbreitung
4 Negativismus
5 Gedankenabreißen

A Nur die Aussagen 1 und 3 sind richtig.
B Nur die Aussagen 1, 2 und 5 sind richtig.
C Nur die Aussagen 1, 3 und 5 sind richtig.
D Nur die Aussagen 2, 3, 4 und 5 sind richtig.
E Alle Aussagen sind richtig.

Richtige Antwort (4.1.19): C

A Ideenflucht kommt sehr häufig bei einer Manie vor und zählt zu den formalen Denkstörungen. Zielführende Gespräche sind mit dem Betroffenen nicht mehr möglich, da er immer neuen Assoziationen und Einfällen nachgehen muss.

B Beim Gedankenabreißen ist ein sonst flüssiger Gedankengang plötzlich zu Ende. Der Patient bemerkt das Abreißen. Auch hier handelt es sich um eine formale Denkstörung.

✓ **C** Wahnidee und Wahneinfall werden häufig synonym benutzt. Es handelt sich um das unvermittelte gedankliche Auftreten einer wahnhaften Überzeugung und ist eine inhaltliche Denkstörung.

D Die Denkverlangsamung beschreibt ein schleppendes, verzögert ablaufendes Denken und wird psychopathologisch zu den formalen Denkstörungen gerechnet. Betroffene Patienten empfinden ihr eigenes Denken als sehr mühsam.

E Der Patient bleibt z. B. an dem Satz „Es geht Ihnen heute scheinbar nicht so gut" hängen und folgt dem weiteren Gesprächsverlauf nicht mehr oder wiederholt den Satz in einer ganz anderen Gesprächssequenz erneut, auch wenn er nicht mehr sinnvoll ist.

Richtige Antwort (4.1.20): A

✓ **1** Bei der Derealisation haben Patienten das Gefühl der Entfremdung von der Umwelt. Diese fühlt sich unwirklich oder verändert an. Das Ich-Erleben verändert sich.

2 Parathymie zählt zu den Störungen der Affektivität und beschreibt ein Gefühlserleben, bei dem der Gefühlsausdruck nicht mit der Situation übereinstimmt.

✓ **3** Bei der Gedankenausbreitung wird die Ich-Grenze überschritten. Der Patient ist der Überzeugung, dass andere Menschen seine Gedanken kennen.

4 Zeigt ein Patient das Symptom des Negativismus, tut er automatisch das Gegenteil von dem, was von ihm verlangt wird, oder er tut nichts. Negativismus gehört zu den Automatismen und übergeordnet zu den Störungen der Psychomotorik.

5 Das Gedankenabreißen ist ein Symptom aus dem psychopathologischen Bereich der formalen Denkstörungen und tritt häufig im Zusammenhang mit Schizophrenien auf.

Einfachauswahl

4.1.21 Welche Aussage trifft zu? Die Aussage eines Patienten: „Neulich im Bus sah ich, wie einige Fahrgäste miteinander tuschelten. Ich wusste sofort, dass sie dies taten, um mich zu verhexen", bezeichnet am ehesten eine ...

A ... Zwangsstörung.

B ... Wahnwahrnehmung.

C ... optische Halluzination.

D ... Illusion.

E ... Gegenübertragung.

Richtige Antwort (4.1.21): B

A Bei einer Zwangsstörung hat der Betroffene den inneren Drang, bestimmte Dinge zu tun oder zu denken. Er erkennt, dass dieser Drang unsinnig ist, kann sich dagegen jedoch nicht zur Wehr setzen.

✓ **B** Der Patient hat eine reale Sinneswahrnehmung (Tuscheln der Fahrgäste) und weist dieser Wahrnehmung eine abnorme Bedeutung („… um mich zu verhexen") zu. Die Wahrnehmung an sich ist richtig, sie wird jedoch vom Patienten fehlinterpretiert.

C Eine optische Halluzination ist eine Sinnesempfindung ohne Sinnesreiz. Wären keine anderen Fahrgäste im Bus und der Patient würde sie dennoch sehen, dann würde es sich um eine optische Halluzination handeln.

D Illusionen sind Verkennungen von Sinnesreizen und nicht immer als krankhaft zu bewerten.

E Der Begriff der Gegenübertragung stammt aus dem Bereich der Psychoanalyse. Man versteht darunter die Gefühle, die beim Therapeuten durch den Patienten während der Therapie ausgelöst werden. Sind es Gefühle, die ursprünglich im Patienten verwurzelt sind und sich über den Therapeuten zeigen, sind sie von großem diagnostischem Wert.

4.2 Mündliche Fragen: Psychopathologie

4.2.1 Es gibt verschiedene Wahnthemen. Welche kennen Sie und welchen psychischen Erkrankungen können Sie diese typischerweise zuordnen?

Das sollten Sie zur Sprache bringen:

- Schizophrenie:
  - Beeinträchtigungswahn
  - Verfolgungswahn
  - Beziehungswahn
  - Größenwahn
  - Liebeswahn
- Manie:
  - Größenwahn
- Depression:
  - Schuldwahn
  - Nichtigkeitswahn/nihilistischer Wahn
  - Hypochondrischer Wahn
  - Verarmungswahn
- Alkoholismus:
  - Eifersuchtswahn

Zusätzlich können Sie erwähnen:

- Definition Wahn:
  - Inhaltliche Denkstörung
  - Fehlbeurteilung der Realität
  - Unkorrigierbarkeit
  - Psychiatrische Behandlung
- Es gibt typische Zuordnungen von Wahnthemen zu einem Störungsbild, das bedeutet jedoch nicht, dass es eine krankheitsspezifische Zuordnung ist.
- Erläuterung der von Ihnen genannten Wahnthemen

Ihr weiteres Plus:

- Diagnostische Möglichkeiten bei Wahngeschehen, z. B.:
  - Verhaltensbeobachtung
  - Fremdanamnestische Angaben
  - Vorsichtiges, herantastendes Erfragen bezüglich psychotisch veränderter Denkinhalte

4.2.2 Ein Patient kommt zu Ihnen in die Praxis und berichtet, er habe das Gefühl, andere Menschen würden seine Gedanken lesen und ihn mit dem Wissen um den Inhalt in seinem Handeln beeinflussen. Wie würden Sie diese Situation psychopathologisch bewerten?

Das sollten Sie zur Sprache bringen:

- Es handelt sich um Symptome aus dem Bereich der Ich-Störungen:
  - Gedankenausbreitung
  - Fremdbeeinflussungserleben

Zusätzlich können Sie erwähnen:

- Definition Ich-Störungen:
  - Durchlässigkeit Ich-Umwelt-Grenze
  - Gestörtes/verändertes Ich-Erleben
- Erläuterung Gedankenausbreitung:
  - Lesen oder Hören der Gedanken durch andere Personen
- Erläuterung Fremdbeeinflussungserleben:
  - Fühlen, Handeln, Wollen von außen gesteuert/gemacht

Ihr weiteres Plus:

- Erkrankungen, die im Zusammenhang mit Ich-Störungen stehen, z. B.:
  - Schizophrenie
  - Schizoaffektive Störungen
  - Angststörungen
  - Posttraumatische Belastungsstörung

4.2.3 Erläutern Sie mir bitte den Begriff der Halluzination

Das sollten Sie zur Sprache bringen:

- Halluzinationen sind Sinneswahrnehmungen ohne auslösenden Sinnesreiz.
- Alle Sinneskanäle können betroffen sein:
  - Akustisch (z. B. Hören von beschimpfenden Stimmen)
  - Optisch (z. B. Sehen von weißen Mäusen)
  - Gustatorisch (z. B. Schmecken von Fäulnis)
  - Olfaktorisch (z. B. Riechen von Verwesung)
  - Taktil (z. B. Gefühl von Berührungen)
- Der Patient glaubt an die Realität der Wahrnehmung.

Zusätzlich können Sie erwähnen:

- Abgrenzung Illusion:
  - Verkennung/Verfälschung von Sinnesreizen
- Abgrenzung Pseudohalluzination:
  - Der Betroffene erkennt, dass es sich um eine Trugwahrnehmung handelt.
- Abgrenzung Pareidolie:
  - In Vorhandenes wird nicht Vorhandenes hineingesehen.

Ihr weiteres Plus:

- Diagnostische Möglichkeiten:
  - Verhaltensbeobachtung
  - Fremdanamnestische Angaben
  - Herantastendes Fragen bei auffälligem Verhalten
- Psychische Erkrankungen, die mit Halluzinationen einhergehen können, sind z. B.:
  - Schizophrenie
  - Alkoholpsychose
  - Delir
  - Entzugssyndrom

4.2.4 Erläutern Sie mir bitte den Unterschied zwischen inhaltlichen und formalen Denkstörungen

Das sollten Sie zur Sprache bringen:

- Inhaltliche Denkstörungen:
  - Eine andere Bezeichnung für inhaltliche Denkstörung ist Wahn.
  - Der Inhalt des Denkens ist wahnhaft verändert und nicht korrigierbar.
  - Es kommt zu einer falschen Beurteilung der Realität.
  - Verschiedene Inhalte sind möglich.
- Formale Denkstörungen:
  - Der Denkablauf ist hinsichtlich verschiedener Parameter wie z. B. der Schnelligkeit oder der assoziativen Verknüpfungen verändert/gestört.

Zusätzlich können Sie erwähnen:

- Sie können inhaltliche und formale Denkstörungen nennen, z. B.:
  - Inkohärenz
  - Ideenflucht
  - Perseveration
  - Verfolgungswahn
  - Beziehungswahn

Ihr weiteres Plus:

- Zuordnung typischer Symptome aus dem Bereich der formalen/inhaltlichen Denkstörungen zu einschlägigen psychischen Erkrankungen, wie z. B.:
  - Schizophrenie
  - Manie
  - Depression

4.2.5 Was sind Orientierungsstörungen?

Das sollten Sie zur Sprache bringen:

- Eingeschränkte oder gänzlich fehlende Orientierungsfähigkeit bzgl. des Ortes, der Zeit, der Situation und zur eigenen Person

Zusätzlich können Sie erwähnen:

- Differenzierte Erklärung der einzelnen Formen
- Beispiele und diagnostische Exploration eventueller Defizite:
  - Ist Ihnen bekannt, wo sie sich befinden?
  - Welcher Tag ist heute?

Ihr weiteres Plus:

- Ursachen/Krankheiten, die für das Auftreten von Orientierungsstörungen infrage kommen, z. B.:
  - Demenzen
  - Korsakow-Syndrom
  - Delir

4.2.6 Welche Elementarfunktionen kennen Sie, und wie können Sie diese diskret überprüfen?

Das sollten Sie zur Sprache bringen:
- Elementarfunktionen:
  - Bewusstsein qualitativ und quantitativ
  - Aufmerksamkeit/Gedächtnis/Konzentration
  - Orientierung
  - Wahrnehmung
  - Denken formal/inhaltlich
  - Affektivität
  - Antrieb
  - Ich-Erleben
  - Intelligenz
- Überprüfung je nach Funktion durch
  - sorgfältige Beobachtung,
  - offene Fragen,
  - eingestreute und zielgerichtete Fragen in einer vertrauensfördernden Gesprächsatmosphäre.

Zusätzlich können Sie erwähnen:
- Weitgehende Übereinstimmung mit dem psychopathologischen Befund, welcher komplettiert wird durch
  - Ängste/Zwänge,
  - zirkadiane Besonderheiten,
  - Besonderheiten des Schlafs,
  - Suizidalität.

Ihr weiteres Plus:
- Kurze Erläuterung einzelner Funktionen und möglicher Defizite

4.2.7 Im Gespräch mit einem Patienten bemerken Sie, dass es Erinnerungslücken gibt, die der Patient mit immer neuen Ideen füllt, die er selber für Erinnerungen hält. Wie nennt man dieses Füllen von Erinnerungslücken?

Das sollten Sie zur Sprache bringen:
- Der Fachausdruck für dieses Symptom heißt Konfabulation
- Im psychopathologischen Befund Zuordnung zu den Gedächtnisstörungen

Zusätzlich können Sie erwähnen:
- Vorkommen oft im Zusammenhang mit einem Korsakow-Syndrom

Ihr weiteres Plus:
- Weitere Symptome des Korsakow-Syndroms:
  - Desorientiertheit
  - Schwere Gedächtnisstörungen v. a. des Kurzzeitgedächtnisses
- Auftreten nach langjährigem übermäßigem Alkoholkonsum, ausgelöst durch einen Mangel an Thiamin (Vitamin B_1)

4.2.8 Würden Sie mir bitte den Unterschied zwischen Zwangsgedanken und Wahngedanken erläutern?

Das sollten Sie zur Sprache bringen:
- Zwangsgedanken werden vom Patienten als unsinnig erkannt, können jedoch nicht unterdrückt oder verdrängt werden.
- Wahngedanken werden vom Patienten nicht als solche erkannt, für ihn sind sie Realität, und er hält daran mit subjektiver Überzeugung fest.

Zusätzlich können Sie erwähnen:
- Je ein Beispiel für Zwangs-, Wahngedanken

Ihr weiteres Plus:
- Kurze Erläuterung, inwieweit Zwangserscheinungen unterschieden werden:
  - Zwangsideen
  - Zwangsgedanken
  - Zwangsimpulse
  - Zwangshandlungen
- Zusätzlich zum Vorkommen als Symptom im psychopathologischen Befund ist Zwang eine Erkrankung aus dem Bereich der neurotischen, Belastungs- und somatoformen Störungen (Kap. 4 der ICD-10).
- Definition Wahn

4.2.9 Affektive Erkrankungen können mit Vitalsymptomen einhergehen. Was versteht man darunter?

Das sollten Sie zur Sprache bringen:
- Andere Bezeichnungen:
  - Leibnahe Symptome nach R. Tölle
  - Vegetative Symptome
- Oft Symptome einer Depression
- Vitalsymptome sind:
  - Störungen der Herz-/Kreislauffunktion
  - Schlafstörungen
  - Appetit- und Verdauungsstörungen
  - Störung der Geschlechtsfunktionen
  - Störung der Tränen-, Speichel- und Schweißdrüsenfunktion
  - Schmerzsyndrome

Zusätzlich können Sie erwähnen:
- Erläuterung der einzelnen vegetativen Störungen
- Schlafstörungen können Sie besonders hervorheben, da diese bei Depressionen beinahe immer vorhanden sind (v. a. morgendliches Früherwachen)

Ihr weiteres Plus:
- Definition einer larvierten/somatisierten Depression, welche überwiegend mit körperlichen Symptomen einhergeht

4.2.10 Bitte nennen Sie mir den Unterschied zwischen Affekt und Emotion

Das sollten Sie zur Sprache bringen:
- Affekte:
  - Zeitlich begrenzter subjektiver Gefühlszustand, oft verbunden mit charakteristischer Gestik, Mimik und Stimmungslage (z. B. Freude, Ärger, Wut)
  - Körperliche Begleiterscheinungen wie erhöhter Puls, veränderte Atmung und Gesichtsfarbe
- Emotion:
  - Gefühle elementarer Art, wie Liebe, Glück, Hoffnung
  - Situationsbezogen und ausgelöst durch Sinnesempfindungen, Körperempfindungen und kognitive Prozesse

Zusätzlich können Sie erwähnen:
- Störungen der Affektivität sind Bestandteil des psychopathologischen Befunds und beziehen sich auf die Bereiche Stimmung, Affekt und Emotion.

Ihr weiteres Plus:
- Benennen einiger Beispiele mit dazugehöriger kurzer Erläuterung, z. B.:
  - Affektinkontinenz
  - Anhedonie
  - Affektlabilität

4.2.11 Erklären Sie mir bitte den Unterschied zwischen Gedankenentzug und Gedankendrängen

Das sollten Sie zur Sprache bringen:
- Gedankenentzug ist psychopathologisch den Ich-Störungen zuzuordnen.
- Gedankendrängen zählt psychopathologisch zu den formalen Denkstörungen.

Zusätzlich können Sie erwähnen:
- Definition Ich-Störungen und formale Denkstörungen
- Erklärung der Begrifflichkeiten Gedankenentzug und Gedankendrängen

Ihr weiteres Plus:
- Diagnosemöglichkeiten
- Nennen psychischer Störungen, die mit den o. g. Symptomen einhergehen können

4.2.12 Worin liegt der Unterschied zwischen Wahnwahrnehmung und Wahneinfall?

Das sollten Sie zur Sprache bringen:
- Der Wahnwahrnehmung liegt ein realer Sinnesreiz zugrunde, der aber in der Bedeutung fehlinterpretiert wird.
- Der Wahneinfall tritt unvermittelt auf und hat keinen auslösenden Sinnesreiz. Weitere Bezeichnungen sind: Wahnidee, Wahngedanke.

Zusätzlich können Sie erwähnen:
- Definition von Wahn:
  - Inhaltliche Denkstörung

- Fehlbeurteilung der Realität
- Unkorrigierbare subjektive Überzeugung

Ihr weiteres Plus:
- Nennen weiterer Wahnformen:
  - Wahnstimmung
  - Wahnerinnerung
  - Systematisierter Wahn
  - Wahndynamik
- Beispiele für Wahnthemen mit Zuordnung zu typischen Krankheitsbildern, z. B.:
  - Verfolgungswahn – Schizophrenie
  - Größenwahn – Manie

4.2.13 Erklären Sie mir bitte die Begriffe Sopor und Koma

Das sollten Sie zur Sprache bringen:
- Psychopathologisch zugehörig zu den quantitativen Bewusstseinsstörungen, also die Wachheit eines Menschen betreffend
- Sopor:
  - Schlafähnlicher Zustand
  - Patient schwer weckbar
  - Keine volle Orientierung nach dem Wecken
  - Reflexe i. d. R. erhalten
- Koma:
  - Tiefe Bewusstlosigkeit
  - Patient nicht weckbar
  - Reflexe nicht auslösbar
  - Ausgeprägte vegetative Funktionsstörungen möglich

Zusätzlich können Sie erwähnen:
- Weitere Störungen in diesem Bereich sind Benommenheit und Somnolenz.
- Quantitative Störungen deuten eine akute Gefährdung des Patienten an.
- Ärztliche/notärztliche Versorgung

Ihr weiteres Plus:
- Vorkommen z. B. bei:
  - Schädel-Hirn-Trauma,
  - organischen Hirnerkrankungen,
  - Intoxikationen

4.2.14 Welche Formen von Halluzinationen sind Ihnen bekannt?

Das sollten Sie zur Sprache bringen:
- Akustische Halluzinationen, z. B. das Hören von real nicht vorhandenen Stimmen oder Geräuschen
- Optische Halluzinationen, z. B. das Sehen von nicht vorhandenen Personen oder Dingen
- Körperhalluzinationen, z. B. das Gefühl, von jemandem angefasst zu werden, oder das Gefühl, die eigenen Organe würden wandern

- Geruchs- und Geschmackshalluzinationen, z. B. das Riechen von Verwesung oder der Geschmack von Fäulnis im Mund

Zusätzlich können Sie erwähnen:
- Halluzinationen sind Sinneswahrnehmungen ohne real vorhandenen Sinnesreiz.
- Abzugrenzen von Sinnestäuschungen wie:
  - Illusionen
  - Pareidolien
  - Pseudohalluzinationen

Ihr weiteres Plus:
- Diagnosemöglichkeiten, explorierende Fragen
- Erkrankungen, bei denen Halluzinationen vorkommen können, z. B.:
  - Schizophrenie
  - Alkoholhalluzinose
  - Delir

4.2.15 Ein Patient, der nachweislich an einer Demenz leidet, findet sich in seinem eigenen Haus nicht mehr zurecht. Wie nennt man dieses Symptom?

Das sollten Sie zur Sprache bringen:
- Es handelt sich um eine räumliche Orientierungsstörung.
- Psychopathologisch gehört diese zu den Orientierungsstörungen.

Zusätzlich können Sie erwähnen:
- Nennen und Beschreiben weiterer Orientierungsstörungen zu:
  - Zeit
  - Ort
  - Eigener Person
  - Situation

Ihr weiteres Plus:
- Möglichkeiten der Diagnostik
- Erkrankungen, bei denen Orientierungsstörungen vorhanden sein können, z. B.:
  - Demenzen
  - Drogeneinnahme
  - Korsakow-Syndrom

4.2.16 Bitte nennen Sie mir einige Symptome, die Antrieb und Psychomotorik betreffen.

Das sollten Sie zur Sprache bringen:
- Antriebsstörungen beziehen sich auf Energie, Initiative, Tatkraft und Aktivität.
- Psychomotorische Störungen beziehen sich auf die durch seelische Vorgänge beeinflusste Gesamtheit des Bewegungsablaufs.
- Beispiele aus diesem Bereich sind:
  - Antriebsarmut
  - Antriebssteigerung

- Logorrhö
- Stereotypien
- Motorische Unruhe
- Sozialer Rückzug
- Soziale Umtriebigkeit

Zusätzlich können Sie erwähnen:
- Sie sollten die von Ihnen genannten Störungen kurz erläutern können.

Ihr weiteres Plus:
- Einige Antriebsstörungen/psychomotorische Störungen kann man Störungsbildern zuordnen, bei denen sie typischerweise auftreten, z. B.:
  - Automatismen und Manierismen – Schizophrenie
  - Antriebssteigerung und Logorrhö – Manie
  - Antriebsarmut und sozialer Rückzug – Depression

4.2.17 Was sind Störungen der Affektivität?

Das sollten Sie zur Sprache bringen:
- Affektive Störungen und Störungen der Affektivität dürfen nicht verwechselt werden, bei Ersteren handelt es sich um ein Krankheitsbild, Letztere sind Bestandteile des psychopathologischen Befunds.
- Störungen der Affektivität umfassen alle Veränderungen, die mit der Stimmung, den Affekten und den Emotionen eines Menschen einhergehen.
- Beispiele sind:
  - Depressivität
  - Insuffizienzgefühle
  - Dysphorie/Euphorie
  - Affektinkontinenz
  - Ambivalenz
  - Affektverflachung

Zusätzlich können Sie erwähnen:
- Unterscheidung affektiver Störungen:
  - Monopolare affektive Störungen
  - Bipolare affektive Störungen

Ihr weiteres Plus:
- Beschreibung einzelner Störungen der Affektivität und Zuordnung zu passenden Krankheitsbildern, z. B.:
  - Affektinkontinenz – Unfähigkeit, bestehende Gefühle zurückzuhalten – organisch bedingte psychische Störungen (Demenzen)
  - Läppischer Affekt – einfältig, albern, unernst – hebephrene Schizophrenie
  - Euphorie – übersteigert heitere Stimmung – Manie

KAPITEL

5 Organische, einschließlich symptomatischer psychischer Störungen (ICD-10, Kap. F0)

Organische, einschließlich symptomatischer psychischer Störungen: Chronische psychische Störungen, die sich aufgrund einer Hirnerkrankung, chronischer toxischer Einwirkungen auf das Gehirn oder fortschreitender Hirnabbauprozesse entwickeln. Sie werden auch als organische Psychosyndrome oder hirnorganische Psychosyndrome (HOPS) bezeichnet. Hauptkennzeichen fast aller psychischen Störungen dieser Gruppe ist die Entwicklung einer Demenz.

Steckbrief: organische, einschließlich symptomatischer psychischer Störungen

Symptome

In Abhängigkeit von der Erkrankung entwickeln sich bei verschiedenen Krankheitsbildern relativ ähnliche klinische Symptome:

- Gedächtnisstörungen
- Denkstörungen
- Auffassungsstörungen
- Antriebsstörungen
- Affektstörungen
- Orientierungsstörungen
- Konzentrationsschwäche
- Beeinträchtigung der Informationsverarbeitung
- Schwindel
- Abnahme von Initiative und Interesse
- Beeinträchtigung des Denk-, Urteils- und Abstraktionsvermögens
- Abbau/Verlust höherer kortikaler Funktionen
- Zuspitzung charakterlicher Eigenschaften
- Veränderungen der Emotionskontrolle
- Veränderungen des Sozialverhaltens
- Depressivität
- Wahn
- Halluzinationen

Formen

Bei organischen Psychosyndromen dominiert als Symptomkomplex die Demenz – der Verlust zuvor vorhandener kognitiver Fähigkeiten. Die Demenz tritt bevorzugt auf als Morbus Alzheimer, als vaskuläre Demenz und als Demenz bei anderenorts klassifizierten Krankheiten, wie z.B. bei Morbus Pick, Chorea Huntington, Creutzfeldt-Jakob-Krankheit, Morbus Parkinson, Multiple Sklerose, Schädel-Hirn-Trauma.

Morbus Alzheimer

- Diffuse Hirnatrophie
- Häufigste Ursache für Demenz
- Ursachen weitgehend unbekannt
- Schleichender Verlauf mit kontinuierlichem Fortschreiten der demenziellen Symptomatik
- Zunehmende Unfähigkeit der Alltagsbewältigung
- Pflegebedürftigkeit
- Risikofaktoren: Genetische Faktoren, Alter, frühere Hirnerkrankungen oder Hirnverletzungen, Down-Syndrom

Vaskuläre Demenz

- Zweithäufigste Ursache für Demenz
- Schädigung des Gehirns durch Minderdurchblutung (Gefäßerkrankungen)
- Beginn plötzlicher und Verlauf rascher als bei Morbus Alzheimer
- Zunehmende Unfähigkeit der Alltagsbewältigung
- Pflegebedürftigkeit
- Risikofaktoren: z. B. Rauchen, hohe Cholesterinwerte, Übergewicht, hoher Blutdruck, Alter

Demenz bei Morbus Pick

- Frontallappendemenz mit typischen Charakterveränderungen
- Verlust sozialer Fähigkeiten

Demenz bei Chorea Huntington

- Autosomal dominant erblich
- Typisch choreiforme Bewegungsstörungen

Demenz bei Creutzfeldt-Jakob-Krankheit

- Rasch fortschreitende ausgeprägte Demenz mit charakteristischem EEG
- Infektion des ZNS durch Prionen

Demenz bei HIV-Krankheit

- Ursache HIV-Infektion
- Morphologische Veränderungen in über 50% der Fälle (z.B. Erweiterung der Ventrikel, Atrophie)
- Auftreten der Demenz bei Vollbild von Aids im späten Stadium möglich

Demenz bei Morbus Parkinson

- Degeneration der Substantia nigra im Mittelhirn
- Typische Symptom-Trias
  - Rigor (Muskelsteife)
  - Tremor (Zittern)
  - Hypokinese (Bewegungsarmut)
- Mögliches Spätsymptom Demenz

Demenz bei Multipler Sklerose

- Chronisch entzündliche Erkrankung des ZNS
- Vielfältige neurologische Ausfallerscheinungen
- Schubweiser oder chronisch-progredienter Verlauf der Erkrankung
- Demenz im Spätstadium bei einem Teil der Erkrankten

Demenz nach Schädel-Hirn-Trauma

- Schädel- und Hirnverletzungen unterschiedlicher Schweregrade
- Komplikationen durch Hirnblutungen
- Bewusstseinsstörungen
- Amnesie
- Schwindel, Erbrechen
- Neurologische Ausfälle
- Entwicklung psychischer Folgeschäden und einer Demenz möglich

Organisches amnestisches Syndrom

- Durch Hirnschädigung oder -erkrankung ausgelöstes Syndrom mit auffälliger Beeinträchtigung des Kurz- und Langzeitgedächtnisses

Delir (reversible Psychose/akutes psychoorganisches Syndrom)

- Plötzliche starke Verwirrtheit und Desorientierung ohne Einwirken von Alkohol
- Ausgelöst durch körperliche Erkrankungen, Medikamente, Operationen
- Häufig bei älteren Patienten, bei Patienten der Intensivstation

5.1 Schriftliche Fragen: Organische, einschließlich symptomatischer psychischer Störungen

Aussagenkombination

5.1.1 Welche der folgenden Aussagen zur Chorea Huntington treffen zu?

1 Erste Symptome der Krankheit zeigen sich meist zwischen dem 20. und 50. Lebensjahr.
2 Bei frühzeitiger Therapie kann die Erkrankung geheilt werden.
3 Psychische Beschwerden gehen den Bewegungsstörungen oft mehrere Jahre voraus.
4 Die Bewegungsstörungen beginnen meist mit Hyperkinesen bei verringertem Muskeltonus.
5 Die geistige Leistungsfähigkeit ist nicht beeinträchtigt.

A Nur die Aussagen 1 und 2 sind richtig.
B Nur die Aussagen 3 und 5 sind richtig.
C Nur die Aussagen 1, 3 und 4 sind richtig.
D Nur die Aussagen 1, 3, 4 und 5 sind richtig.
E Alle Aussagen sind richtig.

Mehrfachauswahl

5.1.2 Eine 50-jährige Patientin berichtet Ihnen von ihrer 75-jährigen Mutter, bei der sie eine Alzheimer-Demenz vermutet. Welche der folgenden Angaben sprechen eher für eine kognitive Störung bei depressiver Krankheit? Wählen Sie zwei Antworten!

A Langsame Verschlechterung der Leistungsfähigkeit
B Deutliche Merkfähigkeitsstörung
C Rascher Beginn der Auffälligkeiten nach Tod des Ehepartners
D Ungestörtes Orientierungsvermögen
E Überspielen kognitiver Defizite

Richtige Antwort (5.1.1): C

✓ **1** Typischerweise tritt die Erkrankung zwischen dem 30. und 40. Lebensjahr auf. Ein früherer oder späterer Beginn ist jedoch möglich. Etwa 10 % der Betroffenen erkranken vor dem 20. Lebensjahr.

2 Bisher gibt es keinerlei Möglichkeiten eine Chorea Huntington erfolgreich zu behandeln. Sie schreitet langsam progredient voran und führt nach 10 bis 15 Jahren zum Tod.

✓ **3** Lange vor Krankheitsbeginn stehen psychische Auffälligkeiten wie Depression, Angst oder Konzentrationsstörungen im Vordergrund.

✓ **4** Die für die Chorea Huntington typischen Hyperkinesen betreffen charakteristischerweise Gesicht, Hände und Schultern oder zeigen sich im Gangbild der Patienten.

5 Im Verlauf der Erkrankung kommt es nach spätestens 15 Jahren zur Entwicklung einer Demenz, durch die sich die geistige Leistungsfähigkeit kontinuierlich verschlechtert.

Richtige Antwort (5.1.2): C und D

A Bei einer Pseudodemenz tritt die kognitive Symptomatik in der Regel innerhalb von Tagen oder Wochen auf. Im Fall einer Alzheimer-Demenz setzen die Symptome eher schleichend ein.

B Merkfähigkeitsstörungen sind ein typisches Symptom eines Morbus-Alzheimer. Im Verlauf kommt es zu immer stärkeren Beeinträchtigungen des Neugedächtnisses.

✓ **C** Bei der Entwicklung einer Depression lassen sich häufig einschneidende Ereignisse in der Vorgeschichte finden. Gerade bei älteren Menschen können der Verlust des Lebenspartners und die dadurch folgende Trauer und Einsamkeit eine affektive Störung auslösen.

✓ **D** Ein wichtiges Unterscheidungsmerkmal zwischen einer Demenz und Pseudodemenz ist die Orientierung des Patienten. Ist diese, neben weiteren Faktoren, verhältnismäßig intakt, ist die Möglichkeit, dass es sich um ein depressives Geschehen handelt, wahrscheinlicher.

E Patienten mit einer Pseudodemenz neigen eher dazu, ihre kognitiven Defizite zu beklagen, wohingegen Menschen mit einem demenziellen Syndrom meist versuchen, diese Defizite zu verbergen.

Einfachauswahl

5.1.3 Ein 70-jähriger Patient wird zunehmend vergesslicher, verläuft sich und ist zeitlich nicht voll orientiert. Welche Maßnahme ist als erstes einzuleiten?

A Aufnahme einer Psychotherapie, um herauszufinden, was hinter den Symptomen stecken könnte

B Gabe von Ritalin® (Methylphenidat) zur Steigerung der Konzentration

C Sofortige Einweisung in eine geschlossene psychiatrische Abteilung gegen den Willen des Patienten

D Beantragung einer Betreuung nach dem Betreuungsgesetz

E Veranlassung einer ärztlichen Abklärung bei Verdacht auf Demenz

---

Mehrfachauswahl

5.1.4 Welche der folgenden Aussagen für delirante Syndrome treffen zu? Wählen Sie zwei Antworten!

A Sie beginnen schleichend (Wochen).

B Typisch ist eine Orientierungsstörung bei klarem Bewusstsein.

C Es ist auch an eine Stoffwechselstörung zu denken.

D Beim Alkoholentzugsdelir treten Halluzinationen jeglicher Wahrnehmungsqualität auf.

E Es handelt sich um eine irreversible Psychose.

Richtige Antwort (5.1.3): E

A Die genannte Symptomatik deutet auf ein hirnorganisches Geschehen hin, welches der weiteren Abklärung bedarf. Der Beginn einer Psychotherapie wäre in diesem Fall nicht richtig, da in erster Linie eine sorgfältige Diagnostik stattfinden muss, um dann ggf. die nötigen adäquaten Therapieschritte einzuleiten.

B Methylphenidat gehört zur Gruppe der Psychostimulanzien und ist nur für die Behandlung von ADHS, obstruktivem Schlafapnoe-Syndrom und Narkolepsie zugelassen. Als Heilpraktiker für Psychotherapie dürfen Sie keinesfalls Medikamente verabreichen.

C Für eine zwangsweise Unterbringung des genannten Patienten fehlt die gesetzliche Grundlage, da weder eine Eigen- noch eine Fremdgefährdung vorliegt.

D Sicher kann es im Verlauf eines demenziellen Abbauprozesses auch dazu kommen, eine gesetzliche Betreuung auf den Weg bringen zu müssen, wenn der Patient nicht mehr in der Lage ist, seine Angelegenheiten alleine zu regeln. Die Anregung dazu ist jedoch keinesfalls die erste weitere Maßnahme, die ergriffen werden sollte.

✓ **E** Orientierungs- und Gedächtnisstörungen in Verbindung mit dem Alter des Patienten können hinweisgebend für eine demenzielle Erkrankung sein, daher ist hier an erster Stelle die organische Abklärung der Symptome durch einen Facharzt einzuleiten.

Richtige Antwort (5.1.4): C und D

A Delirante Syndrome beginnen gewöhnlich akut mit starker Verwirrtheit und Desorientiertheit. Sie sind vorübergehend (reversibel) und von wechselnder Intensität.

B In den diagnostischen Leitlinien der ICD-10 stehen bei deliranten Syndromen die Bewusstseinsstörungen an erster Stelle der Symptomatik. Sie reichen von einer leichten Bewusstseinsminderung bis hin zum Koma. Orientierungsstörungen sind ebenso vorhanden und können sich in schweren Fällen auch auf Ort und Person beziehen. Ein weiteres Symptom eines Delirs sind Wahrnehmungsstörungen, wie z. B. optische Halluzinationen.

✓ **C** Delirante Syndrome können sich sowohl bei Drogen-, Alkohol- oder Medikamentenentzug entwickeln als auch im Zusammenhang mit organischen/hirnorganischen Erkrankungen entstehen. So können z. B. Elektrolytstörungen, Hyperthyreose oder Hypoglykämie auslösende Faktoren sein. Häufig sind mehrere Ursachen für die Entwicklung eines Delirs verantwortlich.

✓ **D** Typisch für ein Alkoholentzugsdelir sind illusionäre Verkennungen und optische Halluzinationen, alle weiteren Sinnesebenen können jedoch auch betroffen sein.

E Irreversibel bedeutet, dass der Zustand einer Krankheit nicht rückgängig gemacht werden kann. Bei Delirien findet jedoch eine Zustandsrückbildung innerhalb von 4 Wochen bis zu maximal 6 Monaten statt.

Aussagenkombination

5.1.5 Welche der folgenden Aussagen zu Morbus Parkinson trifft (treffen) zu?

1 Das Krankheitsbild kann mit einer depressiven Symptomatik verwechselt werden.
2 Bei der Parkinsonerkrankung entwickelt sich sehr selten eine Demenz.
3 Beim Gangbild sind große Schritte und ein lebhaftes Mitschwingen der Arme typisch.
4 Eine Parkinsonsymptomatik kann durch Psychopharmaka ausgelöst werden.
5 Psychotherapeutische Verfahren haben vor allem bei psychischen Begleitsymptomen eine Bedeutung.

A Nur die Aussage 3 ist richtig.
B Nur die Aussagen 1, 2 und 3 sind richtig.
C Nur die Aussagen 1, 2 und 4 sind richtig.
D Nur die Aussagen 1, 4 und 5 sind richtig.
E Nur die Aussagen 3, 4 und 5 sind richtig.

Aussagenkombination

5.1.6 Welche der folgenden Aussagen zum Delir treffen zu?

1 Bei einem Delir liegt ein akuter, oft vital bedrohlicher Zustand vor.
2 Ein typisches Symptom ist eine komatöse Bewusstseinslage.
3 Typisch sind Desorientiertheit, optische Sinnestäuschungen und Situationsverkennung.
4 Delirien treten nur bei Suchtkranken auf.
5 Ein Delir sollte stationär behandelt werden.

A Nur die Aussagen 1 und 3 sind richtig.
B Nur die Aussagen 1, 3 und 5 sind richtig.
C Nur die Aussagen 1, 4 und 5 sind richtig.
D Nur die Aussagen 2, 3 und 5 sind richtig.
E Alle Aussagen sind richtig.

Richtige Antwort (5.1.5): D

✓ **1** Bei Morbus Parkinson kommt es im Krankheitsverlauf u. a. zu Bewegungsarmut, leiser Sprache, Obstipation und depressiver Verstimmung. Diese Symptome könnten ebenso eine depressive Erkrankung anzeigen, daher ist eine genaue differenzialdiagnostische Abklärung nötig.

2 Etwa 30–40 % der an einem Parkinson-Syndrom leidenden Patienten entwickeln im Verlauf dieser Erkrankung eine Demenz, hier kann es sich sowohl um eine Alzheimer-Demenz als auch um eine vaskuläre Demenz oder um eine gemischte Form handeln.

3 Typisch für Morbus Parkinson sind der kleinschrittige Gang und die verminderte Mitbewegung der Arme beim Gehen (Hypokinese).

✓ **4** In diesem Fall spricht man von einem sekundären Parkinsonsyndrom, das sich infolge von Hirnarteriosklerose, Entzündungen, Vergiftungen oder Medikamenteneinnahme (z. B. Antipsychotika) entwickeln kann.

✓ **5** Eine Parkinson-Erkrankung wird primär medikamentös und physiotherapeutisch behandelt. Bei psychischen Begleitsymptomen wie z. B. depressiver Verstimmung haben psychotherapeutische Interventionen jedoch eine stützende Funktion.

Richtige Antwort (5.1.6): B

✓ **1** Ein Delir beginnt plötzlich und kann einen lebensbedrohlichen Zustand erreichen. Es ist ein absoluter Notfall, der sofortiger ärztlicher Hilfe bedarf! Neben Bewusstseinsstörungen kommt es unter anderem zu vegetativen Entgleisungen wie Tachykardie, Zittern und Schwitzen.

2 Eine komatöse Bewusstseinslage ist für ein Delir untypisch, die Möglichkeit einer so starken Beeinträchtigung ist jedoch gegeben.

✓ **3** Neben Bewusstseinsstörungen, Desorientiertheit, optischen Halluzinationen und Situationsverkennungen können psychomotorische Störungen, Wahn, Denkstörungen, Sprachstörungen und weitere Symptome vorkommen.

4 Delirien können beim Entzug (Alkohol, Drogen, Medikamente) auftreten, aber auch Stoffwechselstörungen, Infektionskrankheiten oder stationäre Aufenthalte nach operativen Eingriffen können mit einem Delir einhergehen.

✓ **5** Bei einem Delir (Notfall) sind sofort Hilfsmaßnahmen einzuleiten, daher ist eine stationäre Behandlung indiziert.

Mehrfachauswahl

5.1.7 Welche der folgenden Kriterien (nach ICD-10) werden für die Diagnose einer Demenz vorausgesetzt? Wählen Sie zwei Antworten!

A Die Symptome müssen beim Stellen der endgültigen Diagnose mindestens 6 Monate vorhanden sein.

B Es muss ein Intelligenzquotient (IQ) von 70 oder niedriger vorliegen.

C Der Patient muss mindestens 60 Jahre alt sein.

D In einer bildgebenden Diagnostik müssen organische Veränderungen nachgewiesen sein.

E Es besteht eine Abnahme des Gedächtnisses und des Denkvermögens.

Einfachauswahl

5.1.8 Für welche Demenzform sind frühe, langsam fortschreitende Charakterveränderungen mit Verlust sozialer Fähigkeiten typisch?

A Demenz bei Alzheimer-Krankheit

B Demenz bei Pick-Krankheit (Frontallappendemenz)

C Vaskuläre Demenz

D Demenz bei Creutzfeldt-Jakob-Krankheit (CJD)

E Demenz bei Morbus Parkinson

Richtige Antwort (5.1.7): A und E

✓ **A** Laut diagnostischer Leitlinien der ICD-10 müssen die Leitsymptome einer Demenz für eine zuverlässige klinische Diagnose und zum sicheren Ausschluss anderer Erkrankungen mindestens 6 Monate bestehen.

B Zur Diagnosestellung einer Demenz ist der erhobene IQ-Wert eines Menschen nicht von Bedeutung. Man unterscheidet Oligophrenie und Demenz. Bei der Oligophrenie handelt es sich um eine angeborene Intelligenzminderung, während die Demenz ein krankheitsbedingter erworbener Intelligenzmangel ist.

C Das Alter kann hinweisgebend sein für eine Demenzerkrankung und ist zudem einer der Risikofaktoren für das Auftreten demenzieller Syndrome. Da eine Demenzerkrankung jedoch auch in jüngeren Jahren auftreten kann, ist das Alter des Betroffenen nicht ausschließlich ausschlaggebend. Die Mehrzahl der Demenzen betrifft allerdings ältere Menschen.

D Sind hirnorganische Veränderungen durch bildgebende Verfahren nachgewiesen, stützen sie die Diagnose. Allerdings sind zu Beginn einer Demenz nicht immer hirnstrukturelle Veränderungen erkennbar. Deshalb können diese nicht die Diagnose Demenz begründen.

✓ **E** Störungen des Gedächtnisses, des Denkvermögens und Veränderungen im emotionalen und sozialen Verhalten sind wesentliche Voraussetzungen für die Diagnosestellung eines demenziellen Syndroms. Zusätzlich kommt es meist zur Verminderung des persönlichen Aktivitätsniveaus und zu Beeinträchtigungen der intellektuellen Leistungsfähigkeit.

Richtige Antwort (5.1.8): B

A Bei der Alzheimer-Demenz sind zu Anfang vor allem Gedächtnisstörungen, Wortfindungsstörungen, sozialer Rückzug und nachlassende Aktivität zu beobachten. Erst im späteren Verlauf kann es zu charakterlichen Veränderungen kommen.

✓ **B** Menschen mit Morbus Pick verlieren ihr Taktgefühl und das gesunde Verhältnis von Nähe und Distanz. Es kommt zu Enthemmung, Triebhaftigkeit und Erregung oder Apathie. Die Verhaltensstörungen mit dem Verlust sozialer Fähigkeiten beginnen vor den Gedächtnisstörungen.

C Auch vaskuläre Demenzen können mit Charakterveränderungen einhergehen, hier treten in der Regel persönliche Züge stärker hervor. Zu den frühen, typischen Symptomen zählen sie bei einer vaskulären Demenz jedoch nicht.

D Zu Anfang einer Creutzfeldt-Jacob-Krankheit kommt es zu unklaren Beschwerden, wie Kopfschmerzen, Schwindel, Reizbarkeit, Gedächtnis- und Konzentrationsschwäche. Die Erkrankung schreitet sehr rasch fort und führt nach 6 Monaten bis 2 Jahren zum Tod.

E Die typischen Symptome einer Parkinson-Erkrankung sind Hypokinese, Rigor und Tremor. Erst später können allgemeine demenzielle Symptome hinzukommen.

Aussagenkombination

5.1.9 Welche der folgenden Aussagen zu den organischen psychischen Störungen (nach ICD-10) treffen zu?

1 Verfolgungswahn kann ein Symptom einer organischen psychischen Störung sein.
2 Die Alkoholabhängigkeit zählt zu den organischen psychischen Störungen.
3 Die Demenz bei HIV-Krankheit zählt zu den organischen psychischen Störungen.
4 Eine internistische Abklärung ist nicht notwendig.
5 Unterschiedliche körperliche Erkrankungen können die gleichen psychischen Symptome hervorrufen, d. h. die Symptome sind nicht spezifisch für die Ursache der Erkrankung.

A Nur die Aussagen 1 und 3 sind richtig.
B Nur die Aussagen 1 und 4 sind richtig.
C Nur die Aussagen 1, 2 und 3 sind richtig.
D Nur die Aussagen 1, 3 und 5 sind richtig.
E Nur die Aussagen 2, 3 und 5 sind richtig.

Mehrfachauswahl

5.1.10 Bei welchen der genannten Erkrankungen ist mit einem organischen Psychosyndrom bis hin zur Demenz zu rechnen? Wählen Sie zwei Antworten!

A Commotio cerebri
B Alkoholabhängigkeit
C Rezidivierende Stirnhöhleneiterung
D Grauer Star
E HIV-Erkrankung ohne Behandlung

Richtige Antwort (5.1.9): D

✓ **1** Das psychopathologische Spektrum der organisch bedingten psychischen Störungen ist sehr vielfältig, lässt sich jedoch grob in zwei Hauptkategorien einteilen. Diese beziehen sich zum einen auf Störungen im Bereich der kognitiven Funktionen und Störungen des Sensoriums (Bewusstsein, Aufmerksamkeit), zum anderen auf die Bereiche Wahrnehmung, inhaltliches Denken (Wahn) und Stimmung.

2 Für Abhängigkeitserkrankungen (Alkohol, Drogen, Medikamente) gibt es in der ICD-10 ein eigenes Kapitel, in dem auch die Folgeerkrankungen des Gehirns, die aufgrund des Konsums einer Substanz entstanden sind, kodiert werden.

✓ **3** Alle Formen von Demenzen, die bei organischen Erkrankungen entstehen, werden in F0 (organische, einschließlich symptomatischer psychischer Störungen) der ICD-10 abgebildet.

4 Da es verschiedene organische Erkrankungen gibt, die symptomatisch Überschneidungen mit Demenzen aufweisen und es systemische Erkrankungen, z.B. Diabetes mellitus gibt, die das Risiko für die Entstehung von Demenzerkrankungen erhöhen, ist eine internistische Abklärung in jedem Fall nötig.

✓ **5** System- oder Hirnerkrankungen können der Demenz ähnliche oder gleiche Symptome zeigen. Beispiele sind u. a. Hypothyreose, Normaldruck-Hydrozephalus.

Richtige Antwort (5.1.10): B und E

A Commotio cerebri (Gehirnerschütterung) gehört zu den veralteten Begriffen und ist heute unter dem Sammelbegriff des Schädel-Hirn-Traumas (SHT) geläufig. Je nach Schwere eines SHTs kann sich eine Demenz entwickeln, bei einer Gehirnerschütterung ist damit jedoch nicht zu rechnen.

✓ **B** Im weiteren Verlauf einer Alkoholerkrankung können organische Persönlichkeitsstörungen und eine Demenz auftreten. Alkoholkonsum ist ein Risikofaktor für die Entstehung einer Demenz.

C Rezidivierende Stirnhöhlenvereiterungen führen nicht zu einer Demenz, können aber im Extremfall eine Entzündung des ZNS hervorrufen.

D Der Graue Star ist eine Erkrankung des Auges, bei der heute vor allem Transplantate der Linse zu guten Behandlungsergebnissen führen. Zu einer Demenz kommt es bei dieser Erkrankung nicht.

✓ **E** Im Vollbild einer AIDS-Erkrankung kommt es in 50 % der Fälle zu morphologischen Veränderungen oder zu einer Atrophie des Gehirns. Als Hirnerkrankung kann es zu einer HIV-Enzephalopathie kommen. Im Verlauf der Grunderkrankung kommt es in ca. 2 % der Fälle zu einer Demenz.

Mehrfachauswahl

5.1.11 Welche der folgenden Aussagen zur Diagnostik von Demenzerkrankungen treffen zu? Wählen Sie zwei Antworten!

A Die Verminderung der Affektkontrolle und des Antriebs oder eine Änderung des Sozialverhaltens muss sich in allen folgenden Merkmalen manifestieren: Emotionale Labilität, Reizbarkeit, Apathie und Vergröberung des Sozialverhaltens

B Ein Kriterium ist die Verminderung der Urteilsfähigkeit und des Denkvermögens, z. B. der Fähigkeit zu planen.

C Die kognitiven Beeinträchtigungen halten typischerweise 2–3 Monate an.

D Ein Kriterium ist die Abnahme des Gedächtnisses, die am deutlichsten beim Lernen neuer Informationen auffällt.

E Ein akuter Verwirrtheitszustand ist ein typisches Frühsymptom einer Demenz.

Mehrfachauswahl

5.1.12 Welche der folgenden Aussagen zur vaskulären Demenz treffen zu? Wählen Sie zwei Antworten!

A Transitorisch-ischämische Attacken (TIA) in der Vorgeschichte stützen die Diagnose.

B Neurologische Herdzeichen wie Gangstörungen sind mit einer vaskulären Demenz nicht vereinbar.

C Die Erkrankung beginnt gewöhnlich im höheren Lebensalter.

D Frühere Schlaganfälle sprechen gegen eine vaskuläre Demenz.

E Gedächtnis und Denken sind von der Erkrankung nicht betroffen.

Richtige Antwort (5.1.11): B und D

A Demenzen haben typische und für die Diagnose relevante Symptome. Dennoch sind die Verläufe individuell, und es sind nicht immer alle Symptome vorhanden. Die in der Antwort genannten Möglichkeiten können vorhanden sein, müssen für die Diagnosestellung jedoch nicht gemeinsam in Erscheinung treten.

✓ **B** Patienten mit einem demenziellen Syndrom sind nicht mehr in der Lage, alle Informationen zu verarbeiten und zu speichern. Die Komplexität des Denkens nimmt ab, und dadurch ist eine Urteilsfähigkeit ab einem gewissen Stadium der Erkrankung nicht mehr vorhanden.

C Die Diagnosestellung darf erst gestellt werden, wenn die Symptome mindestens 6 Monate bestehen. Die Symptome bestehen weiterhin und verschlechtern sich im weiteren Krankheitsverlauf.

✓ **D** Im Krankheitsbeginn sind vor allem das Kurzzeitgedächtnis und die Aufnahme neuer Informationen von der Störung betroffen. Inhalte aus lange vergangenen Zeiten bleiben zunächst erhalten, können im späten Krankheitsverlauf aber auch verlorengehen.

E Verwirrtheitszustände und Desorientiertheit sind erst in späteren Stadien einer Demenz vorhanden. Ein akuter Verwirrtheitszustand deutet eher auf ein anderes Krankheitsgeschehen hin, z. B. auf ein Delir.

Richtige Antwort (5.1.12): A und C

✓ **A** Transitorisch ischämische Attacken ähneln in ihrer Symptomatik einem Schlaganfall. Bei den Patienten kommt es zu Bewusstseinsstörungen, Lähmungen, Seh- und Sprachstörungen. Im Gegensatz zu einem Apoplex bilden sich die Symptome jedoch wieder zurück. Eine TIA entsteht in der Folge einer Minderdurchblutung des Gehirns und zählt zu den Risikofaktoren einer vaskulären Demenz (vaskulär = die Blutgefäße betreffend).

B Je nach Größe und Lage des geschädigten Gebiets kommt es neben weiteren neurologischen Symptomen auch zu neurologischen Herdzeichen, wie z. B. Lähmungen.

✓ **C** Meist sind ältere Menschen von Demenzerkrankungen betroffen. Die Ursachen, die zu einer vaskulären Demenz führen können, wie z. B. Arteriosklerose und Schlaganfälle, treten nicht (oder nur selten) in jüngeren Jahren auf.

D Die vaskuläre Demenz wird auch als Multiinfarktdemenz bezeichnet, d. h., dass häufig ein oder mehrere Schlaganfälle in der Vergangenheit der Patienten aufgetreten sind.

E Charakteristisch für Demenzen ist der Verlust der kognitiven Fähigkeiten, zu denen die Gedächtnisfunktion und das Denken gehören. Bei vaskulären Demenzen zeigt sich der Gedächtnisverlust entweder langsam anwachsend oder plötzlich, wenn ein größerer Infarkt stattgefunden hat.

Aussagenkombination

5.1.13 Welche der folgenden Aussagen ist (sind) typisch für eine Alzheimer-Demenz?

1 Charakteristisch ist der progrediente Verlauf
2 Plötzlicher Krankheitsbeginn
3 Zerebrale Herdsymptome
4 Ausgeprägte Gangstörungen schon im Frühstadium
5 Ursächlich ist Arteriosklerose

A Nur die Aussage 1 ist richtig.
B Nur die Aussage 2 ist richtig.
C Nur die Aussagen 1 und 4 sind richtig.
D Nur die Aussagen 3 und 5 sind richtig.
E Nur die Aussagen 1, 2 und 5 sind richtig.

Aussagenkombination

5.1.14 Welche der folgenden Aussagen zur organischen Persönlichkeitsstörung (nach ICD-10) trifft (treffen) zu? Symptome sind:

1 Verändertes Sexualverhalten
2 Inadäquate Witzelsucht
3 Äußerung von Bedürfnissen und Impulsen meist ohne Berücksichtigung von Konsequenzen oder sozialen Konventionen
4 Auffällige Veränderung der Sprachproduktion und des Redeflusses
5 Kognitive Störungen in Form von Misstrauen und paranoidem Denken

A Nur die Aussage 1 ist richtig.
B Nur die Aussagen 2 und 4 sind richtig.
C Nur die Aussagen 2, 3 und 5 sind richtig.
D Nur die Aussagen 1, 2, 3 und 5 sind richtig.
E Alle Aussagen sind richtig.

Richtige Antwort (5.1.13): A

✓ **1** Bei der Alzheimer-Demenz nehmen die Symptome bis zum Tod stetig zu. Die Alzheimer-Demenz beginnt schleichend und verläuft chronisch-progredient.

2 Ein plötzlicher Krankheitsbeginn spricht eher für eine vaskuläre Demenz, was jedoch nicht bedeutet, dass sich eine solche nicht auch, bedingt durch z. B. kleinere Insulte, mit langsamem Beginn zeigen kann.

3 Zu den zerebralen Herdsymptomen zählen neurologische Symptome, die z.B. durch Tumoren, Läsionen oder Schlaganfälle verursacht werden. Die zerebralen Herde sind bildhaft erkennbar und dienen als diagnostische Merkmale einer evtl. vaskulären Demenz. Bei einer Alzheimer-Demenz liegen diese Herdsymptome nicht vor.

4 Gangstörungen treten bevorzugt bei Patienten mit vaskulären Demenzen auf, weniger bei Morbus Alzheimer-Patienten. Im Frühstadium von Alzheimer-Erkrankungen stehen v. a. Störungen des Kurzzeitgedächtnisses und Beeinträchtigungen in der Informationsverarbeitung im Vordergrund.

5 Arteriosklerose ist eine Erkrankung, die damit einhergeht, dass das Blut in den Blutgefäßen nicht mehr ausreichend transportiert werden kann. Aufgrund dieser Durchblutungsstörungen, die u. a. im Gehirn auftreten können, kann es zu vaskulären Demenzen kommen. Die Ursache für Alzheimer-Demenzen ist bis heute weitgehend unbekannt.

Richtige Antwort (5.1.14): E

✓ **1** Verändertes Sexualverhalten kann sich z. B. durch eine Wandlung der sexuellen Präferenz oder durch eine generell verminderte Sexualität zeigen.

✓ **2** Bei den Patienten zeigt sich ein verändertes emotionales Verhalten unter anderem durch Labilität, Euphorie, Witzelsucht und den leichten Wechsel zu Aggressivität, Reizbarkeit und Wut.

✓ **3** Impulse und Bedürfnisse agiert der Patient aus. Dies kann sich äußern in einem Hinunterschlingen der Nahrung, im Wegnehmen von Dingen, die gerade benötigt werden, oder auch in unsittlichen Berührungen von Betreuungspersonen. Die Konsequenzen, die durch dieses inadäquate Verhalten entstehen, werden von Patienten nicht berücksichtigt.

✓ **4** Neben den genannten Merkmalen wird das Sprechen umständlich und unscharf. Das Denken wird zäh, und es kann eine Schreibsucht auftreten.

✓ **5** Oft nicht zu der prämorbiden Persönlichkeitsstruktur passend, kommt es neben weiteren kognitiven Störungen zu paranoidem Denken und zu Misstrauen.

Aussagenkombination

5.1.15 Welche der folgenden Aussagen zu Demenzerkrankungen treffen zu?

1 Demenz ist eine Erkrankung, die primär mit Bewusstseinsstörungen einhergeht.
2 Die Diagnose Demenz wird anhand Bildgebung durch den Neurologen gestellt.
3 Ein demenzielles Syndrom kann die Folge einer Krankheit des Gehirns, einer schweren Schädelverletzung oder einer chronischen Alkoholabhängigkeit sein.
4 Ein wichtiges Kriterium für die Diagnose einer Demenz ist die verminderte Alltagskompetenz.
5 Bei frühzeitiger, rasch fortschreitender Demenz mit neurologischen Ausfällen motorischer Störungen sollte eine Creutzfeldt-Jakob-Krankheit ausgeschlossen werden.

A Nur die Aussagen 1 und 3 sind richtig.
B Nur die Aussagen 1, 2 und 4 sind richtig.
C Nur die Aussagen 1, 3 und 5 sind richtig.
D Nur die Aussagen 3, 4 und 5 sind richtig.
E Alle Aussagen sind richtig.

Mehrfachauswahl

5.1.16 Sie vermuten bei einem 80-jährigen Patienten, der Ihnen wegen Gedächtnisstörungen vorgestellt wird, eine Demenz vom Alzheimer-Typ. Welche der folgenden Symptome stützen Ihren Verdacht bei der Differenzialdiagnose? Wählen Sie zwei Antworten!

A Seit einem Jahr bestehende Störungen der Merkfähigkeit
B Rechtsseitige Gesichtslähmung nach mehreren Schlaganfällen
C Rasche Verschlechterung innerhalb weniger Tage
D Keine qualitative Bewusstseinsstörung
E Anamnestisch bekannter langjähriger übermäßiger Alkoholkonsum

Richtige Antwort (5.1.15): D

1 Demenzen gehen in der Regel in frühen Stadien mit Bewusstseinsklarheit einher. Hauptcharakteristika sind die Abnahme der Gedächtnisfunktionen und des Denkvermögens.

2 Zur Diagnosestellung einer Demenz werden auch bildgebende Verfahren, wie cCT und cMRT als apparative Zusatzdiagnostik eingesetzt. Da jedoch zu Anfang demenzieller Prozesse nicht immer bildhafte Befunde zu erkennen sind, sind neben der Anamnese und dem psychopathologischen Befund weitere ärztliche Untersuchungen und Tests vorzunehmen, um zu einer endgültigen und gesicherten Diagnose zu kommen.

✓ 3 Die Ursachen demenzieller Syndrome sind vielfältig. Zu ihnen gehören neben den in der Antwortmöglichkeit genannten Ursachen z. B. auch Intoxikationen und körperliche Erkrankungen.

✓ 4 Im Zuge eines demenziellen Syndroms kommt es zu Einbußen der intellektuellen Fähigkeiten und Beeinträchtigungen in Bereichen des alltäglichen Lebens, wie z.B. Einkaufen, Kochen, Waschen, Anziehen.

✓ 5 Bei der Creutzfeldt-Jakob-Krankheit ist ein sehr rascher Verlauf der Erkrankung typisch. Sie führt innerhalb von 6 Monaten bis 2 Jahren zum Tod. Sie geht unter anderem mit Schreib- und Leseschwierigkeiten, Apraxie, Ataxie, Schwindel und Gleichgewichtsstörungen einher.

Richtige Antwort (5.1.16): A und D

✓ A Zu Beginn einer Alzheimer-Demenz stehen meist Störungen des Kurzzeitgedächtnisses (Merkfähigkeitsstörungen) im Vordergrund. Oft werden diese Defizite nicht von den Patienten selbst, sondern vom Umfeld bemerkt. Sie werden im Verlauf immer umfassender, sodass sie nicht mehr als normale Vergesslichkeit eingeordnet werden können.

B Sind in der Anamnese des Patienten mehrere Schlaganfälle zu finden, liegt der Verdacht nahe, dass es sich bei der geschilderten Symptomatik eher um eine vaskulär bedingte oder eine Mischdemenz handelt.

C Auch eine rasche Verschlechterung spricht gegen einen Morbus Alzheimer. Typisch sind hier der schleichende Beginn und der chronisch-progrediente Verlauf.

✓ D Bewusstseinsstörungen liegen in der Regel bei Alzheimer-Demenzen nicht vor.

E Langjähriger Alkoholkonsum kann bei der Entwicklung einer Demenz eine Rolle spielen. Da es in dieser Frage jedoch um die Diagnostik einer Alzheimer-Demenz geht, ist diese anamnestische Angabe für den Verdacht nicht stützend.

Aussagenkombination

5.1.17 Welche der folgenden Symptome können am ehesten durch eine Demenz verursacht werden?

1 Ich-Störungen
2 Appetitlosigkeit
3 Depressive Stimmung
4 Sprachstörungen
5 Wahnvorstellungen

A Nur die Aussagen 1, 2, 3 und 4 sind richtig.
B Nur die Aussagen 1, 2, 3 und 5 sind richtig.
C Nur die Aussagen 1, 2, 4 und 5 sind richtig.
D Nur die Aussagen 1, 3, 4 und 5 sind richtig.
E Nur die Aussagen 2, 3, 4 und 5 sind richtig.

Einfachauswahl

5.1.18 Welche Aussage zur Demenz trifft zu?

A Die klinische Unterscheidung der Demenzursachen ist am besten im Endstadium der Erkrankung möglich.
B Bei frühem Beginn (vor dem 65. Lebensjahr) weist der Verlauf einer Alzheimer-Demenz in der Regel eine raschere Verschlechterung auf als bei spätem Beginn.
C Zwei Wochen andauernde Gedächtnisstörungen sind für die Diagnose der Demenz nahezu beweisend.
D Sprachstörungen gehören nicht zum Bild einer Demenz.
E Bewusstseinstrübung ist ein typisches Frühsymptom.

Richtige Antwort (5.1.17): E

1 Ich-Störungen sind typischerweise im Rahmen schizophrener Erkrankungen zu finden. Weitere psychische Störungen, in deren Verlauf sie z. B. auftreten können, sind Angsterkrankungen, Depressionen und posttraumatische Belastungsstörungen.

✓ **2** Appetitlosigkeit kann im Zuge demenzieller Erkrankungen auftreten. Sie ist nicht unbedingt als direktes Symptom zu betrachten, kann jedoch aufgrund verschiedener Faktoren hinzukommen.

✓ **3** Depressive Stimmung ist ein häufiges Symptom bei Demenzen. In Fällen, in denen die Erkrankten ihre Defizite erkennen, kann sich die depressive Reaktion bis hin zur Suizidalität steigern.

✓ **4** Auch Sprachstörungen gehören zur typischen Symptomatik von Demenzen. Zu Anfang sind meist Wortfindungsstörungen zu beobachten, im weiteren Verlauf nehmen auch Sprachverständnis und sprachliche Ausdrucksfähigkeit ab. In späten Stadien kann es zu komplettem Sprachverlust kommen, und die Patienten werden stumm.

✓ **5** Bereits im mittleren Stadium der Erkrankung kann es zu Wahn, Halluzinationen und starken Unruhezuständen kommen.

Richtige Antwort (5.1.18): B

A Sowohl in der Symptomatik als auch in der Anamnese finden sich unterschiedliche Faktoren, die früh Hinweise auf die Ursachen einer Demenz geben. Bildgebende Verfahren können weiteren Aufschluss geben.

✓ **B** Der Verlauf einer Alzheimer-Demenz mit frühem Beginn zeigt eine rasche Progredienz der Symptome. Es kommt früher zu gravierenden Störungen als bei der Alzheimer-Erkrankung mit spätem Beginn. Häufig finden sich in der Genese Alzheimer-Demenzen.

C Die Gedächtnisstörungen müssen neben weiteren Symptomen wie der Abnahme des Denkvermögens für die Diagnose einer Demenz seit mindestens 6 Monaten bestehen.

D Sprachstörungen sind ein sehr typisches Symptom für Demenzen. Die Beeinträchtigung der Sprechfunktion wird im Verlauf der Erkrankung kontinuierlich schlechter, es kommt zu Wortfindungsstörungen, Sprachverarmung und Sprachverständnisstörungen. Viele Patienten werden stumm.

E In frühen Stadien der Demenz ist das Bewusstsein in der Regel klar. Auch im weiteren Verlauf der Erkrankung kommt es nicht regelhaft zu Bewusstseinsstörungen.

Aussagenkombination

5.1.19 Welche der folgenden Aussagen treffen zu? Zu den Diagnosekriterien einer Demenz (nach ICD-10) gehören:

1 Abnahme des Gedächtnisses
2 Beeinträchtigung des Denkvermögens (z. B. der Urteilsfähigkeit)
3 Verminderung der Affektkontrolle
4 Abbau höherer kortikaler Funktionen (Aphasie, Apraxie)
5 Bestehen der Symptome seit drei Wochen

A Nur die Aussagen 1 und 4 sind richtig.
B Nur die Aussagen 3 und 4 sind richtig.
C Nur die Aussagen 1, 3 und 5 sind richtig.
D Nur die Aussagen 1, 2, 3 und 4 sind richtig.
E Alle Aussagen sind richtig.

Aussagenkombination

5.1.20 Welche der folgenden Aussagen treffen zu? Risikofaktoren für eine vaskuläre Demenz sind:

1 Alzheimer-Demenz in der Familie
2 Bluthochdruck
3 Rauchen
4 Diabetes mellitus
5 Fettstoffwechselstörung

A Nur die Aussagen 2 und 4 sind richtig.
B Nur die Aussagen 3 und 4 sind richtig.
C Nur die Aussagen 2, 3 und 4 sind richtig.
D Nur die Aussagen 1, 2, 3 und 5 sind richtig.
E Nur die Aussagen 2, 3, 4 und 5 sind richtig.

Richtige Antwort (5.1.19): D

✓ **1** Die Abnahme der Gedächtnisfunktionen ist nach ICD-10 eine wesentliche Voraussetzung für die Diagnose der Demenz. Je nach Form der Erkrankung setzen die Gedächtnisstörungen in unterschiedlichen Phasen ein – vorhanden sind sie immer.

✓ **2** Das Denken verliert an Komplexität, Verknüpfungen können nicht mehr hergestellt werden, und Denkabläufe sind nicht mehr geordnet. Durch die Beeinträchtigung der Informationsverarbeitung im Gehirn kommt es unter anderem auch zu dem Verlust der Urteilsfähigkeit.

✓ **3** Im Zuge eines demenziellen Syndroms verlieren Patienten die Kontrolle über ihre Emotionen. Es kommt zu plötzlichen Stimmungsumschwüngen, Gefühlsausbrüchen und zu erhöhter Reizbarkeit. Symptomatisch spricht man von Affektlabilität und Affektinkontinenz.

✓ **4** Zu den höheren kortikalen Funktionen gehören z. B. das Sprechen, das Schreiben und Rechnen und die Handlungsplanung. In all diesen Bereichen kommt es im Zuge einer Demenz zu Beeinträchtigungen bzw. zum Verlust der Funktion.

5 Um die Diagnose einer Demenz zu stellen, muss die Symptomatik über einen Zeitraum von mindestens 6 Monaten vorhanden sein.

Richtige Antwort (5.1.20): E

1 Bei dieser Frage kann es schnell zu einem Flüchtigkeitsfehler kommen. Gefragt ist nach Ursachen einer vaskulären Demenz. Gibt es in der Familie Alzheimer-Demenzen, ist das Risiko, an Morbus Alzheimer zu erkranken, erhöht.

✓ **2** Bluthochdruck ist ein Risikofaktor für die Entwicklung einer Demenz.

✓ **3** Auch das Rauchen führt zu Veränderungen an den Blutgefäßen und erhöht somit das Risiko einer Demenzentstehung.

✓ **4** Durch Diabetes mellitus kann es zu Schädigungen der Blutgefäße, wie Arteriosklerose, und in der Folge zum Schlaganfall kommen. Diese wiederum sind mitursächlich für die Entwicklung einer vaskulären Demenz.

✓ **5** Fettstoffwechselstörungen können ebenfalls zu Arteriosklerose führen und sind daher zu den Risikofaktoren einer Demenzentwicklung zu zählen.

Aussagenkombination

5.1.21 Welche der folgenden Aussagen zum Delir treffen zu?

1 Bei einem Delir liegt ein akuter, möglicherweise vital bedrohlicher Zustand vor.
2 Eine Störung der Bewusstseinslage spricht gegen ein Delir.
3 Typisch sind Desorientiertheit, optische Sinnestäuschungen und Situationsverkennung.
4 Es handelt sich um eine chronisch irreversible Psychose.
5 Typisch sind Veränderungen im Schlaf-wach-Rhythmus.

A Nur die Aussagen 2 und 3 sind richtig.
B Nur die Aussagen 1, 3 und 5 sind richtig.
C Nur die Aussagen 1, 4 und 5 sind richtig.
D Nur die Aussagen 1, 2, 3 und 5 sind richtig.
E Alle Aussagen sind richtig.

Einfachauswahl

5.1.22 Welcher Zustand ist durch den Begriff „Delir" bezeichnet?

A Chronische organische Psychose
B Chronische organische Persönlichkeitsveränderung
C Chronische irreversible Psychose
D Akute reversible Psychose
E Akute irreversible Psychose

Richtige Antwort (5.1.21): B

✓ **1** In aller Regel wird ein Delir im stationären Rahmen behandelt. Es gibt verschiedene Ursachen für die Entstehung eines Delirs, z. B. Infektionskrankheiten, Entgleisungen des Elektrolythaushalts oder Medikamenteneinnahme. Im Verlauf kann es zu lebensbedrohlichen Situationen kommen, die eine intensivmedizinische Versorgung nötig werden lassen.

2 Bewusstseinsstörungen gehören in verschiedenen Ausprägungen zu den charakteristischen Symptomen eines Delirs.

✓ **3** Zum Teil wissen Patienten nicht mehr, wo sie sich gerade befinden oder welcher Tag ist, sie sehen nicht vorhandene Dinge und erkennen die Situation, in der sie sich befinden, nicht.

4 Bei einem Delir handelt es sich um einen reversiblen Zustand. Die Dauer ist unterschiedlich und die Symptome variieren in ihrer Intensität. Die Mehrzahl der Delirien bildet sich innerhalb von vier Wochen zurück.

✓ **5** Störungen im Schlaf-wach-Rhythmus gehören zu den Leitsymptomen eines Delirs. Es kann zu kompletter Schlaflosigkeit oder auch zur völligen Umkehr des Schlaf-wach-Rhythmus kommen.

Richtige Antwort (5.1.22): D

A Zu den chronischen organischen Psychosen gehören die Demenzen. Aufgrund chronischer Hirnabbauprozesse kommt es zu irreversiblen Schädigungen des Gehirns.

B Chronisch organische Persönlichkeitsänderungen entstehen infolge einer Schädigung des Gehirns. Sie zeigen sich durch Veränderungen gegenüber der prämorbiden Persönlichkeit.

C Psychosen sind schwere psychiatrische Erkrankungen mit typisch psychotischen Symptomen (z. B. Wahn, Halluzinationen). Bei einem schizophrenen Residuum kann es zu einem chronischen irreversiblen Verlauf kommen.

✓ **D** Das Delir zählt zu den akuten reversiblen Psychosen. Es beginnt meist plötzlich und bildet sich nach einer durchschnittlichen Dauer von 4 Wochen zurück. Verläufe von bis zu 6 Monaten sind möglich.

E Substanzinduzierte akute Psychosen können unter Umständen irreversible Folgen haben.

Mehrfachauswahl

5.1.23 Welche der folgenden Aussagen zu einer Demenz bei Alzheimer-Krankheit treffen zu? Wählen Sie zwei Antworten!

A Der Beginn ist akut mit rapider Verschlechterung.

B Eine Demenz bei Alzheimer-Krankheit kann zusammen mit einer vaskulären Demenz auftreten.

C An den hirnversorgenden Gefäßen bestehen charakteristische Veränderungen.

D Eine Demenz bei Alzheimer-Krankheit kann in einem frühen Stadium gut mit Vitamin-B-Präparaten behandelt werden.

E Die Differenzialdiagnose umfasst u. a. die depressive Störung und das organische amnestische Syndrom.

Richtige Antwort (5.1.23): B und E

A Demenzen vom Typ Alzheimer beginnen meist schleichend und schreiten langsam und kontinuierlich fort. Anfangs fällt oft eine allgemeine Vergesslichkeit von Alltagsdingen auf. Der Schlüssel ist weg, die Handtasche ist nicht wiederzufinden oder Termine werden verpasst. Ein akuter Beginn deutet eher auf ein vaskuläres Geschehen hin.

✓ **B** Liegen sowohl ein Morbus Alzheimer als auch eine vaskuläre Demenz vor, spricht man von einer demenziellen Mischform. Diese Variante liegt bei ca. 10–20% der Patienten vor.

C Sind Veränderungen an hirnversorgenden Gefäßen durch bildgebende Verfahren sichtbar, spricht der vorliegende Befund gegen eine reine Alzheimer-Erkrankung. Hier ist eher an eine vaskuläre Demenz oder eine Mischdemenz zu denken.

D Medikamentös werden Demenzen vom Alzheimer-Typ vor allem mit Antidementiva behandelt. Weiterhin werden je nach Symptomatik Antipsychotika, Analgetika und Antidepressiva verabreicht.

✓ **E** Die Alzheimer-Erkrankung ist nur durch den Ausschluss anderer Erkrankungen zu diagnostizieren. Neben den genannten Differenzialdiagnosen müssen andere Formen der Demenz, wie z. B. Morbus Pick abgegrenzt werden.

5.2 Mündliche Fragen: Organische, einschließlich symptomatischer psychischer Störungen

5.2.1 Wie würden Sie den Verlauf einer Alzheimer-Demenz beschreiben?

Das sollten Sie zur Sprache bringen:
- Schleichend progredienter Verlauf, meist beginnend mit zunehmender Vergesslichkeit
- In frühen Stadien u. a.:
  - Gedächtnisstörungen (v. a. Kurzzeitgedächtnis)
  - Schwierigkeiten bei der Informationsverarbeitung
  - Wortfindungsstörungen, reduzierter Wortschatz
  - Sozialer Rückzug
  - Nachlassende Aktivität und Motivation, Gleichgültigkeit
  - Depressive Symptome
  - Misstrauen
  - Evtl. Aggressionen, Wut
  - Eingeschränktes Urteilsvermögen
- Im weiteren Verlauf u. a.:
  - Zunehmende Störungen des Neugedächtnisses
  - Große Unruhe, Umherwandern
  - Stimmungslabilität
  - Aggressivität, Rückzug, Verweigerung
  - Störungen des Schlaf-wach-Rhythmus
  - Parkinson-Syndrom (sekundärer Parkinsonismus)
  - Orientierungsstörungen
  - Sprachverständnisstörungen
  - Apraxie, Agnosie, Aphasie
  - Alexie, Agraphie, Akalkulie
  - Wahn, Halluzinationen
  - Inkontinenz
  - Schluckstörungen
  - Zerebrale Krampfanfälle
- Schwerstpflegebedürftigkeit
- Der Tod tritt durchschnittlich nach 8 bis 10 Jahren ein.

5

Zusätzlich können Sie erwähnen:
- Wichtig ist die Aufklärung der Angehörigen über die Erkrankung und die damit verbundenen Folgen.
- Ein Großteil der Betroffenen wird im Verlauf in spezialisierten Einrichtungen untergebracht.

Ihr weiteres Plus:
- Antidementiva wirken sich günstig auf einen längeren Erhalt kognitiver Fähigkeiten aus, verhindern den Abbau jedoch nicht. Die Erkrankung ist nicht heilbar.

5.2.2 Worin liegen die Ursachen einer vaskulären Demenz?

Das sollten Sie zur Sprache bringen:
- Ursachen und Risiken für eine vaskuläre Demenz sind u. a.:

  - Hirninfarkte
  - Arteriosklerose
  - Schwere Hypertonie
  - Subkortikale arteriosklerotische Gehirnerkrankung
  - TIA in der Vorgeschichte
  - Diabetes mellitus, hohe Cholesterinwerte
  - Alter
- Die vaskuläre Demenz ist eine durch Gefäßerkrankungen verursachte Demenz.

Zusätzlich können Sie erwähnen:
- Therapeutische Möglichkeiten und Prognose

Ihr weiteres Plus:
- Typische Symptome einer vaskulären Demenz, z. B.:
  - Gedächtnisstörungen
  - Intellektuelle Beeinträchtigungen
  - Kopfschmerzen, Schwindel
  - Gangstörungen, Lähmungen
  - Depressive Verstimmung
  - Affektlabilität

5.2.3 Welche Symptome bestehen bei einem Morbus Parkinson?

Das sollten Sie zur Sprache bringen:
- Parkinson-Trias:
  - Hypokinese (Bewegungsarmut)
  - Rigor (Muskelsteife)
  - Tremor (Zittern)
- Weitere vegetative Symptome wie z.B. Speichelfluss, Salbengesicht, Schluckstörungen
- Psychische Veränderungen wie z.B. Stimmungslabilität, Affektenthemmung, depressive Stimmung, Aufmerksamkeitsstörungen, Gedächtnisstörungen
- Im Spätstadium ist die Entwicklung einer Demenz möglich.

Zusätzlich können Sie erwähnen:
- Erläuterungen Hypokinese, Rigor, Tremor
- Verlauf kontinuierlich fortschreitend

Ihr weiteres Plus:
- Ursachen und Erläuterung primärer und sekundärer Parkinsonismus
- Therapeutische Möglichkeiten

5.2.4 Was tun Sie, wenn ein Patient einen epileptischen Anfall erleidet?

Das sollten Sie zur Sprache bringen:
- Selbstverständlich müssen in einem solchen Fall sofort Erste-Hilfe-Maßnahmen ergriffen werden, zusätzlich ist der Notarzt zu informieren:
  - Ruhe bewahren
  - Auf die Uhr sehen, um die Dauer des Anfalls zu registrieren

- Gegenstände, die eine Verletzungsgefahr darstellen, wenn möglich beiseite räumen
- Wenn möglich Kleidung lockern
- Nicht festhalten!
- Nichts zwischen die Zähne schieben!
- Vor Unterkühlung schützen
- Nach dem Anfall stabile Seitenlage

Zusätzlich können Sie erwähnen:

- Es hat sich bewährt, während eines Anfalls beruhigend zu dem Patienten zu sprechen, um ihm zu signalisieren, dass er nicht allein ist.

Ihr weiteres Plus:

- Ursachen für epileptische Anfälle:
  - Idiopathisch
  - Symptomatisch

5.2.5 Inwieweit bringen Sie eine Demenzerkrankung mit dem Betreuungsrecht in Verbindung?

Das sollten Sie zur Sprache bringen:

- Die Voraussetzungen für eine Betreuung sind:
  - Körperliche/geistige/seelische Behinderung
  - Schwere psychiatrische Erkrankung
  - Volljährigkeit
  - Unfähigkeit, die eigenen Angelegenheiten zu regeln
- Die Notwendigkeit einer Betreuung wird von einem Gericht festgestellt.
- Mögliche Aufgabenbereiche einer Betreuung:
  - Fragen bezüglich der Gesundheit und medizinischer Maßnahmen
  - Vermögensfragen
  - Vertretung gegenüber Behörden
  - Aufenthaltsbestimmungsrecht
- Demenz-Syndrome sind schwere psychiatrische Erkrankungen, bei denen durch den Verlust kognitiver Fähigkeiten im Verlauf in der Regel eine Betreuung in rechtlich relevanten Belangen erforderlich ist. Die Patienten sind bei Fortschreiten der Erkrankung nicht mehr in der Lage, ihre Angelegenheiten zu regeln.

Zusätzlich können Sie erwähnen:

- Begründung betreuungsrechtlicher Maßnahmen anhand der typischen Symptomatik einer Demenz

Ihr weiteres Plus:

- Als weitere Ergänzung können hier die Unterbringungsrichtlinien erläutert werden.

5.2.6 Wie sieht die medikamentöse Behandlung einer Alzheimer-Demenz aus?

Das sollten Sie zur Sprache bringen:

- Eine Alzheimer-Demenz ist nicht heilbar.
- Behandlung erfolgt u. a. mit Antidementiva, Antipsychotika (Neuroleptika), Analgetika, Antidepressiva, Ginkgo-biloba-Extrakt.

Zusätzlich können Sie erwähnen:
- Als Behandlungserfolg zählt schon eine mehrmonatige Phase, in der es nicht zu kognitiven Verschlechterungen kommt.
- Mithilfe der Medikation kann der Eintritt der Schwerstpflegebedürftigkeit zeitlich hinausgezögert werden.

Ihr weiteres Plus:
- Anwendungsbereiche der einzelnen Medikamente, z. B. Antipsychotika (Neuroleptika) bei Unruhe, Aggressionen, paranoider Symptomatik

5.2.7 Zu Beginn einer demenziellen Erkrankung kann es zu uncharakteristischen Symptomen kommen. Welche können das sein?

Das sollten Sie zur Sprache bringen:
- Konzentrationsschwäche
- Vergesslichkeit
- Schwindel/Kopfschmerzen/Müdigkeit
- Abnahme von Interesse und Initiative
- Rückzug
- Vernachlässigung von Routinetätigkeiten

Zusätzlich können Sie erwähnen:
- Da die Symptome zu Anfang eines demenziellen Syndroms sehr unspezifisch sind, ist eine genaue Diagnostik/Differenzialdiagnostik von großer Wichtigkeit.
- Diagnostische Mittel, die für den Bereich der Demenzen zur Verfügung stehen

Ihr weiteres Plus:
- Ausgeschlossen werden sollte immer eine Depression (Pseudodemenz), die mit ähnlichen Symptomen einhergeht.

5.2.8 Welche Symptome weisen auf eine Alzheimer-Demenz hin?

Das sollten Sie zur Sprache bringen:
- Beginn meist schleichend mit Gedächtnisstörungen (v. a. Kurzzeitgedächtnis)
- In frühen Stadien:
  - Schwierigkeiten bei der Informationsverarbeitung
  - Wortfindungsstörungen
  - Nachlassende Aktivität
  - Sozialer Rückzug
- Im weiteren Verlauf:
  - Zunehmende Gedächtnisstörungen im Bereich des Neugedächtnisses
  - Psychomotorische Störungen, z. B. Unruhe (Weglaufen)
  - Zunehmende Beeinträchtigungen der motorischen Fähigkeiten und der Sprechfunktion mit Sprachverarmung
  - Verlust der Erkennungsfunktionen
  - Verlust der Fähigkeit zu rechnen, zu schreiben, zu lesen
  - Orientierungsstörungen
  - Wahn/Halluzinationen
  - Parkinson-Symptomatik

- Inkontinenz
- Schlafstörungen

Zusätzlich können Sie erwähnen:

- Im Verlauf der Erkrankung kommt es häufig zu einer Unterbringung in einer geeigneten Einrichtung.

Ihr weiteres Plus:

- Die Krankheit entwickelt sich hin zur Schwerstpflegebedürftigkeit und endet durchschnittlich nach 8–10 Jahren mit dem Tod.

5.2.9 Welche Erkrankungen können in ihrem Verlauf zu einer Demenz führen?

Das sollten Sie zur Sprache bringen:

- Einige Beispiele für Erkrankungen, bei denen im weiteren Verlauf die Möglichkeit der Entwicklung einer Demenz besteht, sind z.B.:
  - Morbus Parkinson
  - Chorea Huntington
  - Schädel-Hirn-Trauma
  - AIDS
  - Neurosyphilis
  - Zerebrovaskuläre Erkrankungen

Zusätzlich können Sie erwähnen:

- Unterscheidung von primärer/sekundärer Demenz

Ihr weiteres Plus:

- Anteil der sekundären Demenzen liegt bei 5 %, den größten Anteil hat die Alzheimer-Demenz mit 50–70 %.

5.2.10 Wie sieht die Diagnostik bei dem Verdacht auf ein demenzielles Syndrom aus?

Das sollten Sie zur Sprache bringen:

- Anamnese (einschl. Fremdanamnese)
- Psychischer Befund
- Testverfahren (z. B. Mini-Mental-State-Test)
- Körperliche Untersuchung:
  - Neurologische Untersuchung
  - Internistische Untersuchung
- Apparative Zusatzdiagnostik:
  - EEG, cCT, cMRT
  - EKG und Herz-Ultraschall
  - Doppler-Sonografie
  - Liquorpunktion
- Differenzialdiagnostische Abklärung

Zusätzlich können Sie erwähnen:

- Bei der Diagnostik eines demenziellen Syndroms ist es vor allem wichtig, die Ursachen der Erkrankung zu bestimmen, da der weitere Verlauf der Therapie dementsprechend ausgerichtet wird.

5

Ihr weiteres Plus:
- An dieser Stelle können Sie die verschiedenen Formen demenzieller Erkrankungen nennen und kurz erläutern.

5.2.11 Was ist ein Morbus Pick?

Das sollten Sie zur Sprache bringen:
- Man spricht auch von frontotemporaler oder Frontallappendemenz, da vorwiegend Stirn- und Schläfenlappen von degenerativen Rückbildungen betroffen sind.
- Die Erkrankung beginnt meist zwischen dem 50. und 60. Lebensjahr.
- Die Symptomatik zeigt vor allem Persönlichkeitsveränderungen und ein gestörtes emotionales und soziales Verhalten, demenzielle Symptome treten erst im weiteren Verlauf auf.
- Es besteht eine genetische Veranlagung.
- Es kommt zumeist zu einer stationären Unterbringung im geschützten Bereich.
- Der Tod tritt durchschnittlich nach ca. 7 Jahren ein.

Zusätzlich können Sie erwähnen:
- Typische Symptome eines Morbus Pick sind z. B.:
  - Sprachstörungen
  - Verlust von Taktgefühl und Distanz
  - Triebhaftigkeit
  - Kritiklosigkeit
  - Enthemmung
  - Erregung oder Apathie

Ihr weiteres Plus:
- Eine kausale Therapie gibt es bei dieser Erkrankung nicht.
- Zum Einsatz kommen Antipsychotika und Antidepressiva, Versuche mit Antidementiva können vorgenommen werden.

5.2.12 Was sind organisch bedingte psychische Störungen?

Das sollten Sie zur Sprache bringen:
- Es handelt sich um meist chronische psychische Störungen, die aufgrund einer zerebralen Erkrankung, einer Hirnverletzung oder einer anderen Schädigung zu Hirnfunktionsstörungen führen.
- Klassifikation unter F0 in der ICD-10
- Zu den Störungen gehören hauptsächlich:
  - Alzheimer-Demenz
  - Vaskuläre Demenz
  - Demenzen bei andernorts klassifizierten Krankheiten

Zusätzlich können Sie erwähnen:
- Im Kapitel F0 werden weitere Störungen klassifiziert, z. B.:
  - Delir
  - Persönlichkeits- und Verhaltensstörungen aufgrund einer Schädigung des Gehirns

Ihr weiteres Plus:
- Sie können die Ursachen der einzelnen Demenzformen nennen und beispielhafte Erkrankungen, die dazu führen können, z. B.:

  - HIV
  - Parkinson-Syndrom

5.2.13 Wodurch können akute organische Psychosyndrome ausgelöst werden und welche Symptome zeigen sich?

Das sollten Sie zur Sprache bringen:

- Metabolische Störungen, z. B.:
  - Hyper-/Hypoglykämie
  - Hyperthyreose
  - Elektrolytstörungen
- Zirkulationsstörungen, z. B.:
  - Hirninfarkt
  - Interzerebrale Blutungen
- Infektionen, z. B.:
  - Harnwegsinfekte
- Traumen, z. B.:
  - Schädel-Hirn-Trauma
- Alkohol-/Drogenabusus:
  - Intoxikationen
  - Entzug
- Medikamente, z. B.:
  - Lithium
  - Anti-Parkinson-Medikamente
- Symptome eines akuten organischen Psychosyndroms, z.B.:
  - Plötzlicher Beginn
  - Verwirrtheit, Desorientiertheit zu Zeit und Ort
  - Inkohärentes und verlangsamtes Denken
  - Verkennung von Personen
  - Illusionen, Halluzinationen (meist optisch)
  - Psychomotorische Störungen (hypo-/hyperaktiv)
  - Angst und Furcht
  - Schwere Störungen im Schlaf-wach-Rhythmus
  - Schwitzen, Zittern, Fieber
  - Übelkeit, Erbrechen
  - Kardiale Unregelmäßigkeiten

Zusätzlich können Sie erwähnen:

- Akute organische Psychosyndrome sind in der Regel reversibel, wenn die Ursache behandelt ist.
- Man unterscheidet:
  - Akute organische Psychosyndrome mit Bewusstseinsstörungen, z. B. Delir
  - Akute organische Psychosyndrome ohne Bewusstseinsstörungen, z. B. Halluzinosen, amnestische Zustände, affektive Durchgangssyndrome

Ihr weiteres Plus:

- Häufig sind Prodromalsymptome zu finden, z. B.:
  - Unruhe am Tage
  - Angst/Furchtsamkeit

- Überempfindlichkeit bei Licht und Geräuschen
- Ablenkbarkeit

5.2.14 Worin unterscheiden sich eine vaskuläre und eine Alzheimer-Demenz?

Das sollten Sie zur Sprache bringen:

- Ursachen:
  - Alzheimer-Demenz: weitgehend unbekannt, Störungen der Neurotransmission, Infektionen, toxikologische Einwirkungen, genetische Faktoren, neurologische Erkrankungen, Down-Syndrom
  - Vaskuläre Demenz: Arteriosklerose, TIA, Schlaganfälle, Hypertonie, subkortikale arteriosklerotische Hirnerkrankungen, Diabetes mellitus
- Beginn:
  - Alzheimer-Demenz: schleichend
  - Vaskuläre Demenz: meist plötzlicher
- Verlauf:
  - Alzheimer-Demenz: progredient schlechter werdende Symptomatik
  - Vaskuläre Demenz: Verschlechterung in Schüben (individuelle Verläufe je nach Ausmaß der betroffenen Hirnregion und Behandlungsmöglichkeiten der Grunderkrankung)
- Behandlung:
  - Alzheimer-Demenz: Eine Heilung ist nicht möglich
  - Vaskuläre Demenz: Behandlung der Grunderkrankung zur Beeinflussung des Verlaufs

Zusätzlich können Sie erwähnen:

- Zu Beginn der Erkrankungen können sich symptomatische Unterschiede zeigen, z. B. geht die Alzheimer-Demenz häufig mit Symptomen einher, die einer Depression gleichen, wohingegen bei der vaskulären Demenz anfangs z. T. neurologische Symptome vorhanden sind.

Ihr weiteres Plus:

- Hier können Sie Diagnosemöglichkeiten von Demenzen nennen, z. B.:
  - Psychopathologischer Befund
  - Anamnese
  - Testverfahren wie den Mini-Mental-State-Test
  - Bildgebende Verfahren
  - Körperliche Untersuchungen

KAPITEL

6 Störungen durch psychotrope Substanzen (ICD-10, Kap. F1)

Störungen durch psychotrope Substanzen: Abhängigkeitserkrankungen werden in der ICD-10 als psychische und Verhaltensstörungen durch psychotrope Substanzen klassifiziert. Unterschieden werden stoffgebundene und nichtstoffliche Abhängigkeiten.

Steckbrief: Psychische und Verhaltensstörungen durch psychotrope Substanzen

Ursachen

- Multifaktoriell
- Genetische Faktoren
- Ungünstige Bedingungen in der Ursprungsfamilie
- Soziale Faktoren
- Gruppendruck
- Berufliches Umfeld
- Abbau sozialer Hemmungen
- Psychoanalytische Modelle:
  - Regression und Fixierung auf der oralen Ebene
  - Instabile Ich-Entwicklung
  - Affektintoleranz
- Lerntheorie:
  - Modelllernen
  - Verstärkung/Belohnung durch entspannenden Effekt

Formen

- Alkoholabhängigkeit
- Drogen- und Medikamentenabhängigkeit
- Tabakabhängigkeit
- Abhängigkeit von flüchtigen Lösungsmitteln
- Polytoxikomanie

Therapie

Der Therapie aller Abhängigkeitserkrankungen liegt die nachfolgende Vier-Phasen-Einteilung zugrunde.

- **1. Motivationsphase:**
  - Patient muss Verständnis entwickeln, dass er Hilfe benötigt
  - Informationen über Hilfsangebote
- **2. Entgiftungsphase:**
  - Meist stationär über 1 bis 2 Wochen
  - Bei Alkoholdelir medikamentöse Unterstützung
  - Medizinische Maßnahmen in Abhängigkeit von der Substanzgruppe
- **3. Entwöhnungsphase (stationär):**
  - Gruppengespräche
  - Training sozialer Kompetenz
  - Erlernen von Selbstkontrolle
  - Tiefenpsychologische Therapie
  - Heranführen an Selbsthilfegruppen
  - Evtl. kurzfristige Anti-Craving-Medikation
- **4. Nachsorge und Rehabilitation:**
  - Ambulante Psychotherapie
  - Selbsthilfegruppen

Steckbrief: Alkoholabhängigkeit

Kurzdefinition: Körperliche, seelische und soziale Schädigung durch Alkoholmissbrauch oder Abhängigkeit. Psychische Abhängigkeit oder Auftreten eines Entzugssyndroms bei Abstinenz. Die Symptomatik umfasst Symptome der akuten Alkoholintoxikation, Entzugssymptome, langfristige körperliche Folgen, Folgen krankhafter Gehirnveränderungen sowie Symptome einer Alkoholpsychose.

Akute Alkoholintoxikation

- Einfacher Rausch mit Gangunsicherheit, Denkstörungen, Enthemmung
- Komplizierter Rausch mit Amnesie, Erregung, Angst, Bewusstseinstrübung
- Pathologischer Rausch mit Dämmerzustand, Erregung, Gewalttätigkeit, partieller Amnesie, Terminalschlaf

Entzug

- Einfacher Entzug: Schwitzen, Herzklopfen, Erbrechen, Durchfall, Zittern der Hände, Unruhe, Angst, Schlafstörungen
- Delirium tremens:
  - Prodromalstadium mit Symptomen des einfachen Entzugs
  - Psychische/psychotische Symptome von 2–5 Tagen Dauer
  - Bewusstseinsstörungen, Desorientiertheit, große Unruhe, Schlaflosigkeit, optische Halluzinationen, Wahnvorstellungen
  - Zerebrale Krampfanfälle in bis zu 50 % der Fälle
  - Lebensbedrohlicher Zustand

Langfristige körperliche Folgen durch Alkoholmissbrauch

- Erkrankungen der Leber/Bauchspeicheldrüse
- Schädigungen des Magens
- Entzündungen und bösartige zelluläre Veränderungen von Speiseröhre und Kehlkopf
- Polyneuropathie
- Schädigung des Herzmuskels
- Stoffwechselstörungen
- Hypertonie
- Impotenz

Psychische Merkmale

- Depressive Verstimmungen
- Stimmungslabilität
- Reizbarkeit
- Aufmerksamkeits- und Konzentrationsstörungen
- Gedächtnislücken
- Gestörte soziale Beziehungen

Krankhafte Gehirnveränderungen

- Wernicke-Enzephalopathie:
  - Augenmuskellähmungen
  - Pupillenstörungen
  - Dämmerzustand
  - Erregungszustände
  - Auffassungs- und Gedächtnisstörungen
  - Ataxie
- Korsakow-Syndrom:
  - Desorientiertheit
  - Konfabulationen
  - Schwere Gedächtnisstörungen (v. a. im Kurzzeitgedächtnis)
  - Organische Persönlichkeitsveränderungen bis zur Demenz

Weitere mögliche Folgen

- Alkoholhalluzinose
- Eifersuchtswahn

Steckbrief: Drogen und Medikamentenabhängigkeit – Opioide

Bei Opioiden handelt es sich um Substanzen wie z.B. Opium, Morphium, Heroin, Codein.

Wirkung bei Einnahme

- Schmerzstillend
- Schlaffördernd
- Euphorisierend
- Reaktionsverlangsamend
- Pupillenverengung (Miosis)
- Verlangsamter Herzschlag

Auswirkungen bei längerem Missbrauch

- Wesensveränderungen mit sittlichem Verfall
- Beschaffungskriminalität und Prostitution
- Gefahr von Infektionen (HIV, Hepatitis), z. B. durch verunreinigtes Injektionsbesteck und ungeschützten Geschlechtsverkehr
- Gewichtsverlust
- Übelkeit, Erbrechen, Obstipation
- Frösteln, Zittern
- Trockene, fahlgraue Haut, oft mit Nadelekzemen
- Impotenz
- Atemdepression
- Koma

Entzugssymptome

- Unruhe
- Starke Bauchkrämpfe
- Starke Muskelschmerzen
- Schlaflosigkeit
- Pupillenerweiterung (Mydriasis)
- Laufende Nase
- Hochgradige Angstzustände

Steckbrief: Drogen und Medikamentenabhängigkeit – Cannabinoide

Bei Cannabinoiden handelt es sich um Substanzen wie z.B. Haschisch, Marihuana.

Kurzfristige Wirkungen

- Euphorie
- Gefühl der Großartigkeit
- Entspanntes Grundgefühl, Beruhigung
- Verändertes Raum- und Zeitempfinden
- Veränderung der Sinneswahrnehmung
- Sorglosigkeit
- Beeinträchtigtes Urteilsvermögen
- Mundtrockenheit, gesteigerter Appetit, gerötete Augen

Auswirkungen bei längerem Missbrauch

- Amotivationales Syndrom mit Lethargie, Passivität, Desinteresse, Teilnahmslosigkeit
- Beeinträchtigte Leistungsfähigkeit in Schule und Beruf
- Kognitive Leistungseinbußen
- Merkfähigkeitsstörungen
- Horrortrips, Flashbacks
- Sozialer Rückzug
- Selten Auslösung schizophreniformer Psychosen
- Erhöhte Anfälligkeit, psychische Störungen zu entwickeln

Entzugssymptome bei abruptem Absetzen und nach längerem Missbrauch

- Reizbarkeit, Ärger, Aggressionen
- Angst, innere Unruhe
- Schlafschwierigkeiten
- Appetit- und Gewichtsverlust
- Müdigkeit, vermehrtes Gähnen
- Konzentrationsschwierigkeiten
- Depressive Verstimmungen

Steckbrief: Drogen und Medikamentenabhängigkeit – Sedativa oder Hypnotika

Bei Sedativa (Hypnotika) handelt es sich um Substanzen wie z.B. Benzodiazepine, Barbiturate.

Wirkung bei Einnahme

- Beruhigend, bewusstseinsdämpfend
- Schlaffördernd
- Reduzierung von Angst- und Erregungszuständen
- Verlangsamung der Körperfunktionen
- Paradoxe Aktivierung/Euphorie möglich

Auswirkungen bei längerem Missbrauch

- Gangunsicherheiten
- Undeutliche Sprache
- Allgemeine Verlangsamung
- Apathie/Gleichgültigkeit
- Euphorie/aggressives Verhalten
- Stimmungsschwankungen
- Gedächtnislücken

Entzugssymptome

- Unruhe, Zittern, Schwitzen
- Schlaflosigkeit
- Angst
- Schwäche
- Muskelkrämpfe
- Gliederschmerzen
- Zerebrale Krampfanfälle
- Entzugsdelir mit Halluzinationen
- Lebensbedrohliche Zustände möglich!!!

Steckbrief: Drogen und Medikamentenabhängigkeit – Kokain

Bei Kokain handelt es sich um Substanzen wie z.B. Kokain, Crack.

Wirkung bei Einnahme

- Extrem euphorisierend
- Gefühl von stärkerer Leistungsfähigkeit
- Steigerung der sexuellen Appetenz
- Mindert Hunger- und Müdigkeitsgefühle
- Erhöhter Blutdruck
- Pupillenerweiterung (Mydriasis)
- Psychische Abhängigkeit bereits nach erster Einnahme möglich

Symptome bei Abklingen der Wirkung

- Apathie
- Depression

Symptome bei sehr hoher Dosis

- Halluzinationen
- Reizbarkeit, Aggressionen, Stimmungsschwankungen
- Suizidalität

Auswirkungen bei längerem Missbrauch

- Starke psychische Abhängigkeit
- Aufwendung sehr großer Geldmengen
- Vernachlässigung beruflicher und sozialer Verpflichtungen
- Verfolgungsideen
- Aggressives Verhalten
- Gewichtsverlust
- Herz-Kreislauf-Komplikationen
- Impotenz
- Angst
- Depression
- Kokainpsychosen mit Delir, Wahn, Halluzinationen
- Schäden der Nasenscheidewand

Symptome bei Entzug (nur bei einem Teil der Konsumenten)

- Schlafstörungen
- Gesteigerter Appetit
- Unangenehme Träume
- Körperliche Unruhe oder Verlangsamung
- Dysphorie
- „Katerstimmung“

Steckbrief: Drogen und Medikamentenabhängigkeit – Halluzinogene

Bei Halluzinogenen handelt es sich um Substanzen wie z.B. LSD, Mescalin, Psilocybin, MDMA („Ecstasy“).

Wirkung bei Einnahme

- Halluzinationen
- Auflösung von Raum-Zeit-Gefühl
- Intensivere Wahrnehmung von Gefühlen, Geräuschen und Farben
- Depersonalisation, dissoziative Zustände
- Horrortrip mit Angst, den Verstand zu verlieren, Verwirrung, Misstrauen, Gefühl von Kontrollverlust
- Paranoide Ideen können gewalttätiges Verhalten auslösen
- Pupillenerweiterung (Mydriasis)
- Beschleunigter Herzschlag, Zittern, Schwitzen

Auswirkungen bei längerem Missbrauch

- Psychische Abhängigkeit
- Beeinträchtigung des Gedächtnisses und des abstrakten Denkens
- Flashbacks
- Auslösung von Psychosen

Symptome bei Entzug

- Keine

6.1 Schriftliche Fragen: Störungen durch psychotrope Substanzen

Mehrfachauswahl

6.1.1 Welche der folgenden Aussagen zu Rauschdrogen und psychotropen Substanzen treffen zu? Wählen Sie zwei Antworten!

A Cannabis kann psychotische Symptome einschließlich Horrortrips auslösen.

B Cannabis führt zu einer Steigerung der Aktivität und kurzfristigen Leistungsverbesserung.

C Keine bekannte Droge wirkt direkt oder indirekt auf das vegetative Nervensystem.

D Alkohol kann beruhigend, spannungslösend und angstabbauend wirken.

E Zur Diagnose eines schädlichen Gebrauchs muss nach ICD-10 eine Toleranzentwicklung vorliegen.

Einfachauswahl

6.1.2 Ein alkoholkranker Patient schildert das Hören von Stimmen. Sie stellen eine ängstliche, angespannte Grundstimmung mit Fluchttendenz fest. Welche Diagnose trifft am ehesten zu?

A Korsakow-Syndrom

B Hebephrenie

C Delirium tremens

D Alkoholhalluzinose

E Wernicke-Enzephalopathie

Richtige Antwort (6.1.1): A und D

✓ **A** Cannabis wird als Einstiegsdroge angesehen, und viele Konsumenten unterschätzen die Langzeitfolgen eines chronischen Missbrauchs. Neben dem Amotivationssyndrom, welches mit Lethargie, Passivität, Desinteresse und Teilnahmslosigkeit einhergeht, können auch Horrortrips, Flashbacks und Psychosen sowie eine erhöhte Anfälligkeit für die Entwicklung psychiatrischer Krankheitsbilder auftreten.

B Cannabinoide haben eine eher entspannende und psychomotorisch verlangsamende Wirkung. Eine Steigerung der Aktivität und Leistungsverbesserung treten typischerweise als kurzfristige Wirkung bei Kokain und Amphetaminen auf.

C Das vegetative Nervensystem regelt die Vitalfunktionen und das Zusammenwirken einzelner Teile des Körpers. Enge Wechselbeziehungen gibt es auch zwischen vegetativem Nervensystem und seelischen Vorgängen. Drogen wirken direkt und indirekt in diesem Bereich.

✓ **D** Alpha- oder Konflikttrinker nehmen Alkohol zum größten Teil wegen der beruhigenden, entspannenden und angstabbauenden Wirkung zu sich.

E Schädlicher Gebrauch ist laut ICD-10 definiert durch eine tatsächliche Schädigung der psychischen und/oder physischen Gesundheit. Die Toleranzentwicklung ist ein Diagnosekriterium für ein Abhängigkeitssyndrom.

Richtige Antwort (6.1.2): D

A Ein Korsakow-Syndrom zeigt sich vor allem durch Störungen des Kurzzeitgedächtnisses, Desorientiertheit und Konfabulationen. Halluzinationen sind jedoch, ebenso wie die ängstliche, angespannte Grundstimmung, keine Symptome dieses Störungsbilds.

B Die Hebephrenie ist eine Form der Schizophrenie, deren Hauptsymptomatik im Bereich affektiver Veränderungen liegt. Akustische Halluzinationen sind möglich, dominieren jedoch nicht das klinische Bild.

C Ein Delirium tremens, das sich in der Regel durch Alkoholentzug einstellt, geht einher mit Desorientiertheit, Bewusstseinsstörungen, großer Unruhe, lebhaften optischen Halluzinationen und ausgeprägtem Tremor. Bei 50 % der Patienten kommt es zusätzlich zu zerebralen Krampfanfällen. Es handelt sich um eine lebensgefährliche Erkrankung!

✓ **D** Eine Alkoholhalluzinose ist unter anderem gekennzeichnet durch akustische Halluzinationen mit meist beschimpfendem Charakter und Verfolgungsideen. Die ängstliche, angespannte Grundstimmung des Patienten könnte ein Hinweis für das paranoide Empfinden sein.

E Auslöser einer Wernicke-Enzephalopathie ist ein Mangel an Thiamin (Vitamin B_1) durch jahrelangen Alkoholmissbrauch. In 20 % der Fälle versterben die Patienten. Typische Symptome für dieses Krankheitsbild sind Augenmuskellähmungen, Pupillenstörungen, Somnolenz, Ataxie, Erregungszustände, Desorientiertheit und Auffassungs- bzw. Gedächtnisstörungen.

Einfachauswahl

6.1.3 Ein Patient mit bekannter Suchterkrankung befindet sich in Ihrer regelmäßigen psychotherapeutischen Behandlung. Beim aktuellen Gesprächstermin zeigt er ein verändertes Verhalten. Zusätzlich fallen Ihnen sehr enge Pupillen (Miosis) auf. Die Einnahme welcher Substanz könnte hierfür am ehesten ursächlich sein?

A Cannabis

B Opiat

C Kokain

D Metamphetamin (Crystal)

E LSD (Lysergsäurediethylamid)

Mehrfachauswahl

6.1.4 Welche der folgenden Aussagen treffen zu? Wählen Sie zwei Antworten! Bei der Entwicklung eines Delirium tremens im Rahmen eines Alkoholentzugssyndroms …

A … kann es zu epileptischen Anfällen kommen.

B … besteht unbehandelt ein hohes Mortalitätsrisiko von bis zu ca. 25 %.

C … sind ambulante Behandlungen einer sofortigen Klinikeinweisung vorzuziehen.

D … kommt es zu typischen Wahninhalten.

E … kommt es zu Orientierungsstörungen, jedoch nicht zu Bewusstseinstrübungen.

Richtige Antwort (6.1.3): B

A Cannabiskonsum geht zwar mit Verhaltensveränderungen einher, es sind jedoch keine verengten Pupillen vorhanden. Die Augen zeigen Rötungen der Bindehäute.

✓ **B** Unmittelbar nach der Einnahme von Opioiden kommt es zu starker Euphorie, im weiteren Verlauf wirken die Konsumenten häufig wie betrunken. Auffallend sind die stark verengten Pupillen nach dem Konsum.

C Kokain wirkt stark anregend und euphorisierend. Die Pupillen sind nach Einnahme erweitert.

D Metamphetamine gehören zu den sogenannten Designerdrogen und sind in der Wirkung vergleichbar mit Kokain.

E LSD zählt zu der Substanzgruppe der Halluzinogene, die unter anderem zu Bewusstseinsverschiebungen führen. Auch hier ist unter dem Konsum, wie bei Kokain, eine Mydriasis (Pupillenerweiterung) zu beobachten.

Richtige Antwort (6.1.4): A und B

✓ **A** In bis zu 50 % der Fälle treten bei einem Delirium tremens zerebrale Krampfanfälle auf.

✓ **B** Das Delirium tremens kann sich zu einem lebensbedrohlichen Zustand entwickeln, der unbehandelt in 20–25 % der Fälle zum Tod führt. Ursache ist meist ein Herz-Kreislauf-Versagen.

C Da es sich, wie oben erwähnt, um einen lebensbedrohlichen Zustand handelt, ist in jedem Fall ein Krankenhausaufenthalt angebracht.

D Häufig bestehen bei einem Delirium tremens Wahnvorstellungen, manifestierte typische Wahninhalte jedoch nicht.

E Bei einem Entzugssyndrom mit Delir ist eine klassische Symptomtrias zu beobachten, diese besteht aus Bewusstseinsstörungen und Verwirrtheit, lebhaften Halluzinationen und ausgeprägtem Tremor.

Einfachauswahl

6.1.5 An welche Erkrankung/welchen Zustand ist bei einem Alkoholkranken in erster Linie zu denken, der optische Halluzinationen beschreibt?

A Korsakow-Syndrom

B Einfacher Rausch

C Delirium tremens

D Alkoholhalluzinose

E Wernicke-Enzephalopathie

Aussagenkombination

6.1.6 Welche der folgenden Aussagen zu Halluzinogenen bzw. den durch Halluzinogene verursachten Störungen treffen zu?

1 Ein wichtiger Vertreter dieser Gruppe ist LSD (Lysergsäurediethylamid).

2 Es kommt üblicherweise zu keiner körperlichen Abhängigkeit.

3 Zur typischen Symptomatik gehören u. a. tiefgreifende Wahrnehmungsveränderungen, Veränderungen des Denkens und Desorientiertheit.

4 Nachhallzustände (Flashbacks) sind untypisch bei einer Einnahme von Halluzinogenen.

5 Gefährlich sind „Horrortrips“ oder selbstgefährdende Handlungen.

A Nur die Aussagen 1, 2, 3 und 4 sind richtig.

B Nur die Aussagen 1, 2, 3 und 5 sind richtig.

C Nur die Aussagen 1, 2, 4 und 5 sind richtig.

D Nur die Aussagen 1, 3, 4 und 5 sind richtig.

E Nur die Aussagen 2, 3, 4 und 5 sind richtig.

Richtige Antwort (6.1.5): C

A Die typische Symptomatik eines Korsakow-Syndroms zeigt sich durch Gedächtnisstörungen, Desorientiertheit und Konfabulationen.

B Ein einfacher Rausch geht mit einer Veränderung der Stimmung, eingeschränkter Kontrolle über Körperfunktionen, Denk- und Konzentrationsstörungen und Euphorie oder depressiver Symptomatik einher.

✓ **C** Im Rahmen eines Delirium tremens kann es neben Desorientiertheit, Bewusstseinsstörungen und Wahnvorstellungen auch zu ausgeprägten optischen Halluzinationen kommen. Ein Delirium tremens kann lebensbedrohlich sein!

D Bei einer Alkoholhalluzinose können sich lebhafte akustische Halluzinationen, meist mit beschimpfendem Charakter entwickeln. Zusätzlich kann es zu Wahn und Beziehungsideen kommen.

E Bei der Wernicke-Enzephalopathie handelt es sich um eine Erkrankung des Gehirns, die durch einen Mangel an Thiamin (Vitamin B_1) verursacht wird. Typische Symptome sind Augenmuskellähmungen, Pupillenstörungen, Ataxie, Somnolenz, Erregungszustände, Desorientiertheit und Gedächtnisstörungen.

Richtige Antwort (6.1.6): B

✓ **1** Weitere Vertreter aus der Gruppe der Halluzinogene sind neben LSD, welches synthetisch hergestellt wird, Meskalin und Psilocybin, deren Ursprung pflanzlicher Natur ist.

✓ **2** Eine körperliche Abhängigkeit entsteht in der Regel nicht, es kommt jedoch zu einer psychischen Abhängigkeit von Halluzinogenen und einer hohen Toleranzentwicklung bei LSD.

✓ **3** Die Wahrnehmungsveränderungen umfassen mehrere Bereiche, wie z. B. das Ich-Erleben, das Gefühlserleben, das Körpererleben und das Raum-Zeit-Erleben. Das Denken kann paranoid verändert sein.

4 Bei längerem Missbrauch von Halluzinogenen können ohne erneute Einnahme der Droge Flashbacks auftreten. Meist handelt es sich um ein Wiedererleben früherer drogeninduzierter Erlebnisse.

✓ **5** Durch ausgeprägte Wahrnehmungsstörungen kann es zu gefährlichem, selbstschädigendem Verhalten kommen (Patient meint fliegen zu können und stürzt sich aus dem Fenster). Bei den Horror-Trips können z.B. paranoide panische Angstzuständen, starke Verwirrtheit, Angst, den Verstand zu verlieren auftreten.

Mehrfachauswahl

6.1.7 Welche der folgenden Aussagen zur psychotischen Störung Alkoholhalluzinose treffen zu? Wählen Sie zwei Antworten!

A Die Alkoholhalluzinose ist typischerweise durch akustische Halluzinationen gekennzeichnet.

B Charakteristisch sind ausgeprägte vegetative Begleiterscheinungen.

C Psychomotorische Störungen, wie z. B. Erregung können auftreten.

D Wahnideen sprechen gegen eine Alkoholhalluzinose.

E Bewusstseinstrübung ist ein Hauptmerkmal bei der Alkoholhalluzinose.

Mehrfachauswahl

6.1.8 Welche der folgenden psychischen Störungen können am ehesten Folgen einer langjährigen Alkoholkrankheit sein? Wählen Sie zwei Antworten!

A Hebephrenie

B Amnestisches Syndrom

C Autismus

D Anorexia nervosa

E Akustische Halluzinose

Richtige Antwort (6.1.7): A und C

✓ **A** Bei einer Alkoholhalluzinose kommt es unmittelbar während oder kurz nach der Substanzeinnahme unter anderem zu Halluzinationen, Personenverkennung und Wahn. Die meist akustischen Halluzinationen sind sehr typisch und haben in der Regel einen beschimpfenden Charakter. Die Möglichkeit von Halluzinationen auf anderen Sinnesebenen besteht.

B Vegetative Begleiterscheinungen sind bei einer Alkoholhalluzinose eher unbedeutend.

✓ **C** Psychomotorische Störungen in Form von Erregung oder Stupor können vorhanden sein, sind jedoch nicht bildbestimmend.

D Im Rahmen einer Alkoholhalluzinose kann es zu Wahn oder Beziehungsideen (Verfolgung) kommen.

E Meist ist das Bewusstsein klar, in einigen Fällen kann es zu Trübungen kommen, die jedoch nicht als Hauptmerkmal zu betrachten sind.

Richtige Antwort (6.1.8): B und E

A Eine Hebephrenie (hebephrene Schizophrenie) entwickelt sich multifaktoriell auf der Basis einer genetisch bedingten Vulnerabilität, nicht jedoch aufgrund einer langjährigen Alkoholkrankheit. Komorbid kann es bei Schizophrenien unter anderem zu Alkohol- und Drogenmissbrauch kommen.

✓ **B** Das amnestische Syndrom wird, wenn der Auslöser ein durch Alkoholmissbrauch bedingter Thiamin (Vitamin B_1)-Mangel ist, auch Korsakow-Syndrom genannt. Es geht mit Gedächtnisstörungen, Desorientiertheit und Konfabulationen einher.

C Autismus ist eine Erkrankung aus dem Bereich der tiefgreifenden Entwicklungsstörungen mit Beginn in der Kindheit. Bei diesem Krankheitskomplex handelt es sich um Störungen, die weitestgehend mit Schwierigkeiten in der sozialen Interaktion und Kommunikation einhergehen.

D Die Anorexia nervosa gehört zu den Essstörungen und entsteht nicht in der Folge einer Alkoholerkrankung. Durch chronischen Alkoholkonsum kann es jedoch auch zu einer Mangelernährung kommen, die äußerlich durch eine sehr schlanke Figur auffallen kann.

✓ **E** Akustische Halluzinose wird hier gleichgesetzt mit der Alkoholhalluzinose, deren Bild durch akustische Halluzinationen geprägt ist.

Mehrfachauswahl

6.1.9 Welche der folgenden Aussagen zur Alkoholerkrankung treffen zu? Wählen Sie zwei Antworten!

A Etwa 1 % aller männlichen Patienten in psychiatrischen Krankenhäusern ist alkoholabhängig.

B Bei erwachsenen Frauen gilt ein dauernder Alkoholkonsum erst bei über 60 g am Tag als schädlich.

C Wenn ein Elternteil Alkoholiker ist, ist die Wahrscheinlichkeit an Alkoholismus zu erkranken, um das Mehrfache gesteigert.

D Männer sind häufiger betroffen als Frauen.

E Die Einteilung der Alkoholkranken nach Jellinek bezieht sich auf das Verhalten des Betroffenen bei Alkoholentzug.

Aussagenkombination

6.1.10 Welche der folgenden Phänomene passen zu einem Delirium tremens?

1 Illusionäre Verkennung

2 Akuter Beginn

3 Desorientierung

4 Vegetative Entgleisung

5 Motorische Unruhe

A Nur die Aussagen 1 und 4 sind richtig.

B Nur die Aussagen 2 und 4 sind richtig.

C Nur die Aussagen 1, 2 und 3 sind richtig.

D Nur die Aussagen 2, 3, 4 und 5 sind richtig.

E Alle Aussagen sind richtig.

Richtige Antwort (6.1.9): C und D

A In psychiatrischen Krankenhäusern stellen alkoholkranke Menschen die größte Patientengruppe dar. Bei Männern liegt der prozentuale Anteil der Klinikpatienten bei 30–40 %.

B Für Frauen liegt die Grenze zum schädlichen Gebrauch von Alkohol bei 20 Gramm pro Tag. Das entspricht ca. 0,25 l Wein.

✓ **C** Forschungen sprechen in hohem Maße für einen genetischen Faktor (40–60 %) bei Alkoholismus. Zwillingsstudien belegen eine höhere Konkordanzrate bei eineiigen Zwillingen. Ein weiterer Grund für eine familiäre Häufung sieht die Lerntheorie im Modelllernen.

✓ **D** Die statistischen Zahlen zeigen bei Männern mit ca. 3:1 eine höhere Abhängigkeitsrate als bei Frauen. Allerdings ist sowohl bei Frauen als auch bei Jugendlichen eine zunehmende Tendenz zu beobachten.

E Jellinek beschreibt in seiner Typologie differenziert das Trinkverhalten alkoholkranker Menschen. In einem weiteren Modell beschreibt er die Entwicklungsphasen der Alkoholabhängigkeit und zusätzlich eine Rehabilitationsphase.

Richtige Antwort (6.1.10): E

✓ **1** Im Rahmen eines Delirium tremens kann es zu lebhaften Illusionen und Halluzinationen kommen.

✓ **2** Meist beginnt ein Delirium tremens im Rahmen eines Alkoholentzugs, es gibt jedoch auch Fälle, bei denen es zu einem Auftreten während einer schweren Trinkepisode kommt.

✓ **3** Neben Desorientiertheit kommt es zu starker Verwirrtheit und zu Bewusstseinsstörungen.

✓ **4** Vegetative Entgleisungen gehören zu den Leitsymptomen eines Delirium tremens. Es kommt z.B. zu Tremor, starkem Schwitzen und Tachykardie.

✓ **5** Typischerweise zeigt sich die motorische Unruhe durch Zupfen und Nesteln.

Aussagenkombination

6.1.11 Welche der folgenden Aussagen zur Suchterkrankung treffen zu?

1 Es gibt erfolglose Versuche oder den bleibenden Wunsch, den Substanzgebrauch zu regulieren oder zu reduzieren.
2 Intoxikations- oder Entzugssymptome können auftreten.
3 Es findet sich eine deutliche Toleranzentwicklung.
4 Für die Beschaffung der Substanz, die Einnahme oder die notwendige Erholung nach Gebrauch der Substanz wird viel Zeit aufgewendet.
5 Wichtige Aktivitäten in Beruf und/oder Freizeit leiden nicht unter einem Suchtverhalten.

A Nur die Aussagen 1 und 2 sind richtig.
B Nur die Aussagen 2 und 3 sind richtig.
C Nur die Aussagen 2, 4 und 5 sind richtig.
D Nur die Aussagen 1, 2, 3 und 4 sind richtig.
E Alle Aussagen sind richtig.

Aussagenkombination

6.1.12 Welche der folgenden Aussagen treffen zu? Zu den diagnostischen Leitlinien der Alkoholabhängigkeit nach ICD-10 zählen:

1 Verminderte Kontrollfähigkeit bezüglich des Beginns, der Beendigung und der Menge des Konsums
2 Dauerhafte Organschäden, z. B. der Leber
3 Ein körperliches Entzugssyndrom bei Beendigung oder Reduktion des Konsums
4 Nachweis einer Toleranz
5 Fortschreitende Vernachlässigung anderer Vergnügen oder Interessen zugunsten des Substanzkonsums

A Nur die Aussagen 1 und 2 sind richtig.
B Nur die Aussagen 3 und 4 sind richtig.
C Nur die Aussagen 1, 2 und 3 sind richtig.
D Nur die Aussagen 1, 3, 4 und 5 sind richtig.
E Alle Aussagen sind richtig.

Richtige Antwort (6.1.11): D

✓ **1** Bei sehr vielen suchtkranken Menschen kommt es wiederholt zu dem Versuch, sich von der Sucht zu befreien oder den Substanzgebrauch zu reduzieren. Ohne ausreichende therapeutische Interventionen ist dieses jedoch nur schwer zu erreichen und beizubehalten.

✓ **2** Intoxikationssymptome treten bei der Einnahme von Medikamenten, Alkohol und Drogen auf. Je nach Substanz und Dosis ist ihr Erscheinungsbild unterschiedlich. Besteht eine körperliche Abhängigkeit von einer Substanz, führt der Entzug dieser Substanz zu teils lebensbedrohlichen Entzugserscheinungen.

✓ **3** Bei einer Toleranzentwicklung benötigt der Organismus eine immer höhere Dosis der Substanz, um die erwünschte Wirkung zu erzielen.

✓ **4** Im Zuge einer Abhängigkeitserkrankung dominieren Beschaffung und Konsum der abhängigkeitserzeugenden Substanz die Lebensgestaltung. Andere Interessen werden vernachlässigt.

5 Besteht eine Suchterkrankung, sind die Patienten ab einem gewissen Zeitpunkt der Erkrankung nicht mehr in der Lage, ihren beruflichen, privaten und sozialen Verpflichtungen nachzukommen. Das Suchtmittel rückt in den Mittelpunkt, und trotz negativer Folgen wird der Konsum fortgesetzt.

Richtige Antwort (6.1.12): D

✓ **1** Menschen mit einer Alkoholerkrankung verändern im Verlauf der Störung ihr Trinkverhalten in vielerlei Hinsicht. So wird z. B. nicht mehr nur abends, sondern bereits morgens getrunken. Wo sonst drei Gläser gereicht haben, werden nun fünf getrunken. Die Kontrolle geht immer weiter verloren, und der Alkoholkonsum rückt mehr und mehr in den Fokus.

2 In der Diagnostik einer Alkoholkrankheit geht es nicht um bereits vorhandene körperliche Schäden, sondern darum, dass der Alkohol trotz z. T. möglicher schwerer körperlicher Folgeschäden weiterhin konsumiert wird.

✓ **3** Entzugssyndrome können bei Beendigung, Reduzierung, aber auch bei weiterem Konsum (selten) entstehen. Als Delirium tremens können sie lebensgefährlich werden. Unbehandelt versterben bis zu 20 % der Betroffenen an Herz-Kreislauf-Versagen.

✓ **4** Die Toleranzentwicklung, also die Steigerung der Dosis zum Erreichen der gleichen Wirkung, ist ein weiteres Kriterium für die Diagnose einer Abhängigkeitserkrankung.

✓ **5** Vormalige Interessen, soziale Beziehungen und Aktivitäten treten bei einem Abhängigkeitssyndrom in den Hintergrund. Die Beschaffung und der Konsum der Substanz werden zeitintensiver und stehen im Vordergrund.

Aussagenkombination

6.1.13 Welche der folgenden Aussagen über die Wernicke-Enzephalopathie treffen zu?

1 Ursache ist ein Thiamin-Mangel (Vitamin B_1), der z. B. durch langjährigen Alkoholkonsum ausgelöst werden kann.
2 Die Wernicke-Enzephalopathie kann tödlich verlaufen.
3 Ein wichtiges Frühsymptom sind Konfabulationen.
4 Die Wernicke-Enzephalopathie geht mit Augenmuskellähmungen, Ataxie und organischem Psychosyndrom einher.
5 Bei der Wernicke-Enzephalopathie treten typischerweise keine Orientierungsstörungen auf.

A Nur die Aussagen 2 und 4 sind richtig..
B Nur die Aussagen 1, 2 und 3 sind richtig.
C Nur die Aussagen 1, 2 und 4 sind richtig.
D Nur die Aussagen 3, 4 und 5 sind richtig.
E Nur die Aussagen 1, 2, 4 und 5 sind richtig.

Aussagenkombination

6.1.14 Welche der folgenden Veränderung(en) kann (können) auch durch eine Alkoholkrankheit bedingt sein?

1 Vorgealtertes Erscheinungsbild
2 Übergewicht
3 Zittern der Hände
4 Undeutliche Aussprache
5 Schlechter allgemeiner Körperpflegezustand

A Nur die Aussage 3 ist richtig.
B Nur die Aussagen 3 und 4 sind richtig.
C Nur die Aussagen 3 und 5 sind richtig.
D Nur die Aussagen 1, 2, 3 und 4 sind richtig.
E Alle Aussagen sind richtig.

Richtige Antwort (6.1.13): C

✓ 1 Sowohl die Wernicke-Enzephalopathie als auch das Korsakow-Syndrom entstehen in der Folge eines Vitamin B_1-(Thiamin-) Mangels aufgrund langjährigen Alkoholkonsums.

✓ 2 Die Erkrankung endet in bis zu 20 % der Fälle tödlich.

3 Konfabulationen gehören nicht zu den Symptomen der Wernicke-Enzephalopathie, sondern zu der typischen Symptomatik eines Korsakow-Syndroms.

✓ 4 Neben den genannten Symptomen kann es zu Desorientierung, Somnolenz, Erregungszuständen und Auffassungs-, bzw. Gedächtnisstörungen kommen.

5 Wie beim Korsakow-Syndrom kommt es auch bei der Wernicke-Enzephalopathie zu Desorientiertheit. In der Literatur findet sich häufig der Begriff des Wernicke-Korsakow-Syndroms.

Richtige Antwort (6.1.14): E

✓ 1 Eine Alkoholerkrankung hinterlässt oft auch äußerlich Spuren. Viele alkoholkranke Menschen wirken älter, als sie sind. Durch eine meist ungesunde Lebensweise und die starke Belastung des Organismus durch den Alkohol kommt es häufig zu einer frühzeitigen Alterung.

✓ 2 Alkohol gehört zu den hochkalorischen Genussmitteln und kann zu deutlichem Übergewicht führen.

✓ 3 Ein Zittern der Hände kann sowohl als Entzugserscheinung als auch als Folge einer Polyneuropathie in Erscheinung treten. Die Polyneuropathie entsteht durch eine Schädigung des peripheren Nervensystems aufgrund des Alkoholkonsums.

✓ 4 Die Sprache von Alkoholikern ist häufig undeutlich oder verwaschen. Jeder Mensch, der schon einmal zu viel getrunken hat weiß, dass das Sprechen unter Alkoholeinfluss schwieriger wird und man zum „Lallen“ neigt.

✓ 5 Viele Alkoholiker vernachlässigen ihr Äußeres. Sie wirken ungepflegt, tragen schmutzige Kleidung und sorgen sich nicht um gesellschaftliche Konventionen.

Aussagenkombination

6.1.15 Welche der folgenden Aussagen zur Alkoholabhängigkeit trifft (treffen) zu?

1 Als somatische Folgeerkrankung kann eine Pankreatitis entstehen.
2 Frauen sind 5-mal häufiger betroffen.
3 Alkohol verursacht lediglich eine psychische Abhängigkeit.
4 Die Suizidalität ist gegenüber der Normalbevölkerung kaum erhöht.
5 Es findet sich eine familiäre Häufung.

A Nur die Aussage 1 ist richtig.
B Nur die Aussage 3 ist richtig.
C Nur die Aussagen 1 und 5 sind richtig.
D Nur die Aussagen 1, 3 und 5 sind richtig.
E Nur die Aussagen 2, 4 und 5 sind richtig.

Einfachauswahl

6.1.16 Welche Aussage zum Alkoholdelir trifft zu?

A Ein Delirium tremens kann auch während fortgesetzten Trinkens auftreten.
B Ein Vorbote des Delirium tremens ist vermehrter Schlaf.
C Ein Alkoholentzugsdelir tritt frühestens 5 Tage nach Beginn des Entzugs auf.
D Typisch ist die Symptomtrias: Bewusstseinsklarheit, ungestörte Orientierung und akustische Halluzinationen.
E Bei einem Delir treten folgende vegetativen Störungen auf: Hypotonie, Bradykardie, Frösteln.

Richtige Antwort (6.1.15): C

✓ **1** Langjähriger Alkoholabusus kann vielerlei körperliche Folgeerkrankungen nach sich ziehen. Neben der Pankreatitis (Bauchspeicheldrüsenentzündung), welche akut oder chronisch verlaufen kann, können Lebererkrankungen, Magenerkrankungen, Schädigungen des peripheren Nervensystems und des Herzmuskels entstehen.

2 Obwohl bei Frauen eine sehr hohe Dunkelziffer bezüglich einer Alkoholsucht angenommen wird, ist die Zahl der alkoholkranken Männer mit ca. 3:1 deutlich höher.

3 Alkohol verursacht sowohl eine psychische als auch eine physische Abhängigkeit. Letztere ist daran erkennbar, dass es bei Verzicht auf den Suchtstoff zu körperlichen Entzugssymptomen kommt.

4 Selbstmorde gehören neben Unfällen, Leberzirrhose und Krebserkrankungen zu den häufigsten Todesursachen bei Alkoholabhängigkeit.

✓ **5** Statistiken belegen eine familiäre Häufung bei Alkoholkrankheit. Sowohl genetische Faktoren als auch familiäre Einflüsse zählen zu den Ursachen dieser Erkrankung.

Richtige Antwort (6.1.16): A

✓ **A** In der Regel entsteht ein Alkoholdelir bei Entzug der Substanz. Das Auftreten unter fortlaufendem Konsum ist jedoch möglich, wenn auch wesentlich seltener.

B Im Prodromalstadium eines Delirium tremens sind Patienten ängstlich, sehr unruhig und leiden unter Schlaflosigkeit.

C Die durchschnittliche Dauer eines Delirium tremens liegt zwischen 2 und 5 Tagen. Es beginnt in der Regel nach Absetzen des Alkohols.

D Leitsymptome eines Delirium tremens sind Desorientiertheit, Bewusstseinsstörungen, motorische Unruhe und optische Halluzinationen, meist in Form von kleinen beweglichen Objekten. Zusätzlich kann es zu illusionären Verkennungen und erhöhter Suggestibilität kommen.

E Vegetative Entgleisungen zeigen sich durch Hypertonie, Tachykardie, Schwitzen und Zittern.

Einfachauswahl

6.1.17 Welche Aussage trifft zu? Unter dem Begriff „Craving" versteht man …

A … Vernachlässigung von sozialen Kontakten.
B … ein unwiderstehliches Verlangen nach einer Substanz.
C … eine Toleranzentwicklung während des Substanzmissbrauchs.
D … das Suchtpotenzial einer Substanz.
E … Beschaffungskriminalität.

Aussagenkombination

6.1.18 Welche der folgenden Aussagen treffen zu? Diagnostische Leitlinien für den schädlichen Gebrauch von psychotropen Substanzen (nach ICD-10) sind …

1 … sozial unüblicher Konsum der entsprechenden Substanz.
2 … starker Wunsch oder eine Art Zwang die Substanz zu konsumieren.
3 … fortschreitende Vernachlässigung anderer Interessen zugunsten des Substanzkonsums.
4 … körperliche Störung aufgrund des Substanzkonsums.
5 … psychische Störung aufgrund des Substanzkonsums.

A Nur die Aussagen 1 und 5 sind richtig.
B Nur die Aussagen 2 und 4 sind richtig.
C Nur die Aussagen 4 und 5 sind richtig.
D Nur die Aussagen 3, 4 und 5 sind richtig.
E Alle Aussagen sind richtig.

Richtige Antwort (6.1.17): B

A Im Verlauf der Entwicklung von Suchterkrankungen wird die Droge zum Mittelpunkt des Konsumenten. Soziale Kontakte werden zugunsten des Konsums und der Beschaffung der Substanz vernachlässigt oder aufgegeben.

✓ **B** „Craving" (engl.: = heftige Begierde) ist der Begriff für das unwiderstehliche psychische Verlangen nach einer Substanz wie Alkohol oder Drogen. Eine andere Bezeichnung lautet Suchtdruck.

C Der Begriff Toleranzentwicklung beschreibt den Umstand, dass ein abhängiger Mensch immer höhere Dosen der konsumierten Substanz zu sich nehmen muss, um die gleiche Wirkung zu erzielen.

D Das Ausmaß der Gefahr, unter der Einnahme einer Substanz eine Abhängigkeit zu entwickeln, bezeichnet man als Suchtpotenzial.

E Alle kriminellen Handlungen, die primär oder sekundär für die Beschaffung einer Droge begangen werden, zählen zu dem Begriff der Beschaffungskriminalität.

Richtige Antwort (6.1.18): C

1 In dieser Frage wird überprüft, ob Ihnen der Unterschied zwischen schädlichem Gebrauch und Abhängigkeit nach ICD-10 deutlich ist. Gebraucht eine Person eine Substanz in sozial unverträglichem Maß, ist bereits ein Kriterium für ein Abhängigkeitssyndrom gegeben.

2 Ist das Verlangen nach einer abhängigkeitserzeugenden Substanz unüberwindbar und nicht mehr steuerbar, spricht man auch von „craving" („Suchtdruck", starkes, zwanghaftes Verlangen). Diese Art von Zwang ist ebenfalls ein Kriterium für eine Abhängigkeit.

3 Im Rahmen einer Abhängigkeitserkrankung verändert sich die Lebensgestaltung des Patienten. Die Beschaffung und der Konsum nehmen viel Zeit in Anspruch, die Substanz wird „zum Mittelpunkt" des Lebens und dadurch rücken z.B. bisherige Interessen und soziale Kontakte in den Hintergrund.

✓ **4** Unter F1x.1 in der ICD-10 ist der schädliche Gebrauch definiert als das Auftreten körperlicher Schäden aufgrund des Substanzmittelkonsums. Körperliche Schäden zeigen sich z. B. durch Leberentzündungen, Gewichtsverlust und Diabetes mellitus.

✓ **5** Auch psychische Störungen sind ein Kriterium des schädlichen Gebrauchs nach ICD-10. Gemeint sind hier z. B. Depressionen im Kontext von Substanzmittelmissbrauch.

Einfachauswahl

6.1.19 Welche Aussage trifft zu? Der Begriff „Polytoxikomanie" bezeichnet üblicherweise …

A … eine manische Phase, die durch eine Vergiftung hervorgerufen wird.

B … eine Mehrfachabhängigkeit von verschiedenen psychotrop wirkenden Substanzen.

C … eine Zwangserkrankung, bei der Vergiftungsängste im Vordergrund stehen.

D … ein Entzugssyndrom mit manischen Symptomen.

E … eine akute Intoxikation mit Arzneimitteln.

Richtige Antwort (6.1.19): B

A Bei Intoxikationen (Vergiftungen) kann es durchaus zu Symptomen kommen, die denen einer Manie ähneln. So können z.B. Aggressivität, Erregung und Euphorie auftreten. Auch die Entwicklung psychotischer Symptome ist möglich. Die Ursachen einer unter F3 kodierten manischen Phase liegen jedoch nicht im Substanzmittelkonsum begründet, sondern sind auf genetische Disposition und Störungen im Neurotransmitterhaushalt zurückzuführen.

✓ **B** Die Silbe „Poly" wird mit viel oder verschieden übersetzt. Die Toxikologie beschäftigt sich mit unterschiedlichen Giftstoffen und der Begriff Manie kommt vom griech. Wort mania = Wahnsinn/Sucht. Ein Patient mit einer Mehrfachabhängigkeit von z. B. Alkohol, Heroin und Benzodiazepinen wird auch als polytoxikoman bezeichnet.

C Komorbid kann es bei Zwangsstörungen auch zu Substanzmittelmissbrauch kommen. Vergiftungswahn kann im Rahmen schizophrener Erkrankungen auftreten.

D Entzugssyndrome sind in ihrer Symptomatik je nach konsumierter Substanz unterschiedlich. Symptome, die auch bei einer Manie auftreten, können vorhanden sein, so z. B. Schlaflosigkeit und Reizbarkeit.

E Als akute Intoxikation wird die unmittelbare Auswirkung einer aktuellen Einnahme einer psychotropen Substanz bezeichnet.

6.2 Mündliche Fragen: Störungen durch psychotrope Substanzen

6.2.1 Wie würden Sie einen alkoholkranken Patienten behandeln?

Das sollten Sie zur Sprache bringen:
- Ein alkoholkranker Patient gehört zur Behandlung nicht in die Praxis eines psychotherapeutischen Heilpraktikers.
- Es sollte eine Weiterleitung an den Hausarzt stattfinden, der wiederum die weiteren Schritte der Behandlung einleitet (Klinikaufenthalt).
- Ein anderer Anlaufpunkt wäre eine Drogen-/Alkoholberatungsstelle.

Zusätzlich können Sie erwähnen:
- Die Therapie des Alkoholismus gliedert sich in vier Phasen:
  - Motivationsphase
  - Körperliche Entgiftung
  - Stationäre Entwöhnungstherapie
  - Nachsorge/Rehabilitation
- Erläuterungen zu den einzelnen Phasen
- Im Bereich der Nachsorge/Rehabilitation kann ein Heilpraktiker für Psychotherapie unterstützend tätig werden, vorausgesetzt, er ist für diesen Bereich aus-/fortgebildet.

Ihr weiteres Plus:
- Wichtig ist eine Einbeziehung der Familie, um die Dynamiken der Co-Abhängigkeit aufzudecken und Hilfestellung im Veränderungsprozess zu geben.

6.2.2 Welche Symptome sind typisch für ein Korsakow-Syndrom?

Das sollten Sie zur Sprache bringen:
- Die Hauptsymptomatik eines Korsakow-Syndroms besteht in Desorientiertheit, Konfabulieren und Gedächtnisstörungen (v. a. Kurzzeitgedächtnis, Störungen des Zeitgefühls).
- Weitere kognitive Beeinträchtigungen fehlen meist.

Zusätzlich können Sie erwähnen:
- Zusätzliche Symptome können sein:
  - Reduzierte Auffassungsgabe
  - Antriebsstörungen
  - Persönlichkeitsänderungen
  - Polyneuropathie

Ihr weiteres Plus:
- Die Störung wird ausgelöst durch einen Thiamin-Mangel (Vitamin B_1).
- Im Vorfeld besteht häufig eine Wernicke-Enzephalopathie.

6.2.3 Was ist ein Delirium tremens?

Das sollten Sie zur Sprache bringen:
- Es handelt sich um einen lebensbedrohlichen psychiatrischen Notfall.

- Entwicklung meist im Rahmen eines Alkoholentzugs als Folge eines Alkoholismus (in Einzelfällen auch bei fortgesetztem Konsum möglich)
- Dauer in der Regel 2–5 Tage
- Letalität bis 20 % (v. a. Herz-Kreislauf-Versagen)
- Leitsymptome:
  - Desorientiertheit/Bewusstseinsstörungen
  - Große Unruhe
  - Schlaflosigkeit
  - Wahnvorstellungen
  - Halluzinationen (meist optisch)
  - Möglichkeit von zerebralen Krampfanfällen (bei bis zu ca. 50 % der Patienten)
  - Vegetative Entgleisungen

Zusätzlich können Sie erwähnen:
- Im Vorfeld meist ein Alkoholentzugssyndrom (Prädelir) mit Tremor, Tachykardie, vegetativer Übererregtheit, Angst, Schlafstörungen

Ihr weiteres Plus:
- Im Rahmen der stationären Behandlung medikamentöse Behandlung u. a. mit sedierenden Medikamenten und Präparaten zur Risikominimierung zerebraler Krampfanfälle

6.2.4 Nennen Sie mir die Typologie nach Jellinek.

Das sollten Sie zur Sprache bringen:
- Die Einteilung beruht auf dem Trinkverhalten:
  - Alpha-Trinker: Konflikttrinker, psychische Abhängigkeit, 5 %
  - Beta-Trinker: Gelegenheitstrinker, keine Abhängigkeit, 5 %
  - Gamma-Trinker: süchtiger Trinker, Abhängigkeit erst psychisch, dann physisch, Abstinenz zeitweise möglich, 65 %
  - Delta-Trinker: Spiegeltrinker, psychische und physische Abhängigkeit, Unfähigkeit zur Abstinenz, kontinuierlicher Konsum, 20 %
  - Epsilon-Trinker: episodischer Trinker, exzessiver, tagelanger Konsum, episodenhaft mit abstinenten Phasen, 5 %

Zusätzlich können Sie erwähnen:
- Jellinek hat auch die Entwicklungsstadien einer Alkoholkrankheit beschrieben:
  - Präalkoholische Phase
  - Prodromalphase
  - Kritische Phase
  - Chronische Phase

Ihr weiteres Plus:
- Definition Missbrauch, Abhängigkeit, psychische und physische Abhängigkeit

6.2.5 Wie würden Sie bei einem Patienten eine Alkoholkrankheit erkennen?

Das sollten Sie zur Sprache bringen:
- Oft ist ein alkoholkranker Patient an äußerlichen Anzeichen erkennbar, aber bei weitem nicht immer.

- Zu den äußerlichen Merkmalen zählen:
  - Gerötete Bindehäute
  - Aufgedunsenes Gesicht
  - Dunkel gerötete, verdickte Nase („Säufernase")
  - Gesicht gerötet oder fahl
  - Gangunsicherheit
  - Alkoholgeruch im Atem („Fahne")
  - Teilweise ungepflegtes Äußeres
  - Spider-Naevi
  - Teilweise Mangelernährung
- Zu den psychischen Merkmalen zählen:
  - Depressive Verstimmung
  - Stimmungslabilität
  - Nervosität, Unruhe
  - Schlafstörungen
  - Reizbarkeit
  - Gedächtnislücken
  - Aufmerksamkeits-, Konzentrationsstörungen
  - Gestörte soziale Beziehungen

Zusätzlich können Sie erwähnen:
- Abgrenzung organischer Erkrankungen wichtig, z. B. Hypoglykämie (ähnliche Symptomatik)
- Mögliche körperliche Folgeschäden z.B. an Leber, Bauchspeicheldrüse, Magen, peripherem Nervensystem, Herz

Ihr weiteres Plus:
- Organische Veränderungen am Gehirn:
  - Wernicke-Enzephalopathie
  - Korsakow-Syndrom
  - Persönlichkeitsveränderungen

6.2.6 Beschreiben Sie bitte die Entwicklungsphasen einer Alkoholabhängigkeit nach Jellinek.

Das sollten Sie zur Sprache bringen:
- Voralkoholische Phase (Präalkoholische Phase):
  - Trinken ist erleichternd, spannungslösend, baut Angst und Minderwertigkeitsgefühle ab
  - Häufigkeit des Trinkens nimmt zu
  - Verminderung der seelischen Belastbarkeit
  - Erhöhte Alkoholtoleranz
- Anfangsphase (Prodromalphase):
  - Weitere Toleranzentwicklung
  - Heimliches, alleiniges Trinken
  - Amnestische Lücken
  - Denken an Alkohol
  - Erstes Glas wird oft sehr schnell getrunken
- Kritische Phase:
  - Kontrollverlust bezüglich der Trinkmenge

  - Beginnende Wesensveränderung (Aggressionen, verändertes Verhalten)
  - Erklärungen/Ausreden für das Trinken
  - Körperliche Abhängigkeit verdeutlicht sich
  - Körperliche Folgeschäden
- Chronische Phase:
  - Morgendliches Trinken
  - Tagelange Räusche
  - Körperlicher, seelischer, sozialer Abbau
  - Merkfähigkeit, Konzentration gestört
  - Entzugserscheinungen treten auf
  - Alkoholtoleranz geht verloren
  - Es kommt zu körperlichen/seelischen Zusammenbrüchen
  - Organschäden/Demenz/Tod

Zusätzlich können Sie erwähnen:
- In der chronischen Phase sind die Patienten am ehesten bereit, sich in Behandlung zu begeben.

Ihr weiteres Plus:
- Es handelt sich um ein Entwicklungsmodell, die Verläufe sind individuell unterschiedlich.

6.2.7 Zu welchen Symptomen kann es bei dem Entzug von Benzodiazepinen kommen?

Das sollten Sie zur Sprache bringen:
- Gefahr eines Delirs mit Halluzinationen (meist optisch)
- Unruhe, Zittern, Schwitzen
- Schlaflosigkeit, Schlafstörungen, Angst, Schwäche
- Muskelkrämpfe, Gliederschmerzen
- Desorientiertheit
- Erhöhte Suggestibilität
- Zerebrale Krampfanfälle

Zusätzlich können Sie erwähnen:
- Grundsätze für die Verordnung von Hypnotika, z. B.:
  - Keine Abgabe an Patienten mit erhöhtem Suchtpotenzial
  - Zeitliche Begrenzung der Verschreibungen
  - Niedrigstmögliche Dosierung
  - Indikationsüberprüfung
  - Überprüfung alternativer Behandlungsmethoden

Ihr weiteres Plus:
- Abhängigkeit entwickelt sich häufig aus anfangs medizinischer Notwendigkeit
- Schnelle Toleranzentwicklung
- Langsames Ausschleichen bei Absetzen des Medikaments

6.2.8 Mit welchen Auswirkungen ist bei längerer Einnahme von Kokain zu rechnen?

Das sollten Sie zur Sprache bringen:

- Keine physische, jedoch starke psychische Abhängigkeit
- Taktile und akustische Halluzinationen
- Paranoid-halluzinatorische Psychosen
- Vernachlässigung sozialer und beruflicher Verpflichtungen
- Aggressives Verhalten
- Angst, Depression
- Körperliche Folgen:
  - Impotenz
  - Gewichtsverlust
  - Herz-Kreislauf-Komplikationen
  - Schäden an der Nasenscheidewand bei nasaler Aufnahme

Zusätzlich können Sie erwähnen:

- Zu den Entzugssymptomen zählen bei einem Teil der Konsumenten u. a.:
  - Gereiztheit
  - „Katerstimmung"
  - Schlafstörungen
  - Gesteigerter Appetit
  - Körperliche Unruhe oder Verlangsamung

Ihr weiteres Plus:

- Für die Beschaffung von Kokain ist ein großer finanzieller Aufwand nötig, dadurch kommt es eventuell zu Verschuldung und Kriminalität.

6.2.9 Worin liegt der Unterschied zwischen einer körperlichen und einer psychischen Abhängigkeit?

Das sollten Sie zur Sprache bringen:

- Kennzeichen einer psychischen Abhängigkeit ist das zwanghafte Bedürfnis, die Substanz zu konsumieren (Craving) und sie unter allen Umständen zu beschaffen.
- Eine physische Abhängigkeit liegt vor, wenn zusätzlich eine Toleranzentwicklung und das Auftreten von Entzugserscheinungen vorhanden sind.

Zusätzlich können Sie erwähnen:

- Beispiele für psychische Abhängigkeit:
  - Kokain
  - Amphetamine
  - Halluzinogene
- Beispiele für physische Abhängigkeit:
  - Hypnotika
  - Opioide
  - Alkohol

Ihr weiteres Plus:

- Erläuterung der Toleranzentwicklung
- Typische Symptome für Entzugserscheinungen

6.2.10 Auf welchen Grundlagen kann sich eine Alkoholkrankheit entwickeln?

Das sollten Sie zur Sprache bringen:
- Multifaktorielles Geschehen
- Genetische Disposition
- Familiäre Einflüsse (Broken-Home-Situationen, negative Vorbilder)
- Tiefenpsychologische Theorien:
  - Regression und Fixierung auf oraler Phase
  - Konzept der Ich-Schwäche
- Lerntheorie:
  - Operant erlerntes Verhalten
  - Lernen durch Belohnung
- Soziokulturelle Faktoren:
  - Ständige Verfügbarkeit
  - Berufsbedingte Einflüsse
  - Werbung
  - Abbau sozialer Hemmungen

Zusätzlich können Sie erwähnen:
- Bei Jugendlichen:
  - Geltungsbedürfnis
  - Imitation von Erwachsenen
  - Bedürfnis nach Unterhaltung
  - Gruppenzwang
  - Problemlösung bei Konflikten durch Alkohol

Ihr weiteres Plus:
- Erläuterungen zur tiefenpsychologischen Theorie
- Beispiel für die lerntheoretische Sicht

6.2.11 Zu welchen körperlichen Folgen kann es bei einer Alkoholkrankheit kommen?

Das sollten Sie zur Sprache bringen:
- Schädigungen der inneren Organe, wie Leber, Bauchspeicheldrüse, Magen, Herz
- Stoffwechselstörungen
- Hypertonie
- Polyneuropathie
- Muskelatrophie
- Impotenz
- Amenorrhö
- Osteoporose
- Zungen- und Speiseröhrenentzündungen
- Zelluläre Veränderungen in Speiseröhre und Kehlkopf
- Äußerlich sichtbare Merkmale, z.B.:
  - Gerötete, verdickte Nase
  - Mangelernährung
  - Bindehautentzündungen

  - Rötung der Handinnenflächen

Zusätzlich können Sie erwähnen:
- Krankhafte Hirnveränderungen aufgrund eines Thiamin (Vitamin B_1)-Mangels:
  - Wernicke-Enzephalopathie
  - Korsakow-Syndrom

Ihr weiteres Plus:
- Persönlichkeitsveränderungen und die Entwicklung einer Demenz sind möglich.

6.2.12 Wie würden Sie die Behandlung einer Alkoholkrankheit beschreiben?

Das sollten Sie zur Sprache bringen:
Die Behandlung einer Alkoholkrankheit unterteilt sich in verschiedene Abschnitte.
- Motivationsphase:
  - Der Patient erhält Informationen über die eigene Erkrankung und über mögliche Hilfsangebote.
  - Voraussetzung ist, dass der Patient seine Erkrankung erkennt und sich als hilfebedürftig empfindet.
- Körperliche Entgiftung:
  - Stationäre Durchführung der Entgiftung, um gefährliche Entzugssymptome wie Delirium tremens und zerebrale Krampfanfälle abfangen zu können
  - Medikamentöse Hilfe
- Stationäre Entwöhnungstherapie:
  - Ziel ist eine Abstinenz
  - Vielfältiges therapeutisches Angebot, u. a. Edukation, Verhaltenstherapie, Erlernen von Selbstkontrolle, Familientherapie, Organisation eines suchtmittelfreien Lebens
- Nachsorge:
  - Im ersten Jahr besteht eine hohe Rückfallquote.
  - Kommt es zu einem Rückfall, ist das keine Katastrophe, muss jedoch ausführlich bearbeitet werden.
  - Teilnahme an Selbsthilfegruppen
  - Psychotherapeutische Begleitung
  - Unterstützung bei Konflikten, Problemen bei der aktuellen Lebensbewältigung
  - Entwicklung von Selbstständigkeit

Zusätzlich können Sie erwähnen:
- Faktoren, die für einen längerfristigen Erfolg der Behandlung förderlich sind:
  - Kombination aus Psychotherapie und Selbsthilfegruppen
  - Intakte Partnerschaft/soziale Kontakte
  - Ein bestehendes Arbeitsverhältnis
  - Ein mittleres Lebensalter

Ihr weiteres Plus:
- Hier können Selbsthilfegruppen und deren grundlegende Programme benannt werden.

6.2.13 Welche Halluzinogene sind Ihnen bekannt?

Das sollten Sie zur Sprache bringen:
- Zu den bekanntesten Halluzinogenen gehören:
  - LSD (Lysergsäurediethylamid)

  - Mescalin
  - Psilocybin
  - PCP (Phencyclidin)
- Halluzinogene sind sowohl pflanzlicher Art als auch chemischen Ursprungs.

Zusätzlich können Sie erwähnen:
- Es kommt zu einer psychischen Abhängigkeit, jedoch nicht zu einer physischen.
- Wirkung von Halluzinogenen, z. B.:
  - Starke Gefühlsintensivierung
  - Auflösung von Raum-Zeit-Gefühl
  - Dissoziative Zustände
  - Psychedelische Effekte
  - Optische Halluzinationen
  - Depersonalisation

Ihr weiteres Plus:
- Es kann zu Horror-Trips mit paranoider Angst und zu Flashbacks kommen.

6.2.14 Welche typischen Symptome treten bei einem Heroinentzug auf?

Das sollten Sie zur Sprache bringen:
- Auftreten der Entzugssymptomatik ca. 6 bis 8 Stunden nach der letzten Einnahme
- Höhepunkt der Symptomatik nach 1–2 Tagen
- Anhalten der Symptomatik bis zu ca. 10 Tagen
- Es kommt zu folgenden Symptomen:
  - Unruhe
  - Craving
  - Erweiterte Pupillen
  - Laufende Nase
  - Starke Bauchkrämpfe mit Erbrechen und Durchfall
  - Starke Muskelschmerzen
  - Gähnzwang
  - Massive Angstzustände
  - Schlaflosigkeit
  - Blutdruck- und Temperaturanstieg

Zusätzlich können Sie erwähnen:
- Ein Heroinentzug sollte stationär erfolgen
- Unterschiede kalter/warmer Entzug

Ihr weiteres Plus:
- Stellungnahme zu Substitutionsbehandlungen

6.2.15 Wo liegen die Unterschiede von riskantem Alkoholkonsum, Alkoholmissbrauch und Alkoholabhängigkeit?

Das sollten Sie zur Sprache bringen:
- Riskanter Konsum wird definiert über die Menge des reinen Alkohols, der pro Tag zugeführt wird:

  - Bei Männern gelten mehr als 30 Gramm reiner Alkohol pro Tag als bedenklich.
  - Bei Frauen liegt die Menge bei 20 Gramm pro Tag.
- Alkoholmissbrauch wird durch folgende Faktoren definiert:
  - Überhöhter Alkoholkonsum
  - Konsum zu unpassenden Gelegenheiten
  - Vorübergehende deutliche Veränderungen körperlicher und psychischer Funktionen.
- Die Alkoholabhängigkeit beinhaltet:
  - Körperliche und psychische Abhängigkeit
  - Craving mit Kontrollverlust
  - Toleranzentwicklung mit Dosissteigerung
  - Entzugserscheinungen bei Verzicht

Zusätzlich können Sie erwähnen:
- Einige statistische Werte bezüglich des Alkohols sollten Ihnen bekannt sein, z. B.:
  - Volkswirtschaftlicher Schaden
  - Prozentualer Anteil der Bevölkerung
  - Anteil alkoholkranker Patienten in psychiatrischen Kliniken

Ihr weiteres Plus:
- Hier können Sie einige der Folgen für den Patienten und sein Umfeld nennen, z. B.:
  - Gestörte Partnerbeziehung
  - Berufliche Probleme/Arbeitsplatzverlust
  - Co-Abhängigkeit der Angehörigen
  - Verkehrsdelikte

6.2.16 Welche Arten von Drogen sind Ihnen bekannt?

Das sollten Sie zur Sprache bringen:
- Opioide, z. B. Heroin
- Cannabinoide, z. B. Haschisch
- Hypnotika, z. B. Benzodiazepin
- Kokain
- Amphetamine, z. B. Ecstasy
- Halluzinogene, z. B. LSD
- Flüchtige Lösungsmittel, z. B. Klebstoff

Zusätzlich können Sie erwähnen:
- Substanzen, bei denen sich eine körperliche Abhängigkeit herausbildet, z. B. Opiate
- Substanzen, bei denen sich eine psychische Abhängigkeit zeigt, z. B. Kokain
- Definition psychische und physische Abhängigkeit

Ihr weiteres Plus:
- Kurzfristige Wirkmechanismen einzelner Substanzgruppen, z. B.:
  - Kokain: euphorisierend, Gefühl höherer Leistungsfähigkeit, Steigerung der sexuellen Appetenz etc.

6.2.17 Was ist mit dem Begriff der Co-Abhängigkeit gemeint?

Das sollten Sie zur Sprache bringen:

- Co-Abhängigkeit bezeichnet eine Dynamik, die in den meisten Familien suchtkranker Menschen dazu beiträgt, die Abhängigkeitserkrankung bei dem Betroffenen aufrecht zu erhalten. Auch im sozialen Umfeld findet sich diese Dynamik häufig.
- Durch gut gemeinte Verhaltensweisen von Angehörigen/Freunden/Arbeitskollegen wird der Suchterkrankte nicht ausreichend mit seiner Sucht konfrontiert und daher nicht motiviert, sich geeignete Hilfe zu verschaffen.
- Co-abhängiges Verhalten vermindert emotionale Spannungszustände innerhalb der Beziehungen zu süchtigen Menschen.
- Typisch co-abhängige Verhaltensweisen sind:
  - Der Partner des Suchtkranken entschuldigt sich für dessen Fehlverhalten.
  - Der Partner rechtfertigt „das Glas Wein zu viel".
  - Dem Süchtigen werden Aufgaben zur Entlastung abgenommen.
  - Im sozialen Umfeld des Süchtigen darf über die Erkrankung nicht gesprochen werden (Tabuisierung).
  - Suchtmittel werden durch den Co-Abhängigen besorgt.

Zusätzlich können Sie erwähnen:

- Die Suchterkrankung stellt für Partner/Familie/Freunde eine große Belastung dar.
- Eine therapeutische Begleitung der Angehörigen ist anzuraten.

Ihr weiteres Plus:

- An dieser Stelle können Sie Merkmale nennen, die sich bei Co-Abhängigen häufig finden, z. B.:
  - Erhöhte Außenorientierung
  - Angst
  - Abhängige Beziehungen
  - Überlegenheitsgefühle

KAPITEL

7 Schizophrenie, schizotype und wahnhafte Störungen (ICD-10, Kap. F2)

Schizophrene Störungen: Das ICD-10-Kapitel beschreibt Störungen aus dem Formenkreis der Schizophrenie. Bei den dort klassifizierten Erkrankungen handelt es sich um Krankheitsbilder, bei denen es zu unterschiedlich stark ausgeprägten Defiziten im Bereich der Wahrnehmung, des Denkens, des Verhaltens und der Motorik kommt. Es handelt sich um tiefgreifende, schwere psychische Erkrankungen, die zum Teil mit Realitäts- und Ich-Identitätsverlust einhergehen und zu starken Beeinträchtigungen der sozialen und beruflichen Leistungsfähigkeit führen.

Steckbrief: Schizophrenie

Kurzdefinition: Die Schizophrenie (griech. „schizein = spalten, trennen; „-phren" = den Verstand betreffend) ist eine Erkrankung aus der Gruppe der Psychosen mit charakteristischen Änderungen von Denken, Wahrnehmung, Willen, Leistungsfähigkeit, Psychomotorik und Affekt. Es lassen sich verschiedene Syndrome beschreiben, welche die gesamte Persönlichkeit betreffen, die intellektuellen Fähigkeiten jedoch nicht herabsetzen.

Ursachen

- Multifaktoriell
- Genetische Faktoren
- Neurochemische Faktoren
- Morphologische Veränderungen des Gehirns
- Kritische Lebensereignisse (als auslösende, nicht ursächliche Faktoren)

Symptome

- Formale Denkstörungen
- Störungen der Affektivität
- Ich-Störungen
- Störungen der Psychomotorik
- Wahn (inhaltliche Denkstörungen)
- Halluzinationen
- Suizidalität

Einteilungssysteme der Symptome

- Positivsymptomatik:
  - Wahn
  - Halluzinationen
  - formale Denkstörungen
- Negativsymptomatik:
  - Apathie
  - Antriebsarmut
  - reduzierte Affektivität
- Symptome 1. Ranges nach Schneider:
  - Ich-Störungen: Gedankenentzug, Gedankeneingebung, Gedankenausbreitung
  - akustische Halluzinationen
  - Wahnwahrnehmung
- Symptome 2. Ranges nach Schneider:
  - Wahneinfall
  - Ratlosigkeit
  - Depressive oder frohe Verstimmungen
- Grundsymptome nach Bleuler:
  - Störungen des Denkens
  - Störungen der Affektivität
  - Antriebsstörungen
- Akzessorische Symptome nach Bleuler:
  - Wahn
  - Halluzinationen
  - Katatone Erscheinungen

Syndrome/Verlaufsformen

- Paranoid-halluzinatorische Form
- Katatone Form
- Hebephrene Form
- Schizophrenes Residuum (Residualzustand)
- Schizophrenia simplex
- Undifferenzierte Schizophrenie
- Postschizophrene Depression

Therapie

- Medikamentöse Therapie:
  - Antipsychotika (Neuroleptika)
- Psychotherapie:
  - Supportive Therapie
  - Verhaltenstherapie
  - Familientherapie
- Weitere therapeutische Maßnahmen:
  - Soziotherapie
  - Psychoedukation
  - Rückfallprophylaxe
  - Elektrokonvulsionstherapie (in begründeten Fällen)

Steckbrief: Schizotype Störung

Kurzdefinition: Verlauf und Entwicklung der schizotypen Störung ähneln eher dem Bild einer Persönlichkeitsstörung. Bei der Erkrankung zeigt sich ein typisches Muster von exzentrischem Verhalten und Eigenarten im Denken und Fühlen. Dieses Muster kann Patienten schizophren wirken lassen. Gelegentlich entwickelt sich eine eindeutige Schizophrenie.

Ursachen

- Scheinbar spielen genetische Faktoren eine Rolle

Symptome

- Exzentrisches, eigentümliches Verhalten
- Eingeschränkter Affekt
- Eingeschränkte oder unangemessene Gefühlsäußerungen
- Magische Denkinhalte
- Ungewöhnliche Denk- und Sprechweise
- Argwohn/paranoide Ideen
- Auffälliges äußeres Erscheinungsbild
- Sozialer Rückzug
- Weitere mögliche Symptome:
  - Derealisations-/Depersonalisationsempfinden
  - Zwanghaftes Grübeln
  - Körperempfindungsstörungen
  - Psychoseähnliche Zustände

Steckbrief: Anhaltende wahnhafte Störung

Kurzdefinition: Gruppe von Störungen, bei denen eine Wahnsymptomatik vorliegt, ohne dass weitere psychopathologische Symptome bestehen und ohne dass eine Schizophrenie, affektive Störung oder organische Psychose diagnostiziert werden kann.

Ursachen

Nicht endgültig erwiesen, vermutet wird eine Entstehung durch:

- Psychosoziale Belastungen und Defizite
- Sensitive Persönlichkeit
- Genetische Disposition

Symptome

- Wahnsymptomatik

Steckbrief: Akute polymorphe psychotische Störung

Kurzdefinition: Akute psychotische Störung mit rasch wechselnden psychotischen und affektiven Symptomen und akutem Beginn.

Ursachen

- Unklar

Symptome

- Rascher Wechsel von Wahn und Halluzinationen
- Rascher Wechsel affektiver Symptome

Steckbrief: Schizoaffektive Störung

Kurzdefinition: Mischbild zwischen schizophrenen und affektiven Psychosen. Einerseits bestehen neben- oder kurz nacheinander Symptome der Schizophrenie wie Wahn und Halluzinationen, andererseits depressive, manische oder manisch-depressive Beschwerden. Synonym: Mischpsychose.

Ursachen

- Multifaktoriell

Symptome

- Depressive, manische und schizophrene Symptome zeitgleich oder kurz nacheinander.

Steckbrief: Induzierte wahnhafte Störung

Kurzdefinition: Übertragung von Wahnphänomenen eines psychotisch Erkrankten auf eine andere Person, zu der eine enge emotionale Bindung besteht

Synonyme

- Folie à deux
- Symbiontische Psychose

Symptome

- Aufrechterhaltung eines Wahns oder Wahnsystems zweier oder mehrerer Menschen, von denen jedoch nur eine Person psychotisch erkrankt ist.

7.1 Schriftliche Fragen: Schizophrenie, schizotype und wahnhafte Störungen

Mehrfachauswahl

7.1.1 Welche der folgenden Symptome gehören zu den Ich-Störungen bei der schizophrenen Psychose? Wählen Sie zwei Antworten!

A Gedankenentzug

B Schlafstörungen

C Affektverarmung

D Gedankenlautwerden

E Verfolgungswahn

Mehrfachauswahl

7.1.2 Welche der folgenden Aussagen zur katatonen Schizophrenie treffen zu? Wählen Sie zwei Antworten!

A Sopor ist ein Leitsymptom.

B Erregungszustände sprechen gegen eine katatone Schizophrenie.

C Das klinische Bild wird von Wahnvorstellungen und akustischen Halluzinationen beherrscht.

D Typisch ist die automatische Befolgung von Anweisungen (Befehlsautomatismen).

E Psychomotorische Störungen stehen im Vordergrund.

Richtige Antwort (7.1.1): A und D

✓ **A** Beim Gedankenentzug hat der Patient das Gefühl, andere Menschen oder Mächte seien in der Lage, die in seinem Kopf vorhandenen Gedanken hinausziehen zu können. Typischerweise tritt diese Form der Ich-Störung, bei der die Ich-Umwelt-Grenze aufgelöst ist, bei Schizophrenien auf.

B Schlafstörungen sind sowohl ein Symptom bei verschiedenen psychiatrischen Erkrankungen, z. B. Depressionen, Schizophrenien oder organisch bedingten psychischen Störungen als auch eine eigenständige Kategorie in der ICD-10 (Kap. F5 nichtorganische Schlafstörungen). Den Ich-Störungen sind sie nicht zuzuordnen.

C Wie bereits aus der Bezeichnung herauszulesen ist, handelt es sich psychopathologisch um ein Symptom aus dem affektiven Bereich, also dem Sektor, der sich mit der Stimmung und den Gefühlen befasst. Die Affektverarmung beschreibt den Verlust von emotionaler Beteiligung. Patienten wirken gefühlsarm, gleichgültig und interesselos. Häufig findet sich dieses Symptom bei Depressionen und Schizophrenien.

✓ **D** Das Gedankenlautwerden ist ein Symptom der Ich-Störungen und kann symptomatisch bei einer Schizophrenie auftreten. Der Patient nimmt seine eigenen Gedanken als laut wahr und kann zudem der Meinung sein, dass auch andere Menschen um ihn herum diese Gedanken hören können. Der Übergang zu den akustischen Halluzinationen ist hier fließend.

E Verfolgungswahn ist den inhaltlichen Denkstörungen zuzuordnen, bei denen es zu einer nicht korrigierbaren Fehlbeurteilung der Realität kommt.

Richtige Antwort (7.1.2): D und E

A Bei dieser Antwort könnte es zu einer begrifflichen Verwechslung von Sopor und Stupor kommen. Der Sopor (starke Bewusstseinseinschränkung) gehört zu den quantitativen Bewusstseinsstörungen und ist somit eine falsche Antwort, denn bei einer Schizophrenie bleibt das Bewusstsein in der Regel erhalten. Der Stupor (völlige körperliche und geistige Starrheit bei vollem Bewusstsein) hingegen ist ein Leitsymptom der katatonen Schizophrenie.

B Erregungszustände kommen bei der katatonen Unterform einer Schizophrenie häufig vor. Diese werden nicht durch äußere Reize hervorgerufen. Sie können sehr schwer und episodenhaft verlaufen.

C Wahnvorstellungen und Halluzinationen gehören typischerweise zum klinischen Bild der paranoiden Schizophrenie, welche zumeist akut und zu einem späteren Lebenszeitpunkt beginnt als andere Erkrankungen aus dem schizophrenen Formenkreis.

✓ **D** Bei der katatonen Schizophrenie können sämtliche Varianten von Automatismen vorkommen. Neben Befehlsautomatismus können auch Negativismus, Echolalie und Echopraxie auftreten.

✓ **E** Laut ICD-10 sind psychomotorische Störungen wesentliche und beherrschende Merkmale der katatonen Schizophrenie. Neben den in Antwort D erwähnten Automatismen können Stupor, Erregung, Mutismus und Stereotypien hinzukommen.

Mehrfachauswahl

7.1.3 Angehörige berichten Ihnen über einen 50-jährigen – wegen einer psychischen Erkrankung berenteten – Mann, der keinerlei Eigeninitiative mehr zeigt und zunehmend die Körperpflege vernachlässigt. Sie vermuten ein schizophrenes Residuum. Welche der folgenden anamnestischen Angaben stützen Ihren Verdacht? Wählen Sie zwei Antworten!

A Langjährige schwere Alkoholkrankheit

B Seit über einem halben Jahr rasch zunehmende Gedächtnisstörungen

C Seit über einem Jahr deutlich verminderte Aktivität

D Ausgeprägter Verfolgungswahn vor fünf Jahren

E Einnahme von Methadon (Polamidon®)

Aussagenkombination

7.1.4 Welche der folgenden Begriffe bezeichnen Unterformen einer schizophrenen Psychose nach ICD-10?

1 Larviert

2 Hebephren

3 Simplex

4 Kataton

5 Autistisch

A Nur die Aussagen 1, 2 und 3 sind richtig.

B Nur die Aussagen 1, 2 und 4 sind richtig.

C Nur die Aussagen 2, 3 und 4 sind richtig.

D Nur die Aussagen 2, 3 und 5 sind richtig.

E Nur die Aussagen 3, 4 und 5 sind richtig.

Richtige Antwort (7.1.3): C und D

A Natürlich kann eine langjährige Alkoholkrankheit zu den genannten Symptomen führen. Hier sind Sie jedoch aufgefordert, einen Zusammenhang zwischen der angegebenen Symptomatik und einer Schizophrenie herzustellen. Alkoholabusus ist nicht Auslöser für ein schizophrenes Residuum.

B Rasch zunehmende Gedächtnisstörungen treten bevorzugt bei einem demenziellen Prozess bzw. einer hirnorganischen Erkrankung auf. Sie stützen daher nicht die Verdachtsdiagnose eines schizophrenen Residualzustandes.

✓ **C** Typisch für ein schizophrenes Residuum ist das Vorhandensein einer Negativsymptomatik. Zu dieser gehört neben z. B. der psychomotorischen Verlangsamung, Passivität und Affektverflachung auch eine deutlich verminderte Aktivität.

✓ **D** Ein ausgeprägter Verfolgungswahn in der Vergangenheit kann Anhaltspunkt für ein schizophren psychotisches Geschehen in dieser Zeit sein. Diese anamnestische Auskunft in Zusammenhang mit der Altersangabe stützt somit den Verdacht eines Residuums.

E Methadon ist eine Ersatzdroge aus dem Bereich der Opioide und wird an Langzeitabhängige abgegeben, um u. a. Beschaffungskriminalität und das Risiko von Infektionen durch verunreinigtes Besteck zu vermindern. Die Einnahme von Methadon wäre differenzialdiagnostisch relevant, jedoch nicht verdachtsunterstützend.

Richtige Antwort (7.1.4): C

1 Der Ausdruck larviert wird nicht im Zusammenhang mit einer Schizophrenie verwendet, er gehört vielmehr in den Bereich der Depressionen. Die larvierte Depression wird auch mit Begriffen wie somatisiert oder maskiert besetzt. Typische Symptome sind z. B. Kopfschmerzen, Rückenschmerzen, Atembeschwerden, Unterleibsbeschwerden und Schlafstörungen. Die Depression „versteckt" sich also vorwiegend hinter körperlichen Symptomen.

✓ **2** Bei der hebephrenen Schizophrenie stehen affektive Veränderungen im Vordergrund. Der Krankheitsbeginn liegt zwischen dem 15. und 25. Lebensjahr und wird daher auch jugendliche Form der Schizophrenie genannt. Die Prognose einer Hebephrenie ist durch ihren frühen Beginn und die schnelle Entwicklung einer Negativsymptomatik schlechter als bei anderen Formen.

✓ **3** Die Schizophrenia simplex ist eine sehr seltene Unterform der Schizophrenie mit schleichender Progredienz. Es zeigen sich weniger offensichtlich psychotische Symptome, die Patienten zeigen viel mehr ein eigentümliches Verhalten und sind in der Regel nicht mehr in der Lage, sozialen und beruflichen Anforderungen nachzukommen. Die negativen Symptome entwickeln sich ohne vorherige floride psychotische Symptome.

✓ **4** Im Rahmen einer katatonen Schizophrenie kommt es zu Symptomen wie z. B. psychomotorischer Erregung, Automatismen, Stereotypien und Stupor. Eine perniziöse Katatonie kann einen lebensbedrohlichen Zustand darstellen, der besonderer Behandlung bedarf!

5 Eine autistische Schizophrenie gibt es nicht. Allerdings kommt es bei Autismus und Schizophrenien zu Symptomüberschneidungen im psychomotorischen Bereich, im affektiven Bereich sowie im Denken. Autismus ist somit differenzialdiagnostisch relevant.

Mehrfachauswahl

7.1.5 Welche der folgenden Aussagen zur wahnhaften Störung treffen zu? Wählen Sie zwei Antworten!

A Besonders bei jungen Patienten sind anhaltende akustische Halluzinationen typisch.

B Die Wahninhalte können manchmal lebenslang bestehen.

C Bei den Wahninhalten kann es sich oft um einen Verfolgungswahn oder einen Größenwahn handeln.

D Charakteristisch sind rasch wechselnde Wahnvorstellungen ohne inhaltlichen Bezug.

E Außerhalb der den Wahn betreffenden Lebensbereiche bestehen meist ausgeprägte Auffälligkeiten des Affekts, der Sprache und des Verhaltens.

Aussagenkombination

7.1.6 Welche der folgenden Aussagen zur Negativsymptomatik (Minussymptomatik) bei psychischen Störungen treffen zu?

1 Negativsymptome sind typisch für ein schizophrenes Residuum.

2 Negativsymptome lassen sich vor allem durch Psychoanalyse günstig beeinflussen.

3 Versündigungswahn ist ein typisches Negativsymptom.

4 Differenzialdiagnostisch muss an Nebenwirkungen von Neuroleptika gedacht werden.

5 Eine ausgeprägte Negativsymptomatik ist hinsichtlich der langfristigen Prognose einer Schizophrenie als eher günstig anzusehen.

A Nur die Aussagen 1 und 2 sind richtig.

B Nur die Aussagen 1 und 4 sind richtig.

C Nur die Aussagen 1, 3 und 4 sind richtig.

D Nur die Aussagen 1, 4 und 5 sind richtig.

E Nur die Aussagen 2, 3, 4 und 5 sind richtig.

Richtige Antwort (7.1.5): B und C

A Anhaltende akustische Halluzinationen sind mit der Diagnose einer wahnhaften Störung nicht vereinbar. Gelegentliche Halluzinationen können jedoch vorkommen.

✓ **B** Der sehr lange Zeitraum ist charakteristisch für die wahnhafte Störung. Zum Teil ist die lange Wahnsymptomatik einziges Symptom dieser Erkrankung.

✓ **C** Neben Verfolgungs- und Größenwahn können Querulantenwahn, hypochondrischer Wahn, Dysmorphophobie, Eifersuchtswahn und weitere Formen auftreten.

D In der Regel entwickeln sich eine einzelne Wahnidee oder mehrere aufeinander bezogene Wahninhalte. Die Inhalte an sich können variabel sein.

E Affekt, Sprache und Verhalten sind normal. Lediglich im Zusammenhang mit dem Wahn kann es zu Veränderungen in diesem Bereich kommen. Gelegentlich kommt es zu depressiven Symptomen, die jedoch nicht vorherrschend sind.

Richtige Antwort (7.1.6): B

✓ **1** Entwickelt sich bei einer Schizophrenie nach dem Abklingen der Akutsymptomatik ein Zustand, der durch langandauernde, negative Symptome charakterisiert ist, spricht man von einem schizophrenen Residuum. Zu den Minussymptomen zählen u. a. sozialer Rückzug, Vernachlässigung der Körperpflege, Affektverflachung, Verarmung der Kommunikation und depressive Verstimmungen.

2 Um psychoanalytische Therapien durchführen zu können, bedarf es gewisser Voraussetzungen, die der Patient erfüllen muss. Zu diesen gehören eine hohe Therapiemotivation und eine ausreichende Ich-Stärke. Des Weiteren wird im Laufe einer Psychoanalyse z. T. auf psychopharmakologische Begleittherapie verzichtet. Für akute Depressionen und Psychosen gilt die Psychoanalyse unter anderem daher als kontraindiziert.

3 Negativsymptome sind ein Symptomkomplex, bei dem von vorhandenen Fähigkeiten, Verhaltensweisen, Gefühlen etc. etwas „abgezogen" (minus) wird. So wird z. B. aus einem Patienten mit einem vormals normalen Aktivitätsniveau ein Mensch, der sich nicht mehr dazu „aufraffen kann" aus dem Haus zu gehen.
Eine Positivsymptomatik zeichnet sich u. a. dadurch aus, dass etwas, was bisher nicht vorhanden war, dazukommt (plus). Ein Patient ist z. B. plötzlich davon überzeugt, sich versündigt zu haben. Diese wahnhafte Überzeugung ist von außen nicht korrigierbar. Der Versündigungswahn ist also, genau wie Halluzinationen oder Ich-Störungen, der Positivsymptomatik zuzuordnen.

✓ **4** Die langfristige Einnahme von Antipsychotika (Neuroleptika) kann aufgrund der Nebenwirkungen zu Symptomen führen, die der Negativsymptomatik einer Schizophrenie ähneln. Eine langjährige Neutroleptikaeinnahme ist daher differenzialdiagnostisch relevant. So können unter einer Neuroleptika-Behandlung Nebenwirkungen wie z. B. Bewegungsarmut, Antriebsarmut oder auch eine reduzierte Mimik auftreten.

5 Das Gegenteil ist der Fall. Bei einer ausgeprägten Negativsymptomatik ist die Prognose als ungünstig zu bewerten. Weitere prognostisch schlechtere Faktoren sind ein frühes Erkrankungsalter, ein schleichender Beginn, keine auslösenden Ursachen, eine genetische Disposition und soziale Isolation.

Aussagenkombination

7.1.7 Welche der folgenden Aussagen treffen zu? Faktoren, die bei der Erstmanifestation einer Schizophrenie hinsichtlich der Prognose als eher günstig gelten, sind:

1 Heftige Begleitaffekte
2 Unterstützende Familie
3 Akuter Krankheitsbeginn
4 Schleichender Krankheitsbeginn
5 Auftreten von Schizophrenie bei nahen Angehörigen

A Nur die Aussagen 1, 2 und 3 sind richtig.
B Nur die Aussagen 1, 2 und 4 sind richtig.
C Nur die Aussagen 1, 2 und 5 sind richtig.
D Nur die Aussagen 1, 4 und 5 sind richtig.
E Nur die Aussagen 2, 3 und 5 sind richtig.

Mehrfachauswahl

7.1.8 Welche der folgenden Aussagen zur Hebephrenie treffen zu? Wählen Sie zwei Antworten!

A Das Krankheitsbild ist unter anderem gekennzeichnet durch ungeordnetes Denken, weitschweifige Sprache sowie verantwortungsloses und unvorhersehbares Verhalten.
B Halluzinationen und Wahn bestimmen das klinische Bild.
C Eindeutige und anhaltende Verflachung oder Inadäquatheit des Affekts können zwar in leichter Form vorkommen, bestimmen aber nicht das klinische Bild.
D Der Beginn der Erkrankung liegt meist zwischen der Pubertät und der Mitte des 3. Lebensjahrzehnts.
E Die Störung wird meist rasch erkannt, da Halluzinationen, Wahnideen und katatone motorische Erscheinungen im Vordergrund stehen.

Richtige Antwort7 (7.1.7): A

✓ **1** Generell gilt bei schizophrenen Erkrankungen, dass ein schneller Beginn mit heftigen Begleitaffekten und florider Positivsymptomatik prognostisch als eher günstig zu betrachten ist.

✓ **2** Ein unterstützendes Umfeld ist bei jeder Krankheit als positiv zu bewerten. Studien haben gezeigt, dass sozial isolierte, alleinlebende Menschen mit einer Schizophrenie eine schlechtere Prognose haben.

✓ **3** Ein akuter, offensichtlich psychoreaktiver Krankheitsbeginn ist im langfristigen Verlauf prognostisch besser zu bewerten als ein schleichender Beginn ohne Auslöser.

4 Meist folgt auf einen schleichenden Krankheitsbeginn im weiteren Verlauf eine ausgeprägte Negativsymptomatik. Ein langsamer Krankheitsbeginn ist prognostisch als eher ungünstig anzusehen.

5 Das Risiko einer manifesten Erkrankung bei genetischer Disposition ist deutlich erhöht, die Prognose ist eher ungünstig.

Richtige Antwort (7.1.8): A und D

✓ **A** Die hier genannten Symptome entsprechen den in der ICD-10 geforderten Kriterien zur Diagnose einer Hebephrenie. Diese wird auch desorganisierte Schizophrenie genannt, u. a. deshalb, weil Patienten ihre Zielsetzungen verlassen, ihre Zielstrebigkeit verlieren und es dadurch zu einer Planlosigkeit kommt.

B Die in dieser Antwortmöglichkeit genannten Symptome (Halluzinationen, Wahn) beschreiben einen Teil der Symptomatik einer paranoiden Schizophrenie.

C Insbesondere die genannten Symptome beschreiben das klinische Bild einer Hebephrenie, bei der im Vordergrund Störungen der Affektivität und des Denkens stehen.

✓ **D** Der Krankheitsbeginn einer hebephrenen Schizophrenie liegt laut ICD-10 zwischen dem 15. und dem 25. Lebensjahr. Durch die schnelle Entwicklung einer Negativsymptomatik ist die Hebephrenie prognostisch als ungünstiger zu betrachten.

E Im Zuge einer hebephrenen Schizophrenie können Wahn und Halluzinationen auftreten, diese sind jedoch eher flüchtig und stehen genau wie katatone motorische Erscheinungen nicht im Vordergrund der Erkrankung.

Mehrfachauswahl

7.1.9 Welche der folgenden Aussagen zur schizoaffektiven Störung treffen zu? Wählen Sie zwei Antworten!

A Sowohl affektive als auch schizophrene Symptome treten in derselben Krankheitsphase auf.

B Affektive und schizophrene Symptome treten nur in unterschiedlichen Krankheitsphasen auf.

C Die Langzeitprognose ist deutlich schlechter als bei der Schizophrenie.

D Sowohl manische als auch depressive Symptome können auftreten.

E Ich-Störungen treten nicht auf.

Einfachauswahl

7.1.10 Welche Aussage trifft zu? Bei der erstmalig auftretenden paranoid-halluzinatorischen Schizophrenie …

A … ist die Klarheit des Bewusstseins beeinträchtigt.

B … sind die intellektuellen Fähigkeiten akut herabgesetzt.

C … ist der Betroffene oftmals überzeugt, seine innersten Gedanken seien anderen bekannt.

D … herrschen Schuldgefühle vor.

E … sind Selbstverletzungen typisch.

Richtige Antwort (7.1.9): A und D

✓ **A** Die schizoaffektive Störung wird auch Mischpsychose genannt, da typischerweise sowohl affektive als auch schizophrene Symptome entweder in einer Krankheitsphase oder kurz nacheinander auftreten können.

B Diese Antwortmöglichkeit ist falsch, da die Symptome, wie oben erwähnt, sowohl in derselben als auch in unterschiedlichen Krankheitsphasen auftreten können.

C Meist kommt es im Zuge einer schizoaffektiven Störung nicht zu ausgeprägten Residualzuständen. Die Prognose ist besser als bei einer reinen Schizophrenie, jedoch schlechter als bei affektiven Störungen.

✓ **D** Die Verläufe der affektiven Symptomatik können sowohl unipolar als auch bipolar sein. So kann es auf der einen Seite zu typisch depressiven Symptomen wie z. B. Schlafstörungen, Antriebsminderung und depressiver Verstimmtheit, andererseits zu typisch manischen Symptomen wie Euphorie, Erregung und Antriebssteigerung kommen.

E Während einer schizophrenen Phase bei einer schizoaffektiven Störung können neben weiteren produktiven Symptomen wie Wahn und Halluzinationen auch Ich-Störungen, z. B. Gedankenentzug oder Gedankeneingebung auftreten.

Richtige Antwort (7.1.10): C

A Bei einer Schizophrenie sind Bewusstsein und Orientierung nicht gestört. Ist das Bewusstsein gestört, spricht dies eher für eine organische Störung.

B Im Rahmen einer paranoid-halluzinatorischen Schizophrenie bleiben die intellektuellen Fähigkeiten in der Regel erhalten. Im Langzeitverlauf von Schizophrenien kann es, u. a. durch die langfristige Einnahme von Medikamenten jedoch zu Einbußen in diesem Bereich kommen.

✓ **C** Zu den typischen Symptomen einer produktiven schizophrenen Phase gehören auch Ich-Störungen. Ist ein Patient davon überzeugt, seine Gedanken seien anderen bekannt, ist dies ein deutliches Zeichen einer Durchlässigkeit der Ich-Umwelt-Grenze.

D Im Vordergrund einer paranoid-halluzinatorischen Schizophrenie stehen inhaltliche Denkstörungen und Halluzinationen. Schuldgefühle sind eher bei affektiven Störungen zu beobachten und können bei einer schweren Depression wahnhaften Charakter bekommen.

E Diese Antwort bezieht sich eher auf eine Borderline-Persönlichkeitsstörung, bei der es neben typisch selbstschädigendem Verhalten zu starker emotionaler Instabilität und Unklarheiten bezüglich des eigenen Selbstbilds und eigener Ziele kommt. Weiterhin typisch für dieses Störungsbild sind das chronische Gefühl innerer Leere und die Neigung zu intensiven, aber unbeständigen Beziehungen. Bei schizophrenen Erkrankungen sind Selbstverletzungen nicht auszuschließen, typisch sind sie jedoch nicht.

Einfachauswahl

7.1.11 Welche der genannten Auffälligkeiten ist bei einer chronischen Schizophrenie am häufigsten anzutreffen?

A Drohungen oder Gewalttätigkeiten
B Gesellschaftlich peinliches Verhalten
C Sozialer Rückzug
D Depression
E Vermehrte Aktivität

Einfachauswahl

7.1.12 Wie lange müssen die spezifischen Symptome bei einer paranoiden Schizophrenie für die Diagnosestellung nach der ICD-10 mindestens bestehen?

A 1 Tag
B 1 Woche
C 1 Monat
D 1 Jahr
E 2 Jahre

Richtige Antwort (7.1.11): C

A Bei einer Schizophrenie (hier v. a. bei der paranoiden Unterform) kann es zu starker Reizbarkeit und auch Wutausbrüchen kommen. Die Zahl der Gewalttaten ist jedoch im Durchschnitt nicht höher als in der Allgemeinbevölkerung.

B Was unter gesellschaftlich peinlichem Verhalten zu verstehen ist, ist nicht unbedingt klar definiert. Im Bezug zum Krankheitsbild der Schizophrenie passt dieses Verhalten am ehesten zur Hebephrenie, bei der es z. B. zu unpassendem Kichern, Manierismen und Grimassieren kommen kann.

✓ **C** Der Begriff der chronischen Schizophrenie ist eine andere Bezeichnung für ein schizophrenes Residuum. Dieses zeichnet sich im Besonderen durch das auffallende Vorhandensein von negativen schizophrenen Symptomen aus. So kommt es im Verlauf neben sozialem Rückzug unter anderem zu psychomotorischer Verlangsamung, verminderter Aktivität, Verarmung der Sprache und zu einer Affektverflachung.

D Um die Diagnose eines schizophrenen Residuums stellen zu können, darf die Negativsymptomatik nicht durch eine Depression, eine Demenz oder eine andere hirnorganische Erkrankung ausgelöst worden sein. Sollte zusätzlich zum Residualzustand eine Depression bestehen, wird diese auch zusätzlich kodiert.

E Wie unter C erwähnt, ist das Bild der chronischen Schizophrenie geprägt durch eine Minussymptomatik. Die ICD-10 fordert eine Dauer von mindestens einem Jahr, in dem floride Symptome in Intensität und Häufigkeit gering oder wesentlich vermindert sind und ein negatives schizophrenes Syndrom vorliegt.

7

Richtige Antwort (7.1.12): C

A Die paranoide Schizophrenie ist eine schwerwiegende psychiatrische Erkrankung, deren Diagnosesicherung einen längeren Beobachtungszeitraum benötigt. Sind Symptome, die für die paranoide Form sprechen, nur einen Tag lang vorhanden, wäre z. B. eher an eine drogeninduzierte Psychose zu denken.

B Ist der Zeitraum der Symptomatik kürzer als 4 Wochen, wird vorerst die Diagnose der schizophreniformen psychotischen Störung gewählt.

✓ **C** Während des Zeitraums von einem Monat müssen die typischen Symptome wie z. B. Wahn, Halluzinationen, Ich-Störungen oder Denkstörungen fast ständig und deutlich vorhanden sein, um eine Schizophrenie zu diagnostizieren.

D Bei der Schizophrenia simplex und dem schizophrenen Residuum müssen laut Diagnosekriterien der ICD-10 die spezifischen Symptome zum Zeitpunkt der Diagnosestellung bereits ein Jahr bestanden haben.

E Eine 2-jährige Dauer der Symptomatik wird für die Diagnosestellung einer schizotypen Störung verlangt. Diese geht mit exzentrischem Verhalten und verschiedenartigen Anomalien in Denken und Stimmung einher. In Dauer und Verlauf finden sich bei der schizotypen Störung Ähnlichkeiten zu Persönlichkeitsstörungen.

Einfachauswahl

7.1.13 Welche Aussage zur Hebephrenie trifft zu?

A Die Hebephrenie ist eine Erkrankung, die sich bereits vor der Pubertät – meist mit 4 bis 5 Lebensjahren – manifestiert.

B Charakteristisch für die Hebephrenie sind die akustischen Halluzinationen, die von Vorschulkindern oft als singende Chöre beschrieben werden.

C Die Hebephrenie zählt zu den X-chromosomal vererbbaren Erkrankungen und wird somit vorwiegend auf weibliche Nachkommen vererbt.

D Bei der Hebephrenie bleiben das Bewusstsein und die Orientierung in den allermeisten Fällen erhalten.

E Die Hebephrenie hat nach der Pubertät eine gute Prognose.

Aussagenkombination

7.1.14 Welche der folgenden Aussagen zur Therapie von schizophrenen Patienten treffen zu?

1 Kognitives Training, wie z. B. Training der sozialen Wahrnehmung, ist sinnvoll.

2 Imaginationsübungen sollten frühzeitig durchgeführt werden.

3 Die Psychotherapie bei schizophrenen Patienten beinhaltet u. a. Problemanalyse, Psychoedukation, Kommunikationstraining und Problemlösetraining.

4 Eine aufdeckende Psychotherapie ist Therapie der Wahl.

5 Bei der Ersterkrankung sollte eine Behandlung mit Neuroleptika spätestens nach 4 Wochen beendet werden.

A Nur die Aussagen 1 und 3 sind richtig.

B Nur die Aussagen 1 und 4 sind richtig.

C Nur die Aussagen 1, 3 und 5 sind richtig.

D Nur die Aussagen 2, 3 und 4 sind richtig.

E Nur die Aussagen 1, 2, 3 und 5 sind richtig.

Richtige Antwort (7.1.13): D

A Die hebephrene Schizophrenie hat zwar einen frühen Beginn (griech. hebe = Jugend), die Krankheit manifestiert sich jedoch nicht im Kindesalter, sondern zumeist zwischen dem 15. und 25. Lebensjahr. Prämorbid fallen die Jugendlichen häufig durch ein einzelgängerisches und schüchternes Verhalten auf.

B Akustische Halluzinationen stehen nicht im Vordergrund dieser Form der Schizophrenie. Sie sind eher Zeichen für ein paranoides Geschehen. Bei der Hebephrenie kommt es vor allem im Bereich der Affektivität zu Störungen.

C Generell ist das Risiko, an einer Schizophrenie zu erkranken, im Zuge einer genetischen Disposition deutlich erhöht. Die Verteilung auf die Geschlechter ist jedoch mit 1:1 ausgeglichen, da die Erkrankung nicht X-chromosomal vererbt wird. Ein Beispiel für eine X-chromosomale Vererbung wäre z. B. das Rett-Syndrom.

✓ **D** Störungen im Bereich von Bewusstsein und Orientierung finden sich vermehrt bei organisch bedingten psychischen Störungen, wie z. B. Morbus Alzheimer. Sie gehören nicht zu den typischen Symptomen einer Schizophrenie. Zu Beginn einer schizophrenen Erkrankung können möglicherweise Bewusstseinsverschiebungen vorkommen, und es besteht die Möglichkeit von Bewusstseinstrübungen bei der paranoiden Form, diese sind jedoch niemals vorherrschend.

E Da sich im Verlauf der hebephrenen Schizophrenie häufig und rasch eine ausgeprägte Negativsymptomatik entwickelt, ist die Prognose dieser Form eher schlecht.

Richtige Antwort (7.1.14): A

✓ **1** Ziele des kognitiven Trainings sind unter anderem die Förderung des kognitiven Planens und das Erlernen wichtiger Selbstinstruktionen zur Bewältigung belastender Situationen.

2 Imaginationsübungen, bei denen es darum geht, sich nicht vorhandene Dinge zu vergegenwärtigen, sind bei Schizophrenien kontraindiziert. Alle Interventionen, die zu einer Entfernung von der Realität führen, sollten unterbleiben.

✓ **3** Psychotherapeutisch ist während des gesamten Krankheitsverlaufs eine supportive Therapie wichtig. Diese besteht neben den in der Antwortmöglichkeit genannten Interventionen zusätzlich in Stressbewältigungstrainings, metakognitivem Training und dem Erlernen einer besseren familiären Interaktion.

4 Eine aufdeckende Therapie ist bei Psychosen generell kontraindiziert, da für diese Form der Therapie vor allem eine ausreichende Ich-Stärke vorhanden sein muss.

5 Die Einnahme von Antipsychotika (Neuroleptika) fängt bei der Akutbehandlung an und endet mit der Rückfallprophylaxe. Nach der Erstbehandlung der akuten Symptomatik, die meist mehrere Wochen andauert, ist eine Erhaltungstherapie von mindestens 6 Monaten angezeigt. Bei wiederholten Rezidiven liegt die Prophylaxe zwischen 2 und 5 Jahren.

Mehrfachauswahl

7.1.15 Welche der folgenden Aussagen zur Schizophrenie treffen zu? Wählen Sie zwei Antworten!

A Frauen sind etwa doppelt so häufig betroffen wie Männer.

B Das gesicherte Erkrankungsrisiko bei eineiigen Zwillingen liegt bei über 95 %.

C Die Erkrankungswahrscheinlichkeit (Lifetime-Risiko) liegt bei 5 %.

D Das Haupterkrankungsalter liegt zwischen dem 15. und 30. Lebensjahr.

E Ist ein Elternteil an Schizophrenie erkrankt, ist das Erkrankungsrisiko erhöht (10–15 %).

Aussagenkombination

7.1.16 Welche der folgenden Aussagen zum Störungsbild der Schizophrenie treffen zu?

1 Die Symptomatik muss seit mindestens 3 Monaten bestehen.

2 Gedankenentzug gehört zu den Ich-Störungen.

3 Gedankenabreißen gehört zu den Ich-Störungen.

4 Akustische Halluzinationen können die Form imperativer Stimmen annehmen.

5 Die katatone Schizophrenie ist die häufigste Unterform der Schizophrenie.

A Nur die Aussagen 1 und 4 sind richtig.

B Nur die Aussagen 2 und 4 sind richtig.

C Nur die Aussagen 3 und 5 sind richtig.

D Nur die Aussagen 1, 3 und 5 sind richtig.

E Nur die Aussagen 2, 4 und 5 sind richtig.

Richtige Antwort (7.1.15): D und E

A Beide Geschlechter sind im Rahmen schizophrener Erkrankungen in etwa gleich häufig betroffen. Bei Frauen ist ein etwas späterer Krankheitsbeginn zu beobachten.

B Das Erkrankungsrisiko bei eineiigen Zwillingen liegt bei ca. 50 %.

C Die Wahrscheinlichkeit der Durchschnittsbevölkerung, an einer Schizophrenie zu erkranken, liegt bei ca. 1 %.

✓ **D** Bei Männern liegt das durchschnittliche Erkrankungsalter bei 21 Jahren und bei Frauen liegt es bei 26 Jahren. Mehr als die Hälfte aller Erkrankungen beginnen zwischen der Pubertät und dem 30. Lebensjahr.

✓ **E** Die Ursachen einer Schizophrenie sind multifaktoriell. Richtig ist, dass das Erkrankungsrisiko bei einem erkrankten Elternteil bei ca. 10 % liegt. Sind beide Elternteile erkrankt, steigt dieses Risiko auf ca. 40 %. Andere Faktoren kommen bei der Entstehung und Manifestation dieser Erkrankung jedoch hinzu.

Richtige Antwort (7.1.16): B

1 Laut Diagnosekriterien der ICD-10 beläuft sich die Dauer der Symptome für die Diagnosestellung einer Schizophrenie auf einen Monat oder länger. Während dieser Zeit müssen die Symptome fast ständig deutlich vorhanden sein.

✓ **2** Ich-Störungen gehören zu den typischen Symptomen einer schizophrenen Erkrankung. Beim Gedankenentzug ist der Patient sich sicher, dass seine Gedanken durch jemand anderen (z. B. Außerirdische) aus seinem Kopf herausgezogen werden.

3 Das Gedankenabreißen ist psychopathologisch den formalen Denkstörungen zuzuordnen. Ein bisher flüssiger Gedankengang endet plötzlich.

✓ **4** Vor allem bei der paranoiden Schizophrenie leiden die Betroffenen unter befehlenden oder bedrohenden Stimmen. Weitere akustische Halluzinationen können sich als kommentierende, abwertende oder aus einem Körperteil kommende Stimmen manifestieren. Des Weiteren kann es zu nichtverbalen akustischen Halluzinationen in Form von Brummen oder Pfeifen (Akoasmen) kommen.

5 Mit einem Anteil von ca. 40 % ist die paranoide Schizophrenie das am häufigsten vorkommende Syndrom dieser Gruppe. An zweiter Stelle stehen mit jeweils 15-prozentigem Anteil die katatone und die hebephrene Form.

Aussagenkombination

7.1.17 Welche der Aussagen zur Schizophrenie treffen zu?

1 Anlagebedingte Faktoren sind eine Teilursache der Erkrankung.
2 Schizophrene Patienten haben ein hohes Suizidrisiko.
3 Wahnvorstellungen sind für die Diagnose einer Schizophrenie eine notwendige Voraussetzung.
4 Bei einer akut aufgetretenen paranoid-halluzinatorischen Schizophrenie ist die Soziotherapie die wichtigste Sofortmaßnahme.
5 Leitsymptom für eine schizophrene Erkrankung ist die Antriebssteigerung.

A Nur die Aussagen 1 und 2 sind richtig.
B Nur die Aussagen 1, 2 und 3 sind richtig.
C Nur die Aussagen 1, 3 und 4 sind richtig.
D Nur die Aussagen 2, 4 und 5 sind richtig.
E Nur die Aussagen 1, 2, 3 und 5 sind richtig.

Mehrfachauswahl

7.1.18 Welche der folgenden Aussagen zum schizophrenen Residuum treffen zu? Wählen Sie zwei Antworten!

A Kennzeichnend sind ausgeprägte Wahnvorstellungen.
B Meist plötzlicher Beginn.
C Typisch ist Gesprächigkeit und Geselligkeit.
D Antriebsminderung ist charakteristisch.
E Vernachlässigung der Körperpflege ist ein mögliches Symptom.

Richtige Antwort (7.1.17): A

✓ **1** Wie bei vielen anderen psychischen Störungen ist auch bei der Schizophrenie eine multifaktorielle Krankheitsentstehung anzunehmen. Genetische Faktoren tragen entscheidend zur Entstehung bei, es zeigt sich jedoch auch, dass andere Faktoren hinzukommen müssen, um die Erkrankung zu entwickeln.

✓ **2** In allen Phasen einer schizophrenen Erkrankung kann es zu Suizidalität kommen, daher ist in der Arbeit mit dieser Patientengruppe ein genaues Augenmerk auf diesen Bereich zu werfen.

3 In der ICD-10 sind die Symptome der Schizophrenie in zwei Gruppen unterteilt. Um die Diagnose einer Schizophrenie zu stellen, muss eine gewisse Anzahl von Symptomen aus jeder dieser Gruppen bestehen. Das Symptom Wahn ist für die Diagnose nicht zwingend Voraussetzung. Die Diagnose kann ebenso gestellt werden, wenn sich bei dem Patienten dieses Merkmal nicht zeigt.

4 In einer akut paranoid-halluzinatorischen Phase der Erkrankung hat in der Regel eine medikamentöse Behandlung den Vorrang. Soziotherapeutische Maßnahmen werden meist nach einer akuten Phase eingeleitet und durchgeführt bzw. wieder aufgenommen.

5 Die grundlegende Symptomatik von Schizophrenien besteht charakteristischerweise in verschiedenartigen Störungen in den Bereichen des Denkens, der Wahrnehmung und der Affektivität. Eine Antriebssteigerung ist kein Leitsymptom der Schizophrenie.

Richtige Antwort (7.1.18): D und E

A Ausgeprägte Wahnvorstellungen sind vor allem für die paranoid-halluzinatorische Form der Schizophrenie typisch. Hier kommt es unter anderem zu Verfolgungswahn, Beziehungswahn, Sendungswahn oder zönästhetischem Wahn. Für die Diagnose eines schizophrenen Residuums sollte die produktive Symptomatik seit 12 Monaten nicht mehr oder nur sehr gering vorhanden gewesen sein.

B Ein schizophrenes Residuum (Residualzustand) entwickelt sich nach dem Abklingen einer akuten Phase und beschreibt ein chronisches Stadium im Verlauf der Erkrankung. Charakteristisch ist die ausgeprägte Negativsymptomatik.

C Zu den negativen Symptomen einer Schizophrenie zählt auch die Sprachverarmung. Die Patienten sprechen weniger und auch die nonverbale Kommunikation nimmt ab. Sie ziehen sich zurück, es zeigt sich verminderte Aktivität und Passivität.

✓ **D** Patienten in einem Residualzustand sind antriebsarm, psychomotorisch verlangsamt, sie zeigen keine oder wenig Initiative und wirken in sich zurückgezogen.

✓ **E** Innerhalb des Residualzustandes kann es auch zu einer Vernachlässigung der Körperpflege kommen und die allgemeine Leistungsfähigkeit kann abnehmen.

Mehrfachauswahl

7.1.19 Ein 20-jähriger Mann kommt in Begleitung seiner Eltern zu Ihnen. Sie denken aufgrund der Angaben der Eltern und des auffallenden Verhaltens während des Gesprächs an eine hebephrene Schizophrenie. Welche Befunde oder anamnestischen Angaben stützen Ihren Verdacht? Wählen Sie zwei Antworten!

A Leichtgradige Intelligenzminderung
B Beginn der Auffälligkeiten bei der Einschulung
C Flache, unpassende Stimmung
D Zunehmende Antriebsminderung
E Seit einem Monat anhaltende gedrückte Stimmung

Aussagenkombination

7.1.20 Welche der folgenden Aussagen zur Therapie von schizophrenen Patienten treffen zu?

1. Psychotherapeutische Behandlungsmaßnahmen sind in der Regel erst nach Abklingen der akut psychotischen Symptomatik sinnvoll
2. Die EKT (Elektrokrampftherapie) ist ein häufig eingesetztes Verfahren zur Behandlung von Wahn
3. Krankheitseinsicht und Behandlungsbereitschaft sind bei der Schizophrenie hoch
4. Bei der psychotherapeutischen Behandlung profitieren Patienten am ehesten von einer begleitenden verhaltenstherapeutischen Intervention
5. Die häufigsten Ursachen für Rückfälle sind ein abruptes Absetzen der Medikation bzw. eine unregelmäßige Medikamenteneinnahme

A Nur die Aussagen 1 und 4 sind richtig.
B Nur die Aussagen 1, 2 und 3 sind richtig.
C Nur die Aussagen 1, 4 und 5 sind richtig.
D Nur die Aussagen 1, 2, 3 und 5 sind richtig.
E Nur die Aussagen 2, 3, 4 und 5 sind richtig.

Richtige Antwort (7.1.19): C und D

- **A** Eine leichte Intelligenzminderung spricht weder für noch gegen die Diagnose einer Schizophrenie. In der Regel liegt die Intelligenz von Patienten mit einer schizophrenen Erkrankung im Normalbereich.
- **B** Die Erstmanifestation einer hebephrenen Schizophrenie liegt zwischen dem 15. und 25. Lebensjahr. Häufig ist im Vorfeld der Erkrankung ein einzelgängerisches Verhalten deutlich geworden. Auffälligkeiten bei der Einschulung sind kein Hinweis auf ein schizophrenes Geschehen.
- ✓ **C** Bei der hebephrenen Form der Schizophrenie stehen vor allem Störungen im Bereich der Affektivität im Vordergrund. Die Patienten wirken albern und unernst, der Situation nicht angemessen. Die angegebene Symptomatik spricht also für eine Hebephrenie.
- ✓ **D** Die schnelle Entwicklung einer Negativsymptomatik, zu der die Antriebsminderung gehört, ist für die hebephrene Schizophrenie sehr typisch und prognostisch als eher schlecht zu bewerten.
- **E** Eine anhaltend gedrückte Stimmung über einen längeren Zeitraum spricht eher für ein depressives Geschehen, kann jedoch auch viele andere Ursachen haben, die zu explorieren wären.

Richtige Antwort (7.1.20): C

- ✓ **1** Befindet sich ein Patient in einer akuten schizophrenen Phase, hat die medikamentöse Behandlung Vorrang. Hier werden vor allem Antipsychotika (Neuroleptika) eingesetzt, die sich meist positiv auf die Symptomatik auswirken.
- **2** Im Verlauf einer katatonen Schizophrenie kann sich die sogenannte perniziöse Katatonie entwickeln, bei der zur Grundsymptomatik unter anderem hohes Fieber und Kreislaufstörungen hinzutreten. Dieser Zustand kann lebensbedrohlich sein und stellt ein Indikationsgebiet der EKT dar.
- **3** Die zu Anfang der Erkrankung häufig fehlende Krankheitseinsicht macht die Behandlung z. T. schwierig. Durch die vielfältigen, teilweise sehr schwerwiegenden Nebenwirkungen der Medikamente ist die Compliance oftmals eher als schlecht zu bewerten.
- ✓ **4** Verhaltenstherapeutische Interventionen sind ein wichtiger Baustein in der Behandlung schizophrener Erkrankungen. Erfolgreich eingesetzt werden z. B. das soziale Kompetenztraining, das Problemlösetraining und Modelle zur besseren Selbstkontrolle.
- ✓ **5** Nach Abklingen der Akutsymptomatik ist es wichtig, die medikamentöse Therapie über einen längeren Zeitraum fortzusetzen, da durch ein zu frühes Absetzen das Auftreten eines neuen Schubs begünstigt werden kann. Auch Antipsychotika (Neuroleptika) sollten, wie andere Psychopharmaka, langsam ausgeschlichen werden.

Mehrfachauswahl

7.1.21 Welche der folgenden Aussagen treffen zu? Wählen Sie zwei Antworten!

Zur Negativsymptomatik einer Schizophrenie zählen:

A Störung des Ich-Erlebens

B Sprachverarmung

C Wahn

D Affektverflachung

E Denkzerfahrenheit

Mehrfachauswahl

7.1.22 Welche der folgenden Aussagen zur paranoiden Schizophrenie treffen zu? Wählen Sie zwei Antworten!

A Störungen der Stimmung und des Antriebs sind Leitsymptome.

B Es handelt sich um eine seltene Verlaufsform der Schizophrenie.

C Psychomotorische Symptome sind Leitsymptome.

D Inhaltliche Denkstörungen kennzeichnen das klinische Bild.

E Akustische Halluzinationen treten begleitend auf.

Richtige Antwort (7.1.21): B und D

A Störungen des Ich-Erlebens sind typisch produktive oder Plussymptome einer Schizophrenie. Das Erleben der eigenen Person ist z. B. dadurch verändert, dass Teile des eigenen Körpers als nicht mehr dazugehörig empfunden werden oder der Patient das Gefühl hat, sich außerhalb seines Körpers zu befinden.

✓ **B** Negative Symptome beschreiben Krankheitszeichen, bei denen dem Patienten ursprünglich vorhandene Fähigkeiten verloren gehen oder sich vermindern. Die Sprachverarmung gehört zu dieser Symptomatik.

C Wahn ist psychopathologisch den inhaltlichen Denkstörungen zuzuordnen und ein charakteristisches Plussymptom. Beim Patienten kommt es zu einer Vorstellung, die mit der Realität in keinem Zusammenhang steht.

✓ **D** Affektverflachung bezeichnet einen Gefühlszustand der Leere, Abstumpfung und Gleichgültigkeit und zählt zur Negativsymptomatik der Schizophrenie.

E Bei der Denkzerfahrenheit oder Inkohärenz wird das Denken und Sprechen sprunghaft und unlogisch. Assoziative Verknüpfungen fehlen und in schweren Fällen kommt es zu einem sinnlosen Aneinanderreihen von Wortteilen, Bruchstücken oder Silben. Es handelt sich um ein produktives Symptom.

Richtige Antwort (7.1.22): D und E

A Im Feld der schizophrenen Erkrankungen sprechen Symptome aus dem affektiven Bereich (läppische Grundstimmung) in Verbindung mit psychomotorischen Störungen (Manierismen) am ehesten für eine hebephrene Schizophrenie.

B Die paranoid-halluzinatorische Form der Schizophrenie ist der am meisten vorkommende Subtyp, beginnt in der Regel akut und in einem späteren Lebensalter als die anderen Formen.

C Sind die Leitsymptome einer Schizophrenie im psychomotorischen Bereich zu finden, handelt es sich um die katatone Form dieser Erkrankung. Zu den Symptomen gehören Stupor, Mutismus, Automatismen und Katalepsie.

✓ **D** Inhaltliche Denkstörungen (Wahn) sind ein vorherrschendes Symptom bei der paranoiden Schizophrenie. Am häufigsten sind Verfolgungswahn, Beziehungswahn, Abstammungswahn und Sendungswahn vorhanden.

✓ **E** Auch Halluzinationen sind für die paranoide Schizophrenie typisch. In der Regel handelt es sich um akustische Halluzinationen mit befehlenden, bedrohenden oder beschimpfenden Stimmen. Akoasmen und andere Halluzinationen können ebenfalls vorhanden sein.

Aussagenkombination

7.1.23 Welche der folgenden Aussagen zur Schizophrenie treffen zu?

1 Es sind immer Prodromalsymptome feststellbar.
2 Die Lebenszeitprävalenz für Schizophrenie liegt bei etwa 1 %.
3 Bei vollständiger Ausheilung der Schizophrenie spricht man von einem schizophrenen Residuum.
4 Bei der paranoiden Schizophrenie stehen Wahnsymptome und Halluzinationen im Vordergrund des medizinischen Bildes.
5 Der Erkrankungsbeginn bei hebephrener Schizophrenie liegt im Allgemeinen im Jugend- und frühen Erwachsenenalter.

A Nur die Aussagen 1 und 4 sind richtig.
B Nur die Aussagen 2 und 5 sind richtig.
C Nur die Aussagen 1, 3 und 5 sind richtig.
D Nur die Aussagen 2, 4 und 5 sind richtig.
E Alle Aussagen sind richtig.

Aussagenkombination

7.1.24 Welche der folgenden Aussagen treffen zu? Störungen der Psychomotorik bei Schizophrenie können sein:

1 Katalepsie
2 Negativismus
3 Derealisation
4 Mutismus
5 Parathymie

A Nur die Aussagen 1 und 5 sind richtig.
B Nur die Aussagen 2 und 3 sind richtig.
C Nur die Aussagen 4 und 5 sind richtig.
D Nur die Aussagen 1, 2 und 3 sind richtig.
E Nur die Aussagen 1, 2 und 4 sind richtig.

Richtige Antwort (7.1.23): D

1 Prodromalsymptome sind Symptome, die während des Prodroms – dem einer Erkrankung vorangehenden Vorstadium – auftreten und meist uncharakteristisch sind. Sie gehen dem eigentlichen Krankheitsbeginn einer schizophrenen Erkrankung voraus und sind z. T. anhand der Symptomatik erkennbar, nicht aber in jedem Fall. Oft sind Prodromalsymptome erst im Rückblick erkennbar.

✓ 2 Das Erkrankungsrisiko liegt bei der Schizophrenie bei ca. 1 %.

3 Bei vollständiger Ausheilung einer Schizophrenie spricht man von Remission. Diese Verlaufsform ist bei ⅓ der Patienten zu finden. Das schizophrene Residuum hingegen ist eine chronische Form.

✓ 4 Vorherrschend bei der paranoiden Form der Schizophrenie sind Wahn und Halluzinationen. In akuten Phasen kann es zusätzlich zu deutlichen formalen Denkstörungen kommen. Andere typisch schizophrene Symptome können vorhanden sein, bestimmen jedoch nicht das klinische Bild.

✓ 5 Man spricht auch von der jugendlichen Form der Schizophrenie. Sie beginnt etwa zwischen dem 15. und 25. Lebensjahr, also deutlich früher als die paranoide Form mit einer durchschnittlichen Erstmanifestation im 4. Lebensjahrzehnt.

Richtige Antwort (7.1.24): E

✓ 1 Der Begriff Katalepsie steht für die Haltungsstarre. Patienten verharren/erstarren in einer von außen passiv vorgegebenen Haltung. Dieses hyperkinetische Symptom kann im Rahmen von Schizophrenien vorkommen.

✓ 2 Auch der Negativismus kann als psychomotorisches Symptom bei schizophrenen Erkrankungen zum Vorschein treten. Patienten tun in diesem Fall das Gegenteil von dem, was jemand von ihnen verlangt, oder sie reagieren gar nicht.

3 Derealisationen gehören typischerweise zu dem Krankheitsbild der Schizophrenie, zählen psychopathologisch jedoch zu den Ich-Störungen und nicht, wie in der Frage formuliert, zu den Störungen der Psychomotorik. Bei der Derealisation sind Patienten in ihrem Ich-Erleben beeinflusst.

✓ 4 Mutismus kann im Rahmen schizophrener Störungen und auch bei Depressionen auftreten. Die Betroffenen sprechen nur noch sehr wenig oder gar nicht mehr. Es handelt sich um ein Symptom aus dem Spektrum der Psychomotorik.

5 Parathymie (griech. thymos = Gemüt) kann, wie auch die anderen genannten Begriffe, symptomatisch bei Schizophrenien in Erscheinung treten. Dennoch ist die Antwort falsch, da es sich um eine Störung der Affektivität handelt. Bei der Parathymie sind geschilderte oder äußere Situation und gezeigter Gefühlsausdruck des Patienten nicht übereinstimmend.

Aussagenkombination

7.1.25 Sie haben bei einem Patienten den Verdacht auf eine schizotype Störung (nach ICD-10). Welche der folgenden Symptome stützen Ihren Verdacht im Rahmen der Differenzialdiagnose?

1 Der Patient erscheint kühl und unnahbar.
2 Ausgeprägte Ideenflucht.
3 Antriebsschwäche.
4 Misstrauen.
5 Denken und Sprache vage, gekünstelt und umständlich.

A Nur die Aussagen 1, 2 und 5 sind richtig.
B Nur die Aussagen 1, 3 und 4 sind richtig.
C Nur die Aussagen 1, 4 und 5 sind richtig.
D Nur die Aussagen 2, 4 und 5 sind richtig.
E Nur die Aussagen 3, 4 und 5 sind richtig.

Aussagenkombination

7.1.26 Welche der folgenden Aussagen trifft (treffen) zu? Zu den Störungen der Psychomotorik bei schizophrenen Erkrankungen zählen:

1 „Wächserne Biegsamkeit“ (flexibilitas cerea)
2 Haltungsstereotypien
3 Sinnlose motorische Aktivitäten
4 Bewegungs- und Sprachstereotypien
5 Echolalie

A Nur die Aussage 5 ist richtig.
B Nur dic Aussagen 1 und 2 sind richtig.
C Nur die Aussagen 3 und 4 sind richtig.
D Nur die Aussagen 1, 2 und 4 sind richtig.
E Alle Aussagen sind richtig.

Richtige Antwort (7.1.25): C

✓ **1** Patienten mit der Diagnose einer schizotypen Störung zeigen deutlich reduzierte Affekte. Im Umgang wirken sie kalt und unnahbar. Auch ihre Gefühlsäußerungen scheinen eingeschränkt bzw. unangemessen.

2 Ideenflucht ist kein Symptom einer schizotypen Störung. Vielmehr ist sie ein sehr typisches Symptom für ein manisches Geschehen. Auch beim Drogenkonsum kann es zu Ideenflucht kommen.

3 Auch eine Antriebsschwäche spricht nicht für das Vorhandensein einer schizotypen Störung. Diese wäre z.B. bei depressiven Erkrankungen oder bei einem schizophrenen Residuum zu finden.

✓ **4** Argwohn, Misstrauen, paranoide Vorstellungen und andere eigentümliche Überzeugungen stützen den Verdacht auf eine schizotype Störung.

✓ **5** Patienten mit einer schizotypen Störung sprechen in ungewöhnlicher, bildhafter, metaphorischer Weise, ihr Denken ist vage, häufig stereotyp und eigentümlich.

Richtige Antwort (7.1.26): E

✓ **1** Bei der katatonen Schizophrenie ist die „wächserne Biegsamkeit" ein sehr typisches Symptom und in den Diagnosekriterien der ICD-10 beschrieben. Der Patient verharrt in passiv herbeigeführten Körperhaltungen. Man spricht hier auch von Katalepsie.

✓ **2** Die Patienten nehmen eigenständig Körperhaltungen ein und behalten diese über einen längeren Zeitraum bei. Auch Haltungsstereotypien gehören zu den Diagnosekriterien einer katatonen Schizophrenie.

✓ **3** In dieser Antwortmöglichkeit wird eine motorische Unruhe/Erregtheit beschrieben, die sich in zielloser und ungerichteter motorischer Aktivität äußert, ohne dass eine Beeinflussung durch äußere Reize stattgefunden hat. Wie viele andere psychopathologische Symptome auch, ist die motorische Unruhe nicht spezifisch für Schizophrenien, kann aber unter dieser Erkrankung und hier v. a. bei der katatonen Form auftreten.

✓ **4** Bewegungsstereotypien äußern sich durch immer gleiche Bewegungsmuster des Körpers oder einzelner Körperteile (z. B. Rumpfschaukeln), Sprachstereotypien durch Silben-, Wort- oder Satzwiederholungen. Beide Varianten der Stereotypien können im Rahmen schizophrener Erkrankungen vorkommen. Bewegungsstereotypien finden sich auch bei Autismus-Spektrum-Störungen.

✓ **5** Die Echolalie gehört zu den Automatismen, diese wiederum zu den psychomotorischen Störungen. Patienten sprechen beispielsweise mechanisch Worte oder Sätze nach oder imitieren andere Laute. Auch hier handelt es sich um ein Symptom, das u. a. bei Schizophrenien zu finden ist.

7.2 Mündliche Fragen: Schizophrenie, schizotype und wahnhafte Störungen

7.2.1 Bei einer Schizophrenie spricht man von Positiv- und Negativsymptomatik. Was ist darunter zu verstehen?

Das sollten Sie zur Sprache bringen:
- Andere Bezeichnungen sind Plus-/Minussymptomatik oder Produktivsymptome/Defizienzsymptome
- Positivsymptomatik:
  - Verhaltensweisen, die ein Übermaß oder eine Verzerrung normaler Funktionen darstellen. Sie führen zu typisch psychotischem Verhalten. Beispiele sind Wahn, Halluzinationen, bizarres Verhalten und formale Denkstörungen
- Negativsymptomatik:
  - Verhaltensweisen, welche im Vergleich zu dem gesunden Menschen Defizite aufweisen. Beispiele sind sozialer Rückzug, Affektverflachung, Sprachverarmung, Antriebsarmut und Aufmerksamkeitsstörungen
- Die Einteilung der Symptome ist relevant für die Diagnostik und die weitere Behandlung einer Schizophrenie

Zusätzlich können Sie erwähnen:
- Weitere Einteilungssysteme von E. Bleuler und K. Schneider
- Bleuler unterteilt in Grundsymptome:
  - Störungen des Denkens
  - Störungen der Affektivität
  - Störungen des Antriebs
- und akzessorische Symptome:
  - Wahn
  - Halluzinationen
  - Katatone Erscheinungen
- Schneider teilt ein in Symptome 1. Ranges:
  - Gedankenlautwerden
  - Akustische Halluzinationen
  - Gedankenentzug
  - Gedankenausbreitung
  - Wahnwahrnehmung
- und Symptome 2. Ranges:
  - Wahneinfall
  - Ratlosigkeit
  - Depressive oder frohe Verstimmung

Ihr weiteres Plus:
- Alle Symptome der Schizophrenie können auch bei anderen psychischen Störungen auftreten, vor allem bei Psychosen anderer Genese

7.2.2 Wie sieht die Behandlung schizophren erkrankter Menschen aus?

Das sollten Sie zur Sprache bringen:
- Mehrdimensionaler Ansatz mit Maßnahmen aus den Bereichen der Psycho-, Sozio- und Pharmakotherapie

- Psychotherapie:
  - Supportive Psychotherapie
  - Psychoedukation
  - Verhaltenstherapeutische Elemente
  - Einbeziehung der Familie
- Soziotherapie:
  - Arbeits- und Beschäftigungstherapie
  - Training sozialer Fertigkeiten
  - Berufsrehabilitative Maßnahmen
  - Ergotherapie
  - Teilstationäre Angebote
- Psychopharmaka:
  - Behandlung vor allem mit Neuroleptika (Antipsychotika)

Zusätzlich können Sie erwähnen:
- Kurze Erläuterung der verschiedenen Therapiestrategien

Ihr weiteres Plus:
- Beschreibung Ihrer Behandlungsmöglichkeiten/Behandlungsgrenzen eines Patienten, bei dem Sie eine schizophrene Erkrankung vermuten

7.2.3 Welche Formen von Schizophrenie sind Ihnen bekannt und wodurch zeichnen diese sich im Besonderen aus?

Das sollten Sie zur Sprache bringen:
- Paranoide Form:
  - Häufigste Form der Schizophrenie
  - Meist akuter Beginn
  - Vorherrschend sind Wahn und Halluzinationen
  - Beginn meist im 4. Lebensjahrzehnt
  - Prognose besser als bei anderen Formen
- Hebephrene Form:
  - Beginn im Jugendalter
  - Vorherrschend sind Störungen im affektiven Bereich
  - Wegen der ausgeprägten Negativsymptomatik besteht eine ungünstige Prognose
- Katatone Form:
  - In den Industrieländern eine seltene Form
  - Vorherrschend sind Störungen im psychomotorischen Bereich
  - Entwicklung einer perniziösen Katatonie möglich (lebensbedrohlich)

Zusätzlich können Sie erwähnen:
- Weitere typisch schizophrene Symptome sind bei allen Formen vorhanden, jedoch nicht bildbestimmend
- Schizophrenes Residuum, charakterisiert durch langandauernde negative Symptome
- Schizophrenia simplex, seltenes Zustandsbild mit schleichender Progredienz

Ihr weiteres Plus:
- Hier können Sie einige typische Symptome der einzelnen schizophrenen Formen nennen.

7.2.4 Ein Patient, der nachweislich an einer Schizophrenie erkrankt ist, seit längerer Zeit jedoch symptomfrei ist, berichtet Ihnen, es gehe ihm in den letzten Tagen anders. Er habe das Gefühl der Bedrohung, verspüre Angst, sei nervös und habe Schlafstörungen. Was vermuten Sie, und wie ist Ihr weiteres Vorgehen?

Das sollten Sie zur Sprache bringen:
- Die angesprochenen Symptome könnten Warnsignale für einen Rückfall sein, daher ist eine weitere, gründliche Exploration nötig.
- Erhärtet sich der Verdacht eines Rückfalls, ist in Absprache mit dem Patienten eine Kontaktaufnahme zu dem behandelnden Arzt und zu Betreuungspersonen nötig.

Zusätzlich können Sie erwähnen:
- Kommt es zu einem erneuten schizophrenen Schub, muss der Patient psychiatrisch behandelt werden.
- Durch frühzeitiges Erkennen lassen sich erneute Schübe z. T. abwenden oder zumindest abmildern.

Ihr weiteres Plus:
- Weitere Warnsignale sind:
  - Schwierigkeiten bei der Arbeit
  - Gefühle der Überforderung
  - Sozialer Rückzug
  - Gedächtnisschwierigkeiten
  - Beeinflussungsgedanken und Halluzinationen
- Verweis auf die Grenzen Ihrer Behandlungsmöglichkeiten

7.2.5 Welche Symptome sprechen für eine katatone Schizophrenie?

Das sollten Sie zur Sprache bringen:
- Psychomotorische Störungen stehen im Vordergrund, z. B.:
  - Stupor
  - Katalepsie
  - Mutismus
  - Negativismus
  - Automatismen, etc.
- Episodenhafte starke Erregungszustände mit unkontrolliert-aggressiven Bewegungen sind möglich.
- In Begleitung der katatonen Symptomatik kann es zu einem traumähnlichen Zustand mit lebhaften szenischen Halluzinationen kommen.

Zusätzlich können Sie erwähnen:
- Es kann zu der Entwicklung einer perniziösen katatonen Schizophrenie kommen. Diese kann lebensbedrohlich sein und ist ein akuter psychiatrischer Notfall.

Ihr weiteres Plus:
- Katatone Symptome kommen auch bei anderen psychischen Störungen vor, z. B.:
  - Erkrankungen des Gehirns
  - Alkohol/Drogen
  - Affektiven Störungen

7.2.6 Ein Patient, der erstmalig zu Ihnen in die Praxis kommt, berichtet während des Gesprächs, dass er sich sicher sei, seine Nachbarin beobachte ihn ständig, und er vermute, sie öffne heimlich seine Post. Wie gehen Sie im Verlauf des weiteren Gesprächs vor?

Das sollten Sie zur Sprache bringen:
- Da der Patient erstmalig vorstellig ist, ist hier das vollständige Prozedere eines Erstgesprächs (Anamnese, psychopathologischer Befund, pers. und biographische Daten) nötig.
- Im weiteren Verlauf des Gesprächs und anhand eventuell begleitender Symptomatik wird sich zeigen, ob die Vermutung des Patienten richtig ist oder seine Wahrnehmung aufgrund einer psychischen Erkrankung verändert ist.
- Besteht der begründete Verdacht einer schweren psychischen Störung, sind weitere Schritte einzuleiten (Hinzuziehen eines Facharztes etc.).

Zusätzlich können Sie erwähnen:
- Wichtig ist, anhand der geäußerten Vermutungen nicht sofort eine voreilige Diagnose im Kopf zu haben, sondern durch eine genaue Exploration zielführend zu arbeiten.

Ihr weiteres Plus:
- Sie können beispielhafte Erkrankungen nennen, die für die Beschreibung des Patienten infrage kommen.

7.2.7 Schizophrene Patienten leiden häufig unter formalen und inhaltlichen Denkstörungen. Erläutern Sie mir bitte den Unterschied und nennen Sie einige Beispiele:

Das sollten Sie zur Sprache bringen:
- Formale Denkstörungen:
  - Der Denkablauf ist gestört.
  - Zusammenhang und Geschwindigkeit sind verändert.
- Beispiele für formale Denkstörungen:
  - Sperrung des Denkens
  - Inkohärenz
  - Umständliches Denken
- Inhaltliche Denkstörungen:
  - Der Inhalt des Denkens ist wahnhaft verändert.
  - Es kommt zu einer Fehlbeurteilung der Realität.
  - Wahn ist nicht korrigierbar.
- Beispiele für inhaltliche Denkstörungen (Wahn):
  - Verfolgungswahn
  - Größenwahn
  - Beeinträchtigungswahn

Zusätzlich können Sie erwähnen:
- Formale und inhaltliche Denkstörungen sind nicht spezifisch für die Schizophrenie.
- Erklärung der genannten Beispiele

Ihr weiteres Plus:
- Sie können einige weitere Denkstörungen nennen und sie den psychischen Störungsbildern zuordnen, bei denen sie typischerweise zu finden sind.

7.2.8 Was können Sie mir bezüglich der Prognose zu Schizophrenien sagen?

Das sollten Sie zur Sprache bringen:

- Es gibt verschiedene Prognosemerkmale, z. B.:
  - Geschlecht
  - Alter der Erstmanifestation
    Beginn mit negativer oder positiver Symptomatik
  - Prämorbide Persönlichkeit
  - Feste partnerschaftliche Beziehung, etc.
- Grobe Richtlinie ist: Je akuter der Beginn ist und je deutlicher ein Auslöser gefunden werden kann, umso besser ist die Prognose.
- Bei ausgeprägter, sich schnell entwickelnder Negativsymptomatik ist die Prognose wesentlich schlechter.
- Drittelregel: Bei ⅓ der Betroffenen kommt es zu einer folgenlosen Abheilung, bei ⅓ der Patienten entwickelt sich ein leichter Residualzustand, bei ⅓ der Erkrankten kommt es zu beträchtlichen Dauerschäden und Residualzuständen.

Zusätzlich können Sie erwähnen:

- Faktoren, die sich positiv/negativ auf die Erkrankung auswirken, z. B.:
  - Umgang mit dem Patienten
  - Stabilität des sozialen Umfelds

Ihr weiteres Plus:

- Sie können bezüglich der Prognosemerkmale erläutern, welche Voraussetzungen sich prognostisch gut bzw. schlecht auswirken.

7.2.9 Welche Symptome könnten Hinweise auf das erneute Auftreten einer schizophrenen Psychose sein?

7

Das sollten Sie zur Sprache bringen:

- Folgende Warnsignale können auf einen Rückfall hinweisen:
  - Ruhelosigkeit/Nervosität
  - Schlafstörungen
  - Schwierigkeiten im Arbeitsumfeld
  - Überforderungsgefühle
  - Sozialer Rückzug
  - Gedächtnisschwierigkeiten
  - Halluzinationen/Beeinflussungserleben

Zusätzlich können Sie erwähnen:

- Der Patient und die Angehörigen sollten über hinweisgebende Symptome eines neuen Schubs informiert sein, um rechtzeitig Kontakt zu dem behandelnden Arzt aufnehmen zu können.

Ihr weiteres Plus:

- Tritt ein solcher Fall in eigener Praxis auf, sollten Angehörige/Betreuer/Arzt in Absprache mit dem Patienten davon in Kenntnis gesetzt werden.

7.2.10 Wie würden Sie einen Patienten mit einer akuten paranoiden Schizophrenie beschreiben?

Das sollten Sie zur Sprache bringen:
- Vorherrschend sind Wahn und Halluzinationen.
- Mögliche Symptome sind:
  - Gereizt aggressives Verhalten
  - Misstrauen
  - Furchtsamkeit
  - Wutausbrüche
- Symptome aus dem Bereich der Affektivität, des Denkens und der Psychomotorik sind in der Regel wenig auffällig.

Zusätzlich können Sie erwähnen:
- Das Auftreten einer paranoiden Schizophrenie ist meist akut.
- Im Vordergrund der Wahnsymptomatik stehen:
  - Verfolgungswahn
  - Größenwahn
  - Sendungswahn
  - Abstammungswahn
- Die Halluzinationen sind meist akustischer Art, mit kommentierendem, befehlendem oder drohendem Charakter.

Ihr weiteres Plus:
- Prognostisch ist die paranoide Schizophrenie günstiger zu bewerten als andere Formen.

7.2.11 Welche Ursachen für die Entwicklung einer Schizophrenie sind Ihnen bekannt?

Das sollten Sie zur Sprache bringen:
- Es handelt sich um eine multifaktorielle Entwicklung auf dem Boden einer genetisch bedingten Vulnerabilität:
  - Genetische Faktoren, anhand von Zwillingsstudien belegt
  - Morphologische Befunde
  - Veränderungen im Neurotransmitterhaushalt
  - Psychosoziale Faktoren
  - Psychodynamische Faktoren

Zusätzlich können Sie erwähnen:
- Erläuterungen zu psychosozialen Faktoren, wie:
  - Schwierige Beziehungen in der Familie
  - Belastende Lebensumstände
  - „High-Expressed-Emotion"
- Beschreibung psychodynamischer Faktoren, wie „Double-Bind-Beziehungen"
- Benennung relevanter Neurotransmitter

Ihr weiteres Plus:
- Erklärung des Begriffs der Vulnerabilität bzw. Erläuterung des Vulnerabilitäts-Stress-Modells

7.2.12 Ich-Störungen gehören zur typischen Symptomatik einer Schizophrenie. Was ist darunter zu verstehen?

Das sollten Sie zur Sprache bringen:
- Kategorie aus dem psychopathologischen Befund
- Die Ich-Haftigkeit des Erlebens ist verändert
- Die Ich-Umwelt-Grenze erscheint durchlässig/Auflösung der Grenzen der eigenen Person
- Formen der Ich-Störungen sind:
  - Depersonalisation
  - Derealisation
  - Fremdbeeinflussungserleben
  - Gedankenentzug
  - Gedankeneingebung
  - Gedankenausbreitung

Zusätzlich können Sie erwähnen:
- Erläuterung und Beispiel zu den einzelnen Formen der Ich-Störungen

Ihr weiteres Plus:
- Weitere psychische Erkrankungen, die mit Ich-Störungen einhergehen können, z. B.:
  - Dissoziative Störungen
  - Angststörungen
  - Posttraumatische Belastungsstörungen
  - Suchterkrankungen

7.2.13 Was ist ein schizophrenes Residuum?

Das sollten Sie zur Sprache bringen:
- Ein anderer Begriff für das schizophrene Residuum ist schizophrener Residualzustand oder Restzustand.
- Chronisches Stadium im Verlauf einer Schizophrenie mit eindeutiger Verschlechterung zu einem vorherigen Stadium.
- Eine oder mehrere Episoden mit psychotischen Symptomen müssen vorangegangen sein.
- Auffallend ist die Negativsymptomatik:
  - Psychomotorische Verlangsamung
  - Verminderte Aktivität
  - Affektverflachung
  - Sprachverarmung
  - Geringe nonverbale Kommunikation
  - Passivität
  - Vernachlässigung der Körperpflege, etc.
- Eine zusätzliche Positivsymptomatik war gering oder deutlich vermindert.
- Es darf keine andere Erklärung der Negativsymptomatik geben, z. B. eine organische Hirnerkrankung oder eine Depression.

Zusätzlich können Sie erwähnen:
- Differenzialdiagnostisch relevant ist vor allem die Schizophrenia simplex.

Ihr weiteres Plus:
- Behandlungsmöglichkeiten eines Residualzustands

7.2.14 Was versteht man unter katatoner Erregung?

Das sollten Sie zur Sprache bringen:
- Katatone Erregung bezeichnet einen Zustand starker motorischer Unruhe.
- Symptome sind z. B.:
  - Unkontrolliertes Um-sich-Schlagen
  - Schreien
  - Stereotype Bewegungsabläufe
  - Grimassieren
  - Herunterreißen der Kleidung
  - Ziellose Aggressivität, etc.

Zusätzlich können Sie erwähnen:
- Auftreten hauptsächlich bei der katatonen Schizophrenie, deren typische Symptomatik zu Veränderungen der Psychomotorik führt
- Weitere mögliche Symptome der katatonen Schizophrenie:
  - Katatoner Stupor
  - Mutismus
  - Katalepsie
  - Negativismus, etc.

Ihr weiteres Plus:
- Andere Formen der Schizophrenie sind:
  - Hebephrenie
  - Paranoid-halluzinatorische
  - Residualtyp
  - Schizophrenia simplex

7.2.15 Was ist eine postschizophrene Depression?

Das sollten Sie zur Sprache bringen:
- Eine postschizophrene Depression entwickelt sich im Anschluss an eine schizophrene Erkrankung.
- Die Dauer der Depression ist unterschiedlich, es gibt sehr lange Verläufe.
- Schizophrene Symptome sind weiterhin vorhanden, stehen jedoch nicht mehr im Vordergrund.
- Die allgemeinen Kriterien einer Depression müssen erfüllt sein, ebenso eine Mindestdauer von 2 Wochen.
- Es besteht erhöhte Suizidgefahr.

Zusätzlich können Sie erwähnen:
- Die Zuordnung der Symptome kann schwierig sein, da sie sowohl durch die Depression als auch durch die Schizophrenie oder die medikamentöse Behandlung ausgelöst werden können.

Ihr weiteres Plus:
- Differenzialdiagnostisch ist die postschizophrene Depression von einem Residualzustand abzugrenzen.

7.2.16 Welche psychischen Erkrankungen sind bei der Schizophrenie differenzialdiagnostisch relevant?

Das sollten Sie zur Sprache bringen:

- Um zu der Diagnose einer Schizophrenie zu gelangen, müssen die diagnostischen Leitlinien der ICD-10 erfüllt sein, und andere Erkrankungen müssen ausgeschlossen werden, z. B.:
  - Organisch bedingte psychische Störungen, die mit produktiven Symptomen einhergehen
  - Schizoaffektive Störungen
  - Substanzmittelmissbrauch
  - Wahnhafte Störungen
  - Depressionen
  - Manie
  - Schizotype Störung
  - Vorübergehende psychotische Störungen
  - Borderline-Persönlichkeitsstörung
  - Paranoide Persönlichkeitsstörung
  - Schizoide Persönlichkeitsstörung

Zusätzlich können Sie erwähnen:

- Diagnosekriterien der ICD-10 nach Symptomgruppenunterteilung

Ihr weiteres Plus:

- Sie sollten wissen, wo Überschneidungen in der Symptomatik der abzugrenzenden Störungsbilder vorliegen.

7.2.17 Was ist eine perniziöse Katatonie?

Das sollten Sie zur Sprache bringen:

- Auftreten im Rahmen einer katatonen Schizophrenie.
- Die perniziöse Katatonie ist ein psychiatrischer Notfall.
- Stationäre Behandlung mit intensiver Überwachung erforderlich.
- Neben katatonen Symptomen kommt es zu Fieber und vegetativen Entgleisungen.

Zusätzlich können Sie erwähnen:

- Der frühzeitige Einsatz der Elektrokonvulsionstherapie kann lebensrettend sein.
- Medikamentöse Behandlung mit Antipsychotika (Neuroleptika), fiebersenkenden Präparaten und Ausgleich des Elektrolyt- und Flüssigkeitshaushalts.

Ihr weiteres Plus:

- Katatone Symptome:
  - Haltungsstereotypien
  - Rigor
  - Mutismus
  - Massive Erregungszustände

7.2.18 Wie stellt sich eine schizoaffektive Störung dar?

Das sollten Sie zur Sprache bringen:

- Es handelt sich um eine episodenhaft verlaufende Erkrankung mit schizophrenen und affektiven Symptomen.
- Die Symptome können gleichzeitig und kurz nacheinander bestehen.

- Es gibt monopolare, bipolare und gemischte Verläufe.
- Die medikamentöse Behandlung erfolgt mit:
  - Antipsychotika (Neuroleptika)
  - Antidepressiva
  - Phasenprophylaktika

Zusätzlich können Sie erwähnen:
- Der durchschnittliche Krankheitsbeginn liegt bei ca. 30 Jahren.
- Frauen sind im Verhältnis 2:1 gegenüber den Männern betroffen.
- Die Prognose ist besser als bei einer Schizophrenie, jedoch schlechter als bei affektiven Störungen.
- Abzugrenzen sind:
  - Schizophrenie
  - Affektive Störungen
  - Organisch bedingte psychische Störungen

Ihr weiteres Plus:
- In Frage kommende Symptome aus den Bereichen der Schizophrenie, der Depression und der Manie

KAPITEL

8 Affektive Störungen (ICD-10, Kap. F3)

Affektive Störungen: Erkrankungen, die mit einer Störung des Affekts (Stimmungslage) einhergehen. Diese können sich in zwei entgegengesetzte Richtungen manifestieren, als Manie oder Depression. Bei einer bipolaren Störung wechseln sich depressive und manische Phasen ab.

Steckbrief: Depression

Kurzdefinition: Psychische Störung mit trauriger Verstimmung, gedrückter, pessimistischer Stimmungslage, Niedergeschlagenheit, Verzagtheit, Antriebsminderung, leichter Ermüdbarkeit, evtl. mit Angst und Selbsttötungsneigung (nach Peters 2016). Die Klassifizierung erfolgt in der ICD-10 nach Schweregrad der Erkrankung.

Ursachen

- Multifaktoriell
- Genetische Faktoren
- Neurochemische Faktoren
- Kritische Lebensereignisse
- Chronobiologische Faktoren
- Körperliche Erkrankungen
- Medikamenteneinnahme
- Psychoanalytische Theorien:
  - Störung in der oralen Phase
  - Narzisstische Krisen
- Lerntheorie:
  - Verlust von Verstärkern
  - Erlernte Hilflosigkeit
  - Negative kognitive Muster

Symptome

- Interessenverlust
- Niedergeschlagenheit
- Ängstliche Grundstimmung
- Störungen des Selbstwertgefühls
- Antriebsstörungen
- Müdigkeit
- Appetitlosigkeit, Gewichtsverlust
- Druckgefühle
- Libidoverlust
- Schlafstörungen (v. a. morgendliches Früherwachen)
- Morgentief
- Denkhemmung, Denkverlangsamung
- Grübeln
- Konzentrationsstörungen
- Suizidalität
- Wahn (bei psychotischem Verlauf):
  - Schuldwahn
  - Armutswahn
  - Nihilistischer Wahn
  - Nichtigkeitswahn
  - Krankheitswahn
- Halluzinationen (bei psychotischem Verlauf):
  - Akustische Halluzinationen (anklagende, entwertende, diffamierende Stimmen)
  - Olfaktorische Halluzinationen (Geruch von Fäulnis, Verwesung)
- Depressiver Stupor (bei psychotischem Verlauf)

Formen

- Larvierte (maskierte) Depression
- Wochenbettdepression
- Endogene Depression
- Melancholie
- Altersdepression
- Gehemmte Depression
- Agitierte Depression
- Zyklothymia
- Dysthymia

Therapie

- Medikamentöse Therapie:

  - Antidepressiva
  - Phasenprophylaktika
  - Antipsychotika
  - Tranquilizer (zeitlich begrenzt)
- Psychotherapie:
  - Bearbeitung der Suizidalität
  - Verhaltenstherapie
  - Kognitive Therapie
  - Psychoanalyse/tiefenpsychologisch orientierte Psychotherapie
  - Hypnotherapie nach Erickson
- Weitere therapeutische Maßnahmen:
  - Schlafentzugstherapie
  - Lichttherapie
  - Elektrokonvulsionstherapie (in begründeten Fällen)
  - Psychoedukation
  - Ergotherapie
  - Tagesstrukturierung

Steckbrief: Manie

Kurzdefinition: Psychische Störung mit euphorisch-gehobener oder gereizter (dysphorischer) Stimmungslage, Enthemmung, Ideenflucht und Selbstüberschätzung.

Ursachen

- Multifaktoriell
- Genetische Faktoren
- Neurochemische Faktoren

Symptome

- Stimmungshoch
- Antriebssteigerung
- Logorrhö
- Konzentrationsstörungen
- Ideenflucht
- Größenideen/Größenwahn
- Vermindertes Schlafbedürfnis
- Gesteigerte sexuelle Aktivität
- Vernachlässigung von Nahrungsaufnahme und Körperhygiene
- Verlust sozialer Hemmungen, Distanzlosigkeit
- Alkohol- und Drogenmissbrauch
- Fehlendes Krankheitsgefühl
- Suizidalität

Therapie

- Medikamentöse Therapie:
  - Antipsychotika
  - Hypnotika
  - Phasenprophylaktika
- Weitere therapeutische Maßnahmen:
  - Regulierung des Schlaf-wach-Rhythmus
  - Elektrokonvulsionstherapie (in begründeten Fällen)
  - Abschirmung
  - Psychoedukation

8

Steckbrief: Bipolare affektive Störungen

Kurzdefinition: Bei einer bipolaren affektiven Störung treten sowohl depressive als auch manische Episoden auf.

Ursachen

- Multifaktoriell
- Genetische Faktoren
- Neurochemische Faktoren
- Kritische Lebensereignisse (als Auslöser, nicht ursächlich)
- Psychodynamische Faktoren
- Erlerntes (Fehl-)Verhalten

Symptome

- Phasenhafter Wechsel von depressiven und manischen Symptomen inkl. Suizidalität und selbstschädigendem Verhalten
- Affektive Mischzustände möglich

Therapie

- Stationärer Aufenthalt bei Suizidalität/Selbstgefährdung
- Therapeutische Interventionen je nach Phase
- Bei leichten Verläufen medikamentöse Therapie mit Phasenprophylaktika

8.1 Schriftliche Fragen: Affektive Störungen

Einfachauswahl

8.1.1 Welche Aussage trifft zu? Ein diagnostisches Kriterium (nach ICD-10) für eine depressive Episode ist:

A Dauer von mindestens 2 Monaten

B Dauer von mindestens 6 Monaten

C Ängstlich vermeidende Persönlichkeitsstörung

D Antriebsminderung

E Gesteigerte Libido

Mehrfachauswahl

8.1.2 Welche der folgenden Aussagen treffen zu? Wählen Sie zwei Antworten!

Ein 50-jähriger Mann kommt in Begleitung seiner Ehefrau in Ihre Praxis. Vom psychopathologischen Befund her ist ein maniformes Zustandsbild auffällig. Um eine mögliche somatische Ursache auszuschließen, empfehlen Sie eine hausärztliche Untersuchung. Als Ursache kommen bei einer Differenzialdiagnose am ehesten in Frage?

A Schilddrüsenüberfunktion

B Amphetaminkonsum

C Hypotonie

D Schilddrüsenunterfunktion

E Herzinfarkt

Richtige Antwort (8.1.1): D

A Als diagnostisches Kriterium einer depressiven Episode nach ICD-10 fordert die ICD-10 einen Zeitraum von mindestens 2 Wochen. Bei besonders schwerer oder sehr schnell auftretender Symptomatik darf der Zeitraum für die Diagnosestellung auch kürzer sein.

B Das Vorliegen von Symptomen über eine Dauer von 6 Monaten wird nach ICD-10 zur sicheren Diagnosestellung von Demenzen gefordert.

C Persönlichkeitsstörungen sind in der ICD-10 im Kapitel F6 klassifiziert. Somit hat die Diagnosestellung einer Depression nichts mit dem gleichzeitigen Auftreten einer ängstlich-vermeidenden Persönlichkeitsstörung zu tun. Wichtig ist jedoch zu wissen, dass im Zuge von Persönlichkeitsstörungen auch depressive Episoden in Komorbidität auftreten können.

✓ **D** In der ICD-10 werden die Symptome einer depressiven Episode in typische und andere häufige Symptome unterteilt. Die Antriebsminderung gehört, wie auch eine gedrückte Stimmung, Interessenverlust und Freudlosigkeit, zu den typischen Symptomen der Depression.

E Das Gegenteil ist der Fall. Häufig kommt es, gerade im Zusammenhang mit dem somatischen Syndrom einer Depression, zu einem deutlichen Libidoverlust.

Richtige Antwort (8.1.2): A und B

✓ **A** Bei Schilddrüsenerkrankungen kommt es häufig auch zu Symptomen aus dem psychopathologischen Bereich. Aufgrund symptomatischer Überschneidungen mit affektiven Störungen ist es daher immer wichtig, eine Hyperthyreose/Hypothyreose durch einen Facharzt ausschließen zu lassen.

✓ **B** Amphetamine wirken anregend, euphorisierend und antriebssteigernd. Es gibt somit Überschneidungen mit manischen Symptomen. Bei dem Patienten ist bei der genannten Symptomatik daher ein Substanzmittelmissbrauch nicht auszuschließen. Eine ärztliche Untersuchung sollte auch dahingehend erfolgen.

C Eine Hypotonie zeichnet sich eher durch gegenteilige Symptome aus. So kann es zu Schwindel, Verlangsamung und Kollapsneigung kommen.

D Bei einer Hypothyreose kann es u. a. im Bereich der Affektivität zu Veränderungen kommen, diese zeigen sich bei einer Unterfunktion der Schilddrüse jedoch eher in Form von depressiven Symptomen und allgemeiner Verlangsamung.

E Ein Herzinfarkt zeichnet sich durch Druckgefühl und Schmerz in der Brust aus. Der Schmerz kann in die Arme ausstrahlen oder auch den Schulterbereich erfassen. Weiterhin kommt es zu starker Angst, Blässe, kaltem Schweiß, Übelkeit und Vernichtungsgefühl. Die Symptome eines Herzinfarkts sollten Ihnen bekannt sein, da es sich um eine akute Notfallsituation handelt. Mit einem manischen Geschehen hat dieses jedoch nichts zu tun.

Aussagenkombination

8.1.3 Welche der folgenden Symptome können bei manischen Phasen einer manisch-depressiven Psychose (bipolaren affektiven Störung) häufig beobachtet werden?

1 Fehlendes Krankheitsgefühl
2 Leibliche Beeinflussungserlebnisse
3 Ideenflucht
4 Vermindertes Schlafbedürfnis
5 Gesteigerte sexuelle Aktivität

A Nur die Aussagen 1 und 5 sind richtig.
B Nur die Aussagen 2 und 3 sind richtig.
C Nur die Aussagen 3 und 4 sind richtig.
D Nur die Aussagen 1, 3 und 4 sind richtig.
E Nur die Aussagen 1, 3, 4 und 5 sind richtig.

Einfachauswahl

8.1.4 Welche Aussage zur Manie trifft zu?

A Psychotherapie steht im Vordergrund der Behandlung.
B Die Patienten erkranken in der Regel erst im Alter über 60 Jahre.
C Es besteht ein erhöhtes Schlafbedürfnis.
D Psychotische Symptome sind mit der Diagnose einer Manie vereinbar.
E Größenideen kommen bei der Manie nicht vor.

Richtige Antwort (8.1.3): E

✓ **1** Bei manischen Patienten fehlt häufig jegliche Einsicht darüber, dass ihre Hochstimmung und die weiteren auftretenden Symptome krankhaft sind. Daher ist im Zuge der Erhebung des psychopathologischen Befunds meist eine zusätzliche Fremdanamnese nötig.

2 Ein anderer Begriff für leibliche Beeinflussungserlebnisse sind Zönästhesien. Diese gehören psychopathologisch zu den Halluzinationen und kommen z. B. bei der Schizophrenie vor.

✓ **3** Laut ICD-10 ist bei der Manie eine Steigerung der körperlichen und psychischen Aktivität typischerweise zu beobachten. Bei der Ideenflucht gehen die betroffenen Patienten ständig neuen Assoziationen und Einfällen nach und sind meist nicht mehr in der Lage, Gedankengänge zu Ende zu führen.

✓ **4** Bei der Manie sind gehobene Stimmung und vermehrter Antrieb miteinander verbunden und führen zu einer Überaktivität, Logorrhö und vermindertem Schlafbedürfnis.

✓ **5** Die gesteigerte sexuelle Aktivität geht z. T. auch mit Promiskuität einher.

Richtige Antwort (8.1.4): D

A Zu Beginn einer manischen Phase sind psychotherapeutische Interventionen in der Regel nicht möglich. Zumeist besteht keine Krankheitseinsicht, und oft wird eine Zwangseinweisung nötig. Die Grundlage für eine Psychotherapie zu Anfang einer Episode ist daher meist nicht gegeben.

B Eine Manie kann theoretisch in jedem Alter beginnen. Der Gipfel für die Erstmanifestation liegt jedoch zwischen dem 15. und 30. Lebensjahr.

C Das Schlafbedürfnis eines manisch Erkrankten ist nicht erhöht, sondern deutlich vermindert. Da eine regelmäßige Schlafdauer von mindestens 6 Stunden einen antimanischen Effekt hat, wird der Schlaf der Patienten häufig medikamentös unterstützt.

✓ **D** Die ICD-10 unterscheidet eine Hypomanie (F30.0) mit leichterer Ausprägung der Symptomatik von der Manie ohne psychotische Symptome (F30.1) und der Manie mit psychotischen Symptomen (F30.2). Somit ist diese Antwort richtig. Kommt es zu psychotischen Symptomen, stehen Größenwahn, religiöse Wahnvorstellungen und Verfolgungswahn im Vordergrund. Halluzinationen sind möglich.

E Maßloser Optimismus, Selbstüberschätzung und Größenideen gehören zu den ganz typischen Symptomen einer Manie.

Aussagenkombination

8.1.5 Welche der folgenden Aussagen trifft (treffen) für die bipolare affektive Störung (manisch-depressive Krankheit) nach ICD-10 zu?

1 Manische Episoden dauern in der Regel zwischen 2 Wochen und 4–5 Monaten.

2 Charakteristisch bei der bipolaren affektiven Erkrankung ist eine weitgehende bis vollständige Besserung zwischen den Episoden.

3 Von der Erkrankung sind überwiegend Männer betroffen.

4 Manische Episoden beginnen in der Regel abrupt (rasch, innerhalb weniger Tage).

5 Depressive Phasen der bipolaren Störung tendieren zu längerer Dauer als manische Phasen, selten allerdings länger als ein Jahr.

A Nur die Aussage 1 ist richtig

B Nur die Aussagen 2 und 3 sind richtig.

C Nur die Aussagen 2, 3 und 4 sind richtig.

D Nur die Aussagen 1, 2, 4 und 5 sind richtig.

E Alle Aussagen sind richtig.

Mehrfachauswahl

8.1.6 Welche Symptome sind typische Merkmale des somatischen Syndroms im Rahmen einer depressiven Episode? Wählen Sie zwei Antworten!

A Anhaltende Kopfschmerzen

B Gewichtszunahme

C Deutlicher Libidoverlust

D Häufiges Wasserlassen

E Morgentief

Richtige Antwort (8.1.5): D

✓ **1** Die durchschnittliche Dauer der manischen Phasen liegt bei 4 Monaten. Möglich sind aber auch kurze Intervalle von einigen Wochen oder längere Zeiträume.

✓ **2** Die zumeist vollständige Remission zwischen den einzelnen Phasen der Erkrankung ist ein sehr typisches Merkmal einer bipolaren affektiven Störung.

3 Sowohl bei der Manie als auch bei der bipolaren affektiven Störung ist die Geschlechterverteilung in etwa gleich. Hingegen ist bei den Depressionen die Anzahl der erkrankten Frauen wesentlich höher.

✓ **4** Der abrupte Beginn ist ein typisches Merkmal für eine beginnende manische Phase. Wichtig ist hier die differenzialdiagnostische Abklärung hinsichtlich organischer Ursachen, Drogenkonsums und Erkrankungen aus dem schizophrenen Formenkreis.

✓ **5** Im Durchschnitt liegt die Dauer einer depressiven Phase im Rahmen einer bipolaren affektiven Störung bei 6 Monaten. Auch hier kann sowohl ein kürzerer als auch längerer Verlauf möglich sein, der jedoch selten mehr als 1 Jahr andauert. Eine Ausnahme sind hier ältere Patienten, bei denen einzelne Phasen auch länger als 12 Monate andauern können.

Richtige Antwort (8.1.6): C und E

A Im Rahmen einer Depression kann es auch zu Rücken- und Kopfschmerzen kommen. Sind die Kopfschmerzen jedoch, wie in der Antwort beschrieben, anhaltend, wäre in erster Linie die somatische Abklärung durch einen Facharzt nötig.

B Patienten mit einem somatischen Syndrom im Rahmen einer Depression leiden häufig unter deutlichem Appetitverlust. Gewichtsabnahmen von bis zu 5 % in 4 Wochen sind möglich.

✓ **C** Zu den typischen Symptomen eines somatischen Syndroms gehört der Libidoverlust. Bei Männern kann es zu Potenzstörungen kommen, bei Frauen sind begleitend auch Unterleibsbeschwerden möglich.

D Häufiges Wasserlassen kann eine Erscheinung sein, die z.B. im Rahmen einer sozialen Phobie oder aufgrund einer organischen Ursache auftritt. Ist dieses Symptom während einer Depression vorhanden, muss eine somatische Abklärung durch einen Arzt stattfinden.

✓ **E** Schlafstörungen, in der Regel morgendliches Früherwachen und Morgentief gehören zu den Leitsymptomen des somatischen Syndroms. Die Stimmung bessert sich meist im Verlauf des Tages.

Einfachauswahl

8.1.7 Welche Denkstörung ist typisch für eine manische Episode ohne psychotische Symptome?

A Gedankenentzug

B Grübeln

C Perseveration

D Ideenflucht

E Denkhemmung

Einfachauswahl

8.1.8 Eine 38-jährige Büroangestellte berichtet Ihnen, seit etwa 5 Jahren sehr häufig unter einer trüben und traurigen Stimmung zu leiden. Sie fühle sich erschöpft und könne nachts schlecht einschlafen. Sie würde vermehrt grübeln. Sie gehe stets zur Arbeit, aber ungern. Welche Erkrankung oder Störung liegt hier wahrscheinlich vor?

A Multiple Persönlichkeitsstörung

B Dysthymia

C Zyklothymia

D Somatisierungsstörung

E Schwere depressive Episode

Richtige Antwort (8.1.7): D

A Der Gedankenentzug ist keine Denkstörung, sondern gehört psychopathologisch zu den Ich-Störungen. Diese finden sich typischerweise bei schizophrenen Psychosen. Patienten, die unter Gedankenentzug leiden, sind davon überzeugt, dass ihre Gedanken von außen weggenommen oder abgezogen werden.

B Grübeln gehört zu den formalen Denkstörungen, ist jedoch nicht Symptom einer manischen Episode. Beim Grübeln kreisen die Gedanken um meist unangenehme Themen, die mit der aktuellen Lebenssituation des Patienten zu tun haben. Häufig kommt es im Rahmen von Depressionen und Demenzen zu diesem Symptom.

C Bei Perseverationen kommt es zu der ständigen Wiederholung einzelner Gedanken oder Redewendungen. Diese sind jedoch im Gegensatz zu Grübeleien im aktuellen Zusammenhang nicht mehr sinnvoll. Typischerweise finden sich Perseverationen bei Schizophrenien.

✓ **D** Bei der Ideenflucht können Gedankengänge nicht zu Ende geführt werden, da die Patienten ständig neuen Assoziationen und Einfällen folgen. Durch immer neu einschießende Ideen ist ein zielführendes Gespräch häufig nicht mehr möglich. Neben dem Vorkommen bei der Manie findet sich Ideenflucht auch bei Drogenkonsum.

E Von einer Denkhemmung spricht man, wenn der Patient sein Denken als nicht mehr flüssig oder wie blockiert erlebt. Dieses Symptom tritt unter anderem bei Depressionen auf.

Richtige Antwort (8.1.8): B

A Die multiple Persönlichkeitsstörung ist bei den dissoziativen Störungen unter F 4 einzuordnen. Hier handelt es sich um ein psychiatrisches Krankheitsbild, bei dem zwei oder mehr Teilpersönlichkeiten in einem Menschen vereint sind.

✓ **B** Die Dauer der Symptomatik und die weitere Beschreibung der Patientin geben Hinweise auf eine mögliche Dysthymia. Für eine Diagnosestellung müssen jedoch weitere Symptome hinzukommen.

C Die Zyklothymia ist eine affektive Erkrankung, bei der es sowohl zu leicht manischen als auch zu leicht depressiven Stimmungen kommt. In keinem Fall sind die Symptome so schwer, dass eine bipolare affektive Störung diagnostiziert werden könnte.

D Bei einer Somatisierungsstörung müsste die Patientin über multiple körperliche Symptome klagen, z. B. gastrointestinale Beschwerden. Patienten mit einer solchen Erkrankung haben meist schon eine jahrelange medizinische Behandlung hinter sich.

E Im Rahmen einer schweren depressiven Phase sind Patienten i. d. R. nicht mehr in der Lage, ihren beruflichen oder anderen sozialen Verpflichtungen nachzugehen. Für die Diagnosestellung einer schweren Depression ist ein 2-wöchiges Auftreten der z. T. sehr schwerwiegenden Symptomatik ausreichend (in Ausnahmefällen auch 1 Woche).

Aussagenkombination

8.1.9 Welche der folgenden Aussagen zu Depressionen im Alter treffen zu?

1 Depressionen im Alter sind selten.
2 Die Differenzierung zwischen depressiver Somatisierung und echter somatischer Krankheit ist im Alter schwierig.
3 Sie gehen nicht mit einem erhöhten Suizidrisiko einher.
4 Sie können aufgrund einer hirnorganischen Erkrankung entstehen.
5 Sie führen meist zu einer Demenz.

A Nur die Aussagen 1 und 2 sind richtig.
B Nur die Aussagen 2 und 4 sind richtig.
C Nur die Aussagen 4 und 5 sind richtig.
D Nur die Aussagen 2, 3 und 5 sind richtig.
E Nur die Aussagen 3, 4 und 5 sind richtig.

Mehrfachauswahl

8.1.10 Wählen Sie zwei Antworten! Zu den charakteristischen Symptomen bei der Manie zählen:

A Hypersomnie
B Perseveration
C Größenideen
D Psychomotorische Enthemmung
E Ambivalenz

Richtige Antwort (8.1.9): B

1 Bei über 65-Jährigen ist die Depression mit einer Häufigkeit von ca. 10 % die am meisten diagnostizierte psychiatrische Erkrankung.

✓ 2 Da das Alter häufig mit somatischen Erkrankungen verbunden ist, kann die Abgrenzung einer Depression manchmal sehr schwierig sein. So kann z. B. ein Interessenverlust am Lesen ein Hinweis auf eine Depression sein oder schlicht bedingt durch schlechteres Sehen entstehen. Rückenschmerzen, ein häufiges Symptom bei einer somatisierten Depression, können durch abgebaute Bandscheiben entstehen. Eine genaue fachärztliche Abklärung ist im Alter dringend nötig!

3 Depressionen sind bei über 60-jährigen Menschen eine sehr häufige psychische Erkrankung und gehen vermehrt mit Suizidalität einher.

✓ 4 Eine der hirnorganischen Erkrankungen, die zu einer Depression führen können, ist der Morbus Parkinson. Liegt die Ursache der Depression in einer organischen Störung, so ist sie als organische affektive Störung zu diagnostizieren.

5 Depressionen im Alter führen nicht automatisch zu einer Demenz. Richtig ist vielmehr, dass es schwierig sein kann, eine Depression (Pseudodemenz) von einer Demenz abzugrenzen, da die Symptomatik sehr große Ähnlichkeiten aufweist.

Richtige Antwort (8.1.10): C und D

A Manische Patienten haben häufig ein deutlich reduziertes Schlafbedürfnis. Die Hypersomnie beschreibt das Gegenteil: Patienten fühlen sich trotz ausreichender Schlafdauer müde und es kann am Tage zu Schlafanfällen kommen. Oft steht eine Hypersomnie im Zusammenhang mit einer Depression.

B Perseverationen sind formale Denkstörungen, bei denen die Patienten an immer gleichen Gedanken oder Fragen hängenbleiben. Sie kommen u. a. bei Schizophrenien vor. Manische Patienten leiden darunter, dass Gedanken und Ideen rasch kommen und wieder verschwinden (Ideenflucht).

✓ C Größenideen sind ein sehr typisches Symptom für ein manisches Geschehen. Sie können sich bis zu einem Größenwahn steigern, wenn die Manie psychotisch wird.

✓ D Unter psychomotorischer Erregung erlebt ein Patient gesteigerten Rede-, Bewegungs- und Betätigungsdrang. Ist ein Patient psychomotorisch enthemmt, werden Gedanken und Antriebe ohne weitere Überlegungen in Handlungen umgesetzt. Diese Symptome sind bei einer Manie charakteristisch.

E Ambivalenzen sind unter anderem ein Symptom bei der Schizophrenie. Es handelt sich dabei um quälende, sich widersprechende Gefühle bezüglich Personen oder Situationen.

Aussagenkombination

8.1.11 Welche der folgenden Symptome sind typisch für eine depressive Episode?

1 Schuldgefühle
2 Tageszeitliche Schwankungen der Beschwerden
3 Antriebslosigkeit
4 Morgens später erwachen
5 Ich-Störungen

A Nur die Aussagen 1, 2 und 3 sind richtig.
B Nur die Aussagen 1, 2 und 4 sind richtig.
C Nur die Aussagen 1, 3 und 5 sind richtig.
D Nur die Aussagen 2, 3 und 4 sind richtig.
E Nur die Aussagen 3, 4 und 5 sind richtig.

Mehrfachauswahl

8.1.12 Welche der folgenden Wahninhalte finden sich typischerweise bei psychotischen („wahnhaften“) Depressionen? Wählen Sie zwei Antworten!

A Liebeswahn
B Größenwahn
C Verarmungswahn
D Vergiftungswahn
E Versündigungswahn

Richtige Antwort (8.1.11): A

✓ **1** Depressive Patienten leiden meist unter einem stark verminderten Selbstwertgefühl. Häufig steht dieses dann in Verbindung mit Selbstvorwürfen und Schuldgefühlen. In psychotischen Phasen einer depressiven Erkrankung können sich diese Gefühle bis in einen Schuldwahn hinein steigern.

✓ **2** Es ist zu beobachten, dass das Befinden in depressiven Episoden morgens und am Vormittag schlechter ist als in der übrigen Zeit des Tages (Morgentief).

✓ **3** Der Antrieb ist bei depressiven Patienten typischerweise gehemmt und verarmt. Kleinste Anstrengungen werden als sehr ermüdend empfunden. Eine Ausnahme ist hier die agitierte Depression, bei der u. a. eine Antriebssteigerung und starke innere Unruhe auftreten.

4 Obwohl es im Rahmen einer depressiven Störung häufig zu vermehrter Müdigkeit kommt, ist das Erwachen am Morgen nicht verspätet, sondern meistens verfrüht. Dieses Symptom ist sehr spezifisch für eine Depression. Daher ist bei Schlafstörungen, und vor allem bei morgendlichem Früherwachen immer an eine Depression zu denken.

5 Ich-Störungen sind überwiegend bei Schizophrenien zu beobachten. Depersonalisationen und Derealisationen können auch bei Angststörungen, dissoziativen Störungen und der posttraumatischen Belastungsstörung auftreten.

Richtige Antwort (8.1.12): C und E

A Der Liebeswahn kommt meist im Rahmen einer Schizophrenie vor. Vor allem Patientinnen im Alter zwischen 40 und 60 Jahren sind davon betroffen.

B Bei einem Größenwahn leidet der Patient unter einer extremen Selbstüberschätzung bezüglich der eigenen Leistungsfähigkeit, Bedeutung und Fähigkeiten. Er ist gehäuft bei dem psychotischen Verlauf einer Manie zu beobachten, kommt aber auch bei Schizophrenien und organischen Psychosen vor.

✓ **C** Neben dem Schuldwahn ist auch der Verarmungswahn sehr typisch für eine schwere Depression. Die Patienten sind bei dieser Wahnform fest davon überzeugt, ihre finanzielle Existenzgrundlage zu verlieren oder verloren zu haben.

D Im Zuge einer schizophrenen Psychose kann es auch zu einem Vergiftungswahn kommen. Der Patient ist davon überzeugt, dass z. B. der Geschmack eines Lebensmittels verändert und dieses somit vergiftet ist.

✓ **E** Der Versündigungswahn kann im Rahmen von schweren Depressionen auftreten. Betroffene Patienten sind der wahnhaften Überzeugung, schwere moralische Schuld auf sich geladen und/oder sich vor höheren Mächten versündigt zu haben.

Mehrfachauswahl

8.1.13 Welche der folgenden Aussagen treffen zu? Wählen Sie zwei Antworten!

Hinweise für eine manische Episode sind:

A Bewusstseinstrübung
B Gesteigerte Selbstzweifel
C Vermehrtes Schlafbedürfnis
D Distanzlosigkeit
E Konzentrationsschwierigkeiten

Mehrfachauswahl

8.1.14 Welche der folgenden Aussagen zum somatischen Syndrom bei depressiver Episode (nach ICD-10) treffen zu? Wählen Sie zwei Antworten!

A Gewichtsverlust ist ein typisches Merkmal des somatischen Syndroms.
B Frühmorgendliches Erwachen spricht gegen ein somatisches Syndrom.
C Psychomotorische Hemmung oder Agitiertheit ist ein Merkmal des somatischen Syndroms.
D Bei schwerer depressiver Episode ist das somatische Syndrom normalerweise nicht vorhanden.
E Bei der rezidivierenden depressiven Störung fehlen charakteristischerweise Symptome eines somatischen Syndroms.

Richtige Antwort (8.1.13): D und E

A Sehr häufig sind Bewusstseinstrübungen durch organische Ursachen bedingt, z. B. Stoffwechselstörungen. Auch organisch bedingte psychische Störungen wie Morbus Alzheimer können mit Bewusstseinstrübungen einhergehen.

B Gesteigerte Selbstzweifel sind eher einer depressiven Symptomatik zuzuordnen. Manische Patienten neigen zu Größenideen und Selbstüberschätzung, also dem genauen Gegenteil von Selbstzweifeln.

C Manische Patienten benötigen in einer akuten Krankheitsphase wesentlich weniger Schlaf als in gesunden Phasen der Erkrankung.

✓ **D** In einer manischen Phase verlieren die Patienten das normale Gespür für Distanz. Sie sprechen z. B. fremde Menschen an, als wären sie enge Freunde, oder verlieren im sozialen Kontext ihre Hemmungen.

✓ **E** Manische Patienten sind stark ablenkbar und sind in der Regel nicht mehr in der Lage, sich konzentriert und ausdauernd gewissen Dingen zu widmen.

Richtige Antwort (8.1.14): A und C

✓ **A** Im Zuge einer Depression mit somatischem Syndrom ist meistens auch ein starker Gewichtsverlust zu beobachten (oft mehr als 5 % des Körpergewichts in den letzten 4 Wochen). Zusätzlich kommt es zu fehlendem Appetit.

B Das frühmorgendliche Erwachen ist charakteristisch für das somatische Syndrom im Rahmen einer Depression und in der Diagnostik immer aktiv zu erfragen. Bei depressiven Patienten finden sich in beinahe 100 % der Fälle Schlafstörungen.

✓ **C** Bei Depressionen kann es zu Verlangsamungen oder zu Agitiertheit kommen. In beiden Fällen handelt es sich um Störungen der Psychomotorik. Auch diese Symptomatik spricht für ein somatisches Syndrom.

D Das somatische Syndrom ist so gut wie immer, zumindest in Teilen, bei schweren Verläufen der Depression vorhanden.

E Auch rezidivierende depressive Episoden können mit einem somatischen Syndrom einhergehen. In jeder erneuten Episode können Symptome hinzukommen, wegfallen oder sich verändern.

Einfachauswahl

8.1.15 Welche Aussage trifft für Depressionen im hohen Lebensalter zu?

A Schwere Depressionen sind im hohen Lebensalter selten.
B Es handelt sich um eine normale Alterserscheinung.
C Es wird häufig zu Unrecht eine Demenz angenommen.
D Eine analytische Psychotherapie ist meist ausreichend.
E Körperliche Symptome treten nicht auf.

Mehrfachauswahl

8.1.16 Wählen Sie zwei Antworten! Bei depressiven Patienten werden folgende Denkstörungen häufig beobachtet:

A Ideenflucht
B Denkverlangsamung
C Oligophrenie
D Ständiges Grübeln
E Parathymie

Richtige Antwort (8.1.15): C

A Statistiken belegen, dass die Zahl der Depressionen im Alter zunimmt. Ihnen ist besondere Beachtung zu schenken, da sie häufig einen schweren Verlauf nehmen und mit Suizidalität einhergehen.

B Eine Depression ist keine normale Alterserscheinung, sondern eine klassifizierte psychische Störung.

✓ **C** Die Verwechslungsgefahr einer Depression mit einer Demenz ist groß; welche Erkrankung vorliegt, muss diagnostisch genau abgeklärt werden. Ein wichtiges Kriterium ist das Ansprechen auf eine antidepressive Medikation, die die Symptomatik bei Demenzen nicht verbessert, bei Depressionen jedoch Wirkung zeigt.

D Häufig haben Altersdepressionen einen schweren Verlauf und gehen mit erhöhter Suizidalität einher, daher ist eine alleinige psychoanalytische Therapie nicht sinnvoll. Weitere Aspekte, eine andere Therapieform zu wählen, sind die jahrelange Dauer einer Psychoanalyse und die oft durch einen alten Menschen nicht mehr zu leistenden Voraussetzungen für diese Therapieform.

E Auch im höheren Lebensalter gehen Depressionen mit körperlichen Symptomen einher, wobei manchmal zu Anfang nicht genau auszumachen ist, ob die Symptomatik auf eine Depression oder auf andere Erkrankungen zurückzuführen ist. Eine genaue ärztliche/fachärztliche Abklärung ist nötig!

Richtige Antwort (8.1.16): B und D

A Die Ideenflucht ist ein sehr typisches Symptom der Manie, also dem entgegengesetzten Pol einer depressiven Erkrankung. Ideenflucht gehört zu den formalen Denkstörungen und zeigt sich dem Behandler oft dadurch, dass kein zielführendes Gespräch geführt werden kann, da der Patient ständig neuen Einfällen nachgeht und Gedankengänge nicht zu Ende bringen kann.

✓ **B** Eine Denkverlangsamung geht häufig mit einer allgemeinen Verlangsamung einher und zeigt sich typischerweise bei Depressionen. Gespräche mit den Patienten verlaufen langsam, beinahe schleppend.

C Bei der Oligophrenie handelt es sich nicht um eine formale Denkstörung. Unter diesem Begriff versteht man eine Intelligenzminderung, die entweder angeboren oder sehr früh erworben wurde.

✓ **D** Depressive Patienten verharren häufig in negativen Gedanken und beschäftigen sich immer wieder mit unangenehmen Themen, die meist mit der aktuellen Lebenssituation in Zusammenhang stehen.

E Die Parathymie wird psychopathologisch den Störungen der Affektivität zugeordnet. Gefühlsausdruck und Erlebnisinhalt passen nicht zueinander.

Einfachauswahl

8.1.17 Zu den affektiven Störungen wird nach ICD-10 in erster Linie folgende der genannten Störungen gerechnet:

A Organische emotional labile (asthenische) Störung
B Anhaltende wahnhafte Störung
C Schizotype Störung
D Rezidivierende depressive Störung
E Hypochondrische Störung

Aussagenkombination

8.1.18 Welche der folgenden Aussagen zur larvierten Depression trifft (treffen) zu?

1 Es handelt sich nach ICD-10 um eine bipolare affektive Störung.
2 Statt Verstimmung liegt ein depressiver Wahn vor.
3 Die Patienten dissimulieren ihre Vitalstörungen.
4 Kennzeichnend ist ein Missbrauch psychotroper Substanzen.
5 Körperliche Symptome fehlen.

A Keine der vorstehenden Aussagen ist richtig.
B Nur die Aussage 4 ist richtig.
C Nur die Aussagen 1, 3 und 5 sind richtig.
D Nur die Aussagen 2, 3 und 5 sind richtig.
E Alle Aussagen sind richtig.

Richtige Antwort (8.1.17): D

A Wie der Name schon sagt, handelt es sich hier um eine Störung mit organischem Hintergrund. Die organische emotional labile (asthenische) Störung (ICD-10, F 06.6) ist charakterisiert durch deutliche und anhaltende Affektinkontinenz oder Labilität. Die Patienten werden des Weiteren schnell müde und leiden unter körperlichen Erscheinungen wie Schwindel und Schmerzen.

B Bei der anhaltenden wahnhaften Störung ist langanhaltender Wahn das einzige und auffälligste Symptom der Erkrankung. Kodiert wird diese Störung im Kapitel F2 der ICD-10.

C Die schizotype Störung stellt sich durch exzentrisches Verhalten, ungewöhnliche Denkweisen und veränderte Affekte dar. Sie ähnelt einer schizophrenen Erkrankung, zeigt aber nie eindeutige Symptome einer solchen. Der Verlauf entspricht eher dem einer Persönlichkeitsstörung. Kodiert wird sie im Kapitel F2.

✓ **D** Zu den affektiven Störungen werden Manie und Depression gerechnet. Unterteilt wird das Kapitel F3 in manische Episoden, bipolare affektive Störungen, depressive Episoden, rezidivierende (wiederkehrende) depressive Störungen und anhaltende affektive Störungen.

E Die hypochondrische Störung gehört nach ICD-10 zu den somatoformen Störungen, abgebildet im Kapitel F4. Typisches Merkmal dieser Störung ist die Überzeugung des Patienten, an einer schweren körperlichen Krankheit zu leiden.

Richtige Antwort (8.1.18): A

1 Bei der larvierten (maskierten) Depression handelt es sich um eine Form, bei der körperliche Symptome die eigentliche Depression überdecken. Man spricht auch von somatisierter Depression. In der ICD-10 werden Depressionen mit und ohne somatisches Syndrom beschrieben. Die Verlaufsform ist als unipolar zu betrachten, d. h. es kommt bei Rezidiven wieder zu depressiven Episoden und nicht, wie es Voraussetzung für eine bipolare Form wäre, zu manischen oder depressiven Phasen.

2 Depressiver Wahn, z. B. Schuld- oder Verarmungswahn, tritt bei schweren depressiven Episoden mit psychotischen Symptomen auf. Auch eine maskierte Depression kann psychotisch verlaufen.

3 Die somatischen Symptome stehen bei Patienten mit einer larvierten Depression im Vordergrund. Sie versuchen nicht, diese zu verbergen. Für den Behandler ist es wichtig, die verborgene depressive Symptomatik zu erkennen, um den Patienten angemessen behandeln zu können.

4 Komorbid kann es bei Depressionen auch zum Missbrauch psychotroper Substanzen kommen. Typisch für eine larvierte Depression ist dieses Merkmal nicht.

5 Gerade die körperlichen Symptome sind bezeichnend für die larvierte Depression. Im Vordergrund stehen z. B. Kopfschmerzen, Atembeschwerden, Rückenschmerzen oder Unterleibsbeschwerden.

Mehrfachauswahl

8.1.19 Welche der folgenden Aussagen treffen zu? Wählen Sie zwei Antworten!

Hinweise für eine depressive Episode sind:

A Rasche Ermüdbarkeit
B Zeitliche Orientierungsstörung
C Schuldwahn
D Störung des Langzeitgedächtnisses
E Vermindertes Schlafbedürfnis

Einfachauswahl

8.1.20 Welche formale Denkstörung tritt bei der Manie am häufigsten auf?

A Illusion
B Größenwahn
C Ideenflucht
D Grübelzwang
E Perseveration

Richtige Antwort (8.1.19): A und C

✓ **A** Patienten mit einer Depression schlafen in der Regel schlecht und ermüden schneller als gesunde Menschen. Sie fühlen sich erschöpft und nicht leistungsfähig. Schnelle Ermüdbarkeit gehört in der ICD-10 zu den Diagnosekriterien der Depression.

B Depressionen gehen nicht mit zeitlichen Orientierungsstörungen einher. Diese sind eher ein Hinweis auf eine exogene psychische Erkrankung.

✓ **C** Bei schweren depressiven Episoden kann es zu psychotischen Symptomen kommen. Liegt ein Wahngeschehen vor, handelt es sich häufig um Schuldwahn, Verarmungswahn oder Nichtigkeitswahn.

D Störungen des Langzeitgedächtnisses deuten auf ein hirnorganisches Krankheitsgeschehen hin und sind bei Depressionen normalerweise nicht begleitend vorhanden.

E Ein vermindertes Schlafbedürfnis ist typischerweise bei dem anderen Pol der affektiven Störungen, der Manie, auffällig. Depressive Patienten beklagen häufig ein vermehrtes Schlafbedürfnis und erhöhte Müdigkeit.

Richtige Antwort (8.1.20): C

A Die Illusion ist keine formale Denkstörung. Psychopathologisch zählt sie zu den Sinnestäuschungen. Bei Illusionen werden wirkliche Wahrnehmungen verfälscht gesehen.

B Größenwahn ist zwar ein sehr typisches Symptom für eine Manie, gehört jedoch nicht zu den formalen, sondern zu den inhaltlichen Denkstörungen. Patienten mit einem Größenwahn überschätzen sich selbst oder ihre Fähigkeiten in höchstem Maße.

✓ **C** Bei der Ideenflucht handelt es sich um die häufigste formale Denkstörung bei einer Manie. Bei dieser Form der Denkstörung ist nicht der Inhalt, sondern der Gedankenablauf verändert. Die Patienten haben so viele Einfälle, Ideen und Assoziationen, dass es dem Behandler schwerfällt zu folgen.

D Der Grübelzwang ist praktisch das Gegenteil der Ideenflucht und ist auch den formalen Denkstörungen zuzuordnen. Hier bleiben die Patienten an Gedanken haften, die meist mit unangenehmen Themen verbunden sind. Charakteristischerweise findet sich dieses Symptom bei Depressionen.

E Perseverationen sind formale Denkstörungen, bei denen es zu Gedanken- oder Wortwiederholungen kommt, die nicht mehr in die aktuelle Situation/Gesprächssituation passen.

Einfachauswahl

8.1.21 Welche Aussage zu den Symptomen der depressiven Episode trifft zu?

A Stimmenhören kann bei einer depressiven Episode auftreten.
B Motorische Unruhe schließt eine Depression aus.
C Die Dauer der Symptome ist unerheblich.
D Die Symptome müssen den ganzen Tag kontinuierlich vorhanden sein.
E Das Vorkommen eines somatischen Syndroms ist für eine depressive Episode nicht typisch.

Mehrfachauswahl

8.1.22 Welche der folgenden Aussagen passen zur Manie? Wählen Sie zwei Antworten!

A Der Betroffene überschätzt sich selbst.
B Es bestehen hypochondrische Züge.
C Es kommt zu Assoziationslockerungen.
D Es besteht ein überhöhtes Schlafbedürfnis.
E Es kommt zu einer Steigerung der kognitiven Leistungsfähigkeit.

Richtige Antwort (8.1.21): A

✓ **A** Im Rahmen einer schweren depressiven Episode mit psychotischen Symptomen ist das Vorkommen von Halluzinationen selten, aber möglich. In der Regel handelt es sich um akustische Halluzinationen mit anklagendem Charakter. Sind Geruchshalluzinationen vorhanden, beziehen sich diese oft auf Fäulnis oder Verwesung.

B Eine Depression kann mit psychomotorischer Hemmung oder Agitiertheit einhergehen. Die agitierte Depression geht mit Bewegungsunruhe, hektischem Verhalten, dem Gefühl der Getriebenheit und Jammern einher. Sie hat ein erhöhtes Suizidrisiko.

C Die ICD-10 fordert eine Mindestdauer der Symptome von zwei Wochen. Sind die Symptome sehr schnell aufgetreten oder von außergewöhnlicher Schwere, darf die Mindestanforderungszeit zur Diagnosestellung auch unterschritten werden.

D Charakteristischerweise sind bei Depressionen Tagesschwankungen zu beobachten. Häufig geht die Störung mit einem Morgentief einher und es kommt zu einer Verbesserung der Symptomatik im Laufe des Tages.

E Somatische Symptome sind bei beinahe jeder Form mehr oder minder ausgeprägt vorhanden. Bei schweren Depressionen ist das somatische Syndrom praktisch immer vorhanden.

Richtige Antwort (8.1.22): A und C

✓ **A** Die Selbstüberschätzung manischer Patienten kann sich bis zum Größenwahn steigern. Patienten sind z. B. der Meinung, sie sprächen plötzlich fünf Sprachen fließend, seien unsagbar reich oder in der Lage, ein Auto mit 300 km/h problemlos zu steuern.

B Hypochondrische Züge können sich beim anderen Pol affektiver Störungen, der Depression, mitunter zeigen. Bei einer Manie sind sie nicht vorhanden. Die Patienten fühlen sich wohl und denken nicht daran, eventuell krank zu sein.

✓ **C** Unter Assoziationslockerung versteht man sprunghaftes, nicht zielführendes Denken. Themen werden schnell gewechselt und Aussagen aneinandergereiht, ohne dass sie einen Sinn ergeben. Assoziationsstörungen kommen bei Manie und Schizophrenie vor.

D Manische Patienten haben ein stark vermindertes Schlafbedürfnis.

E Die kognitive Leistungsfähigkeit manischer Patienten ist nicht gesteigert, obwohl sie selbst das Gefühl einer Steigerung haben. Dieses Gefühl ist jedoch mit der Selbstüberschätzung in Verbindung zu bringen.

Aussagenkombination

8.1.23 Welche der folgenden Aussagen treffen zu? Typische Merkmale des somatischen Syndroms bei einer depressiven Episode (nach ICD-10) sind:

1 Appetitverlust
2 Frühmorgendliches Erwachen
3 Schuldgefühle, Gefühl von Wertlosigkeit
4 Libidoverlust
5 Suizidgedanken

A Nur die Aussagen 1 und 2 sind richtig.
B Nur die Aussagen 3 und 5 sind richtig.
C Nur die Aussagen 1, 2 und 4 sind richtig.
D Nur die Aussagen 1, 3, 4 und 5 sind richtig.
E Alle Aussagen sind richtig.

Aussagenkombination

8.1.24 Welche der folgenden Störungsbilder sind nach ICD-10 den affektiven Störungen zugeordnet?

1 Hypomanie
2 Manie mit psychotischen Symptomen
3 Dysthymia
4 Neurasthenie
5 Zyklothymia

A Nur die Aussagen 3 und 5 sind richtig.
B Nur die Aussagen 1, 2 und 3 sind richtig.
C Nur die Aussagen 2, 4 und 5 sind richtig.
D Nur die Aussagen 1, 2, 3 und 5 sind richtig.
E Alle Aussagen sind richtig.

Richtige Antwort (8.1.23): C

✓ **1** Appetitverlust und ein zusätzlicher deutlicher Gewichtsverlust mit z. T. mehr als 5 % des Gewichts sind charakteristischerweise dem somatischen Syndrom einer Depression zuzuordnen.

✓ **2** Frühmorgendliches Erwachen, meist zwei oder mehr Stunden vor der gewohnten Zeit, ist sehr typisch für Depressionen. Dieses Symptom ist ebenfalls Bestandteil des somatischen Syndroms nach ICD-10. Generell gilt es, bei Schlafstörungen immer ein besonderes Augenmerk auf affektive Störungen zu haben.

3 Schuldgefühle und Gefühle von Wertlosigkeit sind im Rahmen depressiver Erkrankungen sehr häufig vorhanden. Dennoch ist diese Antwortmöglichkeit falsch, da diese Symptomatik nicht dem somatischen Syndrom zugeordnet wird.

✓ **4** Dinge, die einem Betroffenen vor der Erkrankung Freude bereitet haben oder lustvoll genossen werden konnten, vermindern sich deutlich oder bleiben während einer depressiven Phase aus. Libidoverlust zählt zu den körperlichen Erscheinungen und somit zum somatischen Syndrom einer Depression.

5 Suizidgedanken sind ein häufiges und sehr schwerwiegendes Symptom im Zuge von Depressionen. Ihnen gilt besondere Achtsamkeit. Anteilig finden die meisten Selbsttötungen im Rahmen depressiver Störungen statt. Da es sich jedoch nicht um körperliche Erscheinungsmerkmale handelt, sind sie auch nicht dem somatischen Syndrom zuzuordnen.

Richtige Antwort (8.1.24): D

✓ **1** Die Hypomanie ist eine unipolare affektive Störung, die u.a. folgende Symptome zeigt: leicht gehobene Stimmung, vermindertes Schlafbedürfnis, gesteigerte Geselligkeit und das Gefühl von höherer Leistungsfähigkeit. Die Patienten scheinen „leicht drüber" zu sein.

✓ **2** Eine Manie mit psychotischen Symptomen ist eine ausgeprägte unipolare Form der affektiven Störung. Hier finden sich neben den allgemeinen Symptomen einer Manie zusätzlich typisch psychotische Symptome, wie z. B. Größenwahn.

✓ **3** Die Dysthymia ist eine chronische depressive Verstimmung, die in ihrer Ausprägung nicht die Schwere einer depressiven Episode erreicht. Sie ist vielmehr eine seit über mind. 2 Jahre bestehende affektive Störung, u.a. mit folgenden Symptomen: Antriebslosigkeit, sozialer Rückzug und Konzentrationsstörungen.

4 Mit dem Begriff Neurasthenie ist ein Krankheitsbild beschrieben, das durch Erschöpfungsgefühle, Müdigkeit und Schwäche geprägt ist. Diese Erkrankung ist klassifiziert unter den neurotischen Störungen, im Kap. F4 der ICD-10.

✓ **5** Wie bei der Dysthymia, handelt es sich auch bei der Zyklothymia um eine anhaltende affektive Störung. Die manischen und depressiven Symptome sind nicht so stark ausgeprägt, dass die Diagnose einer bipolaren Störung gerechtfertigt wäre.

Aussagenkombination

8.1.25 Welche der folgenden Aussagen treffen zu? Im Rahmen einer depressiven Episode kann es zum Auftreten folgender Symptome kommen:

1 Halluzinationen
2 Autoaggressive Handlungen
3 Hypochondrische Grübeleien
4 Agitiertheit
5 Wahnvorstellungen

A Nur die Aussagen 2 und 4 sind richtig.
B Nur die Aussagen 1, 3 und 5 sind richtig.
C Nur die Aussagen 2, 3 und 4 sind richtig.
D Nur die Aussagen 2, 3, 4 und 5 sind richtig.
E Alle Aussagen sind richtig.

Richtige Antwort (8.1.25): E

✓ **1** Bei einer depressiven, psychotisch verlaufenden Episode kann es, wenn auch eher selten, zu Halluzinationen kommen. Diese können sich akustisch z.B. durch entwertende oder anklagende Stimmen, olfaktorisch u. a. durch den Geruch von Fäulnis zeigen.

✓ **2** Suizidalität, ein Symptom der Depression, geht einher mit einem sehr hohen selbstschädigenden Potenzial. Ein Suizid ist immer eine Aggressionsentladung gegen sich selbst und zeitgleich die Umwelt.

✓ **3** Zu hypochondrischen Grübeleien kann es im Verlauf einer depressiven Episode kommen, v. a. dann, wenn der Patient zusätzlich an Angst- oder Zwangserkrankungen leidet.

✓ **4** Agitiertheit zeigt sich durch eine ausgeprägte motorische Unruhe. Patienten, die depressiv erkrankt sind, zeigen psychomotorische Symptome in unterschiedlichen Formen, von psychomotorischer Hemmung bis zur o. g. Agitiertheit.

✓ **5** Ist eine depressive Episode durch einen psychotischen Verlauf gekennzeichnet, können neben den o. g. Halluzinationen auch Wahnvorstellungen auftreten. Wahnthemen sind hier häufig Schuld, Nichtigkeit und Verarmung.

8.2 Mündliche Fragen: Affektive Störungen

8.2.1 Welche anamnestischen Daten sind bei einer Depression von besonderer Bedeutung?

Das sollten Sie zur Sprache bringen:

- Frühere körperliche Erkrankungen:
  - In der Folge schwerer körperlicher Erkrankungen, wie z. B. einem Schlaganfall oder koronarer Herzerkrankungen, kann es zu Depressionen kommen.
  - Medikamente wie z. B. Beta-Blocker können die Entwicklung einer Depression begünstigen.
- Frühere seelische Erkrankungen:
  - Für die Diagnostik einer Depression ist es wichtig zu wissen, ob es in der Vergangenheit bereits depressive Episoden gab. Ein weiterer wichtiger Punkt ist es, auszuschließen, dass ein bipolares Geschehen vorliegt, hier wären also auch manische Phasen zu erfragen.
  - Andere psychische Erkrankungen, wie z. B. posttraumatische Belastungsstörungen oder Persönlichkeitsstörungen können mit Depressionen einhergehen.
- Psychopharmaka/Medikamente, z. B. Antipsychotika, können eine depressive Symptomatik hervorrufen und können die Entwicklung einer Depression begünstigen.
- Aktuelle Beschwerden:
  - Bei den aktuellen Beschwerden sind v. a. die Angaben wichtig, die symptomatisch auf eine Depression hinweisen könnten. Dies sind z. B. Schmerzen, Schlafstörungen, Appetit, sexuelles Interesse, soziale Beziehungen, Beginn, Auslöser.
  - Gibt es körperliche Erkrankungen, die die depressive Symptomatik hervorrufen könnten?
- Familienanamnese:
  - Da bei der Entstehung von Depressionen die genetische Disposition eine große Rolle spielt, ist hier die Frage nach Erkrankungen von Familienangehörigen wichtig.
- Fremdanamnese:
  - Im Normalfall sind depressive Menschen in der Lage, die benötigten Auskünfte selbst zu geben. Im Rahmen schwerer Depressionen kann eine Fremdanamnese jedoch nötig sein.

Zusätzlich können Sie erwähnen:

- Neben der Anamnese gehören zur Diagnostik einer Depression (bzw. einer psychiatrischen Erkrankung):
  - der psychopathologische Befund,
  - die biografischen und persönlichen Daten,
  - die neurologische Abklärung,
  - eventuell Testverfahren,
  - körperliche Untersuchungen durch einen Arzt.

Ihr weiteres Plus:

- Kurze Darstellung eines psychiatrischen Erstgesprächs

8.2.2 Welche körperlichen Symptome sind bei einer depressiven Episode zu erfragen?

Das sollten Sie zur Sprache bringen:

- Bei Depressionen gibt es sog. Vitalsymptome (leibnahe Symptome), u. a.:
  - Müdigkeit

  - Appetitlosigkeit
  - Gewichtsverlust
  - Druckgefühle auf der Brust
  - Libidoverlust
- Zur Feststellung eines somatischen Syndroms, welches bei beinahe jeder schweren Depression vorhanden ist, sollten weiterhin folgende Faktoren erfragt werden:
  - Schlaf
  - Interessen
  - Empfinden von Freude
  - Veränderungen in der Psychomotorik
- Wichtig ist immer eine medizinische Abklärung der Symptome, um organische Ursachen auszuschließen.

Zusätzlich können Sie erwähnen:
- Die körperlichen Symptome einer Depression dürfen nicht mit der speziellen Form der somatisierten Depression verwechselt werden. Bei diesem Subtyp stehen die körperlichen Beschwerden im Vordergrund und überdecken die eigentliche Depression.

Ihr weiteres Plus:
- Neben den Vitalsymptomen nach Tölle gibt es weitere vegetative Störungen, die Hinweise auf eine Depression geben können. Zu ihnen zählen z. B.:
  - Herzrhythmusstörungen
  - Schwindel
  - Obstipation, Übelkeit/Erbrechen
  - Schwitzen
  - Kopf- und Rückenschmerzen

8.2.3 Welche Formen von Depressionen sind Ihnen bekannt?

Das sollten Sie zur Sprache bringen:
- Endogene Depression:
  - Synonym für eine schwere Form. Sie entsteht „von innen" heraus, ohne Anlass oder äußere Faktoren. In der Regel geht sie mit einem zusätzlichen somatischen Syndrom einher, Wahn kann vorkommen.
- Neurotische Depression:
  - Meist vergleichsweise milderer Verlauf mit auslösendem Ereignis.
- Dysthymie:
  - Leichter, eher chronischer Subtyp, der die allgemeinen Kriterien einer Depression nicht erfüllt
- Larvierte (somatisierte/maskierte) Depression:
  - Die Depression ist überdeckt durch körperliche Symptome und daher in der Diagnostik schwierig.
- Postpartale Depression:
  - Auftreten in den ersten Wochen nach der Geburt eines Kindes
- Erschöpfungsdepression:
  - Auftreten nach jahrelanger seelischer Dauerbelastung
- Spätdepression:
  - Erstmaliges Auftreten nach dem 45. Lebensjahr
- Altersdepression:
  - Tritt nach dem 60. Lebensjahr auf und ist leicht zu verwechseln mit einer Demenz. Das Suizidrisiko bei einer Altersdepression ist hoch.
- Gehemmte/agitierte Depression:

- Hier stehen psychomotorische Symptome im Vordergrund.
- Saisonale Depression:
  - Auch Herbst-Winter-Depression genannt, meist verbunden mit atypischen Symptomen

Zusätzlich können Sie erwähnen:
- In der ICD-10 Einteilung nach Schweregraden mit weiteren Kodierungsmöglichkeiten

Ihr weiteres Plus:
- Die Bezeichnungen und Beschreibungen der Subtypen geben Hinweise auf:
  - Ursachen
  - Therapie
  - Prognose

8.2.4 Wie stellt sich ein manischer Patient dar?

Das sollten Sie zur Sprache bringen:
- Die Symptomatik ist abhängig von der Schwere der Phase.
- Leitsymptome nach ICD-10 sind eine gehobene Stimmung und eine Steigerung von körperlicher und psychischer Aktivität in Ausmaß und Geschwindigkeit.
- Typische Einzelsymptome:
  - Ideenflucht
  - Euphorie/Dysphorie
  - Enthemmung
  - Logorrhö
  - Größenideen
  - Vermindertes Schlafbedürfnis
- Es kann zu suizidalem Verhalten kommen.
- Möglichkeit eines psychotischen Verlaufs mit folgenden Symptomen:
  - Wahn
  - Aggressionen
  - Gewalttätigkeit

Zusätzlich können Sie erwähnen:
- Oft besteht keine Krankheitseinsicht, daher kann es zu einer Zwangseinweisung kommen.
- In schweren rezidivierenden Fällen ist eventuell eine gesetzliche Betreuung einzurichten.
- Die Behandlung eines manischen Patienten erfordert Erfahrung, Geduld und Klarheit.

Ihr weiteres Plus:
- Zur Diagnostik ist häufig eine Fremdanamnese nötig.

8.2.5 Wie stehen Sie zu der medikamentösen Behandlung von affektiven Störungen?

Bei dieser Frage wird von Ihnen ein persönliches Statement verlangt. Wichtig ist bei einer Antwort, dass Sie Ihren Standpunkt fundiert begründen und vertreten können.

Das sollten Sie zur Sprache bringen:
- Ca. 70 % der Depressionen sprechen auf eine antidepressive Therapie an.

- Antidepressiva bewirken eine Normalisierung des Neurotransmitterspiegels im synaptischen Spalt.
- Phasenprophylaktika vermindern das Auftreten neuer Krankheitsphasen.
- Folgende Medikamente kommen unter anderem in Frage:
  - Antidepressiva
  - Lithium
  - Antiepileptika
  - Antipsychotika
  - Sedativa
  - Tranquilizer
- Bei der Gabe von Antidepressiva besteht ein rascherer Wirkungseintritt als bei der Psychotherapie, ein alleiniger Einsatz ist jedoch bezüglich des Auftretens von Rezidiven nicht ausreichend.
- Bewährt hat sich die Kombination aus Psychopharmaka und Psychotherapie.
- Die Gabe eines Psychopharmakons kann lebensrettend sein (Suizidalität bei Depression und Manie!).
- Die medikamentöse Therapie hängt von verschiedenen Faktoren wie z. B. der Schwere der Erkrankung ab und obliegt immer einem Arzt/Facharzt.

Zusätzlich können Sie erwähnen:
- Nicht jeder Patient mit einer affektiven Störung benötigt Psychopharmaka.
- Bei der Verordnung von Antidepressiva ist auf die Wirklatenz zu achten (erhöhte Suizidgefahr).
- Durch die Gabe von Psychopharmaka wird z. T. erst eine psychotherapeutische Arbeit möglich.

Ihr weiteres Plus:
- Grundlage aller Therapiemaßnahmen ist das stützende Gespräch mit der Vermittlung von Mut und Hoffnung und einer Aufklärung über die Erkrankung.

8.2.6 Was ist eine Pseudodemenz, und wie können Sie diese von einer Demenz abgrenzen?

Das sollten Sie zur Sprache bringen:
- Fachärztliche Abklärung nötig
- Eine andere Bezeichnung für Pseudodemenz ist Altersdepression
- Einhergehend mit einer hohen Suizidrate
- Depression mit ausgeprägten kognitiven Defiziten, daher ist die Verwechslungsgefahr groß
- Abgrenzungsfaktoren:
  - Beginn rascher als bei der Demenz (Demenz: schleichend progredient)
  - Stimmung durchgehend depressiv (Demenz: schwankend)
  - „Weiß-nicht"-Antworten typisch (Demenz: Antworten annähernd richtig)
  - Patient klagt über die Defizite (Demenz: Patient versucht, Defizite zu verbergen)
  - Selbstvorwürfe, Schuldgefühle (Demenz: Gedächtnis-, Orientierungsstörungen)
  - Alltagsleistungen besser als Testleistungen (Demenz: Alltagsleistungen wie Testleistungen)

Zusätzlich können Sie erwähnen:
- Bei zweifelhafter Diagnose versuchsweise Einnahme von Antidepressiva

Ihr weiteres Plus:
- Weitere Hinweise eventuell in der Fremd- und Familienanamnese

8.2.7 Bei Depressionen spricht man von typischen Denkmustern. Welche sind das, und welche Therapieform bietet sich an?

Das sollten Sie zur Sprache bringen:
- Bei vielen Depressiven lassen sich gleiche Denkmuster (nach A. T. Beck) finden.
- Drei betroffene Bereiche:
  - Negative Selbstbeurteilung
  - Negative Sicht der Welt
  - Negative Sicht der Zukunft
- Die Gedankenmuster laufen automatisch ab und führen zu depressiver Stimmung.
- Um die Denkmuster zu erkennen und zu bearbeiten, eignet sich die kognitive Therapie aus dem Bereich der Verhaltenstherapie.

Zusätzlich können Sie erwähnen:
- Beispielbenennung:
  - „Ich schaffe gar nichts alleine."
  - „Dauernd werden mir Steine in den Weg gelegt."
  - „Das wird sich nicht ändern."
- Erläuterung über die Vorgehensweise der kognitiven Therapie

Ihr weiteres Plus:
- Weitere Bausteine der Behandlung

8.2.8 Erklären Sie mir bitte, was man unter einer bipolaren Störung versteht und wie die Behandlungsmöglichkeiten aussehen

Das sollten Sie zur Sprache bringen:
- Es handelt sich um eine affektive Störung mit den Polen Depression und Manie.
- Auftreten depressiver und manischer Schübe meist hintereinander.
- Zum Teil kommt es zu Suizidalität in den depressiven Phasen und selbstschädigendem Verhalten in den manischen Episoden.
- Zum Teil ist ein stationärer Aufenthalt nötig (Suizidalität, Selbstschädigung).
- Die psychotherapeutischen Interventionen richten sich nach der im Vordergrund stehenden Episode.
- Eine Dauermedikation mit Phasenprophylaktika ist anzudenken.

Zusätzlich können Sie erwähnen:
- Charakteristisch ist eine vollständige Besserung zwischen den Phasen
- Benennen verschiedener typischer Symptome aus Depression und Manie
- Ursachen der Erkrankung (multifaktoriell)

Ihr weiteres Plus:
- Erläuterung zu einem affektiven Mischzustand
- Differenzialdiagnostische Abgrenzung v. a.:
  - Schizoaffektive Störung
  - Borderline-Persönlichkeitsstörung

8.2.9 In der Psychoanalyse spricht man von einer „narzisstischen Krise" als Teilursache für eine Depression. Können Sie mir das näher erläutern?

Das sollten Sie zur Sprache bringen:

- Die Psychoanalyse betrachtet frühkindliche Fehlentwicklungen als auslösende Faktoren einer Depression.
- Neben der narzisstischen Krise auch Störungen in der oralen Phase
- Erläuterung zur narzisstischen Krise:
  - Das Kleinkind ist in seiner Entwicklung darauf angewiesen, von den primären Bezugspersonen bezüglich seiner Äußerungen und Bedürfnisse verstanden und wahrgenommen zu werden. Erfährt das Kind nur wenig Resonanz und Verständnis, versucht es mit der Zeit herauszufinden, was es tun muss, um positive Reaktionen der Bezugspersonen zu erhalten. Es passt sich den Bedürfnissen der Bezugspersonen an, büßt dadurch jedoch die Fähigkeit zur Selbstwahrnehmung und Selbstverwirklichung ein. Dadurch entwickelt sich ein „falsches Selbst", welches sich vor allem an äußeren Anforderungen orientiert. Klassischerweise entwickelt sich auf Grundlage dieser Dynamik eine Betonung der äußeren Leistung. So werden Prestige, materieller Erfolg und gesellschaftliches Ansehen maßgebend für das Selbstwertgefühl. Brechen äußere Bestätigungsfaktoren weg, können sich existenzielle Selbstwertkrisen mit Depression und Suizidalität entwickeln.

Zusätzlich können Sie erwähnen:

- Definition einer narzisstischen Persönlichkeitsstörung

Ihr weiteres Plus:

- Auswirkungen von Selbstwertkrisen auf dem Boden einer narzisstischen Hintergrundproblematik

8.2.10 Weshalb ist die Fremdanamnese bei einer Manie wichtig?

Das sollten Sie zur Sprache bringen:

- Häufig besteht eine fehlende Krankheitseinsicht bzw. ein fehlendes Krankheitsgefühl bei manischen Patienten.
- Die Angaben der Patienten sind nicht unbedingt als sicher zu betrachten.
- Die differenzialdiagnostische Abklärung zur Schizophrenie ist z. T. schwierig, daher sind fremdanamnestische Angaben bezüglich des Phasenverlaufs und der Symptomatik wichtig.

Zusätzlich können Sie erwähnen:

- Typische Symptome einer Manie, z. B.:
  - Ideenflucht
  - Größenideen
  - Logorrhö
  - Stimmungshoch
  - Antriebssteigerung

Ihr weiteres Plus:

- Wegen fehlender Krankheitseinsicht kann es zu einer richterlichen Einweisung kommen.
- Erklärung des Prozedere hinsichtlich einer Zwangseinweisung.
- Es besteht teilweise eine Schuldunfähigkeit bzw. fehlende Geschäftsfähigkeit.
- In einigen Fällen ist die Einrichtung einer gesetzlichen Betreuung nötig.

8.2.11 Im Rahmen schwerer Depressionen kann es zu inhaltlichen Denkstörungen kommen. Welche könnten das sein?

Das sollten Sie zur Sprache bringen:

- Folgende Wahnthemen können vorkommen:
  - Schuldwahn
  - Armutswahn
  - Nichtigkeitswahn bis hin zum nihilistischen Wahn
  - Krankheitswahn
  - Versündigungswahn
  - Das Gefühl, für eine bevorstehende Katastrophe verantwortlich zu sein
- Treten Wahnideen auf, spricht man von einer psychotischen Depression.

Zusätzlich können Sie erwähnen:

- Im Rahmen einer psychotischen Depression können auch Halluzinationen auftreten, welche sich auf verschiedene Sinnesebenen beziehen können. Beispiele sind:
  - Anklagende, diffamierende Stimmen
  - Riechen von Fäulnis oder verwesendem Fleisch
- Psychomotorische Symptome können sich bis zum Stupor steigern.

Ihr weiteres Plus:

- Eine schwere depressive Episode mit psychotischen Symptomen ist stationär zu behandeln.

8.2.12 Welche psychopathologischen Symptome könnte ein Patient in einer manischen Phase haben?

Das sollten Sie zur Sprache bringen:

- Störungen der Affektivität, z. B.:
  - Euphorie
  - Dysphorie
  - Gesteigertes Selbstgefühl
  - Innere Unruhe
- Störungen der Psychomotorik, z. B.:
  - Antriebssteigerung
  - Logorrhö
  - Motorische Unruhe
  - Soziale Umtriebigkeit
- Formale Denkstörungen, z. B.:
  - Umständliches Denken
  - Ideenflucht
- Inhaltliche Denkstörungen, typischerweise Größenwahn
- Weitere Symptome:
  - Suizidalität, selbstschädigendes Verhalten
  - Alkohol- und Drogenmissbrauch
  - Fehlende Krankheitseinsicht
  - Gesteigerte sexuelle Aktivität
  - Vermindertes Schlafbedürfnis

Zusätzlich können Sie erwähnen:
- Ursachen der Entstehung einer Manie, u. a. Dysbalance im Neurotransmittersystem
- Diagnostik, u. a.:
  - Organische Untersuchung
  - Fremdanamnese
  - Psychopathologischer Befund

Ihr weiteres Plus:
- Therapiemöglichkeiten und -schwierigkeiten, so z. B. häufige Zwangseinweisungen, da keine Krankheitseinsicht vorhanden ist
- Möglichkeiten der medikamentösen Behandlung

8.2.13 Welche Erkrankungen sind unter den affektiven Störungen einzuordnen?

Das sollten Sie zur Sprache bringen:
- Unipolare affektive Störungen:
  - Depression
  - Manie
- Bipolare affektive Störungen:
  - Mit sowohl depressiven als auch manischen Episoden
- Anhaltende affektive Störungen:
  - Dysthymia
  - Zyklothymia

Zusätzlich können Sie erwähnen:
- Beschreibung eines Patienten mit einer Depression oder einer Manie

Ihr weiteres Plus:
- Verschiedene Verlaufsformen von affektiven Störungen mit der typischen Symptomatik, z. B.:
  - Hypomanie
  - Depressive Episode mit somatischem Syndrom
  - Schwere depressive Episode mit psychotischen Symptomen

8.2.14 Welche lerntheoretischen Modelle für die Entwicklung einer Depression sind Ihnen bekannt?

Das sollten Sie zur Sprache bringen:
- Erlernte Hilflosigkeit:
  - Ein Patient entwickelt und behält depressives Verhalten, wenn er seine Situation als negativ, nicht beeinflussbar und ausweglos erlebt.
- Verlust positiver Verstärker:
  - Anerkennung und positive Rückmeldungen aus dem Umfeld sind sehr wichtig. Fallen diese weg, z. B. durch den Verlust eines Partners, der diese Rolle ausgefüllt hat, können sich Depressionen entwickeln.
- Negative Wahrnehmung der Umwelt, der eigenen Person und der Zukunft:
  - Nach A. T. Beck finden sich bei depressiven Menschen typische, automatisch ablaufende Denkmuster mit negativen Verzerrungen.

Zusätzlich können Sie erwähnen:
- Neben der lerntheoretischen Sicht zur Entstehungsweise depressiver Erkrankungen gibt es auch psychoanalytische Theorien. Die Entwicklung einer Depression ist jedoch multifaktoriell zu betrachten.
- Wichtig ist unter anderem der Aspekt der Vulnerabilität.

Ihr weiteres Plus:
- Um bei der Lerntheorie zu bleiben, wäre es möglich, an dieser Stelle verhaltenstherapeutische Interventionen anzufügen, die sich auf die theoretischen Entstehungsmodelle beziehen.

8.2.15 Aus welchen Gründen muss bei einer Manie differenzialdiagnostisch auch an eine Schizophrenie gedacht werden?

Das sollten Sie zur Sprache bringen:
- Es kann symptomatische Überschneidungen der beiden Störungsbilder unter anderem in folgenden Bereichen geben:
  - Formale Denkstörungen (Assoziationslockerung)
  - Wahn (Verfolgungs- und Größenwahn)
  - Störungen der Psychomotorik
  - Störungen der Konzentration
  - Vernachlässigung von Körperhygiene und Nahrungsaufnahme
  - Störungen des Affekts
  - Veränderungen im sozialen Umgang

Zusätzlich können Sie erwähnen:
- Weitere differenzialdiagnostisch relevante Erkrankungen, z. B.:
  - Schizoaffektive Störungen
  - Suchterkrankungen
  - Organische Erkrankungen

Ihr weiteres Plus:
- Wichtige Aspekte der Anamneseerhebung, z. B.:
  - Genetische Faktoren
  - Fremdanamnestische Angaben

8.2.16 Ein depressiver Patient berichtet Ihnen, ein Freund von ihm habe sich suizidiert. Wie verhalten Sie sich?

Das sollten Sie zur Sprache bringen:
- Kommt es in Ihrer Praxis zu einem solchen Fall, ist es von außerordentlicher Wichtigkeit, dass Sie sich genügend Zeit für den Patienten nehmen und das Thema der Suizidalität in alle Richtungen explorieren.
- Das Suizidrisiko ist bei Menschen mit einer Depression wesentlich erhöht.
- Ein weiterer Risikofaktor kommt durch den Suizid des Freundes hinzu.
- Es muss zu einer Einschätzung Ihrerseits bezüglich einer eventuellen Suizidalität Ihres Patienten kommen.
- Sollten Sie unsicher sein, ist eine fachärztliche Überprüfung unabdingbar.
- Eventuell Einbeziehung des sozialen Umfelds des Patienten (Familie) zur Unterstützung des Klienten (nur mit Einverständnis des Klienten).

Zusätzlich können Sie erwähnen:
- Kommt es durch den Suizid des Freundes zu einer akuten Gefahr hinsichtlich einer Selbsttötung bei Ihrem Patienten, sind sofort weitere Schritte einzuleiten (freiwillige stationäre Aufnahme/Zwangsunterbringung).
- Liegt keine akute Suizidalität vor, ist es ratsam, den Patienten engmaschiger einzubestellen, um rechtzeitig reagieren zu können.
- Hilfreich ist in vielen Fällen ein Non-Suizid-Bündnis.
- Das Thema sollte auch in den folgenden Sitzungen Beachtung finden.

Ihr weiteres Plus:
- Weitere Risikofaktoren für Suizidalität
- Erläuterung zur Zwangseinweisung

8.2.17 Welche formalen Denkstörungen finden sich typischerweise bei Depressionen?

Das sollten Sie zur Sprache bringen:
- Typisch bei Depressionen sind z.B.:
  - Denkverlangsamung
  - Eingeengtes Denken
  - Denkhemmung
  - Grübeln

Zusätzlich können Sie erwähnen:
- Eine kurze Erklärung der einzelnen formalen Denkstörungen bei der Depression

Ihr weiteres Plus:
- Fragen, die Sie an den Patienten stellen können, um formale Denkstörungen zu erkennen, z. B.:
  - „Bleiben Sie in letzter Zeit gedanklich öfter an unangenehmen Themen hängen und finden keine Lösung?"

8.2.18 Wann spricht man von einer rezidivierenden Depression?

Das sollten Sie zur Sprache bringen:
- Charakteristisch ist das wiederholte Auftreten depressiver Episoden mit der typischen Symptomatik.
- In den meisten Fällen sind die Patienten zwischen den Episoden symptomfrei.
- Neue Episoden können zumeist mit belastenden Lebensereignissen in Verbindung gebracht werden.
- Unterteilung:
  - Leicht
  - Mittelschwer
  - Schwer
  - Mit und ohne psychotische Symptome

Zusätzlich können Sie erwähnen:
- Die Entwicklung eines dauerhaft depressiven Zustands ist (vor allem im höheren Lebensalter) möglich, jedoch selten.
- Die durchschnittliche Dauer einer depressiven Episode beträgt ca. 6 Monate.

Ihr weiteres Plus:
- Weitere typische Symptome einer Depression, z. B.:
  - Schlafstörungen
  - Antriebsarmut
  - Interessenverlust
  - Gedrückte Stimmung
  - Vermindertes Selbstwertgefühl

8.2.19 Welche psychischen Erkrankungen müssen Sie differenzialdiagnostisch von einer Depression abgrenzen?

Das sollten Sie zur Sprache bringen:
- Relevante abzugrenzende psychische Erkrankungen sind:
  - Schizophrenie
  - Bipolare affektive Störung
  - Schizoaffektive Störung
  - Organisch bedingte psychische Erkrankungen
  - Somatisierungsstörungen
  - Anpassungs- und Belastungsstörungen
  - Angststörungen

Zusätzlich können Sie erwähnen:
- Die Abgrenzung zu anderen Störungsbildern ist wichtig, da je nach Erkrankung auch die Behandlung variiert.
- Symptome, die bei den abzugrenzenden psychischen Störungen genauso zu finden sind wie bei einer Depression, sind unter anderem:
  - Schlafstörungen
  - Gedächtnisstörungen
  - Vitalsymptome
  - Denkstörungen
  - Angst
  - Psychomotorische Störungen
  - Suizidalität

Ihr weiteres Plus:
- Nur eine genaue Diagnostik schützt vor Fehldiagnosen.
- Für Sie als Prüfling ist in diesem Zusammenhang wichtig, dass Sie bei Falldarstellungen „in alle Richtungen" denken und nicht vorschnell Symptome einem Krankheitsbild zuordnen.

8.2.20 Wie lauten die diagnostischen Leitlinien einer Depression nach ICD-10?

Das sollten Sie zur Sprache bringen:
- Die ICD-10 unterteilt die Symptomatik der Depression in typische und häufige Symptome.
- Typische Symptome:
  - Gedrückte Stimmung
  - Interessenverlust, Freudlosigkeit
  - Verminderung des Antriebs, erhöhte Ermüdbarkeit

- Häufige Symptome:
  - Verminderte Konzentration und Aufmerksamkeit
  - Vermindertes Selbstwertgefühl und Selbstvertrauen
  - Schuldgefühle und Gefühle von Wertlosigkeit
  - Negative und pessimistische Zukunftsperspektiven
  - Suizidgedanken, erfolgte Selbstverletzung oder Suizidhandlungen
  - Schlafstörungen
  - Verminderter Appetit
- Für die Diagnose einer leichten Episode:
  - Mindestens zwei typische und zwei häufige Symptome über mindestens zwei Wochen
- Für die Diagnose einer mittelgradigen Episode:
  - Mindestens zwei typische und drei (besser vier) häufige Symptome über mindestens 2 Wochen
- Für die Diagnose einer schweren Episode ohne psychotische Symptome:
  - Alle drei typischen und mindestens vier häufige Symptome über mindestens 2 Wochen, bei besonderer Schwere oder sehr raschem Auftreten kann die Dauer auch kürzer sein
- Für die Diagnose einer schweren Episode mit psychotischen Symptomen:
  - Kriterien der schweren Episode plus Wahnideen, Halluzinationen oder depressivem Stupor

Zusätzlich können Sie erwähnen:
- Die ICD-10 beschreibt zusätzlich ein somatisches Syndrom mit Merkmalen wie:
  - Frühmorgendliches Erwachen
  - Morgentief
  - Gewichtsverlust
  - Deutlicher Libidoverlust

Ihr weiteres Plus:
- In der ICD-10 finden sich weiterhin die rezidivierenden depressiven Episoden mit unterschiedlichen Schweregraden und die anhaltenden affektiven Störungen Zyklothymia und Dysthymie

8.2.21 Aufgrund welcher Ursachen kann eine Depression entstehen?

Das sollten Sie zur Sprache bringen:
- Multifaktorielle Entstehung:
  - Genetische Faktoren
  - Neurochemische Faktoren (Veränderungen bei den Rezeptoren, Dysbalancen im Neurotransmitterhaushalt)
  - Kritische Lebensereignisse (z. B. Trennung vom Partner, Arbeitsplatzverlust)
  - Körperliche Erkrankungen (z. B. Stoffwechselerkrankungen)
  - Medikamente (z. B. Antipsychotika, Kortison, Antibiotika)
  - Chronobiologische Faktoren
- Psychoanalytische Theorien:
  - Störung der oralen Phase
  - Narzisstische Krisen
- Lerntheoretische Modelle:
  - Verlust von Verstärkern
  - Erlernte Hilflosigkeit
- Kognitive Theorie:
  - Automatisierte Gedankenmuster

Zusätzlich können Sie erwähnen:

- Erklärung, welche Neurotransmitter bei einer Depression von Bedeutung sind und was im synaptischen Spalt geschieht

Ihr weiteres Plus:

- Sehr häufig ist die Schilddrüse am Geschehen einer Depression beteiligt.

KAPITEL

9 Neurotische, Belastungs- und somatoforme Störungen (ICD-10, Kap. F4)

Neurotische, Belastungs- und somatoforme Störungen: Psychische Störungen, denen keine organische Ursache oder eine andere psychiatrische Erkrankung zugeordnet werden kann und bei denen der Betroffene keinen Realitätsverlust erleidet, werden als neurotische Störungen bezeichnet. Zu den neurotischen Störungen zählen neben den Angsterkrankungen auch die Zwangs- und dissoziativen Störungen. Weitere, in diesem Kapitel abgebildete Störungen sind Reaktionen auf bestimmte Ereignisse oder Belastungen und Störungen, die ihren Ausdruck in körperlicher Symptomatik finden.

Steckbrief: Angst- und Panikstörungen

Kurzdefinition: Krankheitsbilder, die durch unterschiedliche Erscheinungsformen von Angst geprägt sind. Man unterscheidet Panikstörungen, Phobien und generalisierte Angststörung. Angst- und Panikstörungen gehen sowohl mit körperlichen als auch mit seelischen Symptomen einher.

Ursachen

- Multifaktoriell
- Genetische Faktoren
- Neurochemische Faktoren
- Erhöhte Empfindsamkeit des vegetativen Nervensystems
- Lerntheorie:
  - Belastende Lebensereignisse als auslösende Momente
  - Negative Verstärkung durch Vermeidungsverhalten
  - Modelllernen
  - Psycho-physiologisches Modell
- Psychoanalytische Modelle:
  - Auslöser häufig Partnerschaftskonflikte
  - Autonomie-Abhängigkeitskonflikt
  - Projektion der Angst vor verdrängten Triebimpulsen auf äußere Objekte

Symptome

- Körperliche Symptome, z.B. Herzrasen, Atemnot, Schwindel, Schwitzen
- Psychische Symptome, z.B. Derealisation, Depersonalisation, Angst vor Kontrollverlust, Angst zu sterben
- Suizidalität

Formen

- Agoraphobie
- Soziale Phobie
- Spezifische (isolierte) Phobien
- Panikstörung
- Generalisierte Angststörung

Therapie

- Psychotherapie:
  - Verhaltenstherapie
  - Gruppentherapie
  - Kognitive Therapie
  - Tiefenpsychologisch orientierte Psychotherapie
  - Hypnotherapie
- Medikamentöse Therapie:
  - Antidepressiva
  - Anxiolytika
  - Beta-Rezeptorenblocker
  - Antipsychotika (Neuroleptika)
- Weitere therapeutische Maßnahmen:
  - Erlernen von Entspannungsverfahren

Steckbrief: Zwangsstörungen

Kurzdefinition: Innerer Drang, bestimmte Dinge zu denken oder zu tun (Zwangsgedanken und / oder Zwangshandlungen). Der Betroffene wehrt sich gegen das Auftreten der Zwänge und erlebt diese als übertrieben und sinnlos. Ältere Bezeichnungen für Zwangsstörungen sind Zwangsneurose und anankastische Neurose.

Ursachen

- Multifaktoriell
- Genetische Faktoren
- Neurobiologische Faktoren
- Neurochemische Faktoren
- Lerntheorie:
  - Ritualisierte Handlungen reduzieren unangenehme Gedanken/Gefühle (Angst)
- Kognitive Aspekte:
  - Zugrunde liegen bestimmter Gedankenmuster und Grundüberzeugungen
- Psychoanalytische Theorien:
  - Fixierung in der analen Phase

Symptome

- Sich-Aufdrängen pathologischer Zwangsphänomene, die als sinnlos erlebt, aber nicht vermieden werden können und sich dauerhaft wiederholen
- Intensive Spannungsgefühle und vorherrschende Angst bei Unterlassen der Zwangshandlungen und -gedanken

Formen

- Zwangsgedanken:
  - Zwangsbefürchtungen und Zwangsimpulse
  - Grübelzwang
- Zwangshandlungen, z.B.:
  - Waschzwang
  - Kontrollzwang
  - Ordnungszwang
  - Wiederholungszwang

Therapie

- Psychotherapie:
  - Verhaltenstherapie
  - Tiefenpsychologisch orientierte Psychotherapie
  - Familientherapie
- Medikamentöse Therapie:
  - Antidepressiva
- Weitere therapeutische Maßnahmen:
  - Selbsthilfegruppen
  - Erlernen von Entspannungsverfahren

Steckbrief: Belastungs- und Anpassungsstörungen

Kurzdefinition: Belastungs- und Anpassungsstörungen sind psychische Reaktionen, die eindeutig und als direkte Folge auf außergewöhnlich belastende Lebensereignisse zurückzuführen sind. Sie unterscheiden sich hinsichtlich der Schwere des auslösenden Ereignisses, der Schwere der Symptomatik und des Zeitpunktes ihres Auftretens.

Ursachen

- Individuelle Disposition
- Belastende/traumatisierende Lebensereignisse

Formen und Symptome

- Akute Belastungsreaktion:
  - Betäubungsgefühl
  - Empfindungslosigkeit
  - körperliche Symptome
  - Angst, Verzweiflung
  - Amnesie
  - Depressive Symptome
  - Sozialer Rückzug
- Posttraumatische Belastungsstörung:
  - Wiederholtes Erleben des Traumas
  - Emotionaler und sozialer Rückzug
  - Nervliche und körperliche Übererregtheit
  - Amnesien möglich
- Anpassungsstörung:
  - Depressive Stimmung
  - Angst, Besorgnis
  - Bei Jugendlichen möglicherweise Aggression und dissoziales Verhalten

  - Bei Kindern möglicherweise Zeichen von Regression

Therapie

- Psychotherapie/Traumatherapie
- Hypnotherapie
- Medikamentöse Therapie:
  - Antidepressiva
  - Anxiolytika
  - Antipsychotika (Neuroleptika)

Steckbrief: Dissoziative Störungen

Kurzdefinition: Kennzeichen dissoziativer Störungen (lat. „dissociatio“: Spaltung, Trennung) sind teilweise oder vollständige Entkopplungen von seelischen und körperlichen Funktionen. In der Folge entstehen sehr unterschiedliche Symptome, die sich auf die Wahrnehmung der eigenen Identität, das Gedächtnis, die Körperwahrnehmung oder Körperfunktionen beziehen. Synonyme: Konversionsstörung, hysterische Neurose.

Ursachen

- Psychoanalytische Theorie:
  - Modell der Konversion
- Lerntheorie:
  - Modelllernen
  - Primärer und sekundärer Krankheitsgewinn
  - In der Kindheit erlerntes Schutzverhalten in traumatischen Situationen
- Neurobiologische Faktoren

Formen

- Dissoziative Amnesie
- Dissoziative Fugue
- Dissoziativer Stupor
- Trance und Besessenheitszustände
- Dissoziative Bewegungsstörungen
- Dissoziative Krampfanfälle
- Dissoziative Sensibilitäts- und Empfindungsstörungen
- Ganser-Syndrom
- Multiple Persönlichkeit(sstörung)
- Depersonalisations-/Derealisationssyndrom

Therapie

- Psychotherapie:
  - Tiefenpsychologisch orientierte Psychotherapie
  - Verhaltenstherapie
  - Hypnotherapie
  - Traumaspezifische Therapie
- Weitere therapeutische Maßnahmen:
  - Erlernen von Entspannungsverfahren
- Medikamentöse Therapie:
  - Anxiolytika
  - Antidepressiva

Steckbrief: Somatoforme Störungen

Kurzdefinition: Vorliegen einzelner oder mehrerer körperlicher Beschwerden, die nicht ausreichend durch medizinische Faktoren erklärbar sind. Die Betroffenen fordern trotz negativer Ergebnisse von Voruntersuchungen hartnäckig weitere Diagnostik. Zum Störungsbild gehört darüber hinaus die übermäßige, unbegründete Sorge, an einer schweren körperlichen Krankheit zu leiden. Frühere Bezeichnungen für ähnliche Zustände sind psychosomatisches Syndrom oder funktionelle Organbeschwerden (z. B. Herzneurose, Herzphobie, Psychalgie).

Ursachen

- Multifaktoriell
- Genetische Faktoren
- Chronische Überforderung
- Psychosozialer Stress
- Selbstunsichere Persönlichkeitsstrukturen
- Individuelle Disposition
- Angelegte/erworbene Organschwäche
- Primärer/sekundärer Krankheitsgewinn
- Identifizierungen
- Modelllernen
- Alexithymie

Formen

- Somatisierungsstörung
- Hypochondrische Störung
- Somatoforme autonome Funktionsstörung
- Anhaltende somatoforme Schmerzstörung

Therapie

- Psychotherapie:
  - Tiefenpsychologisch orientierte Psychotherapie
  - Psychoanalyse
  - Kognitive Verhaltenstherapie
  - Körperpsychotherapie
  - Hypnotherapie
- Medikamentöse Therapie:
  - Phasenweiser Einsatz von Anxiolytika oder Antidepressiva
  - Anhaltende somatoforme Schmerzstörung: Antidepressiva
- Weitere therapeutische Maßnahmen:
  - Erlernen von Entspannungstechniken

9.1 Schriftliche Fragen: Neurotische, Belastungs- und somatoforme Störungen

Mehrfachauswahl

9.1.1 Welche der folgenden Merkmale/Symptome treffen auf einen Patienten mit einer Zwangsstörung zu? Wählen Sie zwei Antworten!

A Zur Diagnosestellung nach ICD-10 müssen Zwangsgedanken auf jeden Fall, nicht aber Zwangshandlungen vorliegen.

B Die Symptome (Zwangsgedanken, -impulse, -handlungen) werden vom Patienten als unsinnig oder übertrieben erlebt.

C Die Zwangsinhalte beziehen sich sehr selten auf Themen wie Sexualität und Religion.

D Die Zwangssymptome bestehen über einen Zeitraum von mindestens 2 Wochen.

E Der Inhalt der Zwangsgedanken ändert sich ständig.

Aussagenkombination

9.1.2 Welche der folgenden Aussagen zum Störungsbild einer sozialen Phobie treffen zu?

1 Die Ängste treten vorwiegend in größeren Menschenmengen auf.

2 Die Störung tritt ganz überwiegend bei Männern auf.

3 Soziale Phobien sind in der Regel mit einem niedrigen Selbstwertgefühl verbunden.

4 Die Symptome können sich bis hin zu Panikattacken verstärken.

5 Soziale Phobien können sich in Beschwerden wie Händezittern, Übelkeit und Drang zum Wasserlassen äußern.

A Nur die Aussagen 1, 2 und 3 sind richtig.

B Nur die Aussagen 1, 4 und 5 sind richtig.

C Nur die Aussagen 2, 3 und 5 sind richtig.

D Nur die Aussagen 3, 4 und 5 sind richtig.

E Alle Aussagen sind richtig.

Richtige Antwort (9.1.1): B und D

A Nicht jeder Patient, der an einer Zwangsstörung leidet, hat Zwangsgedanken. Für die Diagnosestellung eines Zwangs bedarf es nach der ICD-10 des einzelnen oder gemeinsamen Auftretens von Zwangsgedanken und Zwangshandlungen über einen Zeitraum von mindestens 2 Wochen.

✓ **B** Ein Diagnosekriterium für Zwangserkrankungen liegt darin, dass Patienten versuchen, gegen die sich aufdrängenden Impulse, Gedanken und Handlungen anzugehen und ihnen Widerstand zu leisten. Dieser Zustand ist für die betroffenen Patienten sehr unangenehm und anstrengend, zumal Zwangsgedanken häufig mit obszönen und gewalttätigen Inhalten einhergehen. Mindestens eine Handlung/ein Gedanke oder Impuls sollte nach ICD-10 als unsinnig bzw. übertreiben empfunden werden.

C Wie in Antwort B schon erwähnt, beziehen sich die Inhalte eines Zwangs thematisch häufig sowohl auf Obszönitäten und Gewalt als auch auf Blasphemien.

✓ **D** Für die Diagnosestellung einer Zwangserkrankung fordert die ICD-10 für das Bestehen der Symptomatik einen Zeitraum von mindestens zwei Wochen Dauer, in der Regel sind die Zeiträume jedoch wesentlich länger. Da Patienten mit einer Zwangserkrankung häufig unter Schamgefühl leiden, beginnt eine entsprechende Therapie oftmals erst sehr spät.

E Das Gegenteil ist der Fall. Bei Zwangsgedanken findet eine permanente Wiederholung gleicher Ideen oder bildhafter Vorstellungen statt. Diese Ideen sind sinnlos und werden begleitet durch endlose Überlegungen unwägbarer Alternativen. Durch diese zwanghaften Grübeleien verlieren Patienten u. a. die Fähigkeit, notwendige Entscheidungen zu treffen.

Richtige Antwort (9.1.2): D

1 Das Gegenteil ist hier der Fall, bei der sozialen Phobie bezieht sich die Angst auf Situationen, in denen der Patient sich in kleinen Gruppen befindet. Hier befürchtet er vor allem eine prüfende Betrachtung durch andere Menschen. Eine soziale Phobie kann sich aber auch auf andere soziale Situationen beziehen. Das Auftreten von Angst in größeren Menschenmengen beschreibt ein Symptom der Agoraphobie.

2 Die Geschlechterverteilung bei einer sozialen Phobie ist 1:1, d. h. Frauen und Männer sind gleichhäufig betroffen. Bei anderen Angsterkrankungen überwiegt der Anteil der erkrankten Frauen gegenüber dem Anteil der erkrankten Männer.

✓ **3** Neben dem in der Regel niedrigen Selbstwertgefühl eines Menschen mit einer sozialen Phobie besteht eine große Angst, kritisch oder negativ beurteilt zu werden. Kleinigkeiten können die bestehenden Minderwertigkeitsgefühle des Betroffenen aufgrund der meist hohen Empfindsamkeit noch verstärken. Früher wurde die Störung krankhafte Schüchternheit genannt.

✓ **4** Generell kommen Panikattacken bei sozialen Phobien weniger gehäuft vor als bei anderen Angststörungen, die Möglichkeit besteht jedoch. Kommt es zu einer solchen Attacke, entstehen z.B. Symptome wie Herzklopfen, Erstickungsgefühle, Schwindel und Entfremdungsgefühle.

✓ **5** Neben den in der Antwort genannten Merkmalen kann es zu weiteren Symptomen, wie z. B. Erröten und der Angst, in der Öffentlichkeit erbrechen zu müssen, kommen. In schweren Fällen einer sozialen Phobie kann das auftretende Vermeidungsverhalten bis zur vollständigen sozialen Isolation führen.

Mehrfachauswahl

9.1.3 Welche der folgenden Aussagen treffen zu? Wählen Sie zwei Antworten!

Sogenannte Flashbacks (Nachhallzustände/Nachhallerinnerungen) treten typischerweise auf bei …

A … fortgeschrittener Demenz.
B … akuter manischer Episode.
C … Konsumenten von Halluzinogenen.
D … posttraumatischer Belastungsstörung.
E … querulatorischer Persönlichkeit.

Mehrfachauswahl

9.1.4 Welche der folgenden Aussagen zur Zwangsstörung treffen zu? Wählen Sie zwei Antworten!

A Zwangsgedanken werden von den Betroffenen meist als unsinnig erkannt.
B Zwangsgedanken werden von den Betroffenen als von außen eingegeben empfunden.
C Nur bei einem kleinen Teil der betroffenen Patienten finden sich Zwangsgedanken und Zwangshandlungen gemischt.
D Zur Behandlung werden in psychiatrischen Kliniken häufig Verfahren der Neurochirurgie eingesetzt.
E Zwangsgedanken haben oft bedrohliche oder aggressive Inhalte.

Richtige Antwort (9.1.3): C und D

A Die hier gestellte Frage muss genau gelesen werden. Flashbacks gehören nicht typischerweise zu den Symptomen einer Demenz. Bei Menschen, die z. B. in der Kriegszeit Traumata erlitten haben, können Flashbacks im Rahmen einer Demenz auftreten, typisch ist dieses Symptom jedoch nicht.

B Akute manische Episoden gehen mit Symptomen von Größenwahn, Ideenflucht, starker Antriebssteigerung und Euphorie einher. Im Rahmen manischer Phasen kann es zu Alkohol- und Drogenmissbrauch kommen. Durch den eventuellen Drogenkonsum können Nachhallzustände ausgelöst werden, dieses hat jedoch nichts mit der Manie als solcher zu tun.

✓ **C** Durch die Einnahme von Halluzinogenen kann es neben Halluzinationen, Depersonalisationen und Horrortrips auch zu Flashbacks kommen. Diese wiederauftretenden Wahrnehmungsveränderungen können mit unterschiedlicher Verzögerung nach dem Drogenkonsum, aber auch ohne erneute Einnahme der Droge ausgelöst werden.

✓ **D** Flashbacks sind ein typisches Symptom der posttraumatischen Belastungsstörung. Gemeint ist hier ein szenisches und emotionales Wiedererleben eines erlebten Traumas.

E Die querulatorische Persönlichkeitsstörung ist eine andere Bezeichnung für eine paranoide Persönlichkeitsstörung, bei der das durchgehende Muster der Betroffenen darin besteht, die Handlungen anderer Menschen als absichtlich erniedrigend oder bedrohlich zu interpretieren.

Richtige Antwort (9.1.4): A und E

✓ **A** Typisch für Zwangserkrankungen ist die Tatsache, dass Patienten sowohl die sich aufdrängenden Gedanken als auch ihre Zwangshandlungen als sinnlos erkennen, nur keine Möglichkeit haben, sich ihnen zu entziehen.

B Die Patienten erkennen, dass es sich um ihre eigenen Gedanken handelt und es sich nicht um Eingebungen handelt. Letztere (Gedankeneingebung) gehören psychopathologisch zu den Ich-Störungen und sind typischerweise bei schizophrenen Erkrankungen zu finden.

C Eine Mischung aus Zwangsgedanken und Zwangshandlungen findet sich bei ⅔ der betroffenen Patienten.

D Neurochirurgische Verfahren werden z.B. bei Subduralhämatomen angewandt. Es handelt sich um operative Eingriffe, die aufgrund einer Verletzung oder Erkrankung des Gehirns indiziert sind.

✓ **E** Zwangsgedanken haben häufig aggressive, obszöne, blasphemische oder bedrohliche Inhalte und sind daher sehr quälend für die Betroffenen, zumal sie in der Regel in klarem Widerspruch zum Wertesystem des Patienten stehen.

Einfachauswahl

9.1.5 Welche Aussage zur dissoziativen Störung der Bewegung trifft zu?

A Umwandlung unbewusster psychischer Konflikte in somatische Symptome.
B Zustand, der beim Übergang von einer Depression zur Manie und umgekehrt auftritt.
C Symptome können durch eine körperliche Erkrankung erklärt werden.
D Umschlag von katatoner Erregung zu katatoner Hemmung.
E Neu hinzukommendes Symptom, das im Krankheitsverlauf das Grundsymptom ersetzt.

Aussagenkombination

9.1.6 Welche der folgenden Aussagen zur Posttraumatischen Belastungsstörung (PTBS) treffen zu?

1 Symptome klingen innerhalb von 3 Tagen nach belastendem Ereignis ab.
2 Häufig bestehen komorbide psychische Störungen.
3 Traumafokussierte Psychotherapieverfahren sind grundsätzlich kontraindiziert.
4 Nach Traumata entwickeln die meisten Betroffenen eine PTBS.
5 Typisch ist das wiederholte Erleben des Traumas in sich aufdrängenden Erinnerungen oder Träumen.

A Nur die Aussagen 1 und 3 sind richtig.
B Nur die Aussagen 2 und 5 sind richtig.
C Nur die Aussagen 4 und 5 sind richtig.
D Nur die Aussagen 2, 4 und 5 sind richtig.
E Nur die Aussagen 2, 3, 4 und 5 sind richtig.

Richtige Antwort (9.1.5): A

✓ **A** Die Umwandlung unbewusster psychischer Konflikte in somatische Symptome nennt man auch Konversion. Bei einer dissoziativen Störung der Bewegung zeigt sich die Symptomatik meist in Form von Ataxie (Störung der Bewegungskoordination), Astasie (Unfähigkeit zu stehen) oder Abasie (Unfähigkeit zu gehen).

B Angesprochen in dieser Antwort ist die bipolare affektive Störung, deren charakteristisches Merkmal in einer meist vollständigen Besserung zwischen den Episoden liegt. Im Rahmen von Depressionen und Manien kommt es häufig zu psychomotorischen Symptomen, diese haben jedoch nichts mit einer dissoziativen Störung der Bewegung zu tun.

C Das Wesen einer Konversionsstörung liegt darin, dass die Symptome durch psychische Konflikte und nicht durch eine körperliche Erkrankung ausgelöst werden.

D Katatone Erregung und Hemmung treten im Zusammenhang mit Schizophrenien oder sehr schweren Depressionen auf. Sie bezeichnen Zustände von extremer Erregung bis hin zur vollständigen Bewegungslosigkeit.

E Bei der dissoziativen Störung der Bewegung handelt es sich um ein eigenständiges Störungsbild der neurotischen, Belastungs- und somatoformen Störungen. Die häufigste Symptomatik liegt in dem vollständigen und teilweisen Verlust der Bewegungsfähigkeit eines oder mehrerer Körperglieder (psychogene Lähmung).

Richtige Antwort (9.1.6): B

1 Die hier gegebene Beschreibung trifft auf die akute Belastungsreaktion zu, jedoch nicht auf eine PTBS. Bei dieser tritt die Symptomatik meist verzögert auf und beginnt erst einige Wochen oder später nach dem traumatisierenden Ereignis. Chronische Verläufe sind bei einer PTBS nicht selten.

✓ **2** Im Rahmen einer posttraumatischen Belastungsstörung kann es zu weiteren psychischen Störungen kommen, z.B. zu einer Depression. Im Vorfeld von Borderline-Persönlichkeitsstörungen finden sich sehr häufig traumatisierende Lebensereignisse.

3 Die therapeutische Behandlung bei einer PTBS ist Therapeuten vorbehalten, die eine dafür spezielle Fortbildung durchlaufen haben. Diese Verfahren sind in der Regel traumafokussiert.

4 Je nach Vulnerabilität der Betroffenen entwickelt ca. ⅓ der traumatisierten Menschen eine posttraumatische Belastungsstörung.

✓ **5** Neben den typischen Flashbacks, welche z.T. mit heftigen seelischen und körperlichen Reaktionen einhergehen, kommt es meist zu emotionalem und sozialem Rückzug und sowohl nervlicher als auch körperlicher Übererregtheit.

Einfachauswahl

9.1.7 Welche Aussage trifft zu? Die hypochondrische Störung zählt nach ICD-10 Klassifikation zu den …

A … psychosomatischen Störungen.
B … somatoformen Störungen.
C … vorgetäuschten (artifiziellen) Störungen.
D … simulierten Störungen.
E … Zwangsstörungen.

Aussagenkombination

9.1.8 Welche der folgenden Aussagen zu Angststörungen treffen zu?

1 Agoraphobie kommt häufig kombiniert mit einer Panikstörung vor.
2 Die Symptome der sozialen Phobie können sich bis zur Panikattacke steigern.
3 Das wesentliche Kennzeichen der Panikstörung sind wiederkehrende schwere Angstattacken, die sich auf eine spezifische Situation oder besondere Umstände beschränken.
4 Die wesentlichen Symptome einer generalisierten Angststörung sind variabel. Beschwerden wie ständige Nervosität, Zittern, Schwitzen oder Oberbauchbeschwerden gehören zu diesem Bild.
5 Schlüsselsymptom bei der Agoraphobie ist das Auftreten von Angst bei Fehlen einer sofort nutzbaren Fluchtmöglichkeit.

A Nur die Aussagen 1 und 5 sind richtig.
B Nur die Aussagen 1, 2 und 3 sind richtig.
C Nur die Aussagen 2, 4 und 5 sind richtig.
D Nur die Aussagen 1, 2, 4 und 5 sind richtig.
E Nur die Aussagen 2, 3, 4 und 5 sind richtig.

Richtige Antwort (9.1.7): B

A Eine Kategorie „psychosomatische Störungen" ist in der ICD-10 nicht vorhanden, da dieser Begriff sprachübergreifend und fachbezogen mit unterschiedlichen Bedeutungen besetzt ist.

✓ **B** Neben der Somatisierungsstörung, der somatoformen autonomen Funktionsstörung und der anhaltenden somatoformen Schmerzstörung ist auch die hypochondrische Störung unter F45 klassifiziert.

C Unter einer artifiziellen Störung, die in der ICD-10 im Kapitel F6 (Persönlichkeits- und Verhaltensstörungen) kodiert wird, versteht man eine Erkrankung, die mit dem absichtlichen Erzeugen oder Vortäuschen von körperlichen oder psychischen Symptomen einhergeht. Ein anderer Begriff dafür ist auch Münchhausen-Syndrom.

D Simulierte Störungen sind ein Ausschlusskriterium für die artifizielle Störung. Die Simulation wird nicht im Kapitel F der ICD-10 kodiert (Z 76.8).

E Handlungszwänge wie z.B. der Waschzwang können sich auf Grundlage der Befürchtung, sich durch Bakterien zu infizieren, entwickeln. Hier geht es um eine reale Befürchtung, die jedoch überwertig wird und spannungsabbauend in eine Zwangshandlung umgesetzt wird. Bei der hypochondrischen Störung beschäftigt sich der Patient beharrlich mit der Möglichkeit einer schweren Erkrankung und einer Fehlinterpretation körpereigener Vorgänge.

Richtige Antwort (9.1.8): D

✓ **1** In der ICD-10 gibt es zwei unterschiedliche Kodierungsmöglichkeiten der Agoraphobie, mit (F40.01) und ohne (F40.00) Panikstörung. Im Rahmen dieser Form der Angsterkrankung kommt es häufig zu zusätzlichen Panikattacken.

✓ **2** Bei der sozialen Phobie ist eine Steigerung der Symptomatik bis hin zu einer Panikattacke möglich, jedoch eher seltener als bei der Agoraphobie.

3 Diese Antwortmöglichkeit müssen Sie genau lesen. Richtig ist, dass eine Panikstörung eine wiederkehrende schwere Angstattacke ist, sie ist jedoch nicht auf eine spezifische Situation beschränkt, sondern tritt ohne Anlass und daher nicht vorhersehbar auf.

✓ **4** Bei einer generalisierten Angststörung leiden die Patienten häufig über einen sehr langen Zeitraum hinweg unter einem erhöhten Angstniveau. Neben den in der Antwort genannten Symptomen kann es zu negativen Vorahnungen, körperlicher Unruhe und einem ständigen Sich-Sorgen kommen. Im Gegensatz zur Panikstörung, die akut auftritt, entwickelt sich die generalisierte Angststörung langsam und neigt zur Chronifizierung.

✓ **5** Agoraphobiker haben in der Regel keine Angst vor einer bestimmten Situation, sondern die Angst ist, wie in der Antwort beschrieben, bezogen auf das Fehlen einer Fluchtmöglichkeit und das Angewiesen sein auf die Hilfe anderer Menschen.

Mehrfachauswahl

9.1.9 Bei einem Ihrer Patienten besteht eine Herzneurose (somatoforme autonome Funktionsstörung). Welche der folgenden Informationen/Empfehlungen geben Sie dem Patienten? Wählen Sie zwei Antworten!

A Eine Herzneurose führt zu organischen Veränderungen am Herzen.

B Die regelmäßige Einnahme von Benzodiazepinen zur Beruhigung ist unbedenklich.

C Es sollte häufig ein Elektrokardiogramm (EKG) angefertigt werden.

D Bei subjektivem Leidensdruck ist eine Psychotherapie sinnvoll.

E Bei gleichzeitiger depressiver Verstimmung ist die Einnahme eines Antidepressivums eventuell sinnvoll.

Einfachauswahl

9.1.10 Ein junger Mann leidet außerhalb seiner familiären Umgebung beim Umgang mit kleinen Gruppen immer unter der Angst, im Zentrum der Aufmerksamkeit zu stehen und ein peinliches Verhalten zu zeigen. Welche Diagnose liegt am ehesten vor?

A Abhängige Persönlichkeitsstörung

B Autistische Störung

C Soziale Phobie

D Asperger-Syndrom

E Agoraphobie

Richtige Antwort (9.1.9): D und E

A Charakteristisch für eine somatoforme autonome Funktionsstörung ist, dass keine organischen Veränderungen vorhanden sind. Ein Hinweis an den Patienten, dass es durch die gedankliche Beschäftigung zu einer tatsächlichen Veränderung kommen könnte, würde sein Leid verstärken, ihn zusätzlich ängstigen und kontraproduktiv wirken.

B Da es unter einer regelmäßigen Einnahme von Benzodiazepinen zu einer Abhängigkeit kommen kann und die Medikation nicht zu einer Verbesserung der hypochondrischen Störung beitragen würde, dürften Sie diese Empfehlung nicht an Ihren Patienten geben. Ob und wann es zum Einsatz von Benzodiazepinen kommt, entscheidet ein Arzt.

C Patienten mit einer Herzneurose haben in ihrer Anamnese meist eine Vielzahl an Arztbesuchen vorzuweisen. Eine weitere Diagnostik ist in der Regel nicht nötig und bewirkt eher eine Verschlimmerung der Störung.

✓ **D** Der subjektive Leidensdruck eines Patienten ist häufig die treibende Kraft in einer Psychotherapie. Ist er nicht vorhanden, besteht für den Patienten nur wenig Anlass, sich psychotherapeutisch behandeln zu lassen.

✓ **E** Bei somatoformen autonomen Funktionsstörungen, zu denen die Herzneurose gehört, zeigen Antidepressiva häufig eine verbessernde Wirkung, daher ist ihre Einnahme als durchaus sinnvoll zu betrachten.

Richtige Antwort (9.1.10): C

A Menschen mit einer abhängigen Persönlichkeitsstörung empfinden sich oft als hilflos, inkompetent und nicht leistungsfähig, ihnen fehlt das Zutrauen in sich selbst. Sie leiden jedoch nicht immer unter der Angst im Zentrum der Aufmerksamkeit zu stehen.

B Autismus ist eine Erkrankung, bei der oft zu beobachten ist, dass keine emotionale Beteiligung an einer Situation vorhanden ist. Ist diese Beteiligung nicht vorhanden, kann es auch nicht zu der Angst kommen, ein peinliches Verhalten zu zeigen.

✓ **C** Bei einer sozialen Phobie vermeidet der Patient Situationen, in denen er z.B. prüfend betrachtet werden könnte, dieses ist eher in einer kleinen Gruppe zu erwarten als in einer großen Menschenmenge. Meist sind soziale Phobien mit einem niedrigen Selbstwertgefühl und der starken Furcht vor Kritik verbunden. Männer und Frauen sind in etwa gleich häufig betroffen.

D Wie unter B schon erwähnt, fehlt auch bei Patienten mit einem Asperger-Syndrom die emotionale Beteiligung.

E Bei der Agoraphobie besteht die Angst davor, sich in einer großen Menschenmenge nicht rechtzeitig an einen sicheren Ort flüchten zu können. Diese Form der Angst ist besonders einschränkend.

Mehrfachauswahl

9.1.11 Welche der folgenden Ereignisse sind am ehesten als Auslöser für eine posttraumatische Belastungsstörung zu sehen? Wählen Sie zwei Antworten!

A Scheidung
B Schwerer Autounfall
C Chronische Krankheit eines Angehörigen
D Ansehen von Gewaltvideos
E Erleben von schwerer körperlicher Gewalt

Mehrfachauswahl

9.1.12 Welche der folgenden Aussagen treffen für eine Somatisierungsstörung (nach ICD-10) zu? Wählen Sie zwei Antworten!

A Eine Somatisierungsstörung ist als eine spezifische Form der depressiven Störung definiert.
B Sie kann sich nur auf gastrointestinale oder neurologische Beschwerden beziehen.
C Die Körpersymptome müssen nach den diagnostischen Leitlinien mindestens 2 Jahre bestehen.
D Die Körpersymptome müssen nach den diagnostischen Leitlinien vor der Pubertät auftreten.
E Es findet sich keine ausreichende somatische Erklärung für die Symptome.

Richtige Antwort (9.1.11): B und E

A Zwar ist eine Scheidung ein kritisches Lebensereignis, dieses ist jedoch nicht schwerwiegend genug, eine PTBS auszulösen. Eher könnte es in diesem Fall zu einer Anpassungsstörung kommen.

✓ **B** Ein schwerer Autounfall ist meist mit einer akuten Gefahr des eigenen Lebens oder des Lebens anderer verbunden. Überlebt ein Patient einen solchen schweren Unfall, kann es durchaus im weiteren Verlauf zu einer posttraumatischen Belastungsstörung kommen.

C Die chronische Erkrankung eines Angehörigen erfordert viel Kraft und Geduld von den Menschen, die diesen Weg begleiten. Auch hier ist die Schwere der Belastung jedoch nicht ausreichend für die Entwicklung einer PTBS, und es könnte eher zu einer Anpassungsstörung oder zu Erschöpfungszuständen kommen.

D Es gibt zahlreiche Studien über die Folgen des Ansehens von Gewaltvideos. Sicher kann auch das bloße Mitansehen von Gewalt in den Medien nachteilige Auswirkungen auf die betroffene Person haben und verstörend wirken, dennoch entsteht auf diesem Boden keine PTBS. Ist eine Person jedoch unmittelbar dabei, wenn einer anderen Person Gewalt angetan wird, kann sich eine posttraumatische Belastungsstörung entwickeln.

✓ **E** Schwere körperliche Gewalt löst Ohnmacht, existenzielle Angst, Entsetzen und Hilflosigkeit aus. All dies sind Parameter zur Entwicklung einer PTBS.

Richtige Antwort (9.1.12): C und E

A Eine Somatisierungsstörung ist ein eigenständiges Krankheitsbild, welches in Kapitel F4 der ICD-10 unter F 45.0 abgebildet wird. Differenzialdiagnostisch relevant ist bei dieser Störung u. a. die somatisierte Form der Depression, welche mit körperlichen Symptomen einhergeht, die die eigentliche Depression überdecken.

B Prinzipiell kann bei einer Somatisierungsstörung jedes Körperteil bzw. jedes Organsystem involviert sein. Sehr oft ist der gastrointestinale Trakt betroffen.

✓ **C** Häufig werden Somatisierungsstörungen erst nach jahrelangem Auftreten als solche diagnostiziert. Die ICD-10 fordert eine Mindestdauer von 2 Jahren mit anhaltenden multiplen körperlichen Symptomen.

D Die Symptomatik beginnt in der Regel vor dem 20. Lebensjahr, jedoch nicht vor der Pubertät. Meist vergehen viele Jahre der Behandlung ohne Befund, bis es zur eigentlichen Diagnosestellung kommt.

✓ **E** Die Tatsache, dass die Symptomatik nicht durch einen somatischen Befund zu erklären ist, können die Betroffenen nicht anerkennen. Daher kommt es zu häufigen Arztwechseln und immer neuen Untersuchungen, die jedoch keine ausreichende körperliche Ursache für die Störung als Erklärung liefern.

Einfachauswahl

9.1.13 Welcher Begriff umschreibt am ehesten die Diagnose „Neurasthenie"?

A Störung des Sozialverhaltens

B Stimmungsschwankungen

C Erschöpfungssyndrom

D Angstsyndrom

E Traumatisierung

Aussagenkombination

9.1.14 Welche der folgenden Symptome sind einer posttraumatischen Belastungsstörung zuzuordnen?

1 Dissoziation

2 Intrusion

3 Gedankenentzug

4 Vermeidungsverhalten

5 Interessenverlust

A Nur die Aussagen 1 und 2 sind richtig.

B Nur die Aussagen 1 und 3 sind richtig.

C Nur die Aussagen 2 und 3 sind richtig.

D Nur die Aussagen 1, 2 und 5 sind richtig.

E Nur die Aussagen 1, 2, 4 und 5 sind richtig.

Richtige Antwort (9.1.13): C

A Störungen des Sozialverhaltens werden in der Kindheit sichtbar. Sie zeigen sich durch dissoziales, aggressives oder aufsässiges Verhalten. Kinder mit dieser Störung neigen zu Ungehorsam, Wutausbrüchen und dem Tyrannisieren anderer. Hinzu kommen Grausamkeiten gegen Menschen und Tiere.

B Stimmungsschwankungen sind ein Symptom und keine psychische Störung. Sie kommen z.B. im Rahmen demenzieller Erkrankungen vor.

✓ **C** Bei einer Neurasthenie finden sich zwei einander überschneidende Hauptformen. Bei der einen kommt es charakteristischerweise zu Klagen über vermehrte Müdigkeit nach geistiger Anstrengung, bei der anderen liegt die typische Symptomatik in dem Gefühl der körperlichen Schwäche. Bei beiden Formen kommen Symptome, wie Schwindel, Kopfschmerzen, allgemeine Unsicherheit und Freudlosigkeit hinzu.

D Angst und auch leichte Depressionen sind bei einem Erschöpfungssyndrom üblich. Eine Angststörung (Angstsyndrom) ist jedoch differenzialdiagnostisch auszuschließen.

E Traumatisierungen sind keine Diagnose. Sie sind Grundlage für die eventuelle Entwicklung anderer psychischer Störungen, wie z.B. einer posttraumatischen Belastungsstörung oder einer Borderline-Persönlichkeitsstörung.

Richtige Antwort (5.1.14): E

✓ **1** Die Dissoziation gehört zu den Abwehrmechanismen. Sie beschreibt einen Schutzmechanismus, der vor allem bei schweren Traumatisierungen aktiviert wird. Erinnerungen, Gefühle, Handlungen oder Gedanken werden bei der Dissoziation vom Bewusstsein abgespalten. Dissoziationen kommen auch außerhalb von psychischen Erkrankungen vor und sind nicht durchweg pathologisch zu sehen.

✓ **2** In der Traumatologie werden Intrusionen auch als Wiedererleben oder Wiedererinnern einer traumatischen Situation verstanden.

3 Gedankenentzug ist ein psychopathologisches Symptom der Ich-Störungen, welches typischerweise bei der Schizophrenie vorkommt.

✓ **4** Patienten mit einer posttraumatischen Belastungsstörung vermeiden häufig Situationen oder Reize, die an das Trauma erinnern könnten.

✓ **5** Menschen, die eine Traumatisierung erlitten haben, verlieren häufig das Interesse an Dingen, die ihnen vormals Freude bereitet haben, und neigen zu einem allgemeinen Rückzug.

Aussagenkombination

9.1.15 Welche der folgenden Aussagen zu dissoziativen Störungen trifft (treffen) zu?

1 Eine körperliche Ursache der Beschwerden muss ausgeschlossen werden.
2 Männer sind deutlich häufiger betroffen als Frauen.
3 Die Betroffenen geben von sich aus ungelöste seelische Konflikte als Ursache der Beschwerden an.
4 Es wird nach der Klassifikation psychischer Störungen (ICD-10) zwischen dissoziativer Amnesie, dissoziativer Fugue und dissoziativem Stupor unterschieden.
5 Mit der alten Krankheitsbezeichnung „Hysterie" besteht kein Zusammenhang.

A Nur die Aussage 4 ist richtig.
B Nur die Aussagen 1 und 4 sind richtig.
C Nur die Aussagen 1, 2 und 3 sind richtig.
D Nur die Aussagen 1, 3, 4 und 5 sind richtig.
E Nur die Aussagen 2, 3, 4 und 5 sind richtig.

Einfachauswahl

9.1.16 Welche Diagnose beschreibt den nachfolgend dargestellten Zustand am besten?

Eine 40-jährige Verkäuferin stellt sich in Ihrer Praxis vor. Sie habe vor vier Monaten einen Autounfall erlitten. Dabei sei ihr Ehemann tödlich verletzt worden. Er sei noch an der Unfallstelle verstorben. Sie selbst habe mit nur leichten Verletzungen überlebt, musste aber mit Hilfe der Feuerwehr aus dem Unfallwagen befreit werden. Nun klagt sie über sich immer wieder aufdrängende, szenisch ablaufende Erinnerungen. Sie könne kaum noch schlafen, fühle sich verängstigt und freudlos.

A Zwangsstörung
B Organische Persönlichkeitsstörung
C Posttraumatische Belastungsstörung
D Dysthymia
E Akute Belastungsreaktion

Richtige Antwort (9.1.15): B

✓ **1** In den diagnostischen Leitlinien der ICD-10 ist festgeschrieben, dass keine körperliche Erkrankung für die Symptome einer dissoziativen Störung verantwortlich sein darf. Ein überzeugender Beleg für eine psychische Verursachung muss erbracht werden.

2 Der Krankheitsbeginn einer dissoziativen Störung liegt meist in der Adoleszenz oder im jungen Erwachsenenalter. Frauen sind mit 3:1 häufiger betroffen als Männer.

3 Seelische Konflikte, gestörte Beziehungen, unerträgliche Belastungen und Probleme werden oft auffallend durch die Patienten verleugnet, auch wenn diese für den Betrachter offensichtlich sind.

✓ **4** Die dissoziative Amnesie ist durch einen Erinnerungsverlust für meist wichtige, kurz zurückliegende Ereignisse gekennzeichnet. Unter einer dissoziativen Fugue kommt es zu einem plötzlichen Verlassen des Zuhauses oder des Arbeitsplatzes. Der dissoziative Stupor bezeichnet einen Zustand der Bewegungslosigkeit. In der ICD-10 finden sich noch weitere dissoziative Störungen, wie z.B. Trance- und Besessenheitszustände.

5 In der ICD-10 steht die Hysterie noch immer unter den dazugehörigen Begriffen der dissoziativen Störungen. Da der Ausdruck jedoch mit unterschiedlichen Bedeutungen besetzt ist und eine abwertende Konnotation enthält, sollte dieser Begriff weitgehend vermieden werden.

Richtige Antwort (9.1.16): C

A Die Patientin beschreibt sich aufdrängende Gedanken, die in direktem Bezug zu dem Ereignis stehen, das sie erlebt hat. Bei einer Zwangsstörung kommt es zu sich aufdrängenden Gedanken, die als sinnlos erlebt werden und sich stereotyp wiederholen.

B Eine organische Persönlichkeitsstörung geht mit auffälligen Veränderungen des gewohnten prämorbiden Verhaltens einher. Sie kann aufgrund einer Schädigung im Gehirn, z.B. einer limbischen Epilepsie, entstehen.

✓ **C** Die Beschreibung der Symptomatik entspricht am ehesten der einer posttraumatischen Belastungsstörung. Zusätzlich ist auch der Zeitraum der Entstehung passend.

D Lediglich die Symptome des schlechten Schlafs und der Freudlosigkeit könnten ein Hinweis auf eine Dysthymia sein. Die weitere Symptomatik passt jedoch nicht zu diesem Krankheitsbild.

E Eine akute Belastungsreaktion tritt unmittelbar nach dem Ereignis auf und lässt in der Regel innerhalb von zwei bis drei Tagen (teils auch einige Stunden später) nach. Eine andere Bezeichnung ist auch psychischer Schock. Wichtig bei der akuten Belastungsreaktion sind eine möglichst zeitnahe Krisenintervention und die Organisation etwaiger Hilfen durch Angehörige bzw. das soziale Netzwerk.

Mehrfachauswahl

9.1.17 Welche der folgenden Aussagen zu Angststörungen treffen zu? Wählen Sie zwei Antworten!

A Bei Phobien bezieht sich die Angst nicht auf bestimmte Situationen.

B Etwa 10% der Bevölkerung leiden im Laufe ihres Lebens an einer behandlungsbedürftigen Angststörung.

C Bei guter Anamnese kann auf eine körperliche Untersuchung verzichtet werden.

D Die kognitive Verhaltenstherapie gilt heute als wirksamste Psychotherapieform.

E Medikamente sind meist unwirksam.

Aussagenkombination

9.1.18 Welche der folgenden Aussagen zu Zwangsstörungen treffen zu?

1 Zwangsstörungen können zu sozialer Isolation führen.

2 Zwangsgedanken werden von Betroffenen meist als sinnlos erlebt.

3 Beim Versuch Zwangshandlungen zu unterlassen, treten innere Anspannung und Angst auf.

4 Antidepressiva können die Prognose einer Zwangsstörung bessern.

5 Zwangsimpulse sind gefährlich, da es hierdurch häufig zu Verletzungen kommt.

A Nur die Aussagen 2 und 4 sind richtig.

B Nur die Aussagen 1, 2 und 3 sind richtig.

C Nur die Aussagen 3, 4 und 5 sind richtig.

D Nur die Aussagen 1, 2, 3 und 4 sind richtig.

E Alle Aussagen sind richtig.

Richtige Antwort (9.1.17): B und D

A Diese Antwort wäre bezüglich einer Panikattacke richtig, bei der sich die Angst nicht objekt- bzw. situationsgebunden entwickelt. Bei Phobien hingegen wird die Angst durch eindeutig definierte Situationen oder Objekte ausgelöst.

✓ **B** Die Lebenszeitprävalenz für Angsterkrankungen liegt zwischen 10 und 15%. Die Prävalenzzahlen der einschlägigen psychischen Erkrankungen sollten Ihnen für die schriftlichen Prüfungen bekannt sein.

C Generell gilt, dass bei der Diagnostik einer psychischen Störung immer ein organisches Geschehen ausgeschlossen werden muss. Es wäre somit fahrlässig, einen Patienten, bei dem der Verdacht einer psychischen Erkrankung besteht, nicht an einen Arzt zu verweisen, der eventuelle körperliche Erkrankungen ausschließt.

✓ **D** Die Wirksamkeit der kognitiv-verhaltenstherapeutischen Therapieverfahren bei Angststörungen ist empirisch gesichert (Evidenzstufe Ia).

E Als gesichert ist die Wirksamkeit von SSRI (Selektive-Serotonin-Wiederaufnahmehemmer) zu betrachten. Kurzfristig können auch Benzodiazepine hilfreich sein, hier ist jedoch das Abhängigkeitspotenzial zu beachten.

Richtige Antwort (9.1.18): D

✓ **1** Zwangsstörungen neigen dazu, immer größere Bereiche des Lebens einzunehmen. Durch verschiedene Faktoren, wie Scham, depressive Symptome und fehlende Zeit (Zeit, die der Zwang in Anspruch nimmt), kann es im Rahmen der Erkrankung zu Rückzug und sozialer Isolation kommen.

✓ **2** Patienten, die unter Zwangsgedanken leiden, erleben diese zwar als zu sich gehörig, aber empfinden sie dennoch als sinnlos und quälend. Erfolglos versuchen sie, diesen Gedanken Widerstand zu leisten.

✓ **3** Angst und Anspannung erhalten den Teufelskreis des Zwangs aufrecht. Beide werden beim Nicht-Ausführen der Handlung übergroß, und der Patient „muss" reagieren, indem er die Zwangshandlung ausführt. Er erfährt dann kurzfristig Erleichterung.

✓ **4** Sowohl bei den SSRI (Selektive Serotonin-Wiederaufnahmehemmer) als auch bei dem trizyklischen Antidepressivum Clomipramin ist die Wirksamkeit empirisch nachgewiesen. Bei Zwangserkrankungen muss die antidepressive Medikation meist höher dosiert werden als bei depressiven Störungen. Auch die Zeitspanne, bis das Medikament seine volle Wirkung entfaltet, ist in der Regel länger.

5 Zwangsimpulse (häufig mit aggressiven oder gewalttätigen Inhalten) lösen bei den Patienten starke Gefühle der Angst aus und sind sehr quälend. Die Patienten befürchten, der Handlungsimpuls könne von ihnen umgesetzt werden, was jedoch so gut wie nie der Fall ist.

Einfachauswahl

9.1.19 Welche Aussage zur sozialen Phobie trifft zu?

A Es besteht die Furcht vor dem Aufenthalt in geschlossenen Räumen.

B Sie entspricht einer Agoraphobie.

C Das Hauptmerkmal dieser Störung ist ein Verhalten, das den geltenden sozialen Normen krass widerspricht.

D Es besteht die Furcht, in einer Gruppe von Menschen im Mittelpunkt zu stehen und deren prüfenden Blicken ausgesetzt zu sein.

E Das Leitsymptom ist eine allgemeine, persistierende Ängstlichkeit.

Mehrfachauswahl

9.1.20 Welche typischen Symptome kommen bei dissoziativen Störungen vor? Wählen Sie zwei Antworten!

A Trance und Besessenheitszustände

B Störung des Körperschemas

C Lichtstarre Pupillen

D Stupor

E Ideenflucht

Richtige Antwort (9.1.19): D

A Die Furcht vor dem Aufenthalt in geschlossenen Räumen bezeichnet man als Klaustrophobie. Diese ist nach ICD-10 den spezifischen Phobien zuzuordnen. Häufig kommt zu der situationsbezogenen Angst Panik hinzu.

B Man könnte sagen, dass die Klaustrophobie das Gegenteil einer Agoraphobie ist, bei der sich die Angst auf den Aufenthalt in großen Menschenmengen oder auf öffentlichen Plätzen bezieht. Beide Formen entsprechen nicht einer sozialen Phobie.

C Diese Beschreibung betrifft den Bereich der Persönlichkeitsstörungen, die in einem anderen Kapitel der ICD-10 (F6) abgebildet werden und nicht zu den neurotischen, Belastungs- und somatoformen Störungen gehören. Angedeutet wird hier die dissoziale Persönlichkeitsstörung.

✓ **D** Diese Antwort beschreibt einen Teil der Symptomatik der sozialen Phobie. In der genannten Situation zeigen sich bei den Patienten unter anderem vegetative Symptome, wie Schwitzen, Händezittern und Erröten. Es kann zu Harndrang und Übelkeit kommen. Wie der Name der Störung sagt, kann sie sich auf alle sozialen Bereiche beziehen.

E Eine allgemeine, persistierende Angst zeigt sich unter anderem bei der generalisierten Angststörung. Die Beschwerden der Patienten zeigen sich z.B. durch Nervosität, Zittern, Anspannung und Schwindel und sind von dauerhaften Sorgen und Befürchtungen begleitet.

Richtige Antwort (9.1.20): A und D

✓ **A** Im Rahmen eines dissoziativen Trance- oder Besessenheitszustands verlieren Betroffene im akuten Stadium ihre Identität und sind für äußere Reize nur eingeschränkt empfänglich. Diese Zustände dürfen für die Diagnosestellung eines dissoziativen Trance- oder Besessenheitszustands nicht im Zusammenhang mit religiösen oder kulturellen Handlungen stehen und nicht durch andere psychische/körperliche Erkrankungen oder Drogen ausgelöst sein.

B Körperschemastörungen treten typischerweise als Symptom einer Essstörung auf. Bei den betroffenen Patienten ist die Wahrnehmung des eigenen Körpers verändert. Sie nehmen sich als zu dick wahr, obwohl der Körper objektiv betrachtet schlank, sehr schlank oder bereits abgemagert ist.

C Lichtstarre Pupillen können unter anderem bei Lues oder bei schweren Schädigungen des Hirnstamms auftreten. Generell liegt ihnen eine organische Ursache zugrunde. Bei dissoziativen Krampfanfällen, die epileptischen Anfällen stark ähneln, sind die Pupillen nicht lichtstarr.

✓ **D** Bei einem Stupor handelt es sich sowohl um ein Symptom, welches im Zuge von Schizophrenien und Depressionen auftreten kann, als auch um einen dissoziativen Zustand. Letzterer äußert sich durch das Fehlen oder die deutliche Verringerung von willkürlichen Bewegungen und Reaktionen auf äußere Reize.

E Ideenflucht ist ein psychopathologisches Symptom der formalen Denkstörungen und findet sich typischerweise bei der Manie.

Einfachauswahl

9.1.21 Eine Patientin von Ihnen klagt über körperliche Symptome, für die keine organischen Ursachen gefunden werden können. Welches Merkmal muss für die Diagnose einer Somatisierungsstörung (nach ICD-10) erfüllt sein?

A Die Symptome sind auf ein bestimmtes Organ bzw. einen bestimmten Bereich begrenzt.

B Die Patientin zeigt Symptome der Niedergeschlagenheit und Antriebslosigkeit.

C Die Beschwerden bestehen seit maximal 6 Monaten.

D Die Beschwerden stammen aus multiplen Symptombereichen.

E Die Patientin gibt an, davon überzeugt zu sein, an einer schweren fortschreitenden Krankheit zu leiden.

Aussagenkombination

9.1.22 Welche der folgenden Aussagen zu neurotischen Störungen und Belastungsstörungen treffen zu?

1. Bei einer spezifischen Phobie erkennt der Patient, dass seine Angst übertrieben oder unvernünftig ist.
2. Soziale Phobie und depressive Störungen kommen oft gemeinsam vor.
3. Bei einer generalisierten Angststörung ist unter anderem die „Sorgenkonfrontation in sensu“ eine effektive Behandlungsart.
4. Vegetative Erregtheit ist ein Merkmal der posttraumatischen Belastungsstörung.
5. Bei der Behandlung der Agoraphobie ist die „Reizkonfrontation in vivo“ eine wirksame Intervention.

A Nur die Aussagen 1 und 5 sind richtig.

B Nur die Aussagen 2 und 3 sind richtig.

C Nur die Aussagen 1, 4 und 5 sind richtig.

D Nur die Aussagen 1, 2, 4 und 5 sind richtig.

E Alle Aussagen sind richtig.

Richtige Antwort (9.1.21): D

A Ist die Symptomatik bei einem Patienten begrenzt auf ein Organ oder Organsystem, handelt es sich um eine somatoforme autonome Funktionsstörung.

B Niedergeschlagenheit und Antriebslosigkeit sind eher als Symptome einer Depression anzusehen, die im Rahmen einer Somatisierungsstörung häufig komorbid vorhanden ist und einer spezifischen Behandlung bedarf.

C Ein Diagnosekriterium der Somatisierungsstörung in der ICD-10 ist das Bestehen der Symptomatik über einen Zeitraum von mindestens zwei Jahren.

✓ **D** Die Beschwerdebilder bei einer Somatisierungsstörung sind vielfältig und wechselnd. So können z.B. der Verdauungstrakt oder das Herz-Kreislauf-System betroffen sein, es kann aber auch zu abnormen Hautempfindungen wie Kribbeln, Brennen oder Jucken kommen.

E Diese Antwortmöglichkeit beschreibt im Ansatz eine hypochondrische Störung, bei der normale Körpervorgänge in Richtung schwerer Erkrankungen fehlinterpretiert werden. Patienten, die unter diesem Störungsbild leiden, beschäftigen sich gedanklich in übermäßiger Form mit der vermeintlichen Krankheit und lassen sich nicht davon überzeugen, dass kein organischer Befund vorliegt.

Richtige Antwort (9.1.22): E

✓ **1** Patienten mit spezifischen Phobien ist durchaus bewusst, dass ihre Angst das Normalmaß weit überschreitet und unangemessen ist. Das Wissen darum schützt sie jedoch nicht vor den aufkommenden Symptomen.

✓ **2** Nicht nur bei der sozialen Phobie treten zusätzlich häufig Depressionen auf. Das komorbide Auftreten dieser affektiven Störung ist bei allen Formen der Angststörungen möglich.

✓ **3** Die „Sorgenkonfrontation in sensu" ist eine Intervention aus dem verhaltenstherapeutischen Bereich. Patienten, die unter generalisierten Angststörungen leiden, werden in Gedanken mit ihren Sorgen konfrontiert und dazu aufgefordert, die bestehenden Befürchtungen „zu Ende zu denken".

✓ **4** Traumatisierende Erfahrungen können langfristige Auswirkungen haben, wie z.B. vegetative Erregtheit, Schlaflosigkeit, gesteigerte Wachsamkeit und übermäßige Schreckhaftigkeit.

✓ **5** Eine Reizkonfrontation „in vivo" gehört zu den klassischen verhaltenstherapeutischen Maßnahmen und bedeutet, dass der Patient einer angsterzeugenden Situation real ausgesetzt wird. Während der Konfrontation merkt der Patient, wie die Angst nachlässt und dass Befürchtungen, die er mit der Situation verbindet, sich nicht bewahrheiten.

Einfachauswahl

9.1.23 Welche Aussage zur Zwangsstörung trifft zu?

A Bei einer Zwangsstörung werden Gedankenzwänge als von anderen Personen eingegeben und nicht als eigene Gedanken angesehen.

B Eine psychosoziale Beeinträchtigung durch Zwangsgedanken oder Zwangshandlungen ist ausgeschlossen, weil sie in der Regel nur wenige Minuten am Tag andauern.

C Zwangsgedanken und Zwangshandlungen werden von den Betroffenen meist als praktisch begründet und situationsangemessen angesehen.

D Zwangsgedanken werden in der Regel gefühlsneutral wahrgenommen, rufen weder große Ängste noch Unbehagen hervor.

E Handlungen im Sinne einer Zwangsstörung dienen dazu, Unwohlsein und Angst zu verhindern oder zu reduzieren, oder gefürchteten Ereignissen und Situationen vorzubeugen.

Mehrfachauswahl

9.1.24 Welche der folgenden Aussagen zur generalisierten Angststörung treffen zu? Wählen Sie zwei Antworten!

A Die Angst ist auf bestimmte Situationen in der Umgebung beschränkt.

B Häufig werden Befürchtungen geäußert, der Patient selbst oder Angehörige könnten demnächst erkranken oder verunglücken.

C Diese Störung findet sich häufiger bei Männern.

D Einzelsymptome sind Befürchtungen, motorische Spannung und vegetative Übererregbarkeit.

E Physische Beschwerden wie z.B. leichte Ermüdbarkeit oder Schlafstörungen sprechen gegen eine generalisierte Angststörung.

Richtige Antwort (9.1.23): E

A Patienten mit einer Zwangserkrankung erkennen, dass es sich um eigene Gedanken handelt. In dieser Antwortmöglichkeit wird das Symptom der Gedankeneingebung beschrieben, welches psychopathologisch zu den Ich-Störungen zählt und ein typisches Symptom der Schizophrenie ist.

B Zwangshandlungen laufen für gewöhnlich in ritualisierter Form ab. Die Patienten verbringen einen Großteil des Tages mit Handlungszwängen. Häufig kommt es aus Scham und Zeitmangel zu sozialer Isolation und anderen Einschränkungen, z. B. einem Arbeitsplatzverlust.

C Das Gegenteil stimmt. Die Betroffenen wissen, dass ihre Zwangsgedanken und Zwangshandlungen unsinnig sind, und setzen ihnen Widerstand entgegen. Ein Waschzwang beispielsweise, bei dem sich Patienten die Hände so oft waschen, bis z. T. schwere Hautschädigungen eintreten, ist weder praktisch begründet noch situationsangemessen.

D Vor allem Angst, ein Gefühl des Unbehagens und innere Anspannung spielen bei Zwangsstörungen eine wesentliche Rolle. Könnten die Patienten den Gedanken gefühlsneutral und ohne Angst begegnen, wäre dem Zwang eine wesentliche Grundlage genommen.

✓ **E** Die Spannung und die Angst, die sich bei einem Patienten mit einer Zwangserkrankung aufbaut, wenn er dem Zwangsgedanken oder der Zwangshandlung nicht nachgeht, ist für ihn nicht aushaltbar. Im Moment des Ausführens seines Zwanges spürt er Erleichterung und ein Abflauen der Angst.

Richtige Antwort (9.1.24): B und D

A Die ICD-10 beschreibt unter der generalisierten Angststörung eine frei flottierende Angst, die nicht auf bestimmte Situationen begrenzt ist. Phobien hingegen beziehen sich auf gewisse Objekte oder Situationen.

✓ **B** Patienten mit einer generalisierten Angststörung berichten von Vorahnungen bezüglich schwerer Erkrankungen oder Unfälle, die bei Angehörigen auftreten könnten. Sie sind nervös und sorgen sich ständig darum, dass etwas passieren könnte. Obwohl ihnen bewusst ist, dass ihre Ängste unbegründet sind, sind diese von den Betroffenen nicht kontrollierbar und sehr leidvoll.

C Wie bei den meisten Angststörungen sind auch bei dieser Form häufiger Frauen als Männer betroffen.

✓ **D** Das Angstniveau bei den betroffenen Patienten ist ständig erhöht. Diese Anspannung macht sich z.B. durch Spannungskopfschmerz bemerkbar. Die begleitende vegetative Übererregtheit zeigt sich unter anderem durch Zittern, Schwitzen, Mundtrockenheit und Schwindel.

E Es ist logisch ableitbar, dass Menschen, die sich ständig sorgen und immer in Angst leben, durch die chronische Anspannung schneller müde werden und schlechter schlafen.

Aussagenkombination

9.1.25 Welche der folgenden Aussagen zur Anpassungsstörung (nach ICD-10) treffen zu?

1 Bei Jugendlichen können Störungen des Sozialverhaltens zu dieser Störung gehören.
2 Die Störung beginnt im Allgemeinen innerhalb eines Monats nach dem belastenden Ereignis.
3 Die individuelle Disposition und Vulnerabilität spielt bei der Entwicklung einer Anpassungsstörung keine größere Rolle.
4 Bei Kindern gehören regressive Phänomene häufig zu diesem Syndrom.
5 Der Störung geht stets eine massive Traumatisierung z.B. Gewalterfahrung, schwere Unfälle, Naturkatastrophen usw. voraus.

A Nur die Aussagen 1, 2 und 4 sind richtig.
B Nur die Aussagen 1, 2 und 5 sind richtig.
C Nur die Aussagen 1, 3 und 4 sind richtig.
D Nur die Aussagen 2, 4 und 5 sind richtig.
E Alle Aussagen sind richtig.

Aussagenkombination

9.1.26 Welche der folgenden Zwänge zählen zu den Zwangshandlungen?

1 Waschzwang
2 Kontrollzwang
3 Zwangsbefürchtungen
4 Ordnungszwang
5 Grübelzwang

A Nur die Aussagen 1 und 3 sind richtig.
B Nur die Aussagen 2 und 3 sind richtig.
C Nur die Aussagen 1, 2 und 3 sind richtig.
D Nur die Aussagen 1, 2 und 4 sind richtig.
E Alle Aussagen sind richtig.

Richtige Antwort (9.1.25): A

✓ **1** Im Rahmen von Anpassungsstörungen können Jugendliche mit aggressivem und dissozialem Verhalten reagieren. Anders als bei Erwachsenen kommt durch dieses Verhalten die Belastung durch eine veränderte Situation zum Ausdruck.

✓ **2** Anders als bei der akuten Belastungsreaktion und der posttraumatischen Belastungsstörung treten die Symptome bei einer Anpassungsstörung verzögert (meist innerhalb von 4 Wochen) auf und dauern in der Regel nicht länger als 6 Monate.

3 Individuelle Disposition und Vulnerabilität spielen bei der Entwicklung und bei der Ausprägung einer Anpassungsstörung eine große Rolle.

✓ **4** Kleinere Kinder bringen eine Anpassungsstörung häufig durch regressive Phänomene wie Daumenlutschen, Babysprache oder Einnässen zum Ausdruck.

5 Auslösend für Anpassungsstörungen sind entscheidende Lebensveränderungen (z.B. Scheidung mit Umzug in eine neue Umgebung) oder belastende Lebensereignisse wie der Tod eines nahen Angehörigen. Die in der Antwortmöglichkeit genannten Faktoren sind eher als Auslöser für die mögliche Entwicklung einer posttraumatischen Belastungsstörung zu betrachten.

Richtige Antwort (9.1.26): D

✓ **1** Waschzwänge dienen vor allem der „Entseuchung“. In meist ritualisierter Form werden kontaminierte Körperteile oder Gegenstände wieder und wieder gewaschen. Die Reinigungsrituale können viele Stunden des Tages in Anspruch nehmen.

✓ **2** Patienten mit Kontrollzwängen können sich selbst nicht die Bestätigung geben, eine Aufgabe sorgfältig verrichtet zu haben. Sie müssen ihr eigenes Tun immer wieder kontrollieren.

3 Zwangsbefürchtungen zählen zu den Zwangsgedanken. Meist besteht der Inhalt aus Befürchtungen über eine drohende Katastrophe.

✓ **4** Beim Ordnungszwang ist der Patient viele Stunden des Tages damit beschäftigt, ein gewisses Ordnungsschema aufrecht zu erhalten. Kleidung wird sortiert, der Schreibtisch wird millimetergenau geordnet oder die Schuhe werden in einer speziellen Reihenfolge aufgestellt.

5 Grübelzwänge gehören zu den Zwangsgedanken. Die Betroffenen beschäftigen sich fortwährend mit immer wieder gleichen Gedanken und schaffen es nicht, Entscheidungen zu fällen.

Einfachauswahl

9.1.27 Welche Aussage trifft zu? Für die Diagnose einer akuten Belastungsreaktion wird nach den Kriterien der ICD-10 gefordert:

A Symptome sind innerhalb von 6 Monaten nach einem belastenden Ereignis aufgetreten.

B Die Störung folgt dem Ereignis mit einer Latenz, die Wochen bis Monate dauern kann.

C Einem Ereignis folgend Auftreten einer heftigen psychischen Reaktion, die bis zu 12 Monate anhalten kann.

D Angst und depressive Reaktion, die bis zu 2 Jahre nach einem Erlebnis anhalten.

E Unmittelbarer und klarer zeitlicher Zusammenhang zwischen einer ungewöhnlichen Belastung und dem Beginn der Symptome.

Richtige Antwort (9.1.27): E

A Die Aussage bezieht sich auf die Diagnosestellung einer posttraumatischen Belastungsstörung, bei der nach ICD-10 Symptome wie Flashbacks, emotionale Stumpfheit oder Anhedonie innerhalb von 6 Monaten nach dem schwer belastenden Ereignis auftreten.

B Bei der akuten Belastungsreaktion treten die Symptome unmittelbar nach dem Ereignis auf. Ein verzögertes Auftreten ist in der Regel bei der PTBS zu beobachten.

C Die Symptome einer akuten Belastungsreaktion vergehen gewöhnlich innerhalb weniger Tage. Bestehen sie länger, ist eine andere Diagnose zu wählen, z.B. die einer depressiven Reaktion.

D Angst und depressive Reaktion sind Ausschlusskriterien für die akute Belastungsreaktion. Wichtig ist hier der zeitliche Faktor, eine länger bestehende Symptomatik spricht gegen einen psychischen Schockzustand.

✓ **E** Bei der akuten Belastungsreaktion zeigen sich Symptome wie z.B. ein Betäubungsgefühl, starke Angst, Zittern, Schwitzen und Überaktivität unmittelbar nach dem auslösenden Ereignis. Sie sind wechselnd und nicht von längerer Dauer.

9.2 Mündliche Fragen: Neurotische, Belastungs- und somatoforme Störungen

9.2.1 Wie würden Sie einem Patienten eine Reizkonfrontationstherapie erklären?

Das sollten Sie zur Sprache bringen:
- Sie ist die zuverlässigste Methode bei situationsbedingten Ängsten.
- Der Patient wird vor Beginn durch den behandelnden Therapeuten sehr genau aufgeklärt.
- Eine Reizkonfrontation ist in der Vorstellung (in sensu) oder in einer realen Situation (in vivo) durchführbar.
- Eine graduierte (stufenweise) oder massive Konfrontation ist möglich.
- Flooding ist die massive Reizkonfrontation in vivo.
- Wichtigster Faktor ist die Reaktionsverhinderung (Flucht, Vermeidung) durch den Therapeuten.
- Der Patient erlebt im Laufe der Konfrontation das Abebben der Angst und lernt dadurch, dass seine Befürchtungen hinsichtlich katastrophaler Folgen nicht begründet sind.

Zusätzlich können Sie erwähnen:
- Es handelt sich um eine Interventionsmethode der kognitiven Verhaltenstherapie.

Ihr weiteres Plus:
- Verdeutlichung der Methode anhand eines Beispiels (z.B. bei einer Spinnenphobie)
- Beschreibung der Angstkurve

9.2.2 Welche Formen von Angsterkrankungen sind Ihnen bekannt, und wie können Sie mir diese in ihren Unterschieden kurz erläutern?

Das sollten Sie zur Sprache bringen:
- Nach der ICD-10 erfolgt eine Unterteilung in:
  - phobische Störungen und
  - andere Angststörungen.
- Phobische Störungen sind situationsbezogene/objektbezogene Ängste:
  - Agoraphobie
  - Soziale Phobie
  - Spezifische Phobie
- Andere Angststörungen sind unvorhersehbar und nicht situationsabhängig:
  - Generalisierte Angststörung
  - Panikstörung

Zusätzlich können Sie erwähnen:
- Agoraphobie:
  - Vermeidung, sich in Menschenmengen zu begeben
  - Vermeidung, sich auf öffentlichen Plätzen aufzuhalten
  - Vermeidung von Situationen, in denen nicht schnell genug ein sicherer Ort aufgesucht werden kann
  - Vermeidung, an weiter entfernte Orte zu fahren oder alleine zu reisen
- Soziale Phobie:
  - Vermeidung von Situationen, in denen der Betroffene im Mittelpunkt steht
  - Angst vor prüfender Betrachtung und Kritik in kleinen Gruppen
- Spezifische Phobien:

  - Angst vor Dingen, Lebewesen oder spezifischen Situationen
- Generalisierte Angststörung:
  - Komplex aus andauernden Befürchtungen, starker Anspannung und vegetativer Übererregung
- Panikstörung:
  - Schwere Angstattacken ohne ersichtlichen Grund (nicht objekt-, bzw. situationsabhängig)

Ihr weiteres Plus:
- Angst ist nicht immer pathologisch zu betrachten, als Warnfunktion erhöht sie die Aufmerksamkeit und die Handlungsbereitschaft.
- Angst ist als Begleitsymptom bei vielen psychischen Störungen vorhanden.

9.2.3 Im Rahmen dissoziativer Erscheinungen müssen differenzialdiagnostisch andere Erkrankungen ausgeschlossen werden. Welche sind das?

Das sollten Sie zur Sprache bringen:
- Definition dissoziativer Störungen
- Abgrenzung von organischen Erkrankungen:
  - Neurologische Erkrankungen
  - Schädelverletzungen (v.a. bei Amnesien)
- Abgrenzung anderer psychischer Erkrankungen, z.B.:
  - Alkohol-, Drogenmissbrauch
  - Depressionen
  - Schizophrenie vor allem bei Stupor
- Simulation

Zusätzlich können Sie erwähnen:
- Die Diagnose erfordert eine genaue internistische und neurologische Abklärung.
- Zur Diagnosestellung muss ein Zusammenhang mit einer seelisch belastenden Situation abgeleitet werden können.

Ihr weiteres Plus:
- Benennen einiger Beispiele für dissoziative Störungen, z.B.:
  - Dissoziativer Stupor
  - Multiple Persönlichkeitsstörung
- Beschreibung des Konversionsmodells

9.2.4 Erklären Sie mir bitte den Unterschied zwischen einer Somatisierungsstörung und einer somatoformen autonomen Funktionsstörung

Das sollten Sie zur Sprache bringen:
- Somatisierungsstörung:
  - Vielfältige, wechselnde Beschwerdebilder
  - Betroffen sind verschiedene Organsysteme über einen Zeitraum von mindestens 2 Jahren
  - Sehr häufig mit Depression und Angst verbunden
- Somatoforme autonome Funktionsstörung:
  - In der Regel ist nur ein Organsystem betroffen

Zusätzlich können Sie erwähnen:
- Symptome von Somatisierungsstörungen und somatoformen autonomen Funktionsstörungen

- Ursachen der Entstehung
- Erläuterung von primärem und sekundärem Krankheitsgewinn

Ihr weiteres Plus:
- Kurze Darstellung der hypochondrischen und der somatoformen Schmerzstörung, welche im gleichen Abschnitt der ICD-10 abgebildet sind

9.2.5 In welchen Bereich würden Sie ein Burnout-Syndrom einordnen?

Das sollten Sie zur Sprache bringen:
- Bisher hat das Burnout-Syndrom keine F-Kodierung.
- Ein organisches Geschehen muss für die Diagnose eines Burnout-Syndroms ausgeschlossen werden (vielfältige körperliche Symptome).
- Ausschluss psychischer Erkrankungen, wie z.B.:
  - Depression
  - Persönlichkeitsstörungen
- Persönliche Einschätzung bzw. Stellungnahme zu einer Aufnahme des Burnout-Syndroms in Kapitel F der ICD-10 in der nächsten Auflage

Zusätzlich können Sie erwähnen:
- Symptome, Ursachen und Folgen des Burnout-Syndroms

Ihr weiteres Plus:
- Therapeutische Maßnahmen zur Behandlung der Störung

9.2.6 Welche Therapieform würden Sie einem Patienten mit einer Zwangserkrankung empfehlen?

Das sollten Sie zur Sprache bringen:
- Gute Ergebnisse zeigt eine Kombination aus Verhaltenstherapie und psychopharmakologischer Behandlung.
- Methoden der Verhaltenstherapie:
  - Expositionstraining
  - Soziales Kompetenztraining
  - Kognitive Therapie
- Medikation:
  - Antidepressiva (höher dosiert als bei Depressionen)

Zusätzlich können Sie erwähnen:
- Einbeziehung der Familie:
  - Auflösung der Zwangsdynamik
  - Entgegenwirken des sozialen Rückzugs und der Isolation des Betroffenen
- Selbsthilfegruppen

Ihr weiteres Plus:
- Erläuterungen zur Vorgehensweise bei folgenden Verfahren:
  - Exposition
  - Kognitive Therapie
  - Soziales Kompetenztraining

9.2.7 Ein Patient berichtet Ihnen von einer Panikattacke. Wie sähe seine Beschreibung dazu aus?

Das sollten Sie zur Sprache bringen:

- Es handelt sich um ein plötzliches Auftreten ohne auslösende Situation oder auslösendes Objekt, daher ist eine Panikattacke nicht vorhersehbar.
- Es zeigt sich eine starke körperliche Reaktion mit:
  - Tachykardie
  - Erstickungsgefühlen
  - Schwindel
  - Zittern
  - Hitzewallungen
  - abdominalen Beschwerden
  - Ohnmachtsgefühlen
- Zusätzlich kann es zu Gefühlen von Entfremdung und Kontrollverlust kommen.
- Der Patient hat Angst, verrückt zu werden oder zu sterben.
- Die Dauer beträgt in der Regel zwischen ca. 10 und 30 Minuten (kürzere/längere Attacken sind möglich).

Zusätzlich können Sie erwähnen:

- Beschreibung der Entwicklung von Erwartungsangst
- Eine Panikstörung tritt oft in Kombination mit einer Agoraphobie auf.

Ihr weiteres Plus:

- Zur Diagnosestellung müssen mehrere schwere vegetative Anfälle innerhalb eines Monats auftreten.

9.2.8 Was beschreibt der Begriff Konversion?

Das sollten Sie zur Sprache bringen:

- Übertragung eines innerseelischen Konflikts ins Körperliche (Ausdruckskrankheit)
- Entlastung der Seele
- Dissoziative Störungen heißen auch Konversionsstörungen

Zusätzlich können Sie erwähnen:

- Laut Konversionsmodell ein Trieb-Abwehr-Konflikt
- Mögliche Trieb-Abwehr-Konflikte:
  - Abhängigkeit vs. Autonomie
  - Unterwerfung vs. Kontrolle
  - Versorgung vs. Autarkie
  - Selbstwertkonflikte
  - Schuldkonflikte
  - Identitätskonflikte
  - Ödipal-sexuelle Konflikte
- Durch das Auftreten vor allem im Bereich der Sinnesorgane und der willkürlich innervierten Muskulatur besteht häufig eine pseudoneurologische Symptomatik.

Ihr weiteres Plus:

- Beispiele für dissoziative Störungen

9.2.9 Was ist eine Agoraphobie?

Das sollten Sie zur Sprache bringen:

- Situationsbezogene Angst, klassifiziert unter den phobischen Störungen in der ICD-10
- Angst davor,
  - das eigene Haus zu verlassen,
  - sich in Menschenmengen oder auf öffentliche Plätze zu begeben,
  - allein in Zug, Bus oder Flugzeug zu reisen.
- Dahinter steht die Angst,
  - aus einer Situation nicht flüchten zu können,
  - zu kollabieren,
  - hilflos in der Öffentlichkeit liegen zu bleiben.
- Die angsterzeugenden Situationen werden vermieden.

Zusätzlich können Sie erwähnen:

- Es kommt zu deutlichen Einschränkungen der Bewegungsfreiheit.
- In extremen Fällen wird das Haus nicht mehr verlassen.

Ihr weiteres Plus:

- Häufig geht eine Agoraphobie mit zusätzlichen Panikattacken einher.
- Erläuterungen zu einer Panikattacke

9.2.10 Wie kann es zu einer posttraumatischen Belastungsstörung kommen?

Das sollten Sie zur Sprache bringen:

- Mögliche Auslöser für posttraumatische Belastungsstörungen:
  - Außergewöhnliche Bedrohungssituationen, die bei (fast) jedem Menschen tiefe Verzweiflung hervorrufen würden und mit dem Erleben von Furcht, Ohnmacht und Entsetzen einhergehen
  - Direktes Erleben oder Miterleben des/der traumatisierenden Ereignisse
- Beispiele:
  - Vergewaltigung
  - Kriegserfahrungen
  - Naturkatastrophen
  - Schwere Autounfälle
  - Folter
  - Terrorismus
  - Gewalt- und Missbrauchserfahrungen

Zusätzlich können Sie erwähnen:

- Unterscheidung Typ I-/Typ II-Traumata:
  - Typ I: kurz andauernd/einmalig
  - Typ II: lang andauernd/mehrfach
- Unterscheidung nach Ursache in:
  - Zufällige Traumen
  - Intendierte/interpersonelle Traumen

Ihr weiteres Plus:

- Komorbide Erkrankungen, z.B.:
  - Alkohol- und Medikamentenmissbrauch

  - Depressionen
  - Angststörungen
  - Somatoforme Störungen
- Patienten mit einer posttraumatischen Belastungsstörung sollten einer speziellen Traumatherapie zugeführt werden.

9.2.11 Welche sozialen und gesundheitlichen Folgen können durch eine Angsterkrankung langfristig entstehen?

Das sollten Sie zur Sprache bringen:
- Soziale Folgen:
  - Sozialer Rückzug bis hin zur vollständigen Isolation
  - Schwierigkeiten im Berufsleben bis zur Berufsunfähigkeit
  - Starke Abhängigkeit von anderen Personen, wenn Alltägliches nicht mehr alleine bewältigt werden kann
  - Schwierigkeiten in der Lebensführung
- Gesundheitliche Folgen, z.B.:
  - Suchterkrankungen
  - Depressionen
  - Suizidalität
  - Somatoforme Störungen

Zusätzlich können Sie erwähnen:
- Angststörungen neigen unbehandelt zu einem chronischen Verlauf
- Erklärung zu Erwartungsangst und Vermeidungsverhalten
- Mögliche therapeutische Interventionen

Ihr weiteres Plus:
- Unterscheidung von Realangst und pathologischer Angst

9.2.12 Was ist eine hypochondrische Störung?

Das sollten Sie zur Sprache bringen:
- In der ICD-10 im Kapitel F4 unter den somatoformen Störungen abgebildet.
- Die Betroffenen beschäftigen sich fortwährend mit der Möglichkeit, an schweren, fortschreitenden körperlichen Krankheiten zu leiden.
- Normale Körpervorgänge werden als krankhaft fehlinterpretiert.
- Zum Teil sind anhaltende körperliche Beschwerden vorhanden.
- Rückversicherungen von Ärzten, dass kein organischer Befund vorliegt, verändern das Erscheinungsbild der Erkrankung nicht.

Zusätzlich können Sie erwähnen:
- Komorbid ist ein häufiges Auftreten von Angst und Depression zu beobachten.
- Fokussierung meist auf ein oder zwei Organe/Organsysteme.

Ihr weiteres Plus:
- Weitere Formen der somatoformen Störungen und eine kurze Darstellung der Symptomatik

9.2.13 Wo liegt der Unterschied zwischen Zwangsimpuls und Zwangshandlung?

Das sollten Sie zur Sprache bringen:

- Ein Zwangsimpuls ist die Vorstellung, anfallsartig gewisse Handlungen zu begehen, die im klaren Widerspruch zum Wertesystem des Betroffenen stehen.
- Der Zwangsimpuls wird in den allermeisten Fällen nicht ausgeführt.
- Es kommt zu Angst und Unruhezuständen, denen in der Regel durch Gegengedanken entgegengewirkt wird.
- Der Begriff Zwangshandlung macht den Unterschied zum Zwangsimpuls deutlich: Es handelt sich um eine ausführende Handlung, bei der die im Vorfeld entstandene Anspannung und Angst abgebaut wird.
- Häufige Handlungszwänge sind:
  - Waschzwang
  - Kontrollzwang
  - Ordnungszwang
  - Wiederholungszwang

Zusätzlich können Sie erwähnen:

- Darstellung eines Zwangsimpulses/einer Zwangshandlung anhand eines Beispiels

Ihr weiteres Plus:

- Verlauf einer Zwangsstörung
- Therapiemöglichkeiten

9.2.14 Was ist unter einer Anpassungsstörung zu verstehen?

Das sollten Sie zur Sprache bringen:

- Reaktion auf entscheidende Lebensereignisse, wie z.B.:
  - Tod des Partners
  - Arbeitslosigkeit
  - Verlassen der Heimat
  - Scheidung
- Symptomatik:
  - Depressive Stimmung
  - Sozialer Rückzug
  - Befürchtungen, den Anforderungen des Alltags nicht nachzukommen zu können
  - Schlafstörungen
  - Konzentrationsstörungen
  - Defizite in der Leistungsfähigkeit
- Beginn der Störung innerhalb der ersten 4 Wochen nach dem belastenden Ereignis, Dauer meist nicht länger als 6 Monate

Zusätzlich können Sie erwähnen:

- Anpassungsstörungen bilden sich teilweise von allein zurück.
- Zum Teil ist eine psychologische Unterstützung sinnvoll und nötig.

Ihr weiteres Plus:

- Die individuelle Disposition und Vulnerabilität spielt bei Anpassungsstörungen eine große Rolle.

9.2.15 Wie könnte sich ein Kontrollzwang bei einem Patienten zeigen?

Das sollten Sie zur Sprache bringen:

- Beim Kontrollzwang handelt es sich um die häufigste Form der Handlungszwänge.
- Der Patient ist sich bewusst darüber, dass seine Handlungen sinnlos sind.
- Beispiele für Kontrollzwänge:
  - Überprüfung, ob alle Elektrogeräte ausgeschaltet sind
  - Überprüfung, ob die Haustür verschlossen ist
  - Überprüfung, ob die Handbremse beim Auto angezogen ist
  - Überprüfung, ob der Patient auf dem Weg zur Arbeit o.Ä. einen Menschen überfahren hat
- Die Wiederholungen finden bis zu 30-mal (mehr oder weniger möglich) statt.
- Es kann zu Ritualisierungen der Handlungsabläufe kommen.

Zusätzlich können Sie erwähnen:

- Widersetzt sich der Patient den Handlungsimpulsen, kommt es zu starker innerer Anspannung und Angst.
- Durch die Zwangshandlung kommt es zu einer kurzfristigen Spannungsreduktion.

Ihr weiteres Plus:

- Weitere Formen von Handlungszwängen, z.B.:
  - Ordnungszwang
  - Waschzwang
  - Zählzwang

9.2.16 Was sind isolierte Phobien?

Das sollten Sie zur Sprache bringen:

- Eine andere Bezeichnung ist spezifische Phobie.
- Phobien zeichnen sich durch eine anhaltende Angst vor bestimmten Objekten oder Situationen aus, und die Patienten leiden unter dieser Angst.
- Der Beginn liegt meist in Kindheit und Jugend.
- Es kommt zu Vermeidungsverhalten.
- Begleitend kann es zu Panikattacken kommen.
- Beispiele für isolierte Phobien sind:
  - Zoophobie (Angst vor Tieren, z.B. Spinnen)
  - Klaustrophobie (Angst vor dem Aufenthalt in geschlossenen Räumen)
  - Aviophobie (Angst vorm Fliegen)
  - Akrophobie (Höhenangst)

Zusätzlich können Sie erwähnen:

- Beschreibung der Angstsymptomatik
- Erläuterung einer eventuell hinzukommenden Panikattacke

Ihr weiteres Plus:

- Therapeutische Interventionsmaßnahmen, z.B.:
  - Reizkonfrontation aus dem Bereich der kognitiven Verhaltenstherapie

9.2.17 Welche somatoformen Störungen sind Ihnen bekannt?

Das sollten Sie zur Sprache bringen:

- Zu den somatoformen Störungen gehören nach ICD-10 (Kap. F4):
  - Somatisierungsstörung: multiple, häufig wechselnde körperliche Symptome in verschiedenen Organsystemen mit einer Dauer von mindestens 2 Jahren
  - Hypochondrische Störung: Überzeugung, an einer oder mehreren schweren Erkrankungen zu leiden; Fehlinterpretationen normaler körperlicher Vorgänge, Symptomatik seit mindestens 6 Monaten
  - Somatoforme autonome Funktionsstörung: vegetative und subjektiv empfundene Symptome in einem Organsystem
  - Anhaltende somatoforme Schmerzstörung: schwere, beeinträchtigende Schmerzen ohne ausreichende organische Erklärung seit mindestens 6 Monaten
  - Sonstige somatoforme Störungen: z.B. psychogener Schiefhals, Globus hystericus, psychogener Pruritus

Zusätzlich können Sie erwähnen:

- Ursachen für somatoforme Störungen, z.B.:
  - Seelische und körperliche chronische Überforderung
  - Psychosozialer Stress
  - Selbstunsichere Persönlichkeitsstrukturen
- Lerntheoretische und tiefenpsychologische Modelle zur Entstehung somatoformer Störungen

Ihr weiteres Plus:

- Organe/Organsysteme, die häufig betroffen sind
- Erläuterung zu dem häufig chronischen Verlauf

9.2.18 Wann ist Angst als pathologisch zu bewerten?

Das sollten Sie zur Sprache bringen:

- Angst bekommt Krankheitswert, wenn sie bei objektiver Betrachtung unbegründet oder unangemessen ist und ein Ausmaß erreicht, das zu Lebenseinschränkungen führt und Leidensdruck erzeugt.
- Bei krankhafter Angst kommt es zu Vermeidungsverhalten, zu Erwartungsangst und zu Generalisierungen.
- Klassifiziert wird pathologische Angst unter Angst- und Panikstörungen.
- Folgen pathologischer Angst sind:
  - Verlust der Fähigkeit, alltägliche Dinge selbstständig zu erledigen
  - Abhängigkeit von anderen Menschen
  - Teilweise Berufsunfähigkeit
  - Soziale Isolation

Zusätzlich können Sie erwähnen:

- Angst ist in normalem Maß eine gesunde Funktion. Sie sorgt in gefährlichen Situationen für eine erhöhte Aufmerksamkeit und eine größere Handlungsbereitschaft.

Ihr weiteres Plus:

- Angst ist ein begleitendes Symptom vieler psychiatrischer Krankheitsbilder, z.B. bei:
  - Schizophrenie
  - Demenz
  - Belastungsstörungen

9.2.19 Welche dissoziativen Störungen sind Ihnen bekannt?

Das sollten Sie zur Sprache bringen:

- In der ICD-10 sind die dissoziativen Störungen im Kapitel F4 (Neurotische-, Belastungs- und somatoforme Störungen) abgebildet.
- Eine andere Bezeichnung lautet Konversionsstörungen.
- Sie werden unterteilt in:
  - Dissoziative Amnesie: Erinnerungsverlust
  - Dissoziative Fugue: plötzliches Weggehen von zuhause, oft verbunden mit Amnesie
  - Dissoziativer Stupor: Verringerung oder Verlust der willkürlichen Bewegung, fehlende Reaktion auf äußere Reize, fehlende Sprache
  - Trance- und Besessenheitszustände: veränderter Bewusstseinszustand, eingeschränkte Aufmerksamkeit, z.T. Verlust der Identität
  - Dissoziative Krampfanfälle: im Bild ähnlich wie ein epileptischer Anfall, jedoch ohne Bewusstseinsverlust, z.T. tranceähnlicher Zustand oder Stupor
  - Dissoziative Störungen der Bewegung und Sinnesempfindung: vollständiger oder teilweiser Verlust der Bewegungsfähigkeit (ähnelt einer neurologischen Störung)
  - Multiple-Persönlichkeitsstörung: Aufspaltung der Persönlichkeit in zwei oder mehr Teilpersönlichkeiten mit jeweils eigenen Erinnerungen, Verhaltensweisen und Vorlieben
  - Dissoziative Sensibilitäts- und Empfindungsstörungen: Verlust der Sehschärfe, des Hörens oder des Geruchsvermögens; Taubheitsgefühle oder Missempfindungen bestimmter Hautareale

Zusätzlich können Sie erwähnen:

- Erläuterung des Begriffs der Konversion

Ihr weiteres Plus:

- Primärer Krankheitsgewinn:
  - Die Konfrontation mit inneren Konflikten kann vermieden werden
  - Innerseelische Entlastung
- Sekundärer Krankheitsgewinn:
  - Sorge, Aufmerksamkeit und Unterstützung durch Angehörige
  - Unangenehme Tätigkeiten können vermieden werden
  - Evtl. Berufsunfähigkeit, frühzeitige Berentung
  - Druckmittel in Beziehungen

9.2.20 Wie macht sich eine generalisierte Angststörung bemerkbar?

Das sollten Sie zur Sprache bringen:

- Die Patienten wirken nervös und angespannt, ihr Angstniveau ist dauerhaft erhöht.
- Sie leiden unter Befürchtungen, dass der Familie etwas passieren könnte, machen sich ständig Sorgen und haben unangenehme Vorahnungen.
- Weitere hinzukommende Symptome sind:
  - Schwindel und Benommenheit
  - Zittern und Schwitzen
  - Herzklopfen und Oberbauchbeschwerden

Zusätzlich können Sie erwähnen:

- Frauen sind von dieser Störung häufiger betroffen.
- Es besteht die Tendenz zu chronischen Verläufen.

Ihr weiteres Plus:
- Zur Diagnosestellung muss die Erkrankung an mehreren Tagen der Woche und über einige Wochen hinweg bestehen.

9.2.21 Welche Symptome zeigen sich bei einer akuten Belastungsreaktion?

Das sollten Sie zur Sprache bringen:
- Ein psychischer Schock zeigt sich unter anderem durch folgende Symptome:
  - Bewusstseinseinengung
  - Sozialer Rückzug
  - „Sprachlosigkeit" über die Geschehnisse
  - Unruhe/Hyperaktivität
  - Gereiztheit/Erregtheit
  - Angst, Verzweiflung
  - Zittern, Schwitzen
  - Erhöhter Puls
  - Schweißausbrüche, Übelkeit
- Zum Teil besteht für das Belastungsgeschehen eine partielle oder vollständige Amnesie.

Zusätzlich können Sie erwähnen:
- Die akute Belastungsreaktion tritt meist unmittelbar nach dem traumatisierenden Ereignis auf.
- Ursachen sind z.B.:
  - Autounfälle
  - Überfall
  - Gewalttaten

Ihr weiteres Plus:
- Eventuell ist eine kurzfristige Behandlung mit Psychopharmaka sinnvoll.
- Die Symptome klingen in der Regel nach 2–3 Tagen ab.
- Je nach Schwere und Ausmaß des Ereignisses ist die Entwicklung einer posttraumatischen Belastungsstörung möglich.

9.2.22 Welche psychischen Erkrankungen müssen im Rahmen der Diagnose einer Zwangserkrankung ausgeschlossen werden, und welche können komorbid auftreten?

Das sollten Sie zur Sprache bringen:
- Differenzialdiagnostisch relevante Erkrankungen sind:
  - Angststörungen
  - Depressionen
  - Anankastische Persönlichkeitsstörung
  - Organisch bedingte psychische Störungen
  - Tic-Störungen
  - Essstörungen
  - Psychotischer Wahn
- Komorbid kommt es eventuell zu:
  - Depressionen

 - Suchterkrankungen
 - Angststörungen
 - Essstörungen
 - Persönlichkeitsstörungen
 - Tic-Störungen
 - ADHS
 - Posttraumatische Belastungsstörung

Zusätzlich können Sie erwähnen:
- Überschneidungsmerkmale und Ausschlusskriterien zu differenzialdiagnostisch relevanten Erkrankungen

Ihr weiteres Plus:
- Unterscheidung von Wahngedanken und Zwangsgedanken

9.2.23 Was ist eine Neurasthenie?

Das sollten Sie zur Sprache bringen:
- Eine andere Bezeichnung lautet Erschöpfungssyndrom.
- Unterteilt wird die Neurasthenie in zwei Hauptformen
- Hauptmerkmale der ersten Form:
  - Vermehrte Müdigkeit nach geistiger Anstrengung
  - Abnehmende Arbeitsleistung und Effektivität
  - Ablenkende Assoziationen oder Erinnerungen
  - Konzentrationsschwäche
  - Uneffektives Denken
- Hauptmerkmale der zweiten Form:
  - Gefühl körperlicher Schwäche und Erschöpfung nach geringer Anstrengung
  - Unfähigkeit zur Entspannung
  - Muskuläre und andere Schmerzen
- Symptome beider Formen:
  - Schwindel, Spannungskopfschmerz
  - Reizbarkeit, Freudlosigkeit
  - Unsicherheitsgefühle, Sorge über abnehmendes Wohlbefinden
  - Schlafstörungen, Hypersomnie
  - Unterschiedliche, leichtere Grade von Angst und Depression

Zusätzlich können Sie erwähnen:
- Differenzialdiagnostisch relevant sind:
  - Depression
  - Angststörungen

Ihr weiteres Plus:
- Klassifikation in der ICD-10 unter den neurotischen Störungen im Kapitel F4

KAPITEL

10 Verhaltensauffälligkeiten mit körperlichen Störungen und Faktoren (ICD-10 Kap. F5)

Verhaltensauffälligkeiten mit körperlichen Störungen und Faktoren: Heterogene Gruppe von Störungen bei denen ein Wechselspiel zwischen körperlichen und psychischen bzw. Verhaltensfaktoren angenommen wird. Störungsspektrum umfasst Essstörungen, nichtorganische Schlafstörungen, Sexuelle Funktionsstörungen, Psychische oder Verhaltensstörungen im Wochenbett als auch der Missbrauch von nichtabhängigkeitserzeugenden Substanzen.

Steckbrief: Essstörungen – Anorexia nervosa

Kurzdefinition: Selbstverursachtes, deutliches Untergewicht in Verbindung mit der übersteigerten Idee, trotz Untergewichts zu dick zu sein, und meist mit Ausbleiben der Regelblutung (Amenorrhö). Weitere Bezeichnungen für dieses Störungsbild sind Magersucht und Anorexie.

Ursachen

- Multifaktoriell
- Genetische Faktoren
- Soziokulturelle Faktoren
- Gestörte Beziehung zu nahen Familienangehörigen
- Leistungsorientiertheit in der Ursprungsfamilie
- Schwierigkeiten mit der (weiblichen) Geschlechterrolle
- Traumatisierungen

Symptome

- Deutliches Untergewicht (BMI < 17,5)
- Körperschemastörung
- Drastische Maßnahmen zur Gewichtsreduktion
- Übermäßige körperliche Aktivität
- Medikamentenmissbrauch
- Amenorrhö
- Hormonelle und körperliche Folgesymptome

Therapie

- Multimodale Therapieansätze
- Ernährungsprotokolle
- Regelmäßige Gewichtskontrolle
- Psychotherapie:
  - Verhaltenstherapie mit sozialem Kompetenztraining, kognitiver Therapie, stationären Programmen
  - Familientherapie
- Bei kritischem Untergewicht stationäre, intensivmedizinische Unterbringung und Behandlung zwingend erforderlich

Steckbrief: Essstörungen – Bulimia nervosa

Kurzdefinition: Essattacken, die mindestens 2-mal wöchentlich auftreten, gefolgt von dem Versuch, einer Gewichtszunahme durch Erbrechen, Abführen oder andere Maßnahmen entgegenzuwirken. Es besteht eine übersteigerte Angst davor, zu dick zu werden bzw. zu sein. Eine andere Bezeichnung für die Störung ist Ess-Brech-Sucht.

Ursachen

- Multifaktoriell
- Genetische Faktoren
- Soziokulturelle Faktoren
- Persönlichkeitsfaktoren (emotional instabil, mangelnde Impulskontrolle)
- Traumatisierungen

Symptome

- Essanfälle, Aufnahme unnatürlich großer Nahrungsmengen
- Körperschemastörung
- Willentliches Erbrechen
- Medikamentenmissbrauch, z. B. Abführmittel
- Sozialer Rückzug
- Meist Normalgewicht
- Körperliche Folgesymptome

Therapie

- Multimodale Therapieansätze
- Psychotherapie:
  - Verhaltenstherapie mit sozialem Kompetenztraining, kognitiver Therapie, Problemlösetraining
- Familientherapie

Steckbrief: Essstörungen – Binge Eating Disorder

Kurzdefinition: Wiederkehrende Essattacken, bei denen in kurzer Zeit große Mengen an Nahrungsmitteln konsumiert werden. Im Anschluss an eine Essattacke werden keine Maßnahmen durchgeführt, um eine Gewichtszunahme zu verhindern (Abgrenzung zur Bulimie). Als Diagnose im DSM-5 erfasst, nicht jedoch in der ICD-10.

Ursachen

- Weitgehend unbekannt
- Hohe Komorbidität mit Depressionen

Symptome

- Mindestens zweimal wöchentlich Essanfälle
- Gefühl des Kontrollverlusts bzgl. der Nahrungsaufnahme
- Schnelles, schlingendes Essen
- Ekel- und Schuldgefühle nach Essanfällen
- Keine Maßnahmen zur Gewichtskontrolle oder -reduktion

Therapie

- Selbsthilfegruppen
- Training gesunder Ernährungsweisen
- Psychotherapie:
  - Verhaltenstherapie mit Analyse und Veränderung von Essgewohnheiten, Problemlösetraining und dem Erlernen von Bewältigungsstrategien für stressauslösende Situationen
  - Hypnotherapie

Steckbrief: Nichtorganische Schlafstörungen

Kurzdefinition: Schlafstörungen, bei denen emotionale Ursachen als primärer Faktor aufgefasst werden, und die nicht durch anderenorts klassifizierte körperliche Störungen verursacht werden. Unterschieden werden Dyssomnien und Parasomnien.

Ursachen

- Körperliche Erkrankungen
- Seelische Erkrankungen
- Situative Faktoren
- Psychosoziale Belastungen
- Medikamente, Drogen

Formen und Symptome

- **Dyssomnien:**
  - Nichtorganische Insomnie:
    - Dauer/Qualität des Schlafs ungenügend
    - Einschlafstörungen, Durchschlafstörungen, morgendliches Früherwachen
  - Nichtorganische Hypersomnie:
    - Stark ausgeprägte Müdigkeit, nicht durch unzureichende Schlafdauer zu erklären
    - Schlafanfälle am Tag möglich
    - Übergang Schlaf- zu Wachzustand verlängert:
  - Nichtorganische Störungen des Schlaf-wach-Rhythmus
- **Parasomnien:**
  - Schlafwandeln (Somnambulismus):
    - Nächtliches Verlassen des Betts bei eingeschränktem Bewusstsein und verminderter Reaktivität
  - Pavor nocturnus:
    - Nächtliche Episoden von Furcht und Panik mit heftigem Schreien und starker Erregung
  - Albträume:
    - Lebhaftes Träumen mit beängstigenden Inhalten

Therapie

- Therapie nach Ausschluss organischer oder schwerer seelischer Erkrankungen
- Vermeiden von Lärm im Schlafumfeld und von stimulierenden Substanzen
- Schlafhygiene
- Entspannungsübungen
- Schlaftraining
- Ausreichend Bewegung
- Verhaltenstherapie
- Medikamentöse Therapie (zeitlich befristet)

10.1 Schriftliche Fragen: Verhaltensauffälligkeiten mit körperlichen Störungen und Faktoren

Mehrfachauswahl

10.1.1 Welche der folgenden Empfehlungen geben Sie einem Patienten mit chronischen Schlafstörungen? Wählen Sie zwei Antworten!

A Mindestens 8–10 Stunden Schlaf täglich anstreben

B Einnahme von Benzodiazepinen

C Direkt vor dem Zubettgehen 1 Stunde zum Joggen gehen

D Auf längeren Tagschlaf verzichten, nicht zu früh ins Bett gehen

E Regelmäßigen zeitlichen Schlafrhythmus beibehalten

Aussagenkombination

10.1.2 Welche der folgenden Aussagen treffen zu? Als Ursache für Schlafstörungen kommen in Frage:

1 Einnahme von Amphetaminen

2 Schilddrüsenüberfunktion

3 Demenz

4 Zerebrale Durchblutungsstörungen

5 Depression

A Nur die Aussagen 1 und 4 sind richtig.

B Nur die Aussagen 2, 4 und 5 sind richtig.

C Nur die Aussagen 1, 2, 3 und 5 sind richtig.

D Nur die Aussagen 2, 3, 4 und 5 sind richtig.

E Alle Aussagen sind richtig.

Richtige Antwort (10.1.1): D und E

A Die nötige Schlafdauer, um ausgeruht in den nächsten Tag zu gehen, ist individuell und steht im Verhältnis zum Alter des Patienten. Ein durchschnittlicher Wert ist bei 6–8 Std. anzusiedeln. Dem Patienten die Empfehlung zu geben, 8–10 Stunden zu schlafen, wird ihm nicht weiterhelfen.

B Benzodiazepine müssen vom Arzt verschrieben werden und sollten nur in Ausnahmefällen eingenommen werden. Wichtig ist, dass die Schlafstörungen ursächlich behandelt und nicht nur die Symptome beseitigt werden. Weiterhin ist zu beachten, dass es bei der Einnahme von Benzodiazepinen zu einer Abhängigkeit und nach Absetzen zu einer erneuten Schlaflosigkeit kommen kann.

C Sportliche Betätigung ist bei Schlafstörungen ein sehr förderliches Mittel, wieder zu einem normalen Schlafrhythmus zu finden. Sie sollte jedoch nicht unmittelbar vor dem Zubettgehen stattfinden, um den Körper nicht noch einmal auf „Hochtouren" zu bringen. Leichte Bewegung an frischer Luft (z. B. ein Spaziergang) ist jedoch auch am Abend schlaffördernd.

✓ **D** Ein Aspekt bei der Behandlung von Schlafstörungen ist es, dem Körper eine natürliche Erschöpfung zu ermöglichen, die nicht erreicht wird, wenn regelmäßiger Tagschlaf stattfindet. Die Zeit des Zubettgehens sollte sich nach der Müdigkeit richten und nicht zu früh sein, da es sonst zu langem Wachliegen und Herumwälzen kommen kann.

✓ **E** Um Schlafstörungen erfolgreich behandeln zu können, bedarf es einer Aufklärung über die Grundlagen des Schlafs und der Schlafhygiene. Ein Teil der Schlafhygiene ist auch der regelmäßige zeitliche Rhythmus.

Richtige Antwort (10.1.2): E

✓ **1** Nicht nur Amphetamine (Psychostimulanzien mit anregender Wirkung), sondern auch Alkohol und Drogen können zu Schlaflosigkeit führen. Ein weiterer Auslöser kann das abrupte Absetzen von Hypnotika sein.

✓ **2** Die Schilddrüse ist im Bezug zu psychischen Störungen von großer Relevanz. Bei einer Hyperthyreose (Schilddrüsenüberfunktion) können neben Schlafstörungen auch psychomotorische Unruhe und Affektlabilität auftreten.

✓ **3** Patienten mit einem demenziellen Syndrom leiden häufig unter innerer Unruhe und Schlafstörungen. Teilweise kommt es zu massiven Störungen im Schlaf-wach-Rhythmus und die Patienten laufen die halbe Nacht umher.

✓ **4** Auch zerebrale Durchblutungsstörungen führen, gerade bei älteren Patienten, zu innerer Unruhe und schlechtem Schlaf.

✓ **5** Schlafstörungen sind bei Depressionen fast immer vorhanden. Typisch ist bei dieser Erkrankung das morgendliche Früherwachen, alle anderen Formen von Schlafstörungen können jedoch ebenso vorhanden sein. Denken Sie bei Schlafstörungen immer an Depressionen!

Aussagenkombination

10.1.3 Welche der folgenden Aussagen zur Psychotherapie bei Anorexia nervosa treffen zu?

1 Bei einem Body-Mass-Index von unter 17,5 kg/m^2 ist grundsätzlich eine stationäre Psychotherapie erforderlich.

2 Gruppentherapien haben sich nicht bewährt.

3 Die Behandlungsbereitschaft ist groß.

4 Sinnvoll ist eine Therapie der Körperschemastörung.

5 Bei jungen Patienten sollten die Eltern in die Psychotherapie mit einbezogen werden.

A Nur die Aussagen 1 und 4 sind richtig.

B Nur die Aussagen 2 und 4 sind richtig.

C Nur die Aussagen 4 und 5 sind richtig.

D Nur die Aussagen 1, 2, 3 und 5 sind richtig.

E Nur die Aussagen 2, 3, 4 und 5 sind richtig.

Mehrfachauswahl

10.1.4 Welche der folgenden Aussagen zur sogenannten Binge-Eating-Störung treffen zu? Wählen Sie zwei Antworten!

A Das Körpergewicht liegt unter einem Body-Mass-Index (BMI) von 17,5 kg/m^2.

B Typisch ist sofortiges Erbrechen nach dem Essen.

C Häufig besteht Übergewicht.

D Die Impulskontrolle ist gestört.

E Männer sind häufiger betroffen als Frauen.

Richtige Antwort (10.1.3): C

1 Ab einem BMI von 17,5 und darunter spricht man von einer Anorexie. Eine stationäre Psychotherapie ist sinnvoll, jedoch nicht grundsätzlich erforderlich. Angezeigt ist ein klinischer Aufenthalt in jedem Fall bei kritischem Untergewicht (BMI 13 kg/m^2 und weniger), körperlichen Komplikationen und schwerwiegenden seelischen Störungen.

2 Gruppentherapien werden in den meisten Kliniken in Kombination mit Einzelgesprächen durchgeführt und wirken sich in der Regel positiv auf den Therapieerfolg aus.

3 Die Behandlungsbereitschaft magersüchtiger Patienten ist leider sehr gering. Häufig sind die Angaben der Patienten nicht verlässlich, und es müssen fremdanamnestische Daten erhoben werden. Durch die fehlende Krankheitseinsicht ist eine Therapie z. T. sehr schwierig.

✓ 4 Menschen mit einer Körperschemastörung haben eine übersteigerte Angst, zu dick zu werden oder zu sein. Sie betrachten sich z. B. völlig abgemagert im Spiegel und nehmen sich als zu dick wahr. Diese Wahrnehmungsverzerrung ist von außen nicht korrigierbar, daher ist es wichtig, u. a. in diesem Bereich therapeutisch tätig zu werden (z. B. durch körperorientierte Therapiemethoden).

✓ 5 In vielen Familien magersüchtiger Patienten finden sich gestörte Interaktionsmuster. Insbesondere bei Patienten, die weiterhin in ihrem Familiensystem leben, ist es wichtig, Eltern in die Psychotherapie miteinzubeziehen, um Veränderungen im System bewirken zu können.

Richtige Antwort (10.1.4): C und D

A Ein BMI von 17,5 gilt als Grenze zur Magersucht. Menschen mit einer Binge Eating Disorder leiden häufig unter Übergewicht.

B Ein Erbrechen nach Einnahme der Mahlzeiten spricht eher für eine Bulimia nervosa. Bei der Binge-Eating-Störung finden keine Maßnahmen statt, eine Gewichtszunahme zu verhindern oder eine Gewichtsreduktion herbeizuführen.

✓ C Zirka 5 % aller Übergewichtigen leiden an BED. Für sie besteht bei starkem Übergewicht die Gefahr zusätzlicher Erkrankungen wie Diabetes, Hypertonie und Herzerkrankungen.

✓ D Laut DSM-5 liegt ein Kontrollverlust über das Essverhalten vor. Patienten haben das Gefühl, nicht mit dem Essen aufhören zu können bzw. keine Kontrolle über Art und Menge der Nahrung zu haben.

E Die Geschlechterverteilung ist ausgeglichener als bei der Bulimia nervosa, dennoch ist nur ca. ⅓ der Betroffenen männlich.

Mehrfachauswahl

10.1.5 Sie vermuten bei einem Patienten eine Anorexia nervosa. Welche der genannten anamnestischen Angaben oder Befunde stützen Ihren Verdacht? Wählen Sie zwei Antworten!

A BMI 22 kg/m^2

B Körpergröße 1,65 m, Gewicht 38 kg

C Bluthochdruck

D Teerstuhl

E Einnahme von Abführmitteln

Aussagenkombination

10.1.6 Welche der folgenden Aussagen treffen zu? Mögliche Symptome der Anorexia nervosa sind:

1 Sekundäre Amenorrhö

2 Body-Mass-Index (BMI) von 20 kg/m^2

3 Karies

4 Gebrauch von Diuretika

5 Selbst induziertes Erbrechen

A Nur die Aussagen 2, 3 und 5 sind richtig.

B Nur die Aussagen 2, 4 und 5 sind richtig.

C Nur die Aussagen 3, 4 und 5 sind richtig.

D Nur die Aussagen 1, 2, 3 und 4 sind richtig.

E Nur die Aussagen 1, 3, 4 und 5 sind richtig.

Richtige Antwort (10.1.5): B und E

A Bei einem BMI von 22 kg/m² besteht Normalgewicht. Erst ab 17,5 spricht man von einer Magersucht.

✓ **B** Bei der angegebenen Körpergröße und dem Gewicht errechnet sich ein BMI von 13,9 kg/m². Dieser Wert ist bedenklich und stützt den Verdacht auf eine Anorexia nervosa.

C In Folge der Erkrankung kann es im Herz-Kreislauf-System zu Störungen kommen, jedoch eher zu Bradykardie und Hypotonus.

D Teerstuhl spricht für gastrointestinale Blutungen, welche infolge verschiedener organischer Erkrankungen im Bereich des Magen- und Darmtrakts auftreten können.

✓ **E** Abführmittel (Laxanzien) werden neben anderen, z. T. drastischen Maßnahmen, von magersüchtigen Patienten häufig zur Gewichtsreduktion missbraucht. Der Hinweis auf die Einnahme solcher Substanzen wäre ein relevanter Aspekt hinsichtlich der Diagnostik einer Essstörung.

Richtige Antwort (10.1.6): E

✓ **1** Durch diverse hormonelle Folgestörungen kann es bei einer Anorexia nervosa zu einer sekundären Amenorrhö kommen. Bei Männern kommt es in Folge der hormonellen Störungen zu Libido- und Potenzverlust.

2 Ein Mensch mit einem BMI von 20 kg/m² liegt mit seinem Gewicht im Normalbereich. Von einer Anorexia nervosa spricht man erst bei einem BMI von 17,5 kg/m² und darunter.

✓ **3** Durch die Mangelernährung und das Fehlen wichtiger Nährstoffe kann es bei einer Anorexie auch zu Zahnschädigungen wie Karies kommen.

✓ **4** Neben Diuretika (Entwässerungsmedikamente) verwenden magersüchtige Patienten auch Appetitzügler und Abführmittel zur radikalen Gewichtsreduktion.

✓ **5** Selbstinduziertes Erbrechen kann ein Symptom bei einer Anorexie sein, da auch das Erbrechen zuvor aufgenommener Nahrung zu Gewichtsverlust führt.

Einfachauswahl

10.1.7 Welche Aussage zur Bulimie (Bulimia nervosa) trifft zu?

A Bei jungen Frauen in der Adoleszenz und im jungen Erwachsenenalter liegt die Prävalenz bei etwa 20 %.
B Bulimie-Betroffene sind meist übergewichtig.
C Bei lang anhaltender Symptomatik kommt es häufig zu einer Schädigung der Zähne.
D Im Vordergrund der Therapie stehen medikamentöse Maßnahmen (Antidepressiva).
E Die Bulimie hat eine ungünstigere Prognose als die Anorexia nervosa.

Aussagenkombination

10.1.8 Welche der folgenden Aussagen zur Bulimia nervosa treffen zu?

1 Als Folge der Erkrankung treten Zahnschmelzschäden auf.
2 Normal- oder Übergewicht schließt eine Bulimie aus.
3 Bulimisch Kranke essen gern mit anderen zusammen.
4 Eine Komplikation der Bulimie ist die Elektrolytstörung.
5 Missbrauch von Abführmitteln kann auftreten.

A Nur die Aussagen 1 und 3 sind richtig.
B Nur die Aussagen 1, 4 und 5 sind richtig.
C Nur die Aussagen 2, 4 und 5 sind richtig.
D Nur die Aussagen 1, 2, 4 und 5 sind richtig.
E Alle Aussagen sind richtig.

Richtige Antwort (10.1.7): C

A Eine Prävalenz von 20 % würde bedeuten, dass jede 5. junge Frau an Bulimie erkrankt ist. Richtig ist, dass ca. 2,5 % aller bis 35-jährigen Frauen eine Bulimie entwickeln.

B Betroffene einer Ess-Brech-Sucht haben in der Regel ein normales Körpergewicht und führen Maßnahmen wie Erbrechen, Missbrauch von Medikamenten und Diäten durch, um eine Gewichtszunahme zu vermeiden.

✓ **C** Durch das ständige Erbrechen kann es zu massiven Zahnschädigungen kommen. Diese entstehen zum einen durch das Fehlen wichtiger Nährstoffe und zum anderen durch den regelmäßigen Kontakt der Zähne mit Magensäure.

D Wie auch bei der Anorexie hat sich bei Patienten mit Bulimie ein multimodaler, störungsspezifischer Behandlungsansatz etabliert. Dieser besteht meist aus einer Kombination von Gruppen- und Einzeltherapie. Antidepressiva beeinflussen den Therapieverlauf in einigen Fällen günstig (v. a. bei komorbider Depression), stehen jedoch nicht im Vordergrund.

E Die Prognose einer Bulimie ist günstiger als die bei Anorexia nervosa. Etwa 5 % der anorektischen Patienten versterben, bei 30 % verläuft die Erkrankung chronisch. Bei Patienten mit Bulimie kommt es vereinzelt zu Todesfällen, ca. 20 % der Patienten leiden auch nach 10 Jahren noch an dieser oder einer anderen Essstörung.

Richtige Antwort (10.1.8): B

✓ **1** Zahnschmelzschäden sind ein häufiges Begleitsymptom einer Bulimia nervosa, da der regelmäßige Kontakt mit Magensäure den natürlichen Belag der Zähne angreift.

2 Die meisten bulimischen Patienten haben Normalgewicht, einige sind leicht unter- bzw. übergewichtig.

3 Patienten, die an einer Ess-Brech-Sucht leiden, schämen sich häufig wegen ihres Essverhaltens und isolieren sich aus diesem Grund. Häufig wird heimlich gegessen und erbrochen.

✓ **4** Elektrolytstörungen bergen die Gefahr von Krampfanfällen, Herzrhythmusstörungen und Muskelschwäche. Sowohl bei Bulimikerinnen als auch bei Anorektikerinnen können Elektrolytstörungen auftreten.

✓ **5** Zusätzlich zu Abführmitteln (Laxanzien) werden von den Patienten auch Appetitzügler und Diuretika missbräuchlich eingenommen, um einer Gewichtszunahme vorzubeugen.

Einfachauswahl

10.1.9 Welche Aussage trifft zu? Für Patientinnen mit Anorexia nervosa ist charakteristisch, …

A … dass sie schon vor der Pubertät untergewichtig waren.

B … dass wegen der begleitenden psychischen Probleme schon frühzeitig ein Arzt aufgesucht wird.

C … dass der Gewichtsverlust durch eine körperliche Erkrankung verursacht wurde.

D … dass der Gewichtsverlust z. B. durch Vermeidung hochkalorischer Speisen selbst herbeigeführt wird.

E … dass die Krankheit ausschließlich in der Pubertät vorkommt und sich als vorübergehende Störung erweist.

Einfachauswahl

10.1.10 Welche Aussagen zur Bulimia nervosa treffen zu?

A Es treten zeitweilig Hungerperioden auf.

B Bulimische Patientinnen erleben häufig manische Symptome.

C Diabetikerinnen mit Bulimie achten sehr auf eine ordnungsgemäße Insulinbehandlung.

D Patientinnen mit Bulimie setzen sich keine scharf definierte Gewichtsgrenze.

E Bulimia nervosa und Alkoholabhängigkeit schließen sich aus.

Richtige Antwort (10.1.9): D

A Die Möglichkeit, dass eine Patientin mit einer Anorexia nervosa schon vor der Pubertät untergewichtig war, ist nicht ausgeschlossen, charakteristisch ist dieses Merkmal jedoch nicht.

B Bei Essstörungen können komorbid z. B. depressive Symptome, Angst- und Zwangssymptome auftreten, dennoch ist bei Anorektikerinnen häufig kein Krankheitsbewusstsein vorhanden. Aus diesem Grund suchen die Patientinnen in der Regel keine Behandlungshilfe.

C Besteht, wie in der Antwort beschrieben, eine körperliche Erkrankung, durch die der Gewichtsverlust verursacht wird, handelt es sich nicht um eine Anorexia nervosa. Alle organischen Erkrankungen, die zu Gewichtsabnahme führen, müssen differenzialdiagnostisch ausgeschlossen werden.

✓ **D** Magersüchtige Patientinnen entwickeln viele Strategien, an Körpergewicht zu verlieren. Neben der Vermeidung hochkalorischer Speisen kommt es zu übertriebenen körperlichen Aktivitäten, zum Missbrauch gewichtsreduzierender Medikamente und selbstinduziertem Erbrechen.

E Der Beginn der Erkrankung liegt zumeist in der Pubertät, das durchschnittliche Erkrankungsalter liegt zwischen 16 und 17 Jahren. Der Krankheitsverlauf erstreckt sich häufig über viele Jahre und ist keinesfalls als vorübergehende Störung zu bezeichnen.

Richtige Antwort (10.1.10): A

✓ **A** Im Zuge der Erkrankung kommt es immer wieder zu strengen Diäten oder Fastenzeiten. Meist kommt es im Anschluss an eine solche Hungerperiode zu erneuten Essanfällen.

B Manische Symptome kommen im Rahmen einer Bulimia nervosa nicht vor, es sei denn, die Patientin leidet zusätzlich an einer affektiven Störung.

C Diabetiker benötigen eine regelmäßige Zufuhr von Nahrungsmitteln. Durch das Essen und Brechen ist diese Nahrungsaufnahme jedoch unregelmäßig und es kommt zu Schwankungen des Blutzuckerspiegels.

D Patientinnen mit einer Bulimie setzten sich klar definierte Gewichtsgrenzen, die jedoch durch die Essattacken nicht eingehalten werden können. Im Gegensatz zur Anorexie sind bulimische Patientinnen meist normalgewichtig.

E Zu den komorbiden Erkrankungen der Bulimia nervosa gehören unter anderem Alkohol- und Medikamentenmissbrauch. Weitere mögliche, begleitende psychische Erkrankungen sind u. a. Depressionen und Persönlichkeitsstörungen.

Aussagenkombination

10.1.11 Zur Anorexia nervosa gehören folgende Symptome:

1 Verstärkte Monatsblutung bei Frauen
2 Übertriebene körperliche Aktivitäten
3 Nahrungsverweigerung im Säuglingsalter
4 Selbst induziertes Erbrechen
5 Eingeschränkte Nahrungsmittelauswahl

A Nur die Aussagen 1 und 3 sind richtig.
B Nur die Aussagen 2 und 4 sind richtig.
C Nur die Aussagen 2 und 5 sind richtig.
D Nur die Aussagen 2, 4 und 5 sind richtig.
E Alle Aussagen sind richtig.

Einfachauswahl

10.1.12 Welche Aussage zu Essstörungen (nach ICD-10) trifft zu?

A Im Verlauf von Essstörungen ist das Auftreten von Suizidalität sehr selten.
B Die Anorexia nervosa wird durch eine Schilddrüsenerkrankung verursacht.
C Die Aufnahme großer Nahrungsmengen in kurzer Zeit spricht gegen eine Bulimia nervosa.
D Bei Essstörungen treten gehäuft affektive Auffälligkeiten auf.
E Bei der Anorexia nervosa treten keine endokrinen Störungen auf.

Richtige Antwort (10.1.11): D

1 Zu den häufigen Symptomen einer Anorexie bei Frauen zählt die Amenorrhö, also das vollständige Ausbleiben der Monatsblutung als hormonelle Folgestörung der Magersucht.

✓ 2 Magersüchtige Patientinnen treiben z. T. exzessiven Sport und nutzen jede Gelegenheit, körperlich aktiv zu sein, um an Gewicht zu verlieren.

3 Verweigert ein Säugling die Nahrung, liegt es zumeist an einer körperlichen Erkrankung. Die Nahrungsverweigerung bei anorektischen Patientinnen ist eine bewusste Entscheidung, dazu sind Säuglinge noch nicht fähig.

✓ 4 Nicht nur bei der Bulimia nervosa kommt es zu willentlichem Erbrechen. Auch Patientinnen mit Anorexie führen zur Gewichtsabnahme Erbrechen herbei.

✓ 5 Zu den gewichtsreduzierenden Maßnahmen gehört auch, kalorienhaltige oder fetthaltige Nahrungsmittel zu vermeiden.

Richtige Antwort (10.1.12): D

A Da Essstörungen häufig mit Depressionen und/oder Persönlichkeitsstörungen einhergehen, ist auch das Suizidrisiko erhöht und bedarf besonderer Beachtung.

B Zu den Ursachen einer Anorexia nervosa zählen unter anderem genetische Faktoren, soziokulturelle Faktoren und gestörte Beziehungen zu nahen Familienangehörigen. Schilddrüsenerkrankungen können nachfolgend entstehen, sind jedoch nicht als Auslöser anzusehen. Eine Hyperthyreose kann aber auch zu Gewichtsverlust führen und ist daher differenzialdiagnostisch relevant.

C Essanfälle sind ein sehr typisches Symptom der Bulimia nervosa. Während dieser Anfälle erleben die Patienten ein Gefühl des Kontrollverlusts. Als Auslöser solcher Attacken werden sozialer Stress, ein schlechtes Körpergefühl oder intensiver Hunger benannt.

✓ D Wie unter A beschrieben, sind vor allem Depressionen bei Essstörungen komorbid häufig vorhanden. Diese müssen therapeutisch zusätzlich behandelt werden.

E Endokrine Störungen zeigen sich bei der Magersucht unter anderem durch das Ausbleiben der Monatsblutungen (Amenorrhö) und durch Erkrankungen der Schilddrüse.

Aussagenkombination

10.1.13 Welche der folgenden Aussagen zu Essstörungen trifft (treffen) zu?

1 Exzessive sportliche Betätigung kann ein Krankheitssymptom sein.
2 Zu den Essstörungen (nach ICD-10) gehören insbesondere die Anorexia nervosa und die Bulimia nervosa.
3 Bei der Bulimia nervosa besteht eine ausgeprägte Körperschemastörung.
4 Bei der Anorexia nervosa besteht ein ausgeprägtes Krankheitsgefühl.
5 Risikofaktoren für eine Essstörung sind u. a. mangelndes Selbstwertgefühl und sozialer Rückzug.

A Nur die Aussage 2 ist richtig.
B Nur die Aussagen 1, 2 und 3 sind richtig.
C Nur die Aussagen 1, 2 und 4 sind richtig.
D Nur die Aussagen 1, 2 und 5 sind richtig.
E Nur die Aussagen 3, 4 und 5 sind richtig.

Aussagenkombination

10.1.14 Welche der folgenden Aussagen treffen zu? Typische körperliche Folgen einer Erkrankung an Anorexia nervosa sind:

1 Kaliummangel mit Herzrhythmusstörungen, woraus ein plötzlicher Herztod folgen kann
2 Bluthochdruck
3 Zyklusstörungen
4 Osteoporose mit erhöhtem Risiko einer Fraktur
5 Blutbildveränderungen

A Nur die Aussagen 1, 2, 3 und 4 sind richtig.
B Nur die Aussagen 1, 2, 3 und 5 sind richtig.
C Nur die Aussagen 1, 2, 4 und 5 sind richtig.
D Nur die Aussagen 1, 3, 4 und 5 sind richtig.
E Nur die Aussagen 2, 3, 4 und 5 sind richtig.

Richtige Antwort (10.1.13): D

✓ **1** Magersüchtige Patienten ergreifen vielfältige, auch drastische Maßnahmen, um das Gewicht immer weiter zu reduzieren. Neben dem Missbrauch von Abführmitteln, dem Meiden kalorienhaltiger Speisen und verschiedenen Essensritualen kommt es auch zu extremer sportlicher Betätigung.

✓ **2** Neben der Anorexia nervosa und der Bulimia nervosa sind im Kap. F5 der ICD-10 weitere Formen von Essstörungen aufgeführt. Beschrieben werden z.B. atypische Formen der Anorexie bzw. Bulimie sowie Essstörungen und Erbrechen infolge anderer psychischer Störungen und sonstige Essstörungen.

3 Auch bei der Bulimia nervosa können Patienten an einer Körperschemastörung leiden, diese zählt jedoch nicht zu den Diagnosekriterien der ICD-10.

4 Ein Krankheitsgefühl ist bei magersüchtigen Patienten häufig nicht vorhanden, durch die fehlende Krankheitseinsicht ist die Behandlung oft sehr schwierig.

✓ **5** Laut lerntheoretischen Konzepten findet bei essgestörten Menschen eine Verknüpfung von Körpergewicht und Selbstwertgefühl statt. Ist das Körpergewicht zu hoch, sinkt der Selbstwert und steigt wieder an, wenn Gewicht reduziert wird. Bulimische Patienten neigen zu sozialem Rückzug, weil ihre Erkrankung z. T. mit großem Schamgefühl verbunden ist.

Richtige Antwort (10.1.14): D

✓ **1** Kalium hat eine wichtige Funktion bei der Erregung von Muskelzellen. Infolge eines Kaliummangels kann es zu Störungen des Herzmuskels kommen, die mit Herzrhythmusstörungen, Vorhofflimmern und plötzlichem Herztod einhergehen können. Die Mangelernährung bei Anorexia nervosa kann zu Kaliummangel führen.

2 Bei Magersucht wird dem Körper nicht genügend Energie zugeführt, und er geht in den „Reservemodus", welcher mit einer Verlangsamung normaler Funktionen verbunden ist. Somit kommt es nicht zu Bluthochdruck, sondern eher zu niedrigem Blutdruck.

✓ **3** Zyklusstörungen sind ein typisches Symptom für eine Anorexia nervosa. Das durchschnittliche Körpergewicht, bei dem eine Amenorrhö auftritt, liegt bei 47 kg.

✓ **4** Durch die ständige Minderversorgung mit wichtigen Nährstoffen, u. a. auch Kalzium, kommt es zu verschiedenen körperlichen Folgeerkrankungen. Die Osteoporose ist eine davon.

✓ **5** Bei magersüchtigen, sich in Behandlung befindenden Patienten werden regelmäßig Blutbildkontrollen veranlasst, da Veränderungen wie Anämie, Neutropenie und Thrombozytopenie vorkommen können.

Einfachauswahl

10.1.15 Bei einem 10-jährigen Jungen treten wiederkehrende nächtliche Episoden äußerster Furcht und Panik mit heftigen Schreien, Bewegungen und starker autonomer Erregung auf. Zu welcher Diagnose passt diese Beschreibung am besten?

A Enuresis nocturna
B Narkolepsie
C Schlafapnoe
D Aufmerksamkeitsdefizit-Störung (ADS)
E Pavor nocturnus

Richtige Antwort (10.1.15): E

A Bei der Enuresis nocturna handelt es sich um nächtliches Einnässen. Diese Störung geht bei einem Großteil der Kinder ohne weitere Behandlung von allein zurück.

B Narkolepsie sind Schlafattacken am Tage, denen sich die Betroffenen nicht entziehen können.

C Unter Schlafapnoe versteht man das vorübergehende Aussetzen der Atmung während des Schlafs. Die Ausfälle enden spontan, und gehen meist einher mit kurzem Erwachen.

D Auch bei ADHS kann es zu Erregung, heftigem Schreien und Bewegungen kommen, diese finden jedoch am Tag und mit vollem Bewusstsein statt.

✓ **E** Während eines Pavor nocturnus, der mit den angegebenen Symptomen einhergeht, besteht ein erhöhtes Verletzungsrisiko durch das Verlassen des Bettes und durch die z. T. starken Bewegungen, die außerhalb der bewussten Steuerung liegen.

10.2 Mündliche Fragen: Verhaltensauffälligkeiten mit körperlichen Störungen und Faktoren

10.2.1 Welche Symptome deuten auf eine Anorexia nervosa hin?

Das sollten Sie zur Sprache bringen:

- BMI 17,5 oder weniger (Patienten, die Ihnen sehr schlank erscheinen)
- Drastische Maßnahmen zur Vermeidung einer Gewichtszunahme bzw. zur Herbeiführung einer Gewichtsreduktion, z.B.:
  - Meiden kalorienhaltiger, fetter Speisen
  - Fasten
  - Essensrituale
  - Willentliches Erbrechen
  - Missbrauch von gewichtsreduzierenden Medikamenten
- Starke körperliche Aktivität
- Ständige Gewichtskontrollen
- Ausbleiben der Regelblutung
- Körperschemastörung

Zusätzlich können Sie erwähnen:

- Da die Angaben von magersüchtigen Patienten häufig nicht verlässlich sind, sollten fremdanamnestische Befragungen, vor allem der Eltern, stattfinden.
- Da nicht alle Symptome erkennbar bzw. belegbar sind, ist zur genauen Diagnostik eine körperliche Untersuchung durch einen Facharzt mit Erhebung eines Blutbilds nötig.

Ihr weiteres Plus:

- Körperliche Folgesymptome, wie z.B.:
  - Unterfunktion der Schilddrüse
  - Osteoporose
  - Elektrolytentgleisungen
- Symptomerfragung hinsichtlich weiterer psychischer Störungen, wie z. B.:
  - Depressionen
  - Zwangserkrankungen

10.2.2 Mit welchen körperlichen Folgeerscheinungen ist im Rahmen einer Anorexie zu rechnen?

Das sollten Sie zur Sprache bringen:

- Veränderungen an Haut und Haaren (Haarausfall, Lanugo-Behaarung)
- Blutbildveränderungen (Elektrolytentgleisungen)
- Veränderungen im Hormonhaushalt (z. B. Amenorrhö)
- Schilddrüsenunterfunktion
- Schwellung der Ohrspeicheldrüsen
- Muskelatrophie
- Gastrointestinale Störungen
- Osteoporose
- Störungen im Herz-Kreislauf-System

- Hypothermie
- Verzögerte körperliche Entwicklung

Zusätzlich können Sie erwähnen:
- Neben der ärztlichen Diagnostik bzgl. körperlicher Folgesymptome sollten zusätzlich seelische Probleme erfragt werden, z.B.:
  - Ängste
  - Depressive Verstimmungen
  - Süchte

Ihr weiteres Plus:
- Da die körperlichen Symptome durch eine Reihe von organischen Erkrankungen ausgelöst werden können, ist hier eine medizinische Abklärung von außerordentlicher Wichtigkeit.

10.2.3 Wie unterscheiden sich Anorexie und Bulimie?

Das sollten Sie zur Sprache bringen:
- Hauptunterscheidungsmerkmal ist das Körpergewicht.
  - Anorexie: starkes Untergewicht
  - Bulimie: meist normalgewichtig
- Bei bulimischen Patienten besteht die Angst darin, zu dick zu sein oder zu werden, und sie vermeiden daher eine Gewichtszunahme.
- Anorektische Patienten möchten eine Gewichtsreduktion erwirken.
- Die Mortalitätsrate bei einer Anorexia nervosa liegt bei bis zu 20 %, bei einer Bulimia nervosa bei ca. 3 %.
- Ein weiterer Unterschied liegt darin, dass magersüchtige Patienten ihre Hungergefühle rigoros bekämpfen, ess-brech-süchtige Patienten ihrem Hunger nachgeben und z. T. unnatürlich große Nahrungsmengen aufnehmen.
- Unterschiede in der Entstehung (Ursachen)

Zusätzlich können Sie erwähnen:
- Beide Erkrankungstypen können mit schweren körperliche Folgen einhergehen, die Anorexia nervosa kann sich jedoch bei kritischem Untergewicht zu einem lebensbedrohlichen Zustand entwickeln.

Ihr weiteres Plus:
- Psychotherapeutisch werden beide Störungsbilder mit einem multimodalen Ansatz behandelt, bei der Magersucht steht klinisch jedoch eine Gewichtsstabilisierung an erster Stelle, eventuell sogar durch die Nahrungszufuhr über eine Magensonde.

10.2.4 Gibt es psychische Störungen, die gemeinsam mit einer Essstörung auftreten können?

Das sollten Sie zur Sprache bringen:
- Im Rahmen von Essstörungen kann eine Reihe von weiteren psychischen Erkrankungen vorhanden sein, z.B.:
  - Persönlichkeitsstörungen
  - Depressionen
  - Angsterkrankungen
  - Zwangserkrankungen

  - Suchterkrankungen

Zusätzlich können Sie erwähnen:
- Gehäuft finden sich bei der Anorexia nervosa:
  - Depressionen
  - Zwangsstörungen
- Gehäuft finden sich bei der Bulimia nervosa:
  - Depressionen
  - Suchterkrankungen
  - Persönlichkeitsstörungen (v. a. emotional instabile Persönlichkeitsstörung)

Ihr weiteres Plus:
- Zusätzlich auftretende psychische Störungen müssen nicht nur diagnostisch betrachtet werden, sondern auch im therapeutischen Verlauf miteinbezogen bzw. behandelt werden.

10.2.5 Mit welcher Symptomatik ist bei einer Bulimie zu rechnen?

Das sollten Sie zur Sprache bringen:
- „Fressanfälle" mit dem Gefühl des Kontrollverlusts
- Willentliches Erbrechen der zuvor aufgenommenen Nahrungsmittel
- Einnahme von gewichtsreduzierenden Medikamenten
- Phasenhaft Diäten
- Körperschemastörung
- Sozialer Rückzug
- Körperliche Folgesymptome, z. B. Zahnschäden, Schwielen an den Fingern und Verletzung des Handrückens durch Kontakt mit den Zähnen beim selbst induzierten Erbrechen, Schwellung der Ohrspeicheldrüse

Zusätzlich können Sie erwähnen:
- Erläuterung zu den einzelnen Symptomen, z. B. bezüglich des sozialen Rückzugs, der meist durch große Schamgefühle hervorgerufen wird
- Benennung körperlicher Komplikationen, z. B. Krampfanfälle aufgrund von Entgleisungen des Flüssigkeits- und Elektrolythaushalts

Ihr weiteres Plus:
- Unterscheidungsmerkmale zur Anorexia nervosa

10.2.6 Welche Therapiemöglichkeiten gibt es bei einer Anorexia nervosa?

Das sollten Sie zur Sprache bringen:
- Multimodaler Therapieansatz als Gesamtplan für die körperlichen und seelischen Aspekte der Erkrankung.
- Entscheidung, ob die Therapie ambulant oder stationär erfolgt, richtet sich nach dem Ausmaß der Störung.
- In einer akuten Phase (BMI $\leq$ 13 kg/m^2, lebensbedrohliche körperliche Folgeerscheinungen wie Austrocknung, Elektrolytverschiebungen, Suizidgefahr durch depressive Symptomatik) erfolgt immer die stationäre Behandlung mit dem vorrangigen ersten Schritt der Gewichtszunahme.
- Der zweite Schritt umfasst das Aufstellen von Essensplänen und die Überwachung der Nahrungsaufnahme bzw. die Gewichtskontrolle.

- Der dritte Schritt für die Patienten besteht darin, die Steuerung der Nahrungsaufnahme selbst zu übernehmen.
- Im vierten Schritt findet eine Vorbereitung auf die Entlassung der Patienten statt.
- Alle Schritte sind begleitet von Psychotherapie, in Form von Einzel-, Gruppen- und Familientherapie.
- Die ambulante Therapie findet mit Elementen aus der Verhaltenstherapie und der Tiefenpsychologie statt.
- Um eine langfristige Strukturierung zu erlangen, werden soziotherapeutische Maßnahmen ergriffen.
- Die systemische Therapie stellt einen weiteren wichtigen Baustein im therapeutischen Kontext von Essstörungen dar.

Zusätzlich können Sie erwähnen:
- Zum Teil ist bei einer Unterbringung eine richterliche Verfügung nötig, z. B. bei akuter Gefährdung bzw. fehlender Krankheitseinsicht.
- Ziele sind die Wiederherstellung eines normalen Essverhaltens und ein ausreichendes Körpergewicht.

Ihr weiteres Plus:
- Die Einbeziehung der Familie ist ein ausgesprochen wichtiger Aspekt bei der Therapie von essgestörten Patienten, da die Entstehung der Erkrankung meist in unmittelbarem Zusammenhang mit Störungen im Familiensystem steht.
- Manchmal ist es nötig, die Patienten aus ihren Familien zu nehmen und für eine externe Unterbringung zu sorgen.

10.2.7 Wie grenzen Sie eine Binge-Eating-Störung von einer Bulimie ab?

Das sollten Sie zur Sprache bringen:
- Das Hauptunterscheidungsmerkmal liegt darin, dass Patienten mit einer Bulimie z.B. durch Erbrechen und Diätenversuche, einer Gewichtszunahme entgegenzuwirken. Patienten mit einer Binge-Eating-Störung ergreifen jedoch keine aktiven Maßnahmen zur Steuerung des Gewichts.
- Nicht immer sind Unterschiede im Gewicht der Patienten zu bemerken, es ist jedoch zu beobachten, dass Übergewicht häufiger mit einer Binge-Eating-Störung einhergeht.

Zusätzlich können Sie erwähnen:
- In der DSM-5 ist die Binge Eating Disorder neu hinzugekommen, in der ICD-10 gibt es noch keine Kodierung.

Ihr weiteres Plus:
- An dieser Stelle können Sie die Hauptmerkmale und die Überschneidungen beider Störungen kurz erläutern.

10.2.8 Welche Ursachen für Essstörungen sind Ihnen bekannt?

Das sollten Sie zur Sprache bringen:
- Die Entstehung von Essstörungen ist multifaktoriell bedingt:
  - Genetische Komponente
  - Soziokulturelle Faktoren (Schönheitsideal)
  - Gestörte Beziehungen in der Familie/Trennung der Eltern
  - Gestörte Interaktionsmuster in der Familie
  - Schwierigkeiten bei der Identifikation mit der weiblichen Geschlechterrolle
  - Individuelle Persönlichkeitsmerkmale

- Die Lerntheorie beschreibt einen Zusammenhang von Körpergewicht und Selbstwertgefühl.
- Aus tiefenpsychologischer Sicht eine Regression, mit dem Ziel, sexuelle Entwicklungsschritte zu vermeiden.

Zusätzlich können Sie erwähnen:
- Formen der Essstörungen nach ICD-10
  - Anorexia nervosa
  - Bulimia nervosa

Ihr weiteres Plus:
- Als weiteres Störungsbild, jedoch nicht in der ICD-10 abgebildet, wurde die Binge Eating Disorder in das DSM-5 aufgenommen.

10.2.9 Eine Patientin berichtet Ihnen von Schlafstörungen. Welche Ursachen kommen infrage?

Das sollten Sie zur Sprache bringen:
- Es gibt vielfältige Ursachen für Schlafstörungen, daher ist eine genaue Abklärung der Situation und der Symptomatik erforderlich.
- Eine organische Erkrankung muss durch einen Facharzt ausgeschlossen werden.
- Mögliche psychische Störungen sind u.a.:
  - Depressionen (diese sind beinahe immer mit Schlafstörungen verbunden!)
  - Angsterkrankungen
  - Schizophrenie
  - Demenzen
- Mögliche körperliche Erkrankungen, z.B.:
  - Schmerzsyndrome
  - Restless-Legs-Syndrom
  - Schlafapnoe
- Weitere mögliche Ursachen:
  - Ärger, Stress, Angst
  - Medikamente
  - Koffein, Alkohol, Drogen
  - Situative Faktoren, wie z. B. ungewohnte Umgebung

Zusätzlich können Sie erwähnen:
- Unterscheidung Dyssomnien und Parasomnien
- Erläuterung zu den in der ICD-10 genannten Formen von nichtorganischen Schlafstörungen
  - Insomnie
  - Hypersomnie
  - Störungen des Schlaf-wach-Rhythmus
  - Schlafwandeln
- Bestehen die Schlafstörungen aufgrund einer psychischen Erkrankung, ist primär die Grunderkrankung zu behandeln.

Ihr weiteres Plus:
- Hier können Sie verschiedene Behandlungsmöglichkeiten/Hilfen bei Schlafstörungen angeben, wenn keine organische Ursache oder psychische Erkrankung vorliegt, z. B.:
  - Erlernen von Entspannungstechniken

- Regeln zur Schlafhygiene
- Bei nächtlichem Grübeln „Gedankenstopp"

10.2.10 Wie könnte die Diagnostik einer vermuteten Magersucht verlaufen?

Das sollten Sie zur Sprache bringen:

- Im Mittelpunkt steht das ausführliche Gespräch mit vollständiger Anamnese und psychopathologischem Befund.
- Eltern und Kind sollten getrennt befragt werden.
- Häufig besteht keine Krankheitseinsicht, daher sind die Angaben der Patienten eventuell nicht verlässlich oder falsch.
- Besonders zu erfragen sind folgende Faktoren:
  - Essverhalten (detailliert)
  - Gewichtsentwicklung, Zielgewicht
  - Gewichtsreduzierende Maßnahmen
  - Beziehung zum Körper, zur Sexualität
  - Soziale Kontakte
  - Körperliche Aktivität
  - Regelblutungen
- Zu erfragende seelische Aspekte:
  - Depressive Verstimmungen
  - Süchte
  - Selbstschädigendes Verhalten
  - Soziale Auffälligkeiten
  - Zwänge
  - Suizidalität
- Eventuell ist der Einsatz von psychologischen Tests sinnvoll:
  - Persönlichkeits- und Leistungstests
  - Fragebögen zu Essstörungen
- Ärztliche Untersuchung zum Ausschluss anderer Erkrankungen, die mit Gewichtsverlust einhergehen

Zusätzlich können Sie erwähnen:

- Abzugrenzen sind andere Erkrankungen, wie:
  - Organisch bedingtes Untergewicht
  - Depressionen
  - Zwänge
  - Bulimie

Ihr weiteres Plus:

- Beispiele explorierender Fragen an den Patienten und die Eltern

10.2.11 Welche Formen von Schlafstörungen sind in der ICD-10 abgebildet?

Das sollten Sie zur Sprache bringen:

- Zusammengefasst in der ICD-10 im Kapitel F5 unter den nichtorganischen Schlafstörungen
- Zu den Dyssomnien gehören:
  - Insomnie (ungenügende Dauer oder Qualität des Schlafs)

  - Hypersomnie (exzessive Schläfrigkeit)
  - Störung des Schlaf-Wach-Rhythmus
- Zu den Parasomnien gehören:
  - Schlafwandeln
  - Pavor nocturnus (nächtliche Episoden äußerster Furcht und Panik)
  - Albträume

Zusätzlich können Sie erwähnen:
- Organische Ursachen müssen für die Diagnose der oben genannten Schlafstörungen ausgeschlossen sein.
- Weitere differenzialdiagnostisch relevante Erkrankungen und Ursachen sind z. B.:
  - Demenzen
  - Depressionen
  - Chronische Schmerzen
  - Psychopharmaka
  - Genussmittel
  - Medikamentenmissbrauch

Ihr weiteres Plus:
- Psychopharmakologische Behandlungsmöglichkeiten
- Therapeutische Interventionen

KAPITEL

11 Persönlichkeits- und Verhaltensstörungen (ICD-10, Kap. F6)

Persönlichkeits- und Verhaltensstörungen: In der Regel langanhaltende Störungen, die sich symptomatisch in typischen, stabilen Verhaltensmustern zeigen.

- Bei den Persönlichkeitsstörungen sind einzelne Persönlichkeitsmerkmale in einer Art und Weise ausgeprägt, dass sie subjektiven Leidensdruck hervorrufen und mit sozialen Beeinträchtigungen einhergehen.
- Verhaltensstörungen sind in der ICD-10 in unterschiedlichen Kapiteln klassifiziert, die hier verzeichneten Erkrankungen beziehen sich auf Störungen der Impulskontrolle und andere abnorme Gewohnheiten mit unbekannter Ursache.
- Sexuelle Störungen finden sich in der ICD-10 sowohl in Kap. F5 (sexuelle Funktionsstörungen) als auch in Kap. F6 (Störungen der Geschlechtsidentität, der Sexualpräferenz und der sexuellen Entwicklung und Orientierung)

Steckbrief: Persönlichkeitsstörungen

Kurzdefinition: Bei allen Formen von Persönlichkeitsstörungen kommt es zu deutlichen Leistungseinbußen im privaten, sozialen und beruflichen Bereich. Meist zeigen sich tiefgreifende, unflexible und wenig angepasste Muster des inneren Erlebens, des Denkens, Fühlens und Handelns, welche zeitlich stabil sind, in vielfältigen Bereichen zum Ausdruck kommen und deutlich von den zu erwartenden Normen und Werten der Kultur abweichen. Definitionsgemäß entwickeln sich Persönlichkeitsstörungen bereits in der Kindheit oder Adoleszenz und manifestieren sich im Erwachsenenalter.

Ursachen

- Multifaktorielles Geschehen
- Biologische Faktoren
- Pränatale Einflüsse
- Genetische Faktoren
- Psychoanalytische Modelle:
  - Fehlentwicklung in frühkindlichen Entwicklungsphasen (Frühstörungen)
  - Instabile Ich-Entwicklung
- Lerntheorie:
  - Verstärkung spezieller maladaptiver Verhaltensweisen
  - Modelllernen
  - Verhaltenslücken durch Nicht-Lernen
- Traumatisierende Lebensereignisse

Formen und Symptome

- **Paranoide Persönlichkeitsstörung:**
  - Handlungen anderer werden als bedrohlich oder absichtlich erniedrigend interpretiert
  - Misstrauisches, argwöhnisches Verhalten
  - Streitsüchtiges Beharren auf eigenem Recht
  - Leicht kränkbar, empfindlich gegen Misserfolg und Ablehnung
  - Übertriebene Eifersucht
- **Schizoide Persönlichkeitsstörung:**
  - Gleichgültigkeit gegenüber sozialen Beziehungen
  - Eingeschränkte emotionale Erlebnis- und Ausdrucksfähigkeit
  - Kontakthemmung
  - Unfähigkeit, Freude zu empfinden
  - Mangel an vertrauensvollen Beziehungen
  - Exzentrisches, einzelgängerisches Verhalten
- **Dissoziale Persönlichkeitsstörung:**
  - Durchgängiges Muster von verantwortungslosem, antisozialem Verhalten
  - Missachtung sozialer Regeln
  - Tendenz zu kriminellen Handlungen und aggressivem Verhalten
  - Unfähigkeit, längere Beziehungen aufrecht zu erhalten
  - Unfähigkeit, auf die Gefühle anderer Menschen einzugehen
- **Emotional instabile Persönlichkeitsstörung:**

  - Ausagieren von Impulsen ohne Berücksichtigung der Konsequenzen
  - Instabile zwischenmenschliche Beziehungen
  - Rasche Stimmungswechsel
  - Impulsiver Typ:
    - Affektausbrüche
    - Mangelnde Impulskontrolle
    - Geringe Fähigkeit vorauszuplanen
  - Borderline-Typ:
    - Intensive, aber instabile Beziehungen
    - Selbstverletzungen
    - Tiefe Verzweiflung mit Suizidgedanken
    - Anhaltendes Gefühl innerer Leere
    - Starke innere Anspannungsgefühle
- **Histrionische Persönlichkeitsstörung:**
  - Überdurchschnittlich emotional
  - Übergroßes Verlangen nach Aufmerksamkeit
  - Übergroßes Verlangen, im Mittelpunkt zu stehen
  - Ausgeprägte Selbstbezogenheit
  - Theatralischer Ausdruck von Gefühlen
  - Leichte Beeinflussbarkeit
- **Anankastische Persönlichkeitsstörung:**
  - Durchgehend zwanghaftes und perfektionistisches Denken und Verhalten
  - Starrheit im Denken und Handeln
  - Übertriebene Gewissenhaftigkeit und Perfektionismus
  - Übermäßige Pedanterie und Anpassung an soziale Normen
  - Starke Zweifel
  - Übertriebene Vorsicht
- **Ängstliche (vermeidende) Persönlichkeitsstörung:**
  - Angst vor negativer Beurteilung
  - Vermeidung von sozialen Kontakten aus Furcht vor Kritik oder Ablehnung
  - Minderwertigkeitsgefühle
  - Angespannt, besorgt, schüchtern, leicht verletzbar
  - Andauernde Sehnsucht nach Zuneigung und Akzeptiertwerden
- **Abhängige (asthenische) Persönlichkeitsstörung:**
  - Selbstwahrnehmung als hilflos und inkompetent
  - Unfähigkeit zu eigenen Entscheidungen
  - Abhängigkeit von anderen Personen
  - Ängste vor Alleinsein und Verlassenwerden
  - Gefühl körperlicher Schwäche
- **Narzisstische Persönlichkeitsstörung:**
  - Großartigkeit in Fantasie und Verhalten
  - Übertriebenes Gefühl der eigenen Wichtigkeit bei gleichzeitig instabilem Selbstwertgefühl
  - Arrogantes, überhebliches Verhalten
  - Bedürfnis nach Bewunderung
  - Ausnutzen anderer Menschen

Therapie

- Ziel sind Linderung und Kompensation
- Psychotherapie:
  - Tiefenpsychologisch orientierte Psychotherapie
  - Verhaltenstherapie
- Medikamentöse Therapie:
  - Vereinzelt Einsatz von Antidepressiva, Anxiolytika, Lithium

Steckbrief: Verhaltensstörungen

Kurzdefinition: Handlungen, die ohne weitere Motivation wiederholt auftreten, nicht kontrolliert werden können und in ihrer Folge die Betroffenen oder andere Menschen schädigen. Vor und während der Handlung besteht meist eine hohe Anspannung, im Nachgang folgen Entspannung und Erleichterung.

Bei den abnormen Gewohnheiten und Störungen der Impulskontrolle werden folgende Formen unterschieden:

- Pathologisches Spielen
- Pathologische Brandstiftung (Pyromanie)
- Pathologisches Stehlen (Kleptomanie)
- Trichotillomanie (Wiederholtes Ausreißen von Haaren)

Steckbrief: Sexuelle Störungen

Kurzdefinition: Störungen des sexuellen Verlangens, der sexuellen Erregung, der Geschlechtsidentität und der sexuellen Präferenz (sexuelle Ausrichtung). Sie finden sich in Kapitel 5 und 6 der ICD-10. Die häufigsten sexuellen Funktionsstörungen bei Frauen sind verminderte Lust auf sexuelle Kontakte und Orgasmusprobleme. Bei Männern dominieren Erektionsstörungen und vorzeitiger Samenerguss.

Formen:

- Organische sexuelle Funktionsstörungen (Behandlung durch Gynäkologen und Urologen)
- Nichtorganische sexuelle Funktionsstörungen, F5
- Störungen der Geschlechtsidentität, F6
- Störungen der Sexualpräferenz, F6

11.1 Schriftliche Fragen: Persönlichkeits- und Verhaltensstörungen

Mehrfachauswahl

11.1.1 Welche der folgenden Aussagen zur paranoiden Persönlichkeitsstörung treffen zu? Wählen Sie zwei Antworten!

A Übertriebene Empfindlichkeit bei Rückschlägen und Zurücksetzung

B Übermäßige Vorliebe für einzelgängerische Beschäftigungen

C Sehr geringe Frustrationstoleranz und niedrige Schwelle für aggressives, auch gewalttätiges Verhalten

D Streitsüchtiges und beharrliches, situationsunangemessenes Bestehen auf eigenen Rechten

E Übermäßige Pedanterie und Befolgung von Konventionen

Einfachauswahl

11.1.2 Welche psychische Erkrankung zeigt als Hauptmerkmal die Tendenz, impulsiv zu handeln ohne Berücksichtigung von Konsequenzen?

A Histrionische Persönlichkeitsstörung

B Schizophrenia simplex

C Anankastische Persönlichkeitsstörung

D Schizoaffektive Psychose

E Emotional instabile Persönlichkeitsstörung

Richtige Antwort (11.1.1): A und D

✓ **A** Menschen mit einer paranoiden Persönlichkeitsstörung neigen dazu, das Verhalten anderer als absichtlich erniedrigend oder bedrohlich zu interpretieren. Ihre vermeintliche Emotionslosigkeit wird unter anderem dadurch widerlegt, dass sie bei Rückschlägen unverhältnismäßig empfindlich und gekränkt reagieren.

B In Teilbereichen weisen die paranoide und die schizoide Persönlichkeitsstörung Überschneidungen auf. Auch paranoid persönlichkeitsgestörte Menschen vermeiden enge und intime Kontakte, man kann jedoch nicht von einer Vorliebe für einzelgängerisches Verhalten sprechen.

C Beschrieben wird hier ansatzweise die dissoziale Persönlichkeitsstörung, bei der durchgehend ein antisoziales und verantwortungsloses Verhalten mit z. T. massiven gewalttätigen Verhaltensweisen besteht.

✓ **D** Das Bestehen auf eigenen Rechten kann bei Betroffenen sehr unangemessen sein und ist durch das Appellieren an Vernunft und Einsicht nicht zu verändern.

E In dieser Antwortmöglichkeit wird ein Aspekt der zwanghaften Persönlichkeitsstörung dargestellt. Ein Grund für die genannte Pedanterie und Anpassung an soziale Normen ist eine große persönliche Unsicherheit, die die Betroffenen sehr gewissenhaft, vorsichtig und zweifelnd werden lässt.

Richtige Antwort (11.1.2): E

A Im Vordergrund der histrionischen Persönlichkeitsstörung stehen eine überdurchschnittliche Emotionalität und ein übergroßes Verlangen nach Aufmerksamkeit. Betroffene neigen dazu, schon bei kleinen Anlässen in emotionale Erregung zu geraten, und können dann auch impulsiv handeln. Dieses Merkmal ist jedoch nicht vorherrschend.

B Die Schizophrenia simplex ist ein schleichend progredienter Prozess, bei dem es zu merkwürdigen Verhaltensweisen kommt. Patienten mit dieser psychischen Störung verlieren ihre Leistungsfähigkeit und sind im Verlauf der Erkrankung den sozialen Anforderungen meist nicht mehr gewachsen.

C Patienten mit einer anankastischen Persönlichkeitsstörung neigen zu großer Vorsicht und Unentschlossenheit. Sie halten sich in der Regel streng an soziale Normen und würden nicht impulsiv und ohne Berücksichtigung der Konsequenzen handeln.

D Bei einer schizoaffektiven Psychose kommt es nacheinander oder gleichzeitig sowohl zu affektiven als auch zu schizophrenen Symptomen. Es können sicherlich auch impulsive Handlungen auftreten, dies ist jedoch nicht als Hauptmerkmal dieser Erkrankung zu betrachten.

✓ **E** Sowohl bei dem impulsiven als auch bei dem Borderline-Typ, welche beide der emotional-instabilen Persönlichkeitsstörung zugeordnet werden, gehört das Ausagieren von Impulsen ohne Berücksichtigung der Konsequenzen zu den typischen Merkmalen. Zudem lassen sich eine wechselnde Stimmung und instabile zwischenmenschliche Beziehungen beobachten.

Aussagenkombination

11.1.3 Welche der folgenden Merkmale lassen am ehesten an eine anankastische (zwanghafte) Persönlichkeitsstörung im Sinne der ICD-10 denken?

1 Ständige Beschäftigung mit Details, Regeln, Listen, Ordnung und Plänen
2 Ausgeprägter Perfektionismus, der die Fertigstellung von Aufgaben behindert
3 Übermäßige Pedanterie und Befolgung sozialer Konventionen
4 Eingeschränkter Lebensstil wegen des Bedürfnisses nach körperlicher Sicherheit
5 Eingeschränkte Fähigkeit, Alltagsentscheidungen zu treffen, ohne ein hohes Maß an Ratschlägen und Bestätigung von anderen

A Nur die Aussagen 1, 2 und 3 sind richtig.
B Nur die Aussagen 1, 2 und 5 sind richtig.
C Nur die Aussagen 1, 3 und 4 sind richtig.
D Nur die Aussagen 2, 3 und 4 sind richtig.
E Nur die Aussagen 3, 4 und 5 sind richtig.

Aussagenkombination

11.1.4 Welche der folgenden Aussagen zur histrionischen Persönlichkeitsstörung treffen zu?

1 Unwohlsein, wenn er/sie im Mittelpunkt der Aufmerksamkeit steht
2 Die Interaktion mit anderen ist oft durch ein unangemessen verführerisches oder provokantes Verhalten charakterisiert
3 Zeigt einen rasch wechselnden und oberflächlichen Gefühlsausdruck
4 Versucht, die eigene körperliche Erscheinung aus dem Blickpunkt zu nehmen
5 Dramatisierung der eigenen Person, theatralisches Verhalten

A Nur die Aussagen 1, 2 und 3 sind richtig.
B Nur die Aussagen 1, 2 und 5 sind richtig.
C Nur die Aussagen 1, 4 und 5 sind richtig.
D Nur die Aussagen 2, 3 und 4 sind richtig.
E Nur die Aussagen 2, 3 und 5 sind richtig.

Richtige Antwort (11.1.3): A

✓ **1** Durch die ständige Beschäftigung mit Details, Regeln und Ordnung geht Patienten mit einer anankastischen Persönlichkeitsstörung häufig die Übersicht verloren. Sie benötigen mehr Zeit für gewisse Tätigkeiten, da sie oft an Dingen hängen bleiben, die für andere Menschen schnell erledigt sind. Grund für dieses höhere Zeitaufkommen kann z. B. eine stark übertriebene Gewissenhaftigkeit sein.

✓ **2** Einerseits streben die Betroffenen nach Perfektionismus, andererseits können sie ihre Aufgaben für sich oft nicht zufriedenstellend erledigen, weil sie ihren selbst gesteckten, meist unerreichbar hohen Normen nicht entsprechen können.

✓ **3** Pedanterie und die Befolgung sozialer Konventionen gehen häufig mit einer eingeschränkten Fähigkeit für den Ausdruck zugewandter Gefühle in zwischenmenschlichen Beziehungen einher. Oft gelten Menschen mit einer zwanghaften Persönlichkeitsstörung als Moralapostel.

4 Auch anankastische Persönlichkeiten vernachlässigen häufig das Vergnügen und die zwischenmenschlichen Beziehungen, sind also in ihrem Lebensstil eingeschränkt. Dieses geschieht jedoch nicht aufgrund des Bedürfnisses nach körperlicher Sicherheit. Steht dieser Wunsch im Vordergrund, deutet es eher auf eine ängstliche (vermeidende) Persönlichkeitsstörung hin.

5 Diese Antwortmöglichkeit beschreibt z. T. die Symptomatik einer abhängigen Persönlichkeitsstörung. Hinzu kommen bei dieser Form der Persönlichkeitsstörungen die große Angst vor dem Verlassenwerden und die mangelnde Bereitschaft, eigene Ansprüche und Wünsche zu äußern. Anankastische Personen neigen zu Unentschlossenheit und Vorsicht, die jedoch aufgrund einer übermäßigen Angst vor Fehlern und aus persönlicher Unsicherheit heraus entstehen.

Richtige Antwort (11.1.4): E

1 Nichtbeachtung ist für Menschen mit einer histrionischen Persönlichkeitsstörung mit starkem Unwohlsein verbunden. Sie möchten die volle Aufmerksamkeit haben und im Mittelpunkt stehen.

✓ **2** Zusätzlich zu der in Antwort zwei genannten Interaktionsweise sind Betroffene auch im Erscheinungsbild häufig unangemessen verführerisch und auffällig.

✓ **3** Es besteht eine Neigung zu oberflächlicher und labiler Affektivität und schnell auslösbarer emotionaler Erregung schon bei kleinsten Anlässen.

4 „Histrio" kommt aus dem Lateinischen und bedeutet Schauspieler. Die eigene körperliche Erscheinung wird in Szene gesetzt und bei den Patienten besteht ein übermäßig großes Interesse an der eigenen Attraktivität.

✓ **5** Neben der Dramatisierung im Hinblick auf die eigene Person und theatralischem Verhalten lassen sich weitere Wesenszüge, wie eine ausgeprägte Selbstbezogenheit und ein egozentrisches und manipulatives Verhalten beobachten.

Mehrfachauswahl

11.1.5 Welche der folgenden Symptome sind typisch für die schizoide Persönlichkeitsstörung? Wählen Sie zwei Antworten!

A Gedankenausbreitung
B Emotionale Kühle
C Paranoide Vorstellungen
D Andauernde Besorgtheit
E Mangelndes Gespür für gesellschaftliche Regeln

Einfachauswahl

11.1.6 Welche Aussage beschreibt eine dissoziale Persönlichkeitsstörung?

A Verlust der Integration bestimmter Ich-Funktionen oder bestimmter körperlicher Funktionen
B Verhalten, das den geltenden sozialen Normen erheblich widerspricht
C Rückzug von sozialen Kontakten in eine abgeschirmte Fantasiewelt
D Vorhandensein von zwei oder mehr Persönlichkeiten in einem Individuum
E Verhalten ist manieriert, flapsig, oberflächlich

Richtige Antwort (11.1.5): B und E

A Die Gedankenausbreitung zählt psychopathologisch zu den Ich-Störungen, welche typischerweise bei Schizophrenien auftreten. Bei der Gedankenausbreitung ist der Patient davon überzeugt, dass andere Menschen seine Gedanken lesen können.

✓ **B** Emotionale Kühle, Distanziertheit und Gleichgültigkeit gegenüber anderen Menschen sind typische Charakteristika bei einer schizoiden Persönlichkeitsstörung.

C Paranoide Vorstellungen gehören nicht zu den typischen Merkmalen einer schizoiden Persönlichkeitsstörung, wenngleich nicht selten Überschneidungen zur paranoiden Form zu finden sind.

D Andauernde Besorgtheit kann ein Anzeichen für eine ängstliche (vermeidende) Persönlichkeitsstörung sein oder sich z. B. als Symptom bei einer generalisierten Angststörung zeigen. Besorgtheit ist kein typisches Symptom einer schizoiden Persönlichkeitsstörung, diese ist vielmehr durch eine eingeschränkte emotionale Erlebnisfähigkeit gekennzeichnet.

✓ **E** Häufig kommt bei einer schizoiden Persönlichkeitsstörung zu Defiziten im Erkennen und Befolgen gesellschaftlicher Regeln, was zu Konflikten im zwischenmenschlichen Bereich führt und sich u.a. durch exzentrische Verhaltensweisen zeigt.

Richtige Antwort (11.1.6): B

A In dieser Antwortmöglichkeit geht es nicht um die Symptome einer dissozialen Persönlichkeitsstörung, sondern um eine Erläuterung zu dissoziativen Störungen. Diese gehen mit einem Verlust der Integration von Ich-Funktionen (vor allem der Identität und des Gedächtnisses) und dem Verlust bestimmter körperlicher Funktionen (vor allem der Sinnesempfindung und Bewegung) einher.

✓ **B** Häufig beginnt die Symptomatik einer dissozialen Persönlichkeitsstörung bereits im Kindesalter und zeigt sich z. B. durch Stehlen, Vandalismus oder wiederholte Prügeleien. Im weiteren Verlauf kommt es zu einer andauernden Missachtung sozialer Regeln, die zu Schwierigkeiten in allen sozialen Bereichen des Betroffenen führt.

C Menschen mit einer schizoiden Persönlichkeitsstörung neigen zu Rückzug, einzelgängerischem Verhalten, Gleichgültigkeit gegenüber sozialen Beziehungen und dem „Eintauchen" in eine Fantasiewelt.

D Die hier beschriebene multiple Persönlichkeit gehört diagnostisch zu den dissoziativen Störungen, welche im Kapitel F4 der ICD-10 abgebildet werden. Sie hat nichts mit einer dissozialen Persönlichkeit zu tun, sondern beschreibt eine Erkrankung, die in der Regel durch schwere Traumata in der Kindheit entstanden ist und bei der zwei oder mehr unterschiedliche Persönlichkeiten in einer einzelnen Person vorhanden sind.

E Bei dieser Antwort handelt es sich um typische Verhaltensauffälligkeiten im Rahmen einer hebephrenen Schizophrenie.

Mehrfachauswahl

11.1.7 Welche der folgenden Merkmale treffen am ehesten auf eine anankastische (zwanghafte) Persönlichkeitsstörung zu? Wählen Sie zwei Antworten!

A Übermäßiger Zweifel und Vorsicht

B Rigidität und Eigensinn

C Ausgeprägte Sorge, in sozialen Situationen kritisiert oder abgelehnt zu werden

D Eingeschränkte Fähigkeit, Alltagsentscheidungen treffen zu können, ohne ein hohes Maß an Ratschlägen und Bestätigungen von anderen

E Übermäßige Vorliebe für einzelgängerische Beschäftigungen

Mehrfachauswahl

11.1.8 In welche der folgenden Typen teilt man die emotional instabile Persönlichkeitsstörung entsprechend der internationalen Klassifikation psychischer Störungen (ICD-10) ein? Wählen Sie zwei Antworten!

A Dissozialer Typ

B Impulsiver Typ

C Borderline-Typ

D Histrionischer Typ

E Antisozialer Typ

Richtige Antwort (11.1.7): A und B

✓ **A** Aufgrund einer tiefsitzenden persönlichen Unsicherheit sind bei Menschen mit einer anankastischen Persönlichkeitsstörung große Vorsicht und Zweifel zu beobachten, die in der Folge zu starker Unentschlossenheit führen.

✓ **B** Auch Rigidität und Eigensinn sind typische Merkmale dieser Persönlichkeitsstörung. Insbesondere in Bezug auf Moral und Ethik kommt das rigide Denken zum Ausdruck.

C Diese Antwort beschreibt einen Teilaspekt der ängstlichen (vermeidenden) Persönlichkeitsstörung. Die Patienten lassen in der Regel nur Kontakte mit Menschen zu, bei denen sie sicher sind, akzeptiert und gemocht zu werden. Aber auch bei anderen psychischen Erkrankungen, wie z. B. einer sozialen Phobie, ist starke Angst vor kritischer Beurteilung vorhanden.

D Menschen mit zwanghaften Persönlichkeitszügen neigen zur Unentschlossenheit. Hier wird jedoch ein typischer Wesenszug der abhängigen Persönlichkeit beschrieben. Durch das Empfinden von eigener Hilflosigkeit und Inkompetenz brauchen diese Menschen fortwährend Ratschläge von und Bestätigungen durch andere.

E Patienten mit einer schizoiden Persönlichkeitsstörung neigen zu einzelgängerischem Verhalten und haben häufig Schwierigkeiten in zwischenmenschlichen Beziehungen. Sie wirken unnahbar, distanziert und introvertiert.

Richtige Antwort (11.1.8): B und C

A In der Symptomatik von dissozialen und emotional-instabilen Persönlichkeitsstörungen gibt es Ähnlichkeiten. So sind z.B. die Beziehungen zu anderen Menschen bei beiden Formen gestört, ebenso kann es bei beiden Formen zu impulsivem und gewalttätigem Verhalten kommen.

✓ **B** Bei dem impulsiven Typ der emotional-instabilen Persönlichkeitsstörung treten starke Affektausbrüche mit z. T. gewalttätigem oder bedrohlichem Verhalten auf. Ausgelöst wird dieses unangemessene Verhalten oft durch Kritik. Zusätzlich bestehen eine mangelnde Impulskontrolle und eine dauerhafte emotionale Instabilität.

✓ **C** Ca. 70 % der Betroffenen sind Frauen. Häufig finden sich in der Anamnese Gewalt und schwere Traumatisierungen. Deutlich zeigen sich die Unbeständigkeit des eigenen Selbstbilds und das fehlende Gefühl der eigenen Identität. Es kommt zu wiederholten Suizidgedanken und -versuchen.

D Überdurchschnittliche Emotionalität spielt bei der histrionischen Persönlichkeitsstörung eine wesentliche Rolle. Allerdings zeigt sich diese z. B. in Form von einem ausgeprägt theatralischen Verhalten und der Neigung zu emotionaler Erregung schon bei kleinsten Anlässen.

E Dieser Typ entspricht der dissozialen Persönlichkeitsstörung in Antwort A.

Aussagenkombination

11.1.9 Welche der folgenden Aussagen zu Persönlichkeitsstörungen treffen zu?

1 Eine Persönlichkeitsstörung wird im Erwachsenenalter erworben.

2 Bei einer Persönlichkeitsstörung besteht eine deutliche Abweichung u. a. im Wahrnehmen und Denken im Vergleich zur Mehrheit der Bevölkerung.

3 Persönlichkeitsstörungen entstehen in der Regel bei einer Erkrankung oder Verletzung des Gehirns.

4 Oft ist eine Persönlichkeitsstörung mit einer gestörten sozialen Leistungsfähigkeit verbunden.

5 Persönlichkeitsstörungen können mit anderen psychischen Störungen einhergehen.

A Nur die Aussagen 1, 2 und 4 sind richtig.

B Nur die Aussagen 1, 3 und 5 sind richtig.

C Nur die Aussagen 1, 4 und 5 sind richtig.

D Nur die Aussagen 2, 4 und 5 sind richtig.

E Nur die Aussagen 3, 4 und 5 sind richtig.

Aussagenkombination

11.1.10 Persönlichkeitsstörungen zeichnen sich durch ein deutliches Abweichen der charakteristischen und dauerhaften inneren Erfahrungs- und Verhaltensmuster aus. Welche der folgenden Aussagen zu dieser Abweichung trifft (treffen) zu?

1 Die Abweichung beginnt in der Regel in der Kindheit oder Adoleszenz.

2 Das resultierende Verhalten im sozialen Bereich ist flexibel und zweckmäßig.

3 Die Abweichung hält typischerweise Monate an.

4 Die Abweichung äußert sich in mehr als einem der folgenden Bereiche: Kognition, Affektivität, Impulskontrolle und der Handhabung zwischenmenschlicher Beziehungen.

5 Organische Erkrankungen oder Verletzungen müssen als Ursache für die Abweichung ausgeschlossen werden.

A Nur die Aussage 1 ist richtig.

B Nur die Aussagen 1 und 5 sind richtig.

C Nur die Aussagen 2 und 3 sind richtig.

D Nur die Aussagen 1, 4 und 5 sind richtig.

E Nur die Aussagen 1, 3, 4 und 5 sind richtig.

Richtige Antwort (11.1.9): D

1 Persönlichkeitsstörungen entwickeln sich aufgrund eines multifaktoriellen Geschehens. Beginnend meist in der Kindheit oder Adoleszenz manifestieren sie sich mit starren Denk-, Wahrnehmungs- und Verhaltensmustern im Erwachsenenalter. Zu differenzieren ist die Persönlichkeitsänderung, die sich aufgrund schwerer Erkrankungen, nach anhaltender schwerer Belastung (z. B. andauernde Konfrontation mit einer lebensbedrohlicher Situation) oder bei chronischen Schmerzsyndromen entwickeln kann.

✓ **2** Die deutlichen Abweichungen im Denken, Fühlen und Verhalten führen zu Einschränkungen im subjektiven Befinden, in zwischenmenschlichen Interaktionen, in der sozialen Anpassung und der beruflichen Leistungsfähigkeit.

3 Infolge von Hirnerkrankungen und -verletzungen kann es zu organischen Persönlichkeitsstörungen kommen, die sich u. a. durch eine Veränderung des emotionalen Verhaltens, kognitive Störungen oder durch das unbedachte Ausagieren von Impulsen zeigen. Diese Art der Persönlichkeitsstörung ist hirnorganisch bedingt und wird in Kap. F0 der ICD-10 kodiert. Persönlichkeitsstörungen im herkömmlichen Sinne, wie z. B. die Borderline-Persönlichkeitsstörung entwickeln sich lebensgeschichtlich bereits im Kindes- und Jugendalter, sie werden im Kap. F6 abgebildet und dürfen nicht hirnorganisch bedingt sein.

✓ **4** Häufig begeben sich Patienten mit einer Persönlichkeitsstörung erst in Behandlung, wenn sie sozialen Anforderungen nicht mehr gewachsen sind, ihre berufliche Leistungsfähigkeit stark gesunken oder nicht mehr gegeben ist oder die Schwierigkeiten im zwischenmenschlichen Bereich zu vermehrtem Leidensdruck führen.

✓ **5** Schätzungen gehen davon aus, dass ⅔ der Menschen mit einer Persönlichkeitsstörung unter weiteren psychischen Störungen leiden. Zu den komorbiden Erkrankungen gehören Angststörungen, Depressionen, Essstörungen und Abhängigkeitserkrankungen.

Richtige Antwort (11.1.10): D

✓ **1** Der Beginn einer Persönlichkeitsstörung liegt im Kindes- und Jugendalter. In den meisten Fällen wird die Diagnose jedoch erst im späteren Erwachsenenalter gestellt, da sich Menschen mit einer Persönlichkeitsstörung lange Zeit selbst nicht als krank betrachten.

2 Gerade im sozialen Bereich kommt es zu großen Problemen bei den Betroffenen. Meist ist ihr Verhalten starr, unflexibel und ihrer „Eigenart" entsprechend. So kann ein Patient mit einer paranoiden Persönlichkeitsstörung z.B. zutiefst misstrauisch und überzeugt davon sein, dass andere Menschen ihm feindlich gesinnt sind.

3 Die abweichenden Denk- und Verhaltensweisen bei Persönlichkeitsstörungen sind tiefgreifend und bestehen typischerweise kontinuierlich über einen langen Zeitraum oder auch lebenslang. Der Erkrankte ist in seiner gesamten Persönlichkeit betroffen. Es handelt sich nicht, wie in der Antwortmöglichkeit beschrieben, um eine vorübergehende oder episodenhafte Störung.

✓ **4** Das Auftreten der Abweichungen in mehreren Bereichen der Persönlichkeit ist ein charakteristisches Merkmal bei Persönlichkeitsstörungen.

✓ **5** Im Spektrum psychischer Störungen muss eine organische Ursache für das Auftreten der Erkrankung immer ausgeschlossen werden!

Aussagenkombination

11.1.11 Welche der folgenden Aussagen zur Therapie von Persönlichkeitsstörungen trifft (treffen) zu?

1 Bei Hinweisen auf eine akute Suizidalität sollte dies möglichst nicht thematisiert werden.

2 Durch Einsatz von Antidepressiva ist bei einer Persönlichkeitsstörung meist eine Heilung zu erwarten.

3 Bei Persönlichkeitsstörungen sollte zu Beginn mehr stützend und ich-stärkend als aufdeckend gearbeitet werden.

4 Es gibt keine erfolgversprechenden Behandlungskonzepte bei Persönlichkeitsstörungen.

5 Oftmals fehlt es an Therapiemotivation.

A Nur die Aussage 3 ist richtig.

B Nur die Aussagen 1 und 4 sind richtig.

C Nur die Aussagen 3 und 5 sind richtig.

D Nur die Aussagen 1, 2 und 3 sind richtig.

E Nur die Aussagen 2, 3, 4 und 5 sind richtig.

Mehrfachauswahl

11.1.12 Welche der folgenden Aussagen zur Borderline-Persönlichkeitsstörung treffen zu? Wählen Sie zwei Antworten!

A Bei vielen Patienten kommt es zu wiederholten suizidalen Handlungen, Selbstmordandeutungen oder Selbstmorddrohungen.

B Kennzeichnend ist ein übertriebenes Gefühl der eigenen Wichtigkeit.

C Dramatische Selbstdarstellung und theatralisches Auftreten sind wesentliche Leitsymptome.

D Häufig liegt eine ausgeprägte und andauernde Instabilität des Selbstbildes oder der Selbstwahrnehmung vor.

E Das Leitsymptom der Störung ist ein Verhalten, das den geltenden sozialen Normen krass widerspricht.

Richtige Antwort (11.1.11): C

1 Eine akute Suizidalität muss immer thematisiert werden! Zum einen kann der Behandler nur durch die genaue Exploration die aktuelle Gefahr einschätzen und dementsprechend weitere Maßnahmen einleiten, zum anderen ist es für den Betroffenen in der Regel eine Erleichterung, über dieses Thema sprechen zu können.

2 Bei Persönlichkeitsstörungen hat sich der Einsatz von Antidepressiva in Einzelfällen bewährt, um eine Linderung einzelner Beschwerden zu erreichen oder den Verlauf komorbider Erkrankungen, wie z. B. Depressionen, zu beeinflussen. Günstig wirkt sich die Medikation z. T. auch auf den Therapieverlauf aus. Mit einer Heilung durch die Gabe von Antidepressiva ist jedoch nicht zu rechnen. Das Ziel einer Behandlung bei diesem Störungsbild liegt eher in Linderung und Kompensation.

✓ **3** Die Abweichungen in Denken, Verhalten und Fühlen sind tief verwurzelt und werden als ich-synton empfunden, daher würde ein einsichtsorientiertes Arbeiten zu Anfang der Therapie eher auf Widerstand stoßen. Zu Anfang ist es sinnvoll, stützend und ich-stärkend zu arbeiten, um u. a. eine vertrauensvolle Beziehung aufbauen zu können, auf deren Basis dann Veränderungen stattfinden können.

4 Im therapeutischen Bereich gibt es heute verschiedene Konzepte (z. B. Schematherapie, DBT) zur Behandlung von Persönlichkeitsstörungen. Im Vordergrund stehen psychotherapeutische und soziotherapeutische Verfahren. Ziel ist in der Regel keine Heilung, sondern das Erreichen einer tragfähigen Kompensation der mit der Störung einhergehenden Einschränkungen.

✓ **5** Die Therapiemotivation bei Patienten mit Persönlichkeitsstörungen ist in der Regel nicht sehr hoch. Die Betroffenen fühlen sich zwar häufig unwohl oder sind unglücklich, haben aber nicht das Gefühl, krank zu sein. Oft kommen sie erst in Behandlung, wenn soziale Konsequenzen drohen.

Richtige Antwort (11.1.12): A und D

✓ **A** Die Borderline-Persönlichkeitsstörung ist eine der bedeutsamsten Störungen im klinischen Bereich und geht mit zum Teil sehr schweren suizidalen Krisen einher. Häufig findet man in der Literatur in diesem Zusammenhang auch den Begriff der „chronischen Suizidalität".

B In dieser Antwort wird ein Teilaspekt der narzisstischen Persönlichkeitsstörung dargestellt, welche mit dem Empfinden einer besonderen Bedeutung der eigenen Person und dem Erwarten einer bevorzugten Behandlung einhergeht.

C Hier wird ein Merkmal der histrionischen Persönlichkeitsstörung beschrieben. Zu der dramatischen Selbstdarstellung kommen große Emotionalität mit flacher Affektivität sowie das Verlangen, beachtet zu werden und im Mittelpunkt zu stehen.

✓ **D** Zu den Grundsymptomen einer Borderline-Störung gehört das Fehlen eines sicheren Gespürs für das eigene Selbst (Wer bin ich?). In Extremfällen kann es zu einer Verblassung des Selbstbilds oder gar zu dem Gefühl kommen, nicht zu existieren. Deutlich wird ein instabiles Selbstbild z. B. durch plötzliche Änderungen von Zielsetzungen oder Wertvorstellungen.

E Ein Verhalten, das „krass" den sozialen Normen einer Gesellschaft widerspricht, nennt man dissozial oder antisozial und wird als ein Verhaltensmuster der dissozialen Persönlichkeitsstörung zugeordnet. Zusätzlich kommt es bei diesem Störungsbild zu Gewalt, strafbaren Handlungen und rücksichtslosem Verhalten gegenüber anderen. Ein Schuldbewusstsein besteht nicht.

Mehrfachauswahl

11.1.13 Welche der folgenden Aussagen zu Persönlichkeitsstörungen treffen zu? Wählen Sie zwei Antworten!

A Die Betroffenen weichen in der Selbstwahrnehmung, in ihrer Kontaktaufnahme und in ihren Beziehungen zu anderen von der Mehrheit der Bevölkerung ab.

B Das abnorme Verhaltensmuster verläuft phasenhaft und nicht andauernd.

C Die Störungen beginnen im Erwachsenenalter und haben häufig einen atypischen Verlauf.

D Die Störungen sind häufig mit deutlichen Einschränkungen der beruflichen und sozialen Leistungsfähigkeit verbunden.

E Bevorzugte Behandlungsmethode ist der Einsatz von Neuroleptika.

Mehrfachauswahl

11.1.14 Welche der folgenden Symptome sind typisch für eine Borderline-Persönlichkeitsstörung? Wählen Sie zwei Antworten!

A Rückzug von affektiven, sozialen und anderen Kontakten, einzelgängerisches Verhalten

B Häufige, unvorhersehbare Stimmungsschwankungen

C Mangelnde Entscheidungsfähigkeit und Appellieren an die Hilfe anderer

D Intensive, aber instabile Beziehungen

E Es besteht eine starke Affektkontrolle

Richtige Antwort (11.1.13): A und D

✓ **A** Die Persönlichkeit eines Menschen in „noch normal" oder „schon pathologisch" einzuordnen, stellt eine große Herausforderung dar. Ein Parameter in der Diagnostik ist also ein Vergleich des einzelnen Patienten im Hinblick auf das Denken, Verhalten und Fühlen mit eben diesen Parametern bei der Mehrheit der Bevölkerung. Weicht das Verhalten oder Empfinden des Patienten wesentlich vom Durchschnitt ab, kann man von pathologischen Wesenszügen sprechen.

B Persönlichkeitsstörungen sind nicht durch einen phasenhaften Verlauf gekennzeichnet. Die Abweichungen sind stabil und andauernd und betreffen das gesamte Wesen des Patienten.

C Der Beginn der Störung liegt in der Kindheit und Jugend und verfestigt/manifestiert sich im Erwachsenenalter. Es gibt typische Formen von Persönlichkeitsstörungen mit charakteristischen Merkmalen und deutlichen Verläufen. Oft kommt es symptomatisch zu Überschneidungen unterschiedlicher Persönlichkeitsstörungen, die dann als „kombinierte Persönlichkeitsstörung" diagnostiziert werden.

✓ **D** Durch das abweichende Verhalten, Denken und Wahrnehmen kommt es in der Regel im Verlauf von Persönlichkeitsstörungen zu Konflikten im beruflichen und sozialen Kontext. Die „Eigenheiten" der Patienten sind für andere Menschen aus dem Umfeld häufig nicht nachvollziehbar bzw. tolerierbar.

E Die medikamentöse Therapie bei Persönlichkeitsstörungen steht im Hintergrund. In einigen Fällen zeigen Antidepressiva eine positive Wirkung auf die Symptome und den Therapieverlauf. Antipsychotika (Neuroleptika) kommen nur in Einzelfällen, z. B. bei Impulskontrollstörungen, zum Einsatz, sind aber keinesfalls eine bevorzugte Behandlungsmethode.

Richtige Antwort (11.1.14): B und D

A Diese Antwortmöglichkeit beschreibt Charakteristika der schizoiden Persönlichkeitsstörung, welche vor allem durch die Gleichgültigkeit gegenüber sozialen Kontakten und eingeschränkte emotionale Erlebnisfähigkeit zum Ausdruck kommt.

✓ **B** Die Therapie von Borderline-Patienten ist für den Therapeuten z. T. sehr schwierig. Ein Grund dafür sind die z. T. heftigen, unvorhersehbaren Gefühlsausbrüche, die oft durch harmlose Situationen ausgelöst werden. Verantwortlich ist u. a. die mangelnde Fähigkeit zur Emotionsregulation im Zustand der Anspannung.

C Durch das Empfinden der eigenen Hilflosigkeit und Inkompetenz benötigen Patienten mit einer abhängigen Persönlichkeitsstörung immer wieder Rat und Hilfe, um eigene Entscheidungen treffen zu können. Oft werden nötige Entscheidungen auch an andere Personen delegiert.

✓ **D** Patienten mit einer Borderline-Störung gehen z. T. sehr schnell sehr intensive Beziehungen ein und sehnen sich nach Zuwendung und Kontakt. Leider sind diese Beziehungen oft nicht von langer Dauer und werden z. B. nach Kritik oder durch das Empfinden von Kränkungen wieder abgebrochen.

E Das Gegenteil ist der Fall. Bei Borderline-Patienten kommt es häufig zu unkontrollierten Affektausbrüchen ohne Berücksichtigung der daraus resultierenden Konsequenzen. Sie können heftige Gefühle nicht zurückhalten und zu einem späteren Zeitpunkt in adäquater Form äußern.

Einfachauswahl

11.1.15 Eine histrionische Persönlichkeitsstörung (nach ICD-10) ist unter anderem durch folgende Begriffe definiert:

A Grobe und andauernde Verantwortungslosigkeit und Missachtung sozialer Normen, Regeln und Verpflichtungen

B Übermäßige Inanspruchnahme durch Fantasie und Introspektion

C Ausgeprägte Sorge, in sozialen Situationen kritisiert oder abgelehnt zu werden

D Rigidität und Eigensinn

E Dramatisierung der eigenen Person, theatralisches Verhalten, übertriebener Ausdruck von Gefühlen

---

Mehrfachauswahl

11.1.16 Welche der folgenden Aussagen zur Borderline-Störung treffen zu? Wählen Sie zwei Antworten!

A Es handelt sich um eine Entwicklungsstörung ab dem Jugendalter.

B Sowohl Trennungen als auch Nähe können als bedrohlich erlebt werden und zu suizidalen Krisen führen.

C Typisch sind Perfektionismus, Pedanterie und Eigensinn.

D Die sexuelle Identität und persönliche Ziele sind häufig unklar und gestört.

E Bei fehlendem Wunsch nach Bindung und Gleichgültigkeit gegenüber Mitmenschen werden Partnerbeziehungen gemieden.

Richtige Antwort (11.1.15): E

A Sind die genannten Symptome bei einem Patienten vorhanden, ist eher an eine dissoziale Persönlichkeitsstörung zu denken. Diese geht zusätzlich mit aggressivem Verhalten und fehlendem Empathie- und Schuldempfinden einher.

B Menschen, die unter einer schizoiden Persönlichkeitsstörung leiden, sind eher in und mit sich selbst beschäftigt, als mit ihrer Umgebung. Sie haben in der Regel keine oder nur wenige Kontakte nach außen.

C Kontakte zu anderen Menschen, ob privat oder im beruflichen Umfeld, sind für Patienten mit einer ängstlichen (vermeidenden) Persönlichkeitsstörung immer mit der großen Sorge verbunden, nicht gemocht oder akzeptiert zu werden. Durch Ablehnung oder Kritik kommt es zu einer Verstärkung des Gefühls der eigenen Minderwertigkeit.

D Rigidität und Eigensinn sind typische Züge einer anankastischen Persönlichkeitsstörung. Durch das eigensinnige Denken und Verhalten ist es für das Umfeld z. T. sehr schwierig, mit diesem Menschen umzugehen. Für den Patienten wiederum ist sein eigensinniges Verhalten nötig, um seinen z.B. perfektionistischen Vorstellungen entsprechen zu können.

✓ **E** All die genannten Charakteristika tragen dazu bei, Aufmerksamkeit zu bekommen. Darauf sind Patienten mit einer histrionischen Persönlichkeitsstörung angewiesen. Sie brauchen Lob und Bestätigung von außen.

Richtige Antwort (11.1.16): B und D

A Die Entwicklung einer Persönlichkeitsstörung beginnt in der Regel bereits in der Kindheit und verfestigt sich in der Jugend und im Erwachsenenalter. Zu den Entwicklungsstörungen nach ICD-10 gehören z.B. die Lese- und Rechtschreibschwäche (LRS), Sprachentwicklungsstörungen und Autismus-Spektrum-Störungen.

✓ **B** Borderline-Patienten können Nähe genau wie Trennungserleben als sehr übermächtig empfinden. Nähe kann aufgrund ursächlicher negativer Erfahrungen zu Ohnmachtsgefühlen und Bedrohung führen, und Trennungen können als zerstörend empfunden werden. Suizidale Krisen sind hier als Reaktion nicht selten.

C Alle erwähnten Merkmale sind der zwanghaften (anankastischen) Persönlichkeitsstörung zuzuordnen.

✓ **D** Nicht nur die sexuelle Identität, sondern das allgemeine Identitätsbewusstsein ist bei Borderline-Patienten gestört. Die Fragen „Wer bin ich?“, „Was will ich?“ sind durch die Unbeständigkeit des Selbstbilds nicht klar zu definieren.

E Hier wird ein Aspekt der schizoiden Problematik dargestellt. Menschen mit dieser Persönlichkeitsstörung wirken unnahbar und distanziert, in sich gekehrt und scheinbar gleichgültig in den Beziehungen zu anderen Personen.

Aussagenkombination

11.1.17 Welche der folgenden Aussagen treffen zu? Kennzeichen der narzisstischen Persönlichkeitsstörung sind:

1 Arrogantes, überhebliches Verhalten
2 Theatralischer Ausdruck von Gefühlen
3 Die Störung beginnt bei Frauen nach der Menopause
4 Erwartung, durch andere bevorzugt behandelt zu werden
5 Übertriebene Gewissenhaftigkeit und Perfektionismus

A Nur die Aussagen 1 und 3 sind richtig.
B Nur die Aussagen 1 und 4 sind richtig.
C Nur die Aussagen 3 und 5 sind richtig.
D Nur die Aussagen 1, 2 und 5 sind richtig.
E Nur die Aussagen 2, 4 und 5 sind richtig.

Aussagenkombination

11.1.18 Welche der folgenden Aussagen trifft (treffen) zu? Eine paranoide Persönlichkeitsstörung (nach ICD-10) äußert sich …

1 … in geringer Empfindlichkeit gegenüber Ablehnung
2 … in Selbstbezogenheit
3 … in ausgeprägtem Misstrauen
4 … in streitsüchtigem Verhalten
5 … in stetigem Drang zum Perfektionismus

A Nur die Aussage 3 ist richtig.
B Nur die Aussagen 1, 2 und 4 sind richtig.
C Nur die Aussagen 1, 4 und 5 sind richtig.
D Nur die Aussagen 2, 3 und 4 sind richtig.
E Alle Aussagen sind richtig.

Richtige Antwort (11.1.17): B

✓ **1** Menschen mit einer narzisstischen Persönlichkeitsstörung leben in der festen Überzeugung der eigenen übermäßigen Bedeutung und Wichtigkeit und werden daher von anderen häufig als überheblich und arrogant wahrgenommen.

2 Der theatralische Ausdruck von Gefühlen im Zusammenhang mit großer Emotionalität spricht für eine histrionische Persönlichkeitsstörung.

3 Persönlichkeitsstörungen entwickeln sich nicht zu einem bestimmten Lebenszeitpunkt. Sie sind multifaktoriell begründet und entstehen bereits in der Kindheit und verfestigen sich im Erwachsenenalter.

✓ **4** Wie oben erwähnt, hat eine narzisstisch geprägte Persönlichkeit das Gefühl der eigenen übermäßigen Bedeutung und erwartet demnach auch eine bevorzugte Behandlung durch andere Menschen. Weitere typische Merkmale sind ein Mangel an Empathie und das Ausnutzen und Manipulieren anderer Personen.

5 Übertriebene Gewissenhaftigkeit und Perfektionismus sind typische Merkmale einer anankastischen (zwanghaften) Persönlichkeitsstörung.

Richtige Antwort (11.1.18): D

1 Patienten mit einer paranoiden Persönlichkeitsstörung reagieren sehr empfindsam bei Ablehnung und Kritik. Sie wirken häufig emotionslos, sind jedoch sehr verletzlich und leicht kränkbar.

✓ **2** Patienten mit einer paranoiden Persönlichkeitsstörung neigen zu überhöhtem Selbstwertgefühl in Verbindung mit ständiger Selbstbezogenheit.

✓ **3** Unbedeutende Handlungen anderer Menschen werden durch die Patienten häufig fehlgedeutet und als gegen ihre Person gerichtet oder bedrohlich empfunden. U.a. daraus entwickelt sich ein ständiges und ausgeprägtes Misstrauen.

✓ **4** Streitsüchtiges Verhalten ist sehr typisch für Menschen mit dieser Persönlichkeitsstörung. Sie beharren auf vermeintlich eigenen Rechten und können sehr unangemessen reagieren.

5 Der stetige Drang zum Perfektionismus ist ein typisches Charaktermerkmal bei der zwanghaften Persönlichkeitsstörung. Der angestrebte Perfektionismus beruht auf großer innerer Unsicherheit.

Aussagenkombination

11.1.19 Welche der folgenden Aussagen treffen zu? Zur dissozialen Persönlichkeitsstörung passen:

1 Fehlende Reue, die sich in Gleichgültigkeit oder Rationalisierung äußert
2 Unvermögen zur Beibehaltung längerfristiger Beziehungen, aber keine Schwierigkeiten, Beziehungen einzugehen
3 Unfähigkeit zum Lernen aus Erfahrung
4 Dauerhafte Einhaltung sozialer Normen, Regeln und Verpflichtungen
5 Unterordnung der eigenen Bedürfnisse unter die von anderen

A Nur die Aussagen 1 und 2 sind richtig.
B Nur die Aussagen 1, 2 und 3 sind richtig.
C Nur die Aussagen 1, 4 und 5 sind richtig.
D Nur die Aussagen 2, 3 und 4 sind richtig.
E Alle Aussagen sind richtig.

Aussagenkombination

11.1.20 Sie haben bei einem Patienten den Verdacht auf eine schizotype Störung (nach ICD-10). Welche der folgenden Symptome stützen Ihren Verdacht im Rahmen der Differenzialdiagnose?

1 Der Patient erscheint kalt und unnahbar
2 Ausgeprägte Ideenflucht
3 Antriebsschwäche
4 Misstrauen
5 Denken und Sprache vage, gekünstelt und umständlich

A Nur die Aussagen 1, 2 und 5 sind richtig.
B Nur die Aussagen 1, 3 und 4 sind richtig.
C Nur die Aussagen 1, 4 und 5 sind richtig.
D Nur die Aussagen 2, 4 und 5 sind richtig.
E Nur die Aussagen 3, 4 und 5 sind richtig.

Richtige Antwort (11.1.19): B

✓ **1** Menschen mit einer dissozialen Persönlichkeitsstörung fehlt das Bewusstsein für Reue oder Schuld. Sie begründen Fehlverhalten mit einfachen Rationalisierungen, und es ist ihnen gleichgültig, dass ihr Verhalten andere Menschen geschädigt oder verletzt hat.

✓ **2** Bei den Betroffenen kommt es durch ihr dissoziales Verhalten schnell zu Beziehungsabbrüchen. Neue Beziehungen einzugehen, macht ihnen keine Schwierigkeiten.

✓ **3** Menschen mit dieser Störung sind nicht in der Lage, durch negative Erfahrungen zu lernen, etwas zu verändern oder besser zu machen. Die Zahl der kriminellen Wiederholungstäter mit einer dissozialen Hintergrundproblematik zeigt dieses Merkmal deutlich.

4 Gesellschaftliche Normen, Regeln und Verpflichtungen werden von den Betroffenen nicht beachtet oder eingehalten. Häufig verhalten sie sich rücksichtslos und nicht gesetzeskonform.

5 In dieser Antwortmöglichkeit wird ein Charaktermerkmal der abhängigen Persönlichkeitsstörung beschrieben. Dissoziale Menschen setzten ihre Bedürfnisse auch auf Kosten anderer durch.

Richtige Antwort (11.1.20): C

✓ **1** Menschen mit einer schizotypen Störung (ICD-10, Kap. 2) wirken in ihren Gefühlsäußerungen stark eingeschränkt, und z. T. kommt es in diesem Bereich zu unangemessenem Ausdruck und Verhalten. Sie erscheinen emotionslos und stark distanziert.

2 Ideenflucht ist ein typisches Symptom der Manie und ist psychopathologisch den formalen Denkstörungen zuzuordnen. Patienten mit schizotyper Störung neigen zu vagen und seltsamen Denkweisen.

3 Im Rahmen einer schizotypen Störung kann eine Tendenz zu sozialem Rückzug bei den Patienten vorhanden sein. Weitere psychomotorische Symptome sind nicht vorhanden.

✓ **4** Neben Misstrauen kann es zu paranoiden Vorstellungen kommen. Quasipsychotische Episoden können vorhanden sein, und gelegentlich kommt es zur Entwicklung einer Schizophrenie.

✓ **5** Die Patienten wirken seltsam. Neben sehr eigentümlichem Denken und Sprechen sind häufig auch ein exzentrisches Verhalten und ein eigenartiges Erscheinungsbild zu beobachten.

11.2 Mündliche Fragen: Persönlichkeits- und Verhaltensstörungen

11.2.1 Welche Selbstwahrnehmung liegt einer abhängigen Persönlichkeitsstörung zugrunde?

Das sollten Sie zur Sprache bringen:
- Die Patienten nehmen sich als hilflos und inkompetent wahr.
- Oft ist auch das Gefühl der körperlichen Schwäche vorhanden.

Zusätzlich können Sie erwähnen:
- In der Folge entstehen Ängste vor dem Verlassenwerden oder Alleinsein.
- Beziehungen werden auch aufrechterhalten, wenn sie schädlich sind.
- Aus Unsicherheit werden Entscheidungen an andere Menschen delegiert oder nur unter Zuhilfenahme von Ratschlägen getroffen.
- Eigene Ansprüche werden nur selten erhoben, und den Wünschen anderer wird meist nachgegeben.

Ihr weiteres Plus:
- Es gibt Überschneidungen mit der ängstlichen (vermeidenden) Persönlichkeitsstörung.
- Als komorbide psychische Erkrankungen sind häufig Angststörungen und Depressionen zu beobachten.

11.2.2 Wie könnte das subjektive Leiden eines Menschen mit einer Persönlichkeitsstörung aussehen?

Das sollten Sie zur Sprache bringen:
- Meist kommt es bei Menschen mit Persönlichkeitsstörungen zu deutlichen Einschränkungen im privaten, beruflichen und sozialen Bereich.
- Leid könnte z. B. durch wiederholte Kündigungen oder Beziehungsabbrüche von Partnern/Freunden entstehen.
- Auch Erkenntnisprozesse können Leid verursachen (die Begriffe ich-synton und ich-dyston können hier erklärend einfließen).

Zusätzlich können Sie erwähnen:
- Sie können hier anhand eines Beispiels sehr gut das Leiden eines Menschen mit einer Persönlichkeitsstörung darstellen (wichtig ist, dass Sie hier ein Beispiel wählen, welches Sie im Inneren gut nachvollziehen können).

Ihr weiteres Plus:
- Häufig kommt es im Verlauf der Störung erst relativ spät zu einem so hohen Leidensdruck, dass die Patienten sich für eine Therapie entscheiden.

11.2.3 Welche Symptome können bei einer Borderline-Persönlichkeitsstörung vorhanden sein?

Das sollten Sie zur Sprache bringen:
- Die Borderline-Störung hat eine sehr hohe klinische Relevanz.
- In der ICD-10 ist die wesentliche Symptomatik einer Borderline-Störung benannt, einzelne Symptome könnten jedoch genauer dargestellt sein. Diese sollten Sie gut kennen und auch beschreiben können.
- Wichtig sind:
  - Wiederkehrende Suizidgedanken, -versuche, -drohungen

- Emotionale Instabilität
- Selbstschädigendes Verhalten
- Ausagieren von Impulsen
- Unbeständiges Selbstbild
- Unklare private und berufliche Ziele
- Fehlendes Identitätsbewusstsein
- Innerseelische Spaltung
- Intensive, aber instabile Beziehungsmuster
- Innere Leere
- Übergreifendes „Schwarz-Weiß"-Denken

Zusätzlich können Sie erwähnen:

- Neben der Grundsymptomatik kann es zu dissoziativen Zuständen, Depersonalisation und Derealisation kommen.
- Komorbid sind häufig weitere psychische Störungen vorhanden, z. B. Depression, Substanzmittelmissbrauch.

Ihr weiteres Plus:

- In der ICD-10 ist die Borderline-Störung unter der emotional instabilen Persönlichkeitsstörung beschrieben. Eine weitere Form dieser Störung nennt sich impulsiver Typ. Beiden gemein sind rasch wechselnde Stimmung, instabile zwischenmenschliche Beziehungen und der Hang, Impulse auszuagieren, ohne die Konsequenzen zu berücksichtigen.

11.2.4 Wie würden Sie das Wesen einer Persönlichkeitsstörung beschreiben?

Das sollten Sie zur Sprache bringen:

- Wichtig ist das Verständnis darüber, dass ein Mensch, der an einer Persönlichkeitsstörung leidet, extreme Ausprägungen meist mehrerer Charaktermerkmale, die deutlich von der Norm abweichen, hat und es dadurch zu Einschränkungen in der sozialen Anpassung, dem eigenen Befinden und der Leistungsfähigkeit kommt.
- Es handelt sich nicht um eine vorübergehende Episode, sondern um tiefgreifende, starre Muster in der Wahrnehmung, dem Denken, Fühlen, Verhalten und in der Beziehung zu anderen Menschen.
- Es kommt zu persönlichem Leid und Störungen in der sozialen Funktionsfähigkeit.
- Vielen Patienten fehlt das Krankheitsbewusstsein.

Zusätzlich können Sie erwähnen:

- Oft kann es schwerfallen, extreme Abweichungen von noch tolerierbaren Charakterzügen zu unterscheiden.
- Die beispielhafte Darstellung einer Form der Persönlichkeitsstörungen könnte Ihre Antwort bildhaft untermauern.

Ihr weiteres Plus:

- Sie können den Begriff „Persönlichkeit" anhand des Fünf-Faktoren-Modells zur Beschreibung der Persönlichkeit definieren und einige Beispiele für extreme Abweichungen benennen.

11.2.5 Welche Persönlichkeitsstörungen sind Ihnen bekannt?

Das sollten Sie zur Sprache bringen:

- Alle Formen von Persönlichkeitsstörungen müssen Ihnen bekannt sein:
  - Paranoide Störung
  - Schizoide Störung

- Histrionische Störung
- Dissoziale Störung
- Emotional instabile Störung
- Narzisstische Störung
- Ängstlich-vermeidende Störung
- Abhängige Störung
- Zwanghafte Störung

Zusätzlich können Sie erwähnen:

- Kurze Erläuterung zu den Charakteristika der einzelnen Formen von Persönlichkeitsstörungen

Ihr weiteres Plus:

- Sie können anhand eines Beispiels auf die multifaktorielle Entstehungsgeschichte und die therapeutischen Möglichkeiten und Aussichten eingehen.

11.2.6 Wie sieht die Diagnostik bei Persönlichkeitsstörungen aus?

Das sollten Sie zur Sprache bringen:

- Die Diagnosestellung sollte erst im Erwachsenenalter erfolgen.
- Meist ist ein längerer Diagnosezeitraum nötig.
- Neben der klassischen Befunderhebung (Psychopathologie, persönliche und biografische Daten, Anamnese) können Persönlichkeitstests herangezogen werden.
- Ausschluss anderer psychischer oder organischer Erkrankungen.
- Weitere Diagnostik zur Erfassung komorbider Störungen.

Zusätzlich können Sie erwähnen:

- Ergänzende Erklärungen zu den Persönlichkeitstests

Ihr weiteres Plus:

- Definition des Begriffs der Persönlichkeitsstörung, um deutlich zu machen, weshalb ein längerer Diagnosezeitraum nötig ist, um zur endgültigen Diagnose zu kommen.

11.2.7 Welche Komorbiditäten finden sich bei Persönlichkeitsstörungen?

Das sollten Sie zur Sprache bringen:

- Etwa ⅔ der Patienten mit einer Persönlichkeitsstörung leiden unter weiteren psychischen Störungen, z. B.:
  - Angststörungen
  - Depressionen
  - Essstörungen
  - Abhängigkeitserkrankungen
  - Posttraumatische Belastungsstörung

Zusätzlich können Sie erwähnen:

- Bei auftretenden Komorbiditäten ist es manchmal schwierig, die primäre Störung zu erkennen. Dies ist jedoch hinsichtlich des Therapiegeschehens wichtig.

Ihr weiteres Plus:

- Angststörungen sind häufig bei der abhängigen und der zwanghaften Persönlichkeitsstörung zu finden.
- Depressionen sind vermehrt bei der Borderline- und der histrionischen Persönlichkeitsstörung relevant.

11.2.8 Worauf müssen Sie bezüglich Ihrer Sorgfaltspflicht bei Persönlichkeitsstörungen besonders achten?

Das sollten Sie zur Sprache bringen:

- Ist die Methode, die Sie erlernt haben, geeignet für die Behandlung einer Persönlichkeitsstörung?
- Haben Sie genügend Erfahrung und Geduld?
- Haben Sie die Möglichkeit zu regelmäßiger Supervision?
- Ist es dem Klienten möglich, die Kosten der meist längeren Behandlung zu tragen?

Zusätzlich können Sie erwähnen:

- Alle weiteren Aspekte der Sorgfaltspflicht gelten auch bei Persönlichkeitsstörungen:
  - Angemessene und ausreichende Behandlung
  - Kein Einsatz von Methoden, die Schäden hinterlassen könnten
  - Ausreichende Aufklärung über Nutzen und Risiken
  - Veranlassung schulmedizinischer Untersuchungen und Therapien
  - Dokumentation des Therapieverlaufs
  - Einhaltung hygienischer Standards
  - Schweigepflicht

Ihr weiteres Plus:

- Es ist wichtig, den Patienten darüber aufzuklären, dass er die Möglichkeit hat, eine kassengestützte Therapie in Anspruch zu nehmen, und somit die Kosten dafür nicht selbst tragen muss.

11.2.9 Wie würden Sie erkennen, dass ein Patient unter einer paranoiden Persönlichkeitsstörung leidet?

Das sollten Sie zur Sprache bringen:

- Typische Charakteristika einer paranoiden Persönlichkeitsstörung sind:
  - Das Verdrehen von Erlebtem, indem die Betroffenen z. B. freundliche Handlungen anderer missdeuten
  - Ständige Selbstbezogenheit mit der Tendenz zu einem stark überhöhten Selbstwertgefühl
  - Misstrauen, Groll
  - Weigerung, Beleidigungen oder Verletzungen anderer zu verzeihen
  - Große Empfindlichkeit bei Ablehnung, Kritik und Rückschlägen
  - Emotions- und Humorlosigkeit
  - Interpretation von Handlungen anderer als gegen sich gerichtet oder erniedrigend
  - Streitsüchtiges Beharren auf eigenem Recht

Zusätzlich können Sie erwähnen:

- Um die Diagnose einer Persönlichkeitsstörung stellen zu können, bedarf es eines längeren Zeitraums der Beobachtung.

Ihr weiteres Plus:

- Häufig sind Überschneidungen zu weiteren Persönlichkeitsstörungen vorhanden.

11.2.10 Weshalb kann die Arbeit mit Borderline-Patienten für einen Therapeuten anstrengend sein?

Das sollten Sie zur Sprache bringen:
- Verhaltensweisen bezüglich der Beziehungsgestaltung werden auch in der Psychotherapie gelebt, so kommt es z. B. zu:
  - Idealisierung und Abwertung des Therapeuten,
  - Abbruch und Wiederaufnahme der Therapie.
- Es kommt zu starken Gefühlsausbrüchen.
- Es kommt zu wiederkehrenden suizidalen Krisen.
- Es kann zu Unterbrechungen der Therapie aufgrund von Krankenhausaufenthalten kommen.
- Der Therapeut muss mit starken Gegenübertragungsgefühlen rechnen.
- Der Therapeut muss sich auf einen langen Verlauf einstellen und viel Geduld aufbringen.

Zusätzlich können Sie erwähnen:
- Regelmäßige Supervision ist bei der Arbeit mit Borderline-Patienten unabdingbar.
- Die Behandlung sollte nur erfolgen, wenn genug Erfahrung auf diesem Gebiet vorhanden ist.

Ihr weiteres Plus:
- Für Borderline-Patienten gibt es spezielle Therapieprogramme (z. B. DBT, Schematherapie). Eines dieser Programme sollte Ihnen in der Theorie unbedingt bekannt sein!

11.2.11 Wo liegen die Ursachen einer dissozialen Persönlichkeitsstörung?

Das sollten Sie zur Sprache bringen:
- Multifaktorielles Geschehen, keine einheitlichen Theorien
- Tiefenpsychologische Konzepte gehen von Störungen in den einzelnen frühkindlichen Entwicklungsphasen aus.
- Die lerntheoretischen Konzepte gehen davon aus, dass sich gelerntes Verhalten abbildet. Operantes Konditionieren und Modelllernen führen zu extrem über- bzw. unterentwickelten Verhaltensweisen und dadurch zu spezifischen kognitiven Überzeugungen.
- Genetische Disposition
- Neurobiologische Faktoren (Minimal Brain Dysfunction)
- Erste Anzeichen der dissozialen Persönlichkeitsstörung sind häufig bereits im Kindesalter zu beobachten (Störungen des Sozialverhaltens, F91).
- Individuelle psychosoziale Entwicklung und Vulnerabilität

Zusätzlich können Sie erwähnen:
- Ursachen der Entwicklung einer Störung des Sozialverhaltens, z. B.:
  - Schwierige Familienverhältnisse
  - Psychisch erkrankte Eltern
  - Niedriger sozialer Status
- Typische Symptomatik einer dissozialen Persönlichkeitsstörung, wie z. B.:
  - Missachtung sozialer Regeln
  - Aggressives/gewalttätiges Verhalten
  - Sehr geringe Frustrationstoleranz
  - Kein Schuldbewusstsein

Ihr weiteres Plus:
- Bezug zur forensischen Psychiatrie

11.2.12 Bei Patienten mit Persönlichkeitsstörungen kommt es zu auffälligem Verhalten in verschiedenen psychischen Bereichen. Welche sind das?

Das sollten Sie zur Sprache bringen:

- Betroffen sind die Bereiche:
  - Denken
  - Fühlen
  - Wahrnehmung
  - Impulskontrolle
  - Beziehungen zu anderen Menschen
- Durch die unflexiblen Persönlichkeitszüge kommt es zu deutlichem subjektivem Leiden und zu einer Beeinträchtigung der Leistungsfähigkeit im privaten, beruflichen und sozialen Bereich.

Zusätzlich können Sie erwähnen:

- Beispiele für Persönlichkeitsstörungen, in denen die oben aufgeführten Aspekte besonders hervorstechen, beispielsweise:
  - Histrionische Persönlichkeitsstörung – Affektivität
  - Emotional instabile Persönlichkeitsstörung – Impulskontrolle
  - Schizoide Persönlichkeitsstörung – Beziehungen zu anderen Menschen

Ihr weiteres Plus:

- Es handelt sich um anhaltende, tief verwurzelte und wenig angepasste Muster, nicht um vorübergehende Symptome.

11.2.13 An welchen Merkmalen würden Sie eine narzisstische Persönlichkeitsstörung festmachen?

Das sollten Sie zur Sprache bringen:

- Menschen mit einer narzisstischen Persönlichkeitsstörung zeigen ein beständiges Muster von:
  - Großartigkeit
  - Mangel an Empathie
  - Überheblichkeit und Arroganz
  - Dem Bedürfnis nach Bewunderung
  - Einer überzogenen Vorstellung der eigenen Wichtigkeit und Bedeutung
  - Dem Gefühl, etwas Besonderes zu sein, auch ohne dafür besondere Leistungen zu erbringen
- Narzisstische Menschen neigen dazu, andere Menschen zu manipulieren und auszunutzen.
- Bei Einschätzungen durch andere Menschen sind sie überempfindlich.

Zusätzlich können Sie erwähnen:

- Das Selbstwertgefühl bei Patienten mit einer narzisstischen Persönlichkeitsstörung ist sehr instabil und kann in Wertlosigkeit umschlagen.
- Es kann zu schweren suizidalen Krisen kommen.

Ihr weiteres Plus:

- Sie sollten über die Entwicklung einer narzisstischen Persönlichkeitsstörung informiert sein und die Begriffe „falsches Selbst", narzisstische Kränkung und narzisstische Krise definieren können.

11.2.14 Neben Persönlichkeitsstörungen gibt es andauernde Persönlichkeitsänderungen. Was ist darunter zu verstehen?

Das sollten Sie zur Sprache bringen:
- Andauernde Persönlichkeitsänderungen können durch unterschiedliche Ursachen entstehen und zeigen sich durch Persönlichkeits- und Verhaltensstörungen, die prämorbid nicht vorhanden waren.
- Zu den Entwicklungsursachen zählen:
  - Erfahrungen, die mit extremster Belastung verbunden waren, wie z. B. Folter, Geiselhaft, lange Gefangenschaft, Aufenthalt in Konzentrationslagern
  - Traumatische Erfahrungen einer psychischen Krankheit
  - Chronische Schmerzsyndrome

Zusätzlich können Sie erwähnen:
- Symptome der verschiedenen Formen von Persönlichkeitsänderungen, z. B. bei der Persönlichkeitsänderung nach Extrembelastung:
  - Feindliche und misstrauische Haltung
  - Sozialer Rückzug
  - Gefühl der Leere und Hoffnungslosigkeit

Ihr weiteres Plus:
- Die Diagnose einer Persönlichkeitsänderung darf nur vergeben werden, wenn es eindeutige Hinweise auf andauernde Veränderungen in Wahrnehmung, Denken und Verhalten bezüglich der Umwelt und der eigenen Person gibt.

11.2.15 Was ist eine schizotype Persönlichkeitsstörung?

Das sollten Sie zur Sprache bringen:
- In der ICD-10 klassifiziert im Kapitel F2 (Schizophrenie und wahnhafte Störungen).
- Entwicklung und Verlauf entsprechen eher einer Persönlichkeitsstörung.
- Gehäuft finden sich schizophrene Erkrankungen in der Familie.
- Im Verlauf der Erkrankung findet sich keine eindeutig schizophrene Symptomatik.
- Symptome einer schizotypen Persönlichkeitsstörung sind:
  - Exzentrisch und seltsam in Verhalten und Erscheinung
  - Magische Denkinhalte
  - Ungewöhnliche Sprechweise, metaphorisch, gekünstelt
  - Misstrauen und paranoide Vorstellungen
  - Zwanghaftes Grübeln, oft mit aggressiven, dysmorphophobischen oder sexuellen Inhalten
  - Tendenz zu sozialem Rückzug, wenig soziale Bezüge
  - Eingeschränkte und unpassende Gefühlsäußerungen (unnahbar)
  - Zum Teil intensive Illusionen, Halluzinationen und wahnähnliche Vorstellungen
  - Depersonalisations- und Derealisationserleben

Zusätzlich können Sie erwähnen:
- In einigen Fällen der Erkrankung entwickelt sich eine Schizophrenie

Ihr weiteres Plus:
- Zusätzlich finden sich bei dieser Störung häufig Depressionen und Angst

KAPITEL

12 Störungen der Intelligenz (ICD-10, Kap. F7)

Störungen der Intelligenz: Stehengebliebene oder unvollständige Entwicklung der geistigen Fähigkeiten, die sich im Laufe der kindlichen Entwicklung zeigt. Die Störung wirkt sich auf Denken, Verhalten, Problemlösefähigkeiten, Sprechen, Lebensbewältigung, soziale und teilweise motorische Fähigkeiten aus. Andere Bezeichnungen für Intelligenzminderung sind Oligophrenie oder geistige Minderbegabung.

Intelligenzstörungen sind ein wichtiger Teil der psychischen Störungen des Kindes- und Jugendlichenalters. Das Fachgebiet der Kinder- und Jugendpsychiatrie umfasst folgende Störungen:

- Intelligenzstörungen (ICD-10, Kap. F7)
- Entwicklungsstörungen (ICD-10, Kap. F8)
- Verhaltens- und emotionale Störungen mit Beginn in der Kindheit und Jugend (ICD-10, Kap. F9)

Steckbrief: Intelligenzstörungen

Formen

- **Leichte Intelligenzminderung (IQ 50–69):**
  - Fähigkeit zu angelernter, praktischer Tätigkeit
  - Unabhängig in der Selbstversorgung
- **Mittelgradige Intelligenzminderung (IQ 35–49):**
  - Einfache Tätigkeiten mit Anleitung möglich
  - Eingeschränkte Selbstversorgung
- **Schwere Intelligenzminderung (IQ 20–34):**
  - Starke geistige Einschränkungen
  - Teilweise Pflegebedürftigkeit
- **Schwerste Intelligenzminderung (IQ unter 20):**
  - Ständige Hilfe und Überwachung notwendig

Ursachen

- Chromosomenanomalien
- Genetische Faktoren
- Verletzungen/Unfälle
- Angeborene strukturelle oder funktionelle Störungen des Gehirns
- Geburtskomplikationen
- Infektionen/Intoxikationen in der Schwangerschaft
- Stoffwechselerkrankungen

12.1 Schriftliche Fragen: Störungen der Intelligenz

Aussagenkombination

12.1.1 Welche der folgenden Aussagen treffen zu? Ursachen für eine Intelligenzminderung können sein:

1 Down-Syndrom
2 Alkoholembryopathie
3 Hypothyreose
4 Schädel-Hirn-Trauma nach Sturz vom Wickeltisch
5 Zustand nach Masernenzephalitis

A Nur die Aussagen 1, 2 und 3 sind richtig.
B Nur die Aussagen 1, 2 und 4 sind richtig.
C Nur die Aussagen 3, 4 und 5 sind richtig.
D Nur die Aussagen 2, 3, 4 und 5 sind richtig.
E Alle Aussagen sind richtig.

Aussagenkombination

12.1.2 Welche der folgenden Aussagen sind einer leichten Intelligenzminderung (IQ 50–69) zuzuordnen?

1 Verzögerte Sprachentwicklung, jedoch meist für die täglichen Anforderungen ausreichend.
2 In der Regel besteht eine Inkontinenz.
3 Es besteht die Unfähigkeit, selbst einfache Aufforderungen oder Anweisungen zu verstehen oder auszuführen.
4 Der Besuch einer Förderschule für Lernbehinderte oder geistig Behinderte ist in der Regel möglich.
5 Es besteht meist die Fähigkeit für angelernte praktische Tätigkeiten.

A Nur die Aussagen 4 und 5 sind richtig.
B Nur die Aussagen 1, 2 und 4 sind richtig.
C Nur die Aussagen 1, 2 und 5 sind richtig.
D Nur die Aussagen 1, 4 und 5 sind richtig.
E Nur die Aussagen 2, 3 und 5 sind richtig.

Richtige Antwort (12.1.1): E

✓ **1** Die häufigste Chromosomenanomalie, die zu einer Intelligenzminderung führt, ist die Trisomie 21, also das Down-Syndrom. Menschen mit diesem Syndrom haben zusätzlich ein stark erhöhtes Risiko, im späteren Leben an Alzheimer-Demenz zu erkranken.

✓ **2** Eine Alkoholembryopathie (FAS=fetales Alkoholsyndrom) entsteht aufgrund fortgesetzten Alkoholkonsums während der Schwangerschaft. Neben Minderwuchs kommt es bei den Kindern häufig zu geistigen Behinderungen. Später zeigen sich Defizite im Bereich des Erinnerungs-, Denk- und Konzentrationsvermögens. Die Kinder neigen zu Überaktivität und Distanzlosigkeit.

✓ **3** Bei der angeborenen Form der Hypothyreose kommt es zu vielfältigen Symptomen. Auch die Intelligenz ist im Rahmen dieser Erkrankung in der Regel gemindert.

✓ **4** Je nach Schweregrad des Schädel-Hirn-Traumas kann in der Folge der Verletzung des Gehirns eine Intelligenzminderung entstehen.

✓ **5** Jede Erkrankung des Gehirns geht mit dem Risiko einer zerebralen Schädigung einher und kann folglich auch eine Intelligenzminderung nach sich ziehen.

Richtige Antwort (12.1.2): D

✓ **1** Die Entwicklung der Sprache dauert bei Kindern mit einer leichten Intelligenzminderung länger als bei anderen Kindern. Durch die gezielte Förderung erreichen sie in der Regel ein Sprachniveau, das für die alltägliche Kommunikation ausreichend ist.

2 In einzelnen Fällen kann eine Inkontinenz vorliegen, diese Fälle sind jedoch als Ausnahme und nicht als regelhaft zu betrachten.

3 Die Aussage bezieht sich auf die Symptomatik bei schwer intelligenzgeminderten Patienten. Bei den Betroffenen ist ständige Hilfe und Überwachung notwendig.

✓ **4** Förderschulen haben spezielle pädagogische Ziele für Kinder mit geistigen Behinderungen. Im Zuge der Inklusion finden heute gezielte Förderungen auch in Regelschulen statt.

✓ **5** Menschen mit einer leichten Intelligenzminderung erreichen in der Regel eine volle Unabhängigkeit in der Selbstversorgung und in praktischen und häuslichen Tätigkeiten. Sie sind zumeist in der Lage, im späteren Leben einer praktischen Arbeit nachzugehen.

Mehrfachauswahl

12.1.3 Welche der folgenden Aussagen treffen zu? Wählen Sie zwei Antworten!

Zu den Ursachen einer Intelligenzminderung zählen:

A Down-Syndrom

B Vorgeburtliche Rötelninfektion

C Neurasthenie

D Parkinson-Syndrom

E Schizophrenes Residuum

Mehrfachauswahl

12.1.4 Welche der folgenden Aussagen zum Intelligenztest (z.B. Wechsler-Intelligenztest für Erwachsene, Mittelwert 100, Standardabweichung 15) treffen zu? Wählen Sie zwei Antworten!

A Bei einem IQ (Intelligenzquotient) von 100 haben 50% der Referenzgruppe einen höheren Intelligenzquotienten.

B Ein IQ von 50 entspricht der durchschnittlichen Intelligenz.

C Ein IQ von 115 entspricht einem Prozentrang von 99 (99% der Referenzgruppe erreichen niedrigere Werte im Test).

D 30% der Menschen liegen zwischen einem IQ von 85 und 115.

E Ein IQ von weniger als 20 entspricht nach ICD-10 einer schwersten Intelligenzminderung.

Richtige Antwort (12.1.3): A und B

✓ **A** Verschiedene Erbkrankheiten und Chromosomenanomalien können für Intelligenzminderungen verantwortlich sein, so auch die Trisomie 21.

✓ **B** Infektionskrankheiten während der Schwangerschaft erhöhen das Risiko einer Intelligenzminderung des Kindes. Hierzu zählen neben einer Rötelninfektion auch Toxoplasmose und HIV. Ebenso können Alkohol- und Drogenkonsum zu einer Frühschädigung führen.

C Eine Neurasthenie (Erschöpfungssyndrom) geht u. a. mit schneller geistiger Ermüdbarkeit einher, die jedoch nicht aufgrund eines Intelligenzmangels entstanden ist.

D Im Verlauf eines Morbus Parkinson kann es zur Entwicklung einer Demenz kommen. Eine Demenz ist auch als erworbener Intelligenzmangel zu betrachten, da vormals erworbene intellektuelle Fähigkeiten durch die Erkrankung verloren gehen.

E Die Intelligenz bleibt bei schizophrenen Erkrankungen erhalten, im Langzeitverlauf kann es jedoch zu Beeinträchtigungen der intellektuellen Fähigkeiten kommen.

Richtige Antwort (12.1.4): A und E

✓ **A** Wird bei einer Population die Intelligenz mit einem Mittelwert von 100 gemessen, liegen statistisch gesehen sowohl 50% der Referenzgruppe über/unter dem Wert von 100.

B In der westlichen Population wird für den Wechsler-Intelligenztest der Mittelwert von 100 festgelegt. Demzufolge liegt die durchschnittliche Intelligenz bei 100 und nicht, wie in der Antwort angegeben, bei 50. IQ-Werte zwischen 50 und 69 deuten auf eine leichte Intelligenzminderung hin.

C Wie bereits in der Antwort ersichtlich, bezieht sich ein Prozentrang auf eine Observation, bzw. auf einen Wert, unter welchen eine bestimmte prozentuale Anzahl an anderen Observationen oder Werten fällt. Prozentränge werden in der Statistik mithilfe von Standardabweichungen anhand bestimmter standardisierter Formeln berechnet. Um den Prozentrang von 99 zu berechnen, müsste die Standardabweichung von 15 mit dem Wert 2,326 multipliziert werden, um anschließend zu dem Mittelwert von 100 addiert zu werden. Somit würde ein IQ-Wert von 134,9 einem Prozentrang von 99 entsprechen und nicht ein Wert von 115.

✓ **D** Statistisch gesehen liegen 70% der Menschen zwischen einem IQ von 85 und 115 und somit im durchschnittlichen Intelligenzbereich.

E Verwechseln Sie hier nicht schwere und schwerste Intelligenzminderung. Bei der schweren Intelligenzminderung liegt der IQ-Wert eines Menschen zwischen 20 und 34. Unter dem Wert von 20 beginnt nach Einteilung der ICD-10 die schwerste Intelligenzminderung. Diese ist i.d.R. verbunden mit einer Pflegebedürftigkeit.

Mehrfachauswahl

12.1.5 Welche der folgenden Aussagen zur Intelligenzminderung (nach ICD-10) treffen zu? Wählen Sie zwei Antworten!

A Bei einem Intelligenzquotienten (IQ) von etwa 55 liegt eine schwere Intelligenzminderung vor.

B Bei der leichten Intelligenzminderung ist der Spracherwerb fast nie verzögert.

C Der Schweregrad wird unter anderem anhand des IQ festgelegt.

D Unabhängig von der Ursache kommt es nur selten zu Verzögerung der motorischen Fähigkeiten.

E Zur Ermittlung des IQ sind ausreichend standardisierte Intelligenztests anzuwenden.

Mehrfachauswahl

12.1.6 Welche der folgenden Aussagen zur Intelligenzminderung (nach ICD-10) im Kindes- und Jugendalter treffen zu? Wählen Sie zwei Antworten!

A Die Einteilung der Intelligenzminderung erfolgt nach ICD-10 in leichte, mittelgradige, schwere und schwerste Intelligenzminderung.

B Intelligenzminderungen beginnen bei einem Intelligenzquotienten (IQ) von unter 50.

C Genetische Faktoren als mögliche Ursache der Intelligenzminderung sind bisher nicht belegt.

D Die Behandlung einer Intelligenzminderung ist in der Regel erfolgversprechend.

E Das Risiko, bei einer bestehenden Intelligenzminderung an einer psychischen Störung zu erkranken, ist erhöht.

Richtige Antwort (12.1.5): C und E

A Die ICD-10 klassifiziert schwere Intelligenzminderungen bei Werten zwischen 20 und 34. Liegt der Wert, wie in den Antwort genannt, bei einem IQ von 55, lautet die Diagnose „leichte Intelligenzminderung". Für die korrekte Antwort der Fragen aus dem Bereich der Intelligenzstörungen müssen Sie die Grenzen der Zuordnungen auswendig lernen. Sie sollten sich inhaltlich auch mit dem Wechsler-Intelligenztest befassen.

B Bei allen Formen von Intelligenzstörungen liegen Defizite im Bereich Sprache vor. Diese manifestieren sich in unterschiedlicher Ausprägung als Sprachentwicklungsstörungen und Sprachverständnisstörungen.

✓ **C** Die Einteilung der Intelligenzstörungen erfolgt in der ICD-10 anhand der IQ-Werte in leicht, mittelgradig, schwer und schwerst. Der IQ-Wert wird durch standardisierte Testverfahren ermittelt.

D Bei Intelligenzstörungen kommt es zu Defiziten bei unterschiedlichen Fertig- bzw. Fähigkeiten. Neben geistigen Fähigkeiten sind auch andere Bereiche, wie z.B. die kognitive, soziale und motorische Entwicklung beeinträchtigt.

✓ **E** Zu den ausreichend standardisierten Testverfahren, die zur Ermittlung des IQ-Wertes angewendet werden, zählen z.B. der Hamburg-Wechsler-Intelligenztest für Erwachsene (WAIS-IV) bzw. Kinder (WISC) oder die BGB-Testbatterie für Kinder mit geistiger Minderbegabung.

Richtige Antwort (12.1.6): A und E

✓ **A** Nach der ICD-10 liegt der IQ-Bereich einer leichten Intelligenzminderung zwischen 50 und 69, der einer mittelgradigen zwischen 35 und 49. Bei der schweren Intelligenzminderung finden sich Werte zwischen 20 und 34 und die schwerste Intelligenzminderung wird mit Werten unter 20 klassifiziert. Mit ca. 80% kommen die leichten Intelligenzstörungen am häufigsten vor.

B Minderungen der Intelligenz beginnen ab einem IQ-Wert von 69. Werte zwischen 70 und 85 liegen im grenzwertigen Bereich.

C Meist lässt sich für eine Intelligenzstörung keine klare Ursache finden. Neben Erkrankungen bzw. Intoxikationen bei der Mutter während der Schwangerschaft oder Komplikationen unter der Geburt sind auch genetische Erkrankungen wie Trisomie 21 (Down-Syndrom) mitverursachend für Intelligenzminderungen.

D Die Behandlung einer Intelligenzstörung ist eher darauf ausgerichtet, den Betroffenen ein adäquates soziales und berufliches Umfeld zu schaffen, in dem eine individuelle Förderung stattfinden kann und in dem sie vor Überforderung und Benachteiligung geschützt werden. Das Erlernen lebenspraktischer Fertigkeiten, Logopädie, Krankengymnastik und Familienberatung sollten im Mittelpunkt stehen.

✓ **E** Komorbide psychiatrische Erkrankungen kommen bei Menschen mit Intelligenzstörungen häufig vor. Zu ihnen zählen z.B. Autismus, andere tiefgreifende Entwicklungsstörungen und Verhaltens- und emotionale Störungen, wie z.B. Pica oder Enuresis.

12.2 Mündliche Fragen: Störungen der Intelligenz

Mündliche Fragen zu den Intelligenzstörungen werden nur äußerst selten gestellt, daher finden Sie im Anschluss lediglich zwei Fragen. Sollten Sie beruflich mit Menschen arbeiten deren IQ unter der Norm liegt, ist es wichtig, genaue Kenntnisse dieses Fachgebiets auch in der mündlichen Überprüfung zeigen zu können.

12.2.1 Wie definieren Sie eine Intelligenzminderung?

Das sollten Sie zur Sprache bringen:

- Stehen gebliebene oder unvollständige Entwicklung geistiger Fähigkeiten
- Auswirkungen z. B. auf:
  - Denken
  - Verhalten
  - Sprechen
  - Lebensbewältigung
  - Soziale Fähigkeiten

Zusätzlich können Sie erwähnen:

- Die Messung des Intelligenzquotienten erfolgt über Testverfahren, z. B. WISC, WAIS-IV.
- Wichtig ist die zusätzliche Beurteilung lebenspraktischer Fähigkeiten.

Ihr weiteres Plus:

- Faktoren der Intelligenz nach Thurstone:
  - Wortverständnis
  - Rechenfertigkeit
  - Sprachproduktion
  - Merkleistung des Kurzzeitgedächtnisses
  - Auffassungsvermögen
  - Räumliches Vorstellungsvermögen
  - Schlussfolgerndes Denken

12.2.2 Wie werden Intelligenzstörungen in der ICD-10 dargestellt und welche Kenntnisse besitzen Sie hinsichtlich dieser Störungsbilder?

Das sollten Sie zur Sprache bringen:

- Einteilung in leichte, mittelgradige, schwere und schwerste Intelligenzminderung in Kap. 7 der ICD-10:
  - Leicht: IQ zwischen 50 und 69
  - Mittelgradig: IQ zwischen 35 und 49
  - Schwer: IQ zwischen 20 und 34
  - Schwerst: IQ unter 20
- Ursachen, z.B.:
  - Angeborene strukturelle oder Funktionsstörungen des Gehirns
  - Chromosomenanomalien, bzw. Erbkrankheiten
  - Verletzungen, Unfälle
  - Infektionen der Mutter während der Schwangerschaft
  - Stoffwechselkrankheiten

  - Vergiftungsfolgen bei der Mutter
  - Komplikationen bei der Geburt
- Symptome je nach Schweregrad der Erkrankung, z.B.:
  - Sprachentwicklungsstörungen
  - Emotionale und soziale Unreife
  - Einschränkungen in der Selbstversorgung
  - Motorische Defizite
  - Pflegebedürftigkeit
- Diagnostik über standardisierte Testverfahren wie WISC
- Therapie:
  - Ursächliche Therapie i.d.R. nicht möglich
  - Oft vollständige oder teilweise Unterbringung in spezialisierten Einrichtungen
  - Förderung lebenspraktischer Fertigkeiten
  - Sprachförderung
  - Physiotherapie
  - Familienberatung

Zusätzlich können Sie erwähnen:
- Erläuterung zu den Symptomen, bezogen auf die einzelnen Schweregrade der Erkrankung und die daraus resultierenden Möglichkeiten der individuellen Förderung

Ihr weiteres Plus:
- Kenntnisse zum Thema Inklusion und ICF (Internationale Klassifikation der Funktionsfähigkeit, Behinderung und Gesundheit)

KAPITEL

13 Entwicklungsstörungen (ICD-10, Kap. F8)

Entwicklungsstörungen: Störungen, die ausnahmslos im Kleinkindalter oder in der Kindheit beginnen; Entwicklungseinschränkung oder -verzögerung von Funktionen, die eng mit der biologischen Reifung des Zentralnervensystems verknüpft sind. Charakteristisch sind nach ICD-10 ein stetiger Krankheitsverlauf und keine Remissionen. Mit dem Älterwerden vermindern sich die Störungen teilweise zunehmend, wenn auch geringere Defizite oft im Erwachsenenalter zurückbleiben.

Entwicklungsstörungen sind ein wichtiger Teil der psychischen Störungen des Kindes- und Jugendlichenalters. Das Fachgebiet der Kinder- und Jugendpsychiatrie umfasst folgende Störungen:

- Intelligenzstörung (ICD-10, Kap. F7)
- Entwicklungsstörungen (ICD-10, Kap. F8)
- Verhaltens- und emotionale Störungen mit Beginn in der Kindheit und Jugend (ICD-10, Kap. F9)

Steckbrief: Umschriebene Entwicklungsstörungen

Entwicklungsstörungen des Sprechens und der Sprache

- **Artikulationsstörungen:**
  - Fehler in der Lautbildung
- **Expressive Sprachstörung:**
  - Niveau der gesprochenen Sprache unter dem Intelligenzniveau des Kindes
- **Rezeptive Sprachstörung:**
  - Sprachverständnis unter dem Intelligenzniveau des Kindes

Entwicklungsstörungen schulischer Fertigkeiten

- **Lese- und Rechtschreibstörung** (Entwicklungsdyslexie, Legasthenie):
  - Beeinträchtigung beim Erwerb der Lese- und Rechtschreibfähigkeiten
- **Rechenstörung** (Entwicklungsakalkulie, Dyskalkulie):
  - Deutliche Schwäche in den Grundrechenarten

Steckbrief: Tiefgreifende Entwicklungsstörungen

Frühkindlicher Autismus (Kanner-Syndrom)

Kurzdefinition: Gestörte Funktionsfähigkeit in den Bereichen sozialer Interaktion und Kommunikation.

Symptome:

- Unfähigkeit, Gefühle mitzuteilen
- Mangelnder Kontakt zu Gleichaltrigen
- Kaum Blickkontakt
- Wenig Wunsch nach emotionaler Nähe
- Begrenzte oder sich stereotyp wiederholende Aktivitäten
- Mangel an Fantasie und Kreativität
- Eingeschränkte Sprachentwicklung
- Motorische Stereotypien
- Häufig selbstverletzendes und aggressives Verhalten
- Erregung bei Störung gewohnter Abläufe

Therapie:

- Ursächlich nicht möglich
- Sprach- und Lernförderung

Rett-Syndrom

Kurzdefinition: Chromosomenstörung, von der nur Mädchen betroffen sind.

- Nach normaler früher Entwicklung folgt teilweiser oder vollständiger Verlust von Sprachvermögen, Feinmotorik und zielgerichteten Handbewegungen

- Krankheitsbeginn meist zwischen 7. und 24. Lebensmonat

Asperger-Syndrom

Kurzdefinition: Autistische Entwicklungsstörung.

Symptome:

- Soziale Beeinträchtigungen
- Kommunikationsprobleme
- Sprachvermögen vorhanden, jedoch oft formal und steif
- Mangelndes Schwingungsvermögen
- Spezifische, umschriebene Interessen
- Starke Irritationen bei Störung gewohnter Abläufe
- Motorische Ungeschicklichkeit
- Möglichkeit von psychotischen Episoden im frühen Erwachsenenalter

Therapie:

- Training zur Alltagsbewältigung
- Training für alltägliche Kommunikation
- Intensive psychosoziale Betreuung

13.1 Schriftliche Fragen: Entwicklungsstörungen

Einfachauswahl

13.1.1 Welche Aussage zur Dyskalkulie (nach ICD-10) trifft zu?

A Die Dyskalkulie ist ein einheitliches Störungsbild.

B Dyskalkulie tritt bei jedem vierten Kind auf.

C Bei der Dyskalkulie handelt es sich um eine Störung beim Umgang mit Zahlen bei reduzierter Gesamtintelligenz.

D Die Problematik der Dyskalkulie macht sich erst in den höheren Schulklassen bemerkbar.

E Die Dyskalkulie sagt nichts über die Intelligenz der Betroffenen aus.

Aussagenkombination

13.1.2 Welche der folgenden Aussagen zum Asperger-Syndrom treffen zu?

1 Es erkranken deutlich mehr Mädchen als Jungen.

2 Bei den Betroffenen besteht meist eine Intelligenzminderung.

3 Die Sprache ist gut entwickelt, aber in kommunikativer Form gestört.

4 Vorliegen von Spezialinteressen bei gestörter Beziehungsfähigkeit.

5 Die Kinder zeichnen sich durch eine geschickte Motorik aus.

A Nur die Aussagen 1 und 4 sind richtig.

B Nur die Aussagen 2 und 3 sind richtig.

C Nur die Aussagen 3 und 4 sind richtig.

D Nur die Aussagen 3, 4 und 5 sind richtig.

E Nur die Aussagen 2, 3, 4 und 5 sind richtig.

Richtige Antwort (13.1.1): E

A Unter Dyskalkulie versteht man eine Rechenstörung bei Kindern, welche individuell unterschiedlich in Erscheinung tritt. So kann bei einem Kind ein Mangel am Verständnis mathematischer Symbole bestehen, bei einem anderen die Unfähigkeit, Zahlen in die richtige Reihenfolge zu bringen.

B Die Häufigkeit des Auftretens einer Rechenstörung bei Kindern und Erwachsenen liegt bei etwa 3–7 %.

C Laut ICD-10 beinhaltet die Störung eine Beeinträchtigung der Rechenfertigkeiten, die nicht durch eine allgemeine Intelligenzminderung oder durch eine unzureichende Beschulung erklärbar ist.

D Eine Dyskalkulie zeigt sich in der Regel bereits zu Beginn der Kindergarten- oder Schulzeit, wenn das Kind erste Rechen- oder Zählaufgaben absolviert. Durch die Rechenschwierigkeiten wird die schulische Ausbildung in den Bereichen, in denen dem Kind mathematische Fähigkeiten abverlangt werden, stark beeinflusst.

✓ **E** Eine Rechenstörung sagt nichts darüber aus, wie hoch der IQ eines Kindes ist, dennoch wird zu diagnostischen Zwecken immer auch ein Intelligenztest bei den betroffenen Kindern gemacht.

Richtige Antwort (13.1.2): C

1 Jungen sind beim Asperger-Syndrom mit einem Verhältnis von 8:1 wesentlich häufiger betroffen als Mädchen. Auch beim frühkindlichen Autismus ist der Anteil der Jungen mit 4:1 höher.

2 Die Intelligenz eines Kindes mit Asperger-Syndrom ist in der Regel normal, z. T. sogar über der Norm. Eine Intelligenzminderung würde im Rahmen der Diagnostik eher für ein Kanner-Syndrom (frühkindlicher Autismus) sprechen.

✓ **3** Die Sprachentwicklung verläuft bei den meisten Kindern mit einem Asperger-Syndrom normal. Die Kommunikation ist dadurch gestört, dass sowohl der emotionale Inhalt von Gesprochenem nicht erfasst werden kann als auch Sprachverständnisstörungen vorliegen.

✓ **4** Kinder mit Asperger-Autismus sind zwar an anderen Kindern interessiert, es kommt aber i. d. R. nicht zu intensiven Beziehungen, u. a. dadurch, dass die Betroffenen die allgemein üblichen Kommunikations- und Interaktionsformen in sozialen Beziehungen nicht nachvollziehen können. Typisch für die betroffenen Kinder sind wie erwähnt die spezialisierten Interessen. So ist es z. B. möglich, dass ein 5-jähriges Kind bereits alle prähistorischen Dinosaurier auswendig kennt.

5 In der Regel neigen Kinder mit einem Asperger-Syndrom zu großer Ungeschicklichkeit.

Einfachauswahl

13.1.3 Welche Aussage zum frühkindlichen Autismus trifft zu?

A Bei autistischen Kindern beeindruckt zunächst die ausgeprägte Emotionalität.

B Autistische Kinder schließen in Intelligenztests besonders gut in Sub-Tests für sprachliche Fähigkeiten ab.

C Häufig wird die Störung beim Besuch der Schule aufgedeckt und äußert sich schon in den ersten Unterrichtswochen durch fehlenden emotionalen Kontakt.

D Zum Aufbau von positiven oder normalen Fertigkeiten wie Blickkontakt und Sprachbenutzung werden besonders häufig operante Methoden eingesetzt.

E Repetitives und autoaggressives Verhalten kommen selten vor.

Mehrfachauswahl

13.1.4 Welche der folgenden Aussagen treffen für eine Lese- und Rechtschreibstörung (nach ICD-10) zu? Wählen Sie zwei Antworten!

A Soziale und emotionale Anpassungsprobleme stehen mit einer Lese- und Rechtschreibstörung in keinem Zusammenhang.

B Die Leseleistung muss unter dem Niveau liegen, das aufgrund des Alters, der allgemeinen Intelligenz und Beschulung zu erwarten wäre.

C Eine umschriebene Entwicklungsstörung des Sprechens und der Sprache geht der Lese- und Rechtschreibstörung häufig voraus.

D Ein Defizit des Leseverständnisses ist typischerweise nicht vorhanden.

E Die Störung tritt im Rahmen einer allgemeinen Intelligenzminderung auf.

Richtige Antwort (13.1.3): D

A Kinder mit frühkindlichem Autismus haben kein Bedürfnis nach Emotionalität und sind nicht in der Lage, eigene Emotionen mitzuteilen. Ihnen fehlt die Fähigkeit zur Empathie und es besteht kein Kontakt- und Bindungsverhalten.

B 50 % der Kinder mit Kanner-Syndrom entwickeln keine oder eine nur unzureichende Sprache. Hinzu kommt, dass beinahe immer zusätzliche Sprachverständnisstörungen vorliegen.

C Die Antwortmöglichkeit bezieht sich auf das Asperger-Syndrom. Der frühkindliche Autismus zeigt sich meist bereits in den ersten Lebensmonaten eines Kindes, u. a. durch ausbleibende Kontaktaufnahme zur Umwelt.

✓ **D** Therapieziele sind unter anderem die Förderung des Sprechens, Lernens und eine Verbesserung des sozialen Verhaltens. Hier haben sich operante Methoden (Belohnungssysteme), die mehrmals wöchentlich zur Vertiefung stattfinden müssen, bewährt.

E Unter repetitivem Verhalten versteht man eine sich wiederholende, stereotype Symptomatik, welche sich charakteristischerweise beim Kanner-Syndrom zeigt. Beispielsweise werden Bausteine in immer der gleichen Art und Weise aufgebaut. Fallen diese um, kann es zu stark aggressivem oder autoaggressivem Verhalten kommen.

Richtige Antwort (13.1.4): B und C

A Bei einer Lese- und Rechtschreibstörung kann es auch zu emotionalen und Verhaltensstörungen kommen. Zu beobachten ist, dass es in der frühen Schulzeit öfter zu begleitenden emotionalen Störungen kommt, wohingegen in der späteren Kindheit und Adoleszenz häufiger Störungen des Sozialverhaltens und Hyperaktivität komorbid auftreten.

✓ **B** Gibt es Anlass zu der Annahme, dass eine Intelligenzminderung vorliegt, oder zeigt die Anamnese, dass die Beschulung unzureichend war, muss eine genaue weitere Diagnostik stattfinden.

✓ **C** Neben den genannten Entwicklungsstörungen der Sprache und des Sprechens finden sich im Vorfeld einer LRS z. T. auch Schwierigkeiten in der Informationsverarbeitung akustischer und visueller Reize.

D Auch das Leseverständnis zeigt bei einer Lese- und Rechtschreibstörung Defizite. So können betroffene Kinder z. B. das Gelesene nicht wiedergeben, können Zusammenhänge nicht erkennen oder schaffen es nicht, Verknüpfungen herzustellen.

E Die Intelligenz der Kinder mit einer LRS liegt im Normalbereich, hat nichts mit dem Auftreten der Störung zu tun und ist nur differenzialdiagnostisch relevant.

Aussagenkombination

13.1.5 Welche der folgenden Aussagen zum Asperger-Syndrom treffen zu?

1 Es ist vor allem durch Schwäche in der sozialen Interaktion und Kommunikation gekennzeichnet.
2 Die Intelligenz ist in den meisten Fällen normal ausgeprägt.
3 Mädchen sind häufiger betroffen als Jungen.
4 Die ersten Auffälligkeiten treten bereits in den ersten Lebensmonaten zu Tage.
5 Die betroffenen Kinder fallen durch extreme Sprachentwicklungsstörungen auf.

A Nur die Aussagen 1 und 2 sind richtig.
B Nur die Aussagen 1 und 5 sind richtig.
C Nur die Aussagen 1, 2 und 5 sind richtig.
D Nur die Aussagen 2, 3 und 4 sind richtig.
E Alle Aussagen sind richtig.

Mehrfachauswahl

13.1.6 Wählen Sie zwei Antworten! Als umschriebene Entwicklungsstörungen klassifiziert man in der Kinder- und Jugendpsychiatrie insbesondere folgende der genannten Störungen:

A Durchgangssyndrom
B Oligophrenie
C Artikulationsstörungen
D Demenz
E Lese- und Rechtschreibstörung

Richtige Antwort (13.1.5): A

✓ **1** Bei Kindern mit einem Asperger-Syndrom fällt eine gestörte Beziehungsfähigkeit auf. Durch emotionale Verhaltensabweichungen kommt es zu Schwierigkeiten in sozialen Kontakten. Durch Sprachverständnisstörungen, mangelnde Schwingungsfähigkeit und die fehlende Fähigkeit, implizierte Bedeutungen zu erkennen, ist auch die Kommunikation gestört.

✓ **2** Die Intelligenz bei Kindern mit einem Asperger-Syndrom liegt im Normbereich, z. T. auch darüber.

3 Sowohl beim frühkindlichen Autismus (4:1) als auch beim Asperger-Syndrom (8:1) sind Jungen häufiger betroffen als Mädchen.

4 Die Symptomatik wird häufig erst im Kindergarten- oder Schulalter deutlich, wenn sich erste Auffälligkeiten in der sozialen Interaktion und in der Kommunikation zeigen.

5 Extreme Sprachentwicklungsstörungen sind ein Symptom des Kanner-Autismus. 50 % der betroffenen Kinder entwickeln keine bzw. eine nur unzureichende Sprache. Hinzu kommen Sprachverständnisstörungen und stark eingeschränkte Fähigkeiten zur nonverbalen Kommunikation.

Richtige Antwort (13.1.6): C und E

A Das Durchgangssyndrom beschreibt einen vorübergehenden Zustand der Verwirrtheit und Desorientiertheit mit motorischer Unruhe, Denk- und Wahrnehmungsstörungen. Eine andere Bezeichnung lautet Delir.

B Die Oligophrenie ist eine angeborene oder früh erworbene Intelligenzminderung und wird im Kap. F7 der ICD-10 kodiert. Sie entsteht z. B. durch Infektionen der Mutter während der Schwangerschaft oder durch Sauerstoffmangel bei der Geburt.

✓ **C** Die ICD-10 unterscheidet in Kapitel F8 umschriebene Entwicklungsstörungen des Sprechens/der Sprache, schulischer Fertigkeiten und motorischer Funktionen. Die Artikulationsstörung gehört in den Bereich des Sprechens und der Sprache und äußert sich durch Fehler in der Lautbildung.

D Demenzen treten überwiegend im fortgeschrittenen Lebensalter auf und werden im Kap. F0 der ICD-10 beschrieben. Die Frage bezieht sich jedoch auf das Fachgebiet der Kinder- und Jugendpsychiatrie.

✓ **E** Die Lese- und Rechtschreibstörung gehört zu den Störungen der schulischen Fertigkeiten und somit zu den umschriebenen Entwicklungsstörungen.

Mehrfachauswahl

13.1.7 Welche der folgenden Untersuchungen sind bei Verdacht auf eine Lese- und Rechtschreibstörung primär angezeigt? Wählen Sie zwei Antworten!

A EEG (Elektroenzephalografie)

B MRT (Kernspintomografie) des Gehirns

C Genetische Untersuchung

D Intelligenztest

E Hörtest

Aussagenkombination

13.1.8 Eine Familie sucht Sie mit ihrem 3-jährigen Kind auf, weil es nicht spricht. Welche der nachfolgend beschriebenen Aspekte würde die Wahrscheinlichkeit für das Vorliegen eines frühkindlichen Autismus erhöhen?

1 Es handelt sich um ein Mädchen.

2 Die Kindergärtnerin habe berichtet, dass das Kind nie mit anderen Kindern spiele.

3 Sie wollen das Kind untersuchen, aber das Kind lacht Ihnen frech ins Gesicht und rennt davon. Bei weiteren Versuchen wiederholt sich das Verhalten.

4 Das Kind steht während des Gesprächs mit den Eltern am Aktenschrank und bewegt die Tür minutenlang in derselben Weise auf und zu.

5 Sie wenden sich dem Kind zu. Sie haben den Eindruck, für das Kind „nicht existent“ zu sein.

A Nur die Aussagen 3 und 4 sind richtig.

B Nur die Aussagen 3 und 5 sind richtig.

C Nur die Aussagen 1, 2 und 3 sind richtig.

D Nur die Aussagen 2, 4 und 5 sind richtig.

E Nur die Aussagen 1, 2, 4 und 5 sind richtig.

Richtige Antwort (13.1.7): D und E

A Der Einsatz des EEG spielt vor allem bei der Diagnostik von Epilepsie eine große Rolle. Weitere Indikationsgebiete sind unter anderem Entzündungen des Gehirns, Delirien und Alzheimer-Demenzen.

B MRT werden angewendet, um strukturelle Veränderungen, z. B. Tumoren, Gewebeabbau etc., im Bereich des Gehirns oder anderer Körpersegmente bildhaft darstellen zu können.

C Der Einsatz genetischer Untersuchungen macht Sinn, wenn es sich um Erkrankungen handelt, die durch Chromosomenstörungen verursacht werden.

✓ **D** Die Diagnosestellung einer Lese- und Rechtschreibstörung setzt voraus, dass die Störung nicht aufgrund einer Intelligenzminderung besteht, daher findet im Zuge der Diagnostik auch ein Intelligenztest statt.

✓ **E** Kinder, die nicht richtig hören können, zeigen Defizite in mehreren Bereichen. Es zeigen sich häufig Sprachstörungen und z. T. auch Verhaltensstörungen. Ebenso können Kinder mit Hörschwierigkeiten Probleme beim Schreiben und Lesen haben.

Richtige Antwort (13.1.8): D

1 Jungen sind bis zu 4-mal häufiger vom frühkindlichen Autismus betroffen als Mädchen, daher erhöht dieser Aspekt die Wahrscheinlichkeit für das Vorliegen dieser Erkrankung nicht.

✓ **2** Beim frühkindlichen Autismus gehört es zur typischen Symptomatik, dass die Kinder kein Kontakt- und Bindungsverhalten zeigen. Der Hinweis, das Kind spiele nie mit anderen Kindern, wäre ein wichtiger Bezugspunkt in der Diagnostik.

3 Es wäre sehr ungewöhnlich, wenn ein Kind mit Kanner-Autismus Ihnen frech ins Gesicht lachen würde, da diese Kinder in der Regel nicht über die Fähigkeit verfügen, ihren Gefühlen Ausdruck zu verleihen.

✓ **4** Stereotype Aktivitäten sind ein typisches Symptom des frühkindlichen Autismus. Gegenstände werden immer wieder in Bewegung versetzt und beobachtet oder die Bausteine werden in der gleichen Reihenfolge aufgebaut. Werden diese ritualisiert ablaufenden Aktivitäten unterbrochen, können die Kinder mit sehr ausgeprägter Erregung reagieren.

✓ **5** Andere Menschen scheinen nicht vorhanden zu sein. Blickkontakt wird nicht aufgebaut, und es scheint, als schaue ein Kind mit dieser Erkrankung durch das Gegenüber hindurch.

13.2 Mündliche Fragen: Entwicklungsstörungen

13.2.1 Worin liegen die Unterschiede zwischen Asperger-Syndrom und frühkindlichem Autismus?

Das sollten Sie zur Sprache bringen:
- Asperger-Syndrom:
  - Auftreten, bzw. Diagnostik im Kindergarten-, Schulalter
  - Intelligenz normal/überdurchschnittlich
  - Normale Sprachentwicklung (Sprechen früher als Laufen)
  - Motorische Ungeschicklichkeiten
  - Die Umwelt wird als störend empfunden
  - Jungen mit 8:1 betroffen
- Frühkindlicher Autismus (Kanner-Syndrom):
  - Auftreten, bzw. Diagnostik in den ersten Lebensmonaten/Kleinkindalter
  - Intelligenz häufig vermindert
  - Verzögerte und gestörte Sprachentwicklung
  - Motorisch häufig unauffällig
  - Die Umwelt scheint nicht vorhanden zu sein
  - Jungen sind mit einer Häufigkeit von 4:1 betroffen

Zusätzlich können Sie erwähnen:
- Prognose bei Kindern mit Asperger-Syndrom wesentlich besser als bei frühkindlichem Autismus

Ihr weiteres Plus:
- Beschulung von Kindern mit Asperger-Syndrom häufig mit Hilfen in Regelschulen möglich
- Die Beschulung von Kindern mit Kanner-Syndrom findet gehäuft in Förderschulen statt

13.2.2 Welche Störungen aus dem Bereich des Kindes- und Jugendalters sind Ihnen bekannt?

Das sollten Sie zur Sprache bringen:
- Intelligenzminderungen (ICD-10 Kap. F7)
  - Entwicklungsstörungen (ICD-10 Kap. F8):
  - Entwicklungsstörungen des Sprechens und der Sprache
  - Entwicklungsstörungen schulischer Fertigkeiten
  - Entwicklungsstörungen motorischer Funktionen
  - Tiefgreifende Entwicklungsstörungen
- Verhaltens- und emotionale Störungen mit Beginn in der Kindheit und Jugend (ICD-10 Kap. F9):
  - Hyperkinetische Störungen
  - Störungen des Sozialverhaltens
  - Störungen des Sozialverhaltens und der Emotionen
  - Emotionale Störungen
  - Störungen sozialer Funktionen
  - Tic-Störungen
  - Andere Störungen

Zusätzlich können Sie erwähnen:

- Zuordnung einiger Beispiele zu den einzelnen Kategorien

Ihr weiteres Plus:

- Die therapeutische Behandlung von Kindern und Jugendlichen sollte Therapeuten vorbehalten sein, die speziell für diesen Bereich qualifiziert sind.

KAPITEL 14 Verhaltens- und emotionale Störungen mit Beginn in der Kindheit und Jugend (ICD-10, F9)

Verhaltens- und emotionale Störungen mit Beginn in der Kindheit und Jugend: Diese Erkrankungen gehen einher mit von der Norm abweichenden Verhaltensauffälligkeiten in Bezug auf das Aktivitätsniveau sowie soziale bzw. emotionale Funktionen. Zudem werden aufgeführt Ticstörungen, verschiedene Essstörungen, Ausscheidungsstörungen sowie Bewegungs- und Sprachstörungen.

Verhaltens und emotionale Störungen mit Beginn in der Kindheit und Jugend sind ein wichtiger Teil der psychischen Störungen des Kindes- und Jugendlichenalters. Das Fachgebiet der Kinder- und Jugendpsychiatrie umfasst folgende Störungen:

- Intelligenzstörung (ICD-10, Kap. F7)
- Entwicklungsstörungen (ICD-10, Kap. F8)
- Verhaltens- und emotionale Störungen mit Beginn in der Kindheit und Jugend (ICD-10, Kap. F9

Steckbrief: Aufmerksamkeitsdefizit-Syndrom (ADS)

Kurzdefinition: Zeitlich stabiles Verhaltensmuster mit Störungen der Aufmerksamkeit, häufig gekoppelt mit Hyperaktivität (ADHS).

Ursachen

- Multifaktoriell
- Genetische Faktoren
- Neurobiologische Faktoren
- Dysbalance im Neurotransmittersystem

Symptome

- Konzentrationsstörungen
- Erhöhte Ablenkbarkeit
- Mangel an Ausdauer
- Rasche Stimmungswechsel, Wutanfälle
- Schwierigkeiten in Schule und Alltag
- Gefahr von Abhängigkeitserkrankungen
- Delinquenz
- Distanzlosigkeit in sozialen Beziehungen
- Oft unzureichende Vorsicht und Zurückhaltung
- Neigung zu Unfällen
- Niedrige Frustrationstoleranz
- Hyperaktivität
- Impulsivität
- Teilweise sprachliche und motorische Entwicklungsverzögerung

Therapie

- Medikamentöse Therapie:
  - Methylphenidat
  - Antidepressiva
- Psychotherapie:
  - Verhaltenstherapie
  - Familientherapie
  - Training von Eltern und Bezugspersonen
- Weitere therapeutische Maßnahmen:
  - Entspannungstraining
  - Ergotherapie
  - Verbesserung der Psychomotorik
  - Sensorische Integration

Steckbrief: Störungen des Sozialverhaltens

Kurzdefinition: Muster dissozialer, aggressiver oder aufsässiger Verhaltensweisen mit Verletzung altersentsprechender sozialer Erwartungen. Andere Bezeichnungen für Störungen des Sozialverhaltens sind Schwererziehbarkeit oder Verhaltensstörung.

Symptome:
- Ungehorsam
- Extreme Streitsucht
- Tyrannisieren anderer
- Häufig körperliche Grausamkeiten gegen andere Menschen und Tiere
- Destruktive Verhaltensweisen gegenüber fremdem Eigentum
- Lügen
- Stehlen unter Gewaltanwendung
- Feuer legen

Steckbrief: Emotionale Störungen des Kindesalters

Kurzdefinition: Befindensstörung des Kindesalters mit Symptomen wie Angst, Depression, Unsicherheit, Zwangserscheinungen oder Geschwisterrivalität.

Ursachen: Multifaktorielles Geschehen, an dem sowohl eine genetische Komponente als auch emotionale Belastungssituationen und kognitive Verzerrungen einen Anteil haben.

Steckbrief: Störungen sozialer Funktionen

Kurzdefinition: Heterogene Gruppe von Störungen mit Abweichungen in der sozialen Funktionsfähigkeit, die in der Entwicklungszeit beginnen. Es handelt sich nicht um tiefgreifende Entwicklungsstörungen infolge einer konstitutionellen sozialen Beeinträchtigung. In vielen Fällen spielen schwerwiegende Milieuschäden oder Deprivationen eine vermutlich entscheidende Rolle in der Ätiologie. Unterschieden werden zwei Formen:
- **Elektiver Mutismus:** Sprachverweigerung in bestimmten Situationen/bei bestimmten Personen
- **Bindungsstörungen:** Störung der sozialen Funktion mit emotionalen Auffälligkeiten

Steckbrief: Ticstörungen

Kurzdefinition: Unwillkürliche, rasche, wiederholte und nicht kontrollierbare Bewegungen oder Lautäußerungen.

Formen: Unterscheidung zwischen motorischen und vokalen sowie einfachen und komplexen Tics.

Steckbrief: Andere Verhaltens- oder emotionale Störungen

Kurzdefinition: Dieser heterogenen Gruppe von Störungen ist der Beginn in der Kindheit gemeinsam, sonst unterscheiden sie sich jedoch in vieler Hinsicht. Einige der Störungen repräsentieren gut definierte Syndrome, andere sind jedoch nicht mehr als Symptomkomplexe, die hier aber wegen ihrer Häufigkeit und ihrer sozialen Folgen und weil sie anderen Syndromen nicht zugeordnet werden können, aufgeführt werden.

Formen:
- **Enuresis:** Unkontrollierte Blasenentleerung ohne organische Ursache
- **Enkopresis:** Willkürliche oder unwillkürliche Darmentleerung an ungeeigneten Orten
- **Pica:**
  - Anhaltender Verzehr nicht essbarer Substanzen
- **Fütterstörung im frühen Kindesalter**
- **Nahrungsverweigerung**
- **Extrem wählerisches Essverhalten**
- **Stereotype Bewegungsstörung:** Wiederholte, gleichförmige Bewegungen
- **Stottern:** Anhaltende Unterbrechungen des Redeflusses
- **Poltern:** Überstürzte und unregelmäßige Sprechweise

14.1 Schriftliche Fragen: Verhaltens- und emotionale Störungen mit Beginn in der Kindheit und Jugend

Mehrfachauswahl

14.1.1 Welche der folgenden Aussagen zur Aufmerksamkeitsdefizit-/Hyperaktivitätsstörung (ADHS) treffen zu? Wählen Sie zwei Antworten!

A Eine Behandlung mit kognitiver Verhaltenstherapie ist eine Therapieoption.

B Die Krankheit kommt bei Erwachsenen so gut wie nie vor.

C Bei der medikamentösen Therapie werden Psychostimulanzien eingesetzt.

D Die Krankheit ist bei Mädchen deutlich häufiger als bei Jungen.

E In Deutschland sind mehr als 30 % aller Kinder und Jugendlichen davon betroffen.

Mehrfachauswahl

14.1.2 Welche der folgenden Aussagen zur primären Enuresis treffen zu? Wählen Sie zwei Antworten!

A Nach bereits erworbener Blasenkontrolle über 6 Monate tritt wieder Einnässen auf.

B Familiäre Häufung wird nur selten beobachtet.

C Primäre Enuresis ist definiert als unwillkürliches Einnässen ohne somatischen Befund über das 5. Lebensjahr hinaus.

D Der Verlauf zeigt eine hohe Spontanheilungsrate.

E Am häufigsten tritt sie tagsüber auf (Enuresis diurna).

Richtige Antwort (14.1.1): A und C

✓ **A** In der Therapie hat sich eine Kombination aus Verhaltenstherapie und medikamentöser Behandlung (Psychostimulanzien, Antidepressiva) bewährt. Verhaltenstherapeutisch werden u. a. Selbstinstruktion und Selbstmanagement erlernt, und es wird mit Belohnungssystemen gearbeitet. Weitere therapeutische Bausteine sind die Familientherapie, Entspannungsverfahren und Ergotherapie. Auch therapeutische Interventionen bei der Verbesserung der Psychomotorik und der sensorischen Integration kommen den Betroffenen zugute.

B Auch Erwachsene leiden an ADHS. Komorbid treten u. a. Persönlichkeitsstörungen, Delinquenz und Suchterkrankungen auf. Im Verlauf kann es zu Depressionen kommen. Oft ist die Diagnostik im Erwachsenenalter schwierig. Aufhorchen sollte man, wenn es z.B. zu häufigen Arbeitsplatzwechseln kommt, der Patient sich sehr schlecht konzentrieren kann und im Gespräch eine deutliche Unruhe spürbar ist.

✓ **C** Methylphenidat ist ein bewährtes Medikament bei der Behandlung von ADHS und gehört zur Gruppe der Psychostimulanzien. Methylphenidat fällt unter das Betäubungsmittelgesetz.

D Die Anzahl der Erkrankungen ist bei Jungen bis zu 4-mal höher als bei Mädchen. Am häufigsten tritt bei Jungen die Kombination aus Hyperaktivität, Störung der Aufmerksamkeit und Impulsivität auf, wohingegen Mädchen eher vom unaufmerksamen Subtyp betroffen sind.

E Schätzungen zufolge liegt die Anzahl der Erkrankungen bei ca. 5 % aller Schulkinder.

Richtige Antwort (14.1.2): C und D

A Bei der Enuresis werden eine primäre und eine sekundäre Form unterschieden. Bei der primären Enuresis war das Kind noch nie länger als 6 Monate trocken. War ein Kind bereits länger als 6 Monate trocken und beginnt es wieder einzunässen, spricht man von einer sekundären Enuresis, vorausgesetzt, es bestehen keine organischen Ursachen.

B Sowohl bei der primären als auch bei der sekundären Enuresis ist eine familiäre Häufung zu beobachten.

✓ **C** Bei Kindern bis zum 5./6. Lebensjahr ist es nicht untypisch, dass zwischendurch noch einmal eingenässt wird, daher die Altersgrenze in der ICD-10. Meist handelt es sich bei der primären Enuresis um eine Reifungsverzögerung.

✓ **D** In sehr vielen Fällen bildet sich die Symptomatik von allein zurück. Wird eine therapeutische Intervention nötig, zeigen verhaltenstherapeutische Methoden (z. B. Sonne-und-Wolken-Kalender) eine gute Wirksamkeit.

E In der Mehrheit der Fälle handelt es sich um eine Enuresis nocturna, also um nächtliches Einnässen.

Aussagenkombination

14.1.3 Welche der folgenden Aussagen über das Aufmerksamkeitsdefizit-Syndrom (ADS) trifft (treffen) zu?

1 Bei der Behandlung von ADS sollten nicht gleichzeitig Medikamente und psychotherapeutische Techniken eingesetzt werden.

2 Bei der Aufmerksamkeitsdefizit-Störung des Kindesalters (ADS) kann eine motorische hyperaktive Symptomatik völlig fehlen.

3 Störungen der Fein- oder Grobmotorik sind ein Ausschlusskriterium für die Diagnose ADS.

4 Mit Flooding-Techniken erreicht man bei ADS-Patienten oft ein rascheres Verschwinden der Symptomatik als bei anderen Indikationen.

5 Symptome wie z. B. Distanzlosigkeit oder Impulsivität stützen die Diagnose.

A Nur die Aussage 1 ist richtig.

B Nur die Aussagen 1 und 2 sind richtig.

C Nur die Aussagen 2 und 5 sind richtig.

D Nur die Aussagen 1, 2, 3 und 5 sind richtig.

E Alle Aussagen sind richtig.

Aussagenkombination

14.1.4 Welche der folgenden Aussagen zu Ticstörungen treffen zu?

1 Räuspern, Hüsteln, Grunzen und Bellen gehören zu den möglichen Phänomenen der einfachen vokalen Tics.

2 Es besteht niemals eine genetische Disposition.

3 Die Tics können willentlich dauerhaft von den betroffenen Kindern unterdrückt werden.

4 Eine neuroleptische Behandlung kann bei schweren Ticstörungen indiziert sein.

5 Im Extremfall können Ticstörungen auch zu einem selbstverletzenden Verhalten führen.

A Keine der Aussagen ist richtig.

B Nur die Aussagen 2 und 3 sind richtig.

C Nur die Aussagen 1, 4 und 5 sind richtig.

D Nur die Aussagen 1, 2, 4 und 5 sind richtig.

E Alle Aussagen sind richtig.

Richtige Antwort (14.1.3): C

1 Analysen zeigen, dass die Kombination einer medikamentösen mit einer psychotherapeutischen Behandlung die besten Erfolge hat. Zu dieser multimodalen Behandlung gehören neben der Medikation (meist mit Methylphenidat) u. a. verhaltenstherapeutische Techniken, Beratung und Elterntraining.

✓ 2 Das Aufmerksamkeitsdefizit-Syndrom kann mit und ohne hyperaktive Symptomatik einhergehen. Bei Mädchen zeigt sich diese Variante häufiger, sie sind dann eher verträumt und unaufmerksam.

3 Viele hyperaktive Kinder sind ungeschickt und haben zusätzlich Schwierigkeiten in Grob- und Feinmotorik. Ist diese Symptomatik vorhanden, wird sie in der Diagnose gesondert beziffert. Um ein Ausschlusskriterium handelt es sich nicht.

4 Das Flooding (Reizüberflutung) ist eine Intervention aus der Verhaltenstherapie. Sie wird mit gutem Erfolg u. a. in der Behandlung von Angststörungen eingesetzt. Zur Therapie von ADHS werden andere verhaltenstherapeutische Methoden, wie z. B. Token-Systeme angewendet.

✓ 5 Die Impulsivität hyperaktiver Kinder zeigt sich z. B. durch das Unterbrechen anderer im Gespräch, durch plötzliches Stören anderer Kinder im Spiel oder dadurch, dass die betroffenen Kinder in ihrem Redefluss nicht zu stoppen sind. Die oft vorhandene Distanzlosigkeit bringt vor allem in der sozialen Interaktion Schwierigkeiten mit sich.

Richtige Antwort (14.1.4): C

✓ 1 Bei Ticstörungen werden einfache und komplexe Tics unterschieden, sowohl im vokalen als auch im motorischen Bereich. Die genannten Symptome gehören zu den einfachen vokalen Tics, komplexe Tics würden sich hier z. B. als das Wiederholen von Wörtern oder das Ausstoßen von Obszönitäten und Schimpfwörtern darstellen.

2 Ein familiär gehäuftes Auftreten von Ticstörungen deutet auf eine genetische Komponente hin.

3 Betroffenen gelingt es nicht, die Tics dauerhaft zu unterdrücken. Zum Teil ist es ihnen möglich, die Symptomatik kurzzeitig zu verhindern. Die Entladung findet dann jedoch zu einem späteren Zeitpunkt statt.

✓ 4 Leichte und vorübergehende Ticstörungen werden normalerweise nicht medikamentös behandelt. Bei schweren Formen können Neuroleptika gute Wirkung auf die überschießenden Bewegungen zeigen.

✓ 5 Diese Form der Ticstörung nennt man Mutilationen. In ihrem Verlauf kann es zu schweren selbsterzeugten Körperschädigungen kommen.

Mehrfachauswahl

14.1.5 Welche der folgenden Aussagen zur Aufmerksamkeitsdefizit-/Hyperaktivitätsstörung (ADHS) treffen zu? Wählen Sie zwei Antworten!

A Beginn vor dem 7. Lebensjahr

B Bei nahezu allen Betroffenen heilt die Störung im Kindesalter aus

C Die Symptome bestehen meist nur im Schulunterricht

D In sozialen Beziehungen oft distanzloses Verhalten

E Im Erwachsenenalter sind vorwiegend Frauen betroffen

Aussagenkombination

14.1.6 Welche der folgenden Aussagen sind mit der Diagnose des elektiven Mutismus typischerweise vereinbar?

1 Das betroffene Kind spricht nicht mit den Lehrern.

2 Bei dem Kind besteht eine erhebliche Sprachentwicklungsstörung.

3 Das Sprachverständnis ist nicht beeinträchtigt.

4 Das Kind spricht mit der Mutter.

5 Es gibt keinen Beleg dafür, dass das betroffene Kind in einigen Situationen normal oder fast normal sprechen kann.

A Nur die Aussagen 1, 2 und 3 sind richtig.

B Nur die Aussagen 1, 2 und 5 sind richtig.

C Nur die Aussagen 1, 3 und 4 sind richtig.

D Nur die Aussagen 1, 3 und 5 sind richtig.

E Nur die Aussagen 2, 3 und 5 sind richtig.

Richtige Antwort (14.1.5): A und D

✓ **A** Aufmerksamkeitsdefizit-Störungen treten in der Regel bereits in den ersten 5 Lebensjahren auf.

B In der Pubertät schwächt sich ADHS manchmal ab, meistens besteht es jedoch bis in das Erwachsenenalter, wenn auch mit weniger ausgeprägter Symptomatik.

C Die Symptomatik beschränkt sich nicht nur auf einen Lebensbereich. Sie wird sowohl im Elternhaus als auch in der Schule und in weiteren sozialen Bereichen deutlich.

✓ **D** Kindern, die an ADHS leiden, fehlt häufig das Gespür für eine situativ passende Distanz. Deutlich wird dies oft beim Spielen mit anderen Kindern, die sich durch die Distanzlosigkeit bedrängt fühlen können.

E ADHS ist eine Erkrankung, die im Verhältnis 4:1 Jungen häufiger betrifft. Da sie oft bis ins Erwachsenenalter persistiert, ist auch hier der männliche Anteil höher.

Richtige Antwort (14.1.6): C

✓ **1** Typischerweise spricht ein Kind mit elektivem Mutismus zu Hause fließend, bei Fremden oder im Kindergarten/in der Schule jedoch nicht oder nur in Form von Gesten oder Geschriebenem.

2 In der Regel sind Sprachkompetenz und Sprachentwicklung bis zum Eintreten der Störung normal.

✓ **3** Auch beim Sprachverständnis finden sich keine Auffälligkeiten. Es sind selektierte, nicht vorhersehbare Situationen, in denen das Kind nicht spricht. Betroffene Kinder zeigen oft eine gewisse Scheu und Ängstlichkeit.

✓ **4** Die Mutter und auch die engere Familie sind von dem „Nicht-Sprechen" des Kindes charakteristischerweise nicht betroffen. Es gibt jedoch Ausnahmen, in denen das Kind zuhause nicht spricht, dafür aber in anderen sozialen Bezügen.

5 Die Diagnose eines elektiven Mutismus darf nur gestellt werden, wenn es eindeutige Belege dafür gibt, dass das Kind in gewissen Situationen (z. B. zu Hause) normal oder fast normal spricht.

Einfachauswahl

14.1.7 Welche der nachfolgenden Beschreibungen charakterisiert am ehesten ein Tourette-Syndrom?

A Partielle oder vollständige Amnesie für kürzlich traumatisierende oder belastende Ereignisse

B Die Unfähigkeit, einem ständigen Impuls, die eigenen Haare auszureißen, zu widerstehen

C Das offensichtliche oder scheinbare Vorhandensein von zwei oder mehreren Persönlichkeiten bei einem Individuum

D Auftreten von motorischen Tics kombiniert mit vokalen Tics mit explosivem und wiederholtem Räuspern, Grunzen und Gebrauch von obszönen Wörtern

E Qualitative Beeinträchtigung bei der sozialen Interaktion sowie eingeschränkte, sich wiederholende, stereotype Verhaltensmuster, Interessen und Aktivität

Richtige Antwort (14.1.7): D

A In dieser Antwortmöglichkeit wird die Symptomatik einer dissoziativen Amnesie (F44.0) beschrieben, welche mit einem Tourette-Syndrom in keiner Verbindung steht.

B Den ständigen Impuls, sich die Kopfhaare auszureißen, bezeichnet man als Trichotillomanie, welche in der ICD-10 unter F63.3 (abnorme Gewohnheiten/Störungen der Impulskontrolle) kodiert wird. Es handelt sich dabei weder um eine Tic- noch um eine Zwangsstörung.

C Sind zwei oder mehr vollständige Persönlichkeiten in einer Person vereint, spricht man von einer multiplen Persönlichkeit, die im Kap. 4 der ICD-10 unter den dissoziativen Störungen beschrieben ist. „Sichtbar" ist je nach Situation immer nur eine Teilpersönlichkeit mit ihrem ganz eigenen Verhalten, ihren eigenen Erinnerungen und Vorlieben.

✓ **D** Das Tourette-Syndrom ist eine Tic-Störung, die durch ein komplexes, multiples Erscheinungsbild gekennzeichnet ist. Der Beginn liegt beinahe immer in der Kindheit und verschlechtert sich häufig in der Adoleszenz. Die Erkrankung bleibt zumeist auch im Erwachsenenalter bestehen. Neben den genannten Symptomen kommt es häufig auch zu begleitenden obszönen Gesten.

E In dieser Antwort werden Symptome einer Autismus-Spektrum-Störung beschrieben, die ebenso wie ein Tourette-Syndrom ihren Beginn in der Kindheit hat.

14.2 Mündliche Fragen: Verhaltens- und emotionale Störungen mit Beginn in der Kindheit und Jugend

14.2.1 Nennen Sie bitte die Diagnosekriterien eines ADHS

Das sollten Sie zur Sprache bringen:

- Die Symptome von beeinträchtigter Aufmerksamkeit, erhöhter Ablenkbarkeit und Überaktivität sind Voraussetzung, damit die Diagnose gestellt werden kann. Sie müssen in mehr als einer Situation und über einen Zeitraum von mindestens 6 Monaten bestehen (z. B. zu Hause und in der Schule).
- Stützende Begleitmerkmale können sich in Form von Distanzlosigkeit, Unbekümmertheit in gefährlichen Situationen oder impulsiver Missachtung sozialer Regeln äußern.
- Der Beginn liegt vor dem 7. Lebensjahr.
- Die Beeinträchtigungen beziehen sich auf die soziale und schulische Funktionsfähigkeit und verursachen deutliches Leid bei den Betroffenen.

Zusätzlich können Sie erwähnen:

- Weitere Symptome eines ADHS können u. a. sein:
  - Lernstörungen
  - Motorische Ungeschicklichkeiten
  - Störungen des Affekts mit Wutausbrüchen und raschen Stimmungswechseln

Ihr weiteres Plus:

- Störungen des Sozialverhaltens sind häufig komorbid vorhanden, können jedoch auch differenzialdiagnostisch relevant sein.

14.2.2 Wie könnte sich eine Depression im Kindesalter äußern?

Das sollten Sie zur Sprache bringen:

- Die Symptome einer Depression bei Kindern sind je nach Alter unterschiedlich.
- Zeigen kann sich eine Depression durch folgende Symptome:
  - Spielunlust
  - Rückgang von Fantasiefähigkeit
  - Sozialer Rückzug, Passivität
  - Schlafstörungen, Müdigkeit
  - Appetitstörungen, Gewichtsverlust, Bauchschmerzen
  - Verschlechterung der Schulleistungen
  - Aggressivität
  - Energieverlust

Zusätzlich können Sie erwähnen:

- Die Therapie von Kindern sollte Kinder- und Jugendlichenpsychotherapeuten vorbehalten sein, die ein fachspezifisches mehrjähriges Studium durchlaufen haben.

Ihr weiteres Plus:

- Komorbid mit Depressionen im Kindesalter kommt es häufig zu Angststörungen.

14.2.3 Welche Bindungsstörungen bei Kindern sind Ihnen bekannt?

Das sollten Sie zur Sprache bringen:

- Reaktive Bindungsstörung:
  - Ambivalentes Verhalten gegenüber Bezugspersonen (Annäherung/Vermeidung von Kontakt)
  - Wenig Kontakt zu Gleichaltrigen
  - Apathie und Mangel an emotionalen Reaktionen
  - Zum Teil starke Ängstlichkeit mit übervorsichtigem Verhalten
  - Zum Teil Aggressivität gegen sich und andere
- Bindungsstörung mit Enthemmung:
  - Wahllose Freundlichkeit und Distanzlosigkeit auch Fremden gegenüber
  - Starke Anklammerung und Suche nach Aufmerksamkeit
  - Wenig Kontakt zu Gleichaltrigen

Zusätzlich können Sie erwähnen:

- Ursachen von Bindungsstörungen, z. B.:
  - Ungünstige Umstände und Beziehungen in den ersten Lebensjahren
  - Vernachlässigung
  - Gewalt- und Missbrauchserfahrungen
  - Wechsel von Bezugspersonen

Ihr weiteres Plus:

- Benennung einiger auffälliger Bindungsmuster, z. B.:
  - Undifferenziertes Bindungsverhalten
  - Gehemmtes Bindungsverhalten
  - Aggressives Bindungsverhalten

14.2.4 Wie würden Sie ein Kind mit Störungen im Bereich des Sozialverhaltens beschreiben?

Das sollten Sie zur Sprache bringen:

- Symptome einer Störung des Sozialverhaltens sind:
  - Dissoziales, aufsässiges, aggressives Verhalten
  - Ungehorsam
  - Streitsucht
  - Tyrannei
  - Wutausbrüche
  - Lügen, Stehlen, Feuer legen
  - Destruktives Verhalten gegenüber fremdem Eigentum
  - Grausamkeit gegen Menschen und Tiere
  - Weglaufen von zu Hause
  - Schulschwänzen

Zusätzlich können Sie erwähnen:

- Die Störung entwickelt sich zumeist auf der Basis extrem schwieriger Familienverhältnisse.
- Häufig gehen soziale und emotionale Störung miteinander einher.

Ihr weiteres Plus:

- In der Folge entwickelt sich im späteren Verlauf häufig eine dissoziale Persönlichkeitsstörung.

14.2.5 Was können Sie mir über Ticstörungen im Kindesalter sagen?

Das sollten Sie zur Sprache bringen:

- Motorische Tics sind unwillkürliche, sich wiederholende rasche und nicht kontrollierbare Bewegungen eines Körperteils.
- Vokale Tics sind unfreiwillig erzeugte Geräusche.
- Die Intensität der Tics ist sehr unterschiedlich.
- Tics sind nicht willentlich steuerbar, können jedoch z. T. kurzfristig unterdrückt werden.
- Beginn in der Kindheit, in vielen Fällen vorübergehend.
- Verstärkung bei Stress.
- Ca. 10 % der Kinder entwickeln vorübergehend Ticstörungen.

Zusätzlich können Sie erwähnen:

- Beispiele für einfache und komplexe motorische Tics
- Beispiele für einfache und komplexe vokale Tics
- Beispiele für Mutilationen (ticförmige Selbstverletzungen)

Ihr weiteres Plus:

- Erläuterungen zum Tourette-Syndrom
- Auslöser von Tics können auch Medikamente sein, z. B. Methylphenidat

14.2.6 Was sagen Ihnen die Begriffe Enuresis und Enkopresis?

Das sollten Sie zur Sprache bringen:

- Störungsbilder bezüglich der Ausscheidungsfunktionen aus dem Kapitel F9 der ICD-10 (Verhaltens- und emotionale Störungen mit Beginn in der Kindheit und Jugend)
- Enuresis ist eine vollständige, unkontrollierte Blasenentleerung ohne organische Ursache. Die Unterteilung erfolgt in:
  - Primäre Enuresis
  - Sekundäre Enuresis
  - Enuresis nocturna
  - Enuresis diurna
- Enkopresis ist willkürliches oder unwillkürliches Einkoten ohne organische Ursache an nicht dafür vorgesehenen Stellen oder in die Wäsche. Die Unterteilung erfolgt in:
  - Primäre Enkopresis
  - Sekundäre Enkopresis
  - Retentive Enkopresis
  - Nicht retentive Enkopresis

Zusätzlich können Sie erwähnen:

- Diagnosestellung erst ab 4 bzw. 5 Jahren
- Beide Störungsbilder entwickeln sich häufig von allein zurück.

Ihr weiteres Plus:

- Organische Ursachen müssen für die Diagnose ausgeschlossen werden.
- Therapeutische Interventionen stammen vor allem aus dem Bereich der Verhaltenstherapie.

KAPITEL

15 Suizidalität und psychiatrische Notfälle

Suizid: Als Suizid bezeichnet man eine absichtliche Selbstschädigung mit tödlichem Ausgang. Suizidalität erstreckt sich von Gedanken und Fantasien über die konkrete Planung bis hin zum vollzogenen Suizidversuch.

Steckbrief: Suizidalität

Formen

- Harter Suizid
- Weicher Suizid
- Erweiterter Suizid
- Gemeinsamer Suizid
- Parasuizidalität

Ursachen und Risikofaktoren

- Psychische Störungen mit erhöhtem Risiko:
  - Depression
  - Abhängigkeitserkrankungen
  - Schizophrenie
  - Persönlichkeitsstörungen (v.a. Borderline)
- Spezielle Personengruppen:
  - Menschen mit Traumatisierungen
  - Alte und einsame Menschen
  - Junge Menschen in Entwicklungsphasen (z. B. Pubertät)
  - Menschen in schweren krisenhaften Situationen
  - Menschen mit schweren körperlichen Erkrankungen
  - Menschen mit Suizidversuchen in der Anamnese
  - Menschen, die einen Suizid ankündigen

Stadien der Suizidalität

- Präsuizidales Syndrom nach Ringel:
  - Phase der zunehmenden Einengung
  - Phase der Aggressionsumkehr
  - Suizidfantasien
- Phasenmodell nach Pöldinger:
  - Phase der Erwägung
  - Phase der Ambivalenz
  - Entschlussphase

Psychodynamische Theorien

- Aggressionsmodell
- Narzissmustheorie

Therapie der Suizidalität

- Ausführliche Exploration der Suizidalität
- Einschätzung der aktuellen Gefährdung
- Seelische Entlastung
- Stationäre Unterbringung mit Beobachtung auch gegen den Willen des Patienten (nach Unterbringungsgesetz bzw. PsychKG)
- Behandlung der psychischen Erkrankung

15.1 Schriftliche Fragen: Suizidalität und psychiatrische Notfälle

Mehrfachauswahl

15.1.1 Welche der folgenden Aussagen zur Suizidalität treffen zu? Wählen Sie zwei Antworten!

A Die meisten Menschen, die einen Suizid begehen, sind weder psychisch noch körperlich krank.

B Die Suizidrate hat in Deutschland in den letzten 30 Jahren kontinuierlich zugenommen.

C Suizide werden in den seltensten Fällen angekündigt.

D Frühere Suizidversuche erhöhen das Risiko.

E Die Suizidrate ist bei Männern höher als bei Frauen.

Mehrfachauswahl

15.1.2 Welche der genannten Personengruppen haben ein höheres Risiko für einen Tod durch Suizid? Wählen Sie zwei Antworten!

A Personen mit Polytoxikomanie

B Frauen, die in ländlichen Wohngebieten wohnen

C Menschen mit bipolarer affektiver Störung

D Mädchen im Alter von 8–10 Jahren

E Verheiratete

Richtige Antwort (15.1.1): D und E

A Mehr als die Hälfte aller Suizide werden von Menschen vorgenommen, die an einer psychischen Störung erkrankt sind.

B Tatsächlich zeigt die Suizidrate in Deutschland eine kontinuierliche Abnahme der Selbsttötungen. 1980 lag die Anzahl der Suizide noch bei ca. 18.500, während sie im Jahr 2016 bei ca. 9.838 lag.

C Laut Studienergebnissen kündigten ca. 75 % der Menschen, die sich selbst töteten, ihren Suizid vorher an. Jede Äußerung hinsichtlich eines Suizids muss ernst genommen werden!

✓ **D** Bei vielen vollendeten Suiziden sind in der Vorgeschichte versuchte Selbsttötungen zu finden. In der Abschätzung einer Suizidalität ist daher bei diesem Anamnesefaktor eine ganz genaue Exploration nötig. Gerade im ersten Jahr nach einem Selbsttötungsversuch ist das Risiko eines erneuten Versuchs extrem hoch.

✓ **E** Die Suizidrate liegt bei Männern deutlich höher als bei Frauen. Im Jahr 2016 lag der prozentuale Anteil der Selbsttötung bei Männern bei ca. 75 %. Die Zahl der Suizidversuche hingegen überwiegt beim weiblichen Geschlecht um das 2- bis 3-Fache.

Richtige Antwort (15.1.2): A und C

✓ **A** Unter Polytoxikomanie ist ein multipler Substanzmittelmissbrauch zu verstehen. Generell haben Menschen mit einer Suchterkrankung ein deutlich erhöhtes Risiko, einen Suizid zu begehen.

B Studienergebnissen zufolge ist die Suizidalitätsrate in Großstädten höher als in ländlichen Gebieten.

✓ **C** Bei bipolaren Störungen kommt es sowohl zu depressiven als auch zu manischen Phasen, welche jede für sich mit einem erhöhten Suizidrisiko einhergehen.

D Suizide bei Kindern sind sehr selten, allerdings nimmt das Risiko im Jugendalter deutlich zu. Bei den 15- bis 24-Jährigen ist der Suizid die zweithäufigste Todesursache.

E Stabile Beziehungen sind als risikominimierend zu bewerten. Menschen ohne soziale Kontakte sind im Zusammenhang mit anderen Faktoren eher in der Gefahr, eine Selbsttötung vorzunehmen.

Mehrfachauswahl

15.1.3 Welche der folgenden Aussagen zum Suizid treffen zu? Wählen Sie zwei Antworten!

A Ein Suizid ist nach deutschem Recht als Straftat einzustufen.

B Zur Verhinderung einer suizidalen Handlung können Zwangsmaßnahmen erforderlich werden.

C Die Suizidalität sollte bei dem entsprechenden Verdacht offen angesprochen werden.

D Psychische Erkrankungen stellen ein gering erhöhtes Risiko für eine suizidale Handlung dar.

E Suizide werden in den seltensten Fällen angekündigt.

Aussagenkombination

15.1.4 Welche der folgenden Aussagen zur Suizidalität trifft (treffen) zu?

1 Schizophrene junge Männer haben ein erhöhtes Suizidrisiko.

2 Durch den gesteigerten Antrieb zu Beginn einer antidepressiven Therapie wird das Suizidrisiko stark vermindert.

3 Durch das Fragen nach Suizidgedanken bringt man jemanden geradezu darauf und löst eine Suizidhandlung aus, zu der es ansonsten nicht gekommen wäre.

4 In Deutschland steigt die Suizidrate im höheren Lebensalter an.

5 Frauen unternehmen häufiger Suizidversuche als Männer.

A Nur die Aussage 2 ist richtig.

B Nur die Aussagen 1 und 5 sind richtig.

C Nur die Aussagen 1, 4 und 5 sind richtig.

D Nur die Aussagen 1, 2, 4 und 5 sind richtig.

E Alle Aussagen sind richtig.

Richtige Antwort (15.1.3): B und C

A Sowohl ein Suizid als auch ein Suizidversuch sind nach deutschem Recht nicht strafbar.

✓ **B** Zwangsmaßnahmen dürfen nach den Unterbringungsgesetzen der Länder eingeleitet werden, wenn akute Selbst- oder Fremdgefährdung vorliegt, diese aufgrund einer psychischen Erkrankung oder einer geistigen/seelischen Behinderung entsteht und auf anderem Wege nicht abwendbar ist.

✓ **C** Entgegen der allgemeinen Meinung, man solle das Thema Suizidalität besser nicht ansprechen, hat sich gezeigt, dass der offene Umgang damit zum einen hilfreich bei suizidaler Isolation und zum anderen sehr erleichternd für den Patienten sein kann. Es wäre fahrlässig, bei einem Verdacht auf eine Suizidalität, diese nicht anzusprechen. Nur durch das konkrete Explorieren können im Bedarfsfall entsprechende weitere Hilfen eingeleitet werden.

D Die meisten Suizide (über 50 %) basieren auf psychischen Erkrankungen. Neben affektiven Störungen sind hier Suchterkrankungen, Persönlichkeitsstörungen, Schizophrenien und Belastungsstörungen von großer Relevanz.

E In den allermeisten Fällen (ca. 75 %) wurden vollendete Suizide vor dem Ausführen durch die betroffenen Menschen angekündigt.

Richtige Antwort (15.1.4): C

✓ **1** In allen Phasen einer Schizophrenie kann es zu schweren suizidalen Krisen kommen. Die Suizidrate bei dieser Erkrankung liegt bei etwa 10 %.

2 Zu Anfang einer antidepressiven Therapie ist eine engmaschige Betreuung des Patienten von großer Wichtigkeit, da die antriebssteigernde Wirkung des Medikaments vor der stimmungsaufhellenden Wirkung eintritt. Suizidale Patienten können dadurch die nötige Energie für die Ausführung eines Suizids bekommen.

3 Patienten mit Suizidgedanken erleben sich häufig isoliert und sind in ihrem Denken und Empfinden eingeengt. Das Sprechen über die Suizidalität hilft, die Isolierung aufzubrechen, und ist für die Betroffenen in der Regel mit großer Erleichterung verbunden. Wichtig ist es, den Patienten für seine Gedanken nicht zu verurteilen oder ihm das Gefühl von Schuld zu vermitteln.

✓ **4** Im Jahr 2016 lag der prozentuale Anteil der an Suizid verstorbenen über 50-Jährigen bei ca. 66 %. Zu beobachten ist, dass die Suizidrate mit zunehmendem Alter steigt.

✓ **5** Die Zahl der Suizidversuche von Frauen ist 2- bis 3-mal höher als die der Männer. Eine Ursache dafür ist die Wahl der Suizidmethode. Frauen bevorzugen eher weiche Methoden, wie z. B. eine Tabletteneinnahme. Die Chance des Überlebens ist bei weichen Methoden höher als bei harten Suizidmethoden.

Aussagenkombination

15.1.5 Welche der folgenden Aussagen zum Suizid/Suizidversuch treffen zu?

1 Bei psychisch Kranken, die einen Suizidversuch ankündigen, ist das Suizidrisiko gering.
2 Suizid zählt bei jungen Erwachsenen zu den häufigsten Todesursachen.
3 Durch den gesteigerten Antrieb zu Beginn einer antidepressiven Therapie wird das Suizidrisiko stark vermindert.
4 Bei schizophrenen Psychosen besteht ein erhöhtes Suizidrisiko.
5 Nach Suizidversuchen ist das Wiederholungsrisiko sehr gering.

A Nur die Aussagen 2 und 4 sind richtig.
B Nur die Aussagen 1, 3 und 5 sind richtig.
C Nur die Aussagen 1, 4 und 5 sind richtig.
D Nur die Aussagen 2, 3 und 4 sind richtig.
E Alle Aussagen sind richtig.

Einfachauswahl

15.1.6 Was versteht man unter einem erweiterten Suizid?

A Suizid als Folge eines anderen Suizids im Bekanntenkreis.
B Ein Suizid wird so verschleiert, dass das Ereignis wie ein Unfall wirkt.
C Zwei Personen töten sich gegenseitig.
D Suizid unter beabsichtigter Mitnahme von weiteren Personen (z. B. Kinder) ohne deren Einverständnis.
E Zwei oder mehrere Personen des Betroffenen beschließen, sich gemeinsam das Leben zu nehmen.

Richtige Antwort (15.1.5): A

1 Über 50 % der in Deutschland verübten Suizide basiert auf einer psychischen Erkrankung, wie z. B. Depression oder Schizophrenie. Kündigt ein psychisch kranker Mensch einen Suizid an, ist höchste Vorsicht geboten! Weitere allgemeine Risikofaktoren sind unter anderem das Alter, Einsamkeit, belastende Lebenssituationen und Entwicklungsphasen bei Jugendlichen.

✓ 2 In der Altersgruppe der 15- bis 24-Jährigen sind Suizide nach tödlichen Unfällen die zweithäufigste Todesursache.

3 Der gesteigerte Antrieb zu Anfang einer antidepressiven Therapie erfordert besondere Aufmerksamkeit, da das Risiko für eine suizidale Handlung erhöht ist (Antriebssteigerung vor Stimmungsaufhellung). Eine engmaschige Betreuung ist hier notwendig.

✓ 4 Bei ca. 10 % der an einer Schizophrenie erkrankten Patienten kommt es zu einer suizidalen Handlung mit tödlichem Ausgang. Im Verlauf der Erkrankung kann es in allen Phasen zu schweren suizidalen Krisen kommen.

5 Das Risiko, nach einem Suizidversuch einen erneuten Versuch der Selbsttötung zu unternehmen ist vor allem im ersten Jahr mit bis zu 20 % sehr hoch, daher ist anamnestisch immer nach eventuellen Suizidversuchen in der Vergangenheit zu fragen.

Richtige Antwort (15.1.6): D

A Hinsichtlich der Abschätzung einer akuten Suizidalität bei einem Patienten ist es wichtig, nach Suiziden von Bekannten/Freunden in der Vergangenheit zu fragen, da auch dieser Aspekt einen Risikofaktor darstellt.

B Suizide, die als Unfälle getarnt sind und daher nicht als solche erkennbar sind, fallen unter die Dunkelziffer, deren genaues Ausmaß nicht bekannt ist.

C Wenn zwei Personen sich gegenseitig ohne Einverständnis des jeweils anderen töten, ist dieses als Straftat zu bewerten. Handelt es sich um eine gemeinsame Entscheidung und Durchführung, so spricht man von einem Doppelsuizid.

✓ D Der erweiterte Suizid wird auch als Mitnahmesuizid bezeichnet. Vor der eigentlichen suizidalen Handlung werden andere Menschen, meist Familienangehörige, gegen ihren Willen getötet.

E Beschließen zwei Personen, zusammen einen Suizid zu begehen, spricht man von einem Doppelsuizid oder von gemeinsamem Suizid.

Aussagenkombination

15.1.7 Welche der folgenden Aussagen zur Suizidalität treffen zu?

1 Der Suizid rangiert in den meisten europäischen Ländern und in den USA unter den zehn häufigsten Todesursachen.

2 Bei Männern ist die Suizidrate deutlich höher als bei Frauen.

3 Es ist bekannt, dass viele Betroffene innerhalb des letzten Monats vor dem vollzogenen Suizid einen Arzt aufgesucht hatten.

4 Bei Verdacht aus Suizidalität sollte man nicht nach sozialen Kontakten fragen.

5 Das präsuizidale Syndrom nach Ringel wird mit folgender Trias beschrieben: Einengung, Suizidfantasien und Aggressionsumkehr.

A Nur die Aussagen 2 und 3 sind richtig.

B Nur die Aussagen 1, 3 und 5 sind richtig.

C Nur die Aussagen 1, 2, 3 und 5 sind richtig.

D Nur die Aussagen 1, 2, 4 und 5 sind richtig.

E Alle Aussagen sind richtig.

Mehrfachauswahl

15.1.8 Welche der folgenden Aussagen zur Suizidalität treffen zu? Wählen Sie zwei Antworten!

A Als besonders gefährdet gelten Personen mit Suizidversuch in der Vorgeschichte.

B Frauen haben eine höhere Suizidrate als Männer.

C Die Suizidversuchsrate liegt bei Männern höher als bei Frauen.

D Die Begriffe „erweiterter Suizid“ und „Doppelsuizid“ beschreiben dasselbe Phänomen.

E Ein Großteil aller Suizide ist durch eine psychische Krise oder Krankheit bedingt.

Richtige Antwort (15.1.7): C

✓ **1** Nach Schätzungen der WHO versterben jährlich ca. ½ Million Menschen an einem Suizid. Damit zählt er zu den häufigsten Todesursachen.

✓ **2** Die Mehrzahl der Männer wählt harte Suizidmethoden, wie z. B. Erhängen oder Erschießen. Diese führen in der Regel unweigerlich zum Tod. Unter anderem aus diesem Grund ist die Suizidrate bei Männern wesentlich höher als bei Frauen.

✓ **3** Bis zu 50 % der Betroffenen suchen vor Vollendung der Selbsttötung einen Arzt auf. Zu einer vorherigen Ankündigung des Suizids kommt es in ca. 75 % der Fälle.

4 Soziale Kontakte sind ein wichtiger stabilisierender und risikominimierender Faktor, daher ist im Rahmen einer Abschätzung der Suizidalität immer danach zu fragen. Einsame Menschen sind in Verbindung mit anderen Faktoren eher gefährdet, sich das Leben zu nehmen.

✓ **5** Die Einengung bezieht sich sowohl auf soziale als auch auf psychische Lebensbereiche. Bei der Aggressionsumkehr können Aggressionen nicht mehr ausgedrückt werden und wenden sich zunehmend gegen die eigene Person. Suizidfantasien wird entweder aktiv nachgegangen, oder sie drängen sich passiv auf.

Richtige Antwort (15.1.8): A und E

✓ **A** Es gibt eine Reihe von Faktoren, die das Risiko eines Suizids erhöhen. Zu ihnen gehören neben Suiziden in der Anamnese z. B. auch verschiedene psychische Erkrankungen, belastende Lebenssituationen, Gewalt- und Missbrauchserfahrungen.

B Bei Frauen ist die Zahl der Suizidversuche deutlich höher als bei Männern. Vollzogene Suizide überwiegen jedoch beim männlichen Geschlecht, da Männer u. a. harte Suizidmethoden bevorzugen, die in der Regel unweigerlich zum Tod führen.

C Verwechseln Sie in dieser Antwortmöglichkeit nicht die Begriffe Suizidrate und Suizidversuchsrate!

D Der Begriff des erweiterten Suizids beschreibt ein Phänomen, bei dem ein suizidaler Patient vor dem eigenen Selbstmord weitere Menschen (meist Familienmitglieder) gegen ihren Willen tötet. Ein Doppelsuizid wird auch als gemeinsamer Suizid bezeichnet, bei dem zwei Menschen den gemeinsamen Entschluss fassen zusammen zu sterben.

✓ **E** Mehr als die Hälfte aller Suizide findet aufgrund einer psychischen Störung statt.

Aussagenkombination

15.1.9 Welche der folgenden Aussagen treffen zu? Bei welchen Erkrankungen ist mit einem deutlich erhöhten Suizidrisiko zu rechnen?

1 Depressive Störung
2 Schizophrene Psychose
3 Hypochondrische Störung
4 Suchterkrankung
5 Fortgeschrittene Demenz

A Nur die Aussagen 1, 2 und 3 sind richtig.
B Nur die Aussagen 1, 2 und 4 sind richtig.
C Nur die Aussagen 1, 3 und 4 sind richtig.
D Nur die Aussagen 2, 3 und 5 sind richtig.
E Nur die Aussagen 3, 4 und 5 sind richtig.

Aussagenkombination

15.1.10 Welche der folgenden Interventionen kommen in Betracht, wenn Patienten Suizidgedanken äußern?

1 Stationäre Behandlung in einer psychiatrischen Klinik
2 Verhaltenstherapeutisches Löschen durch Ignorieren dieser Äußerungen
3 Offenes Gespräch zur Klärung der Gründe
4 Psychopharmakabehandlung einer zugrundeliegenden psychischen Erkrankung
5 Einbeziehung von Angehörigen

A Nur die Aussagen 2 und 4 sind richtig.
B Nur die Aussagen1, 3 und 5 sind richtig.
C Nur die Aussagen 3, 4 und 5 sind richtig.
D Nur die Aussaggen 1, 3, 4 und 5 sind richtig.
E Alle Aussagen sind richtig.

Richtige Antwort (15.1.9): B

✓ **1** Das höchste Suizidrisiko im Bereich der psychischen Störungen haben Patienten mit einer Depression. In 40–60 % der vollendeten Suizide litten die Betroffenen im Vorfeld an einer depressiven Erkrankung.

✓ **2** Im Rahmen schizophrener Erkrankungen kann es in allen Phasen zu akuten Krisensituationen und unvorhergesehener Suizidalität kommen. Ca. 10 % der Patienten versterben durch eine Selbsttötung.

3 Menschen mit einer hypochondrischen Störung befürchten eine schwere Erkrankung, und damit verbunden ist meist eine Angst vor dem Tod. Daher ist das Risiko eines Suizids bei dieser Patientengruppe eher als gering einzuschätzen.

✓ **4** Auch Suchterkrankungen gehen mit einem erhöhten Suizidrisiko einher. Bis zu 20 % der Selbsttötungen findet auf dem Boden einer solchen Erkrankung statt.

5 Zu Anfang von Demenzen kann es bei Betroffenen zu suizidalen Krisen und Selbsttötungen kommen, im weiteren Verlauf der Erkrankung vermindert sich dieses Risiko jedoch wieder.

Richtige Antwort (15.1.10): D

✓ **1** Äußert ein Patient Suizidgedanken, ist die Einschätzung der aktuellen Gefährdung durch den Therapeuten maßgeblich am weiteren Ablauf beteiligt. Liegt eine akute Suizidalität vor, ist ein stationärer Aufenthalt in die Wege zu leiten, um den Patienten vor einer Selbsttötung zu schützen.

2 Suizidgedanken müssen immer thematisiert werden! Es wäre ein grober therapeutischer Fehler, diese zu ignorieren.

✓ **3** Das offene Gespräch über suizidale Gedanken ist sehr wichtig. Der Patient bekommt die Möglichkeit, über Motive, Hintergründe und begleitende Emotionen zu sprechen. Das Gespräch kann helfen, Abstand zu gewinnen, und dem Patienten Erleichterung zu verschaffen. Für den Therapeuten ist das Gespräch hinsichtlich einer genauen Einschätzung der aktuellen Gefährdungslage entscheidend für das weitere Vorgehen.

✓ **4** Die medikamentöse Behandlung psychischer Störungen, die mit erhöhter Suizidgefahr einhergehen, ist ein wichtiger Baustein im Kontext der Therapie. In der Regel geht durch die zusätzliche Behandlung der Grunderkrankung mit geeigneten Psychopharmaka auch die Suizidalität zurück.

✓ **5** Angehörige und das soziale Umfeld haben in suizidalen Krisen meist eine stützende Funktion und sollten daher in das Geschehen miteinbezogen werden, wenn der Patient damit einverstanden ist.

Aussagenkombination

15.1.11 Welche der folgenden Aussagen für den Umgang mit suizidgefährdeten Patienten trifft (treffen) zu?

1 Je konkreter die Ideen über den Suizid sind, umso größer ist die Suizidgefahr.

2 Depressive Patienten dürfen nicht nach ihren suizidalen Ideen exploriert werden.

3 Die suizidale Gefährdung bei Patienten mit Psychosen aus dem schizophrenen Formenkreis ist signifikant geringer als die der Allgemeinbevölkerung.

4 Bei akut suizidgefährdeten Patienten sollte die Medikamenteneinnahme unter Aufsicht erfolgen.

5 Der Abschluss eines „Non-Suizid-Bündnisses" ist nicht hilfreich.

A Nur die Aussage 1 ist richtig.

B Nur die Aussagen 1 und 4 sind richtig.

C Nur die Aussagen 2 und 4 sind richtig.

D Nur die Aussagen 1, 3, 4 und 5 sind richtig.

E Alle Aussagen sind richtig.

Aussagenkombination

15.1.12 Sie haben den Verdacht auf Suizidalität bei einem Ihrer Patienten. Welche weiteren Symptome bzw. Kenntnisse zu dem Patienten stützen Ihren Verdacht?

1 Suchtmittelkonsum

2 Tiefe Religiosität

3 Autoaggression

4 Erheblicher Gewichtsverlust

5 Sozialer Rückzug

A Nur die Aussagen 1, 2 und 4 sind richtig.

B Nur die Aussagen 1, 3 und 5 sind richtig.

C Nur die Aussagen 1, 2, 3 und 5 sind richtig.

D Nur die Aussagen 1, 3, 4 und 5 sind richtig.

E Nur die Aussagen 2, 3, 4 und 5 sind richtig.

Richtige Antwort (15.1.11): B

✓ **1** Die Suizidalität eines Patienten muss ausführlich exploriert werden. Der Behandler muss aktiv nachfragen, ob der Patient bisher unspezifische oder konkrete Suizidgedanken hat und ob schon Planungen oder bereits Vorbereitungen getroffen wurden, in welcher Form er sich beispielsweise suizidieren möchte u. v. m. Generell gilt, je konkreter die Ideen, umso akuter die Gefahr.

2 Es ist von außerordentlicher Wichtigkeit, depressive Patienten hinsichtlich einer Suizidalität zu befragen, denn depressive Patienten haben das höchste Suizidrisiko aller psychisch Kranken. Stellt sich heraus, dass ein Patient suizidal ist, ist das Gespräch über diese Gedanken für ihn entlastend und wichtig für Ihre Einschätzung hinsichtlich der akuten Gefährdung Ihres Patienten. Die Verallgemeinerung, dass das Ansprechen auf Selbsttötungsgedanken die Menschen erst dazu bringt, sich zu suizidieren, stimmt nicht. Ist der Patient nicht akut gefährdet, signalisieren Sie ihm durch das offene Gespräch, dass er sich, sollte es zu suizidalen Gedanken kommen, an Sie wenden kann.

15

3 Schizophrene Patienten können während aller Phasen der Erkrankung akute suizidale Krisen haben. 10 % der Erkrankten töten sich selbst.

✓ **4** Akut suizidale Patienten könnten Tabletten sammeln, um sie dann in Überdosierung als Suizidmittel zu verwenden, daher ist es nötig, die Medikamentengabe zu überwachen. Ein weiterer relevanter Punkt ist die Behandlung der psychischen Grunderkrankung, aufgrund derer die Medikamentenverordnung stattgefunden hat. Nur die regelmäßige und richtig dosierte Einnahme hilft bei der Reduktion der Symptome und der Suizidalität.

5 Die Praxis zeigt, dass „Non-Suizid-Bündnisse" bei einem großen Teil der Patienten Wirkung zeigen. Die Patienten fühlen sich dem Therapeuten gegenüber in der Verantwortung. Immer ist dieses Bündnis jedoch nicht wirksam.

Richtige Antwort (15.1.12): D

✓ **1** Suchtkranke Menschen haben ein stark erhöhtes Risiko, durch einen Suizid zu versterben. 20 % der Suizide haben im Hintergrund ein Suchtgeschehen.

2 Generell ist tiefe Religiosität ein eher schützender Faktor hinsichtlich einer Selbsttötung. Gebote und der Halt in einer Gemeinde sind hier wichtige und stützende Faktoren.

✓ **3** Im präsuizidalen Syndrom nach E. Ringel ist die Phase der Aggressionsumkehr genannt. Gefährdete Patienten können Aggressionen nicht mehr nach außen bringen und wenden sie zunehmend gegen sich selbst. Suizid ist ein höchst aggressiver Akt gegen sich selbst und gegen die Umwelt.

✓ **4** Erheblicher Gewichtsverlust kann sowohl durch schwere körperliche als auch psychische Erkrankungen ausgelöst werden. Schwere depressive Episoden gehen häufig mit massiver Gewichtsabnahme und Suizidalität einher.

✓ **5** Sozialer Rückzug ist ebenso wie die Aggressionsumkehr Bestandteil des präsuizidalen Syndroms. Sowohl bei Depressionen als auch bei der Negativsymptomatik einer Schizophrenie kann dieses Symptom u. a. vorhanden sein.

Aussagenkombination

15.1.13 Welche der folgenden Aussagen hinsichtlich Suizidalität und Suizid treffen zu?

1 Nach einem Suizid besteht jahrelang keine Suizidgefahr mehr.
2 Ein Suizidversuch löst in der Regel eine psychische Selbstheilung (Katharsis) aus.
3 Bei alleinstehenden alten Männern besteht ein deutlich erhöhtes Suizidrisiko.
4 Eines der Stadien der suizidalen Entwicklung ist das Stadium der Ambivalenz.
5 Die Wahl der Suizidmethode bei psychisch Kranken ist völlig unabhängig von der psychiatrischen Diagnose.

A Nur die Aussagen 2 und 3 sind richtig.
B Nur die Aussagen 3 und 4 sind richtig.
C Nur die Aussagen 1, 4 und 5 sind richtig.
D Nur die Aussagen 3, 4 und 5 sind richtig.
E Alle Aussagen sind richtig.

Aussagenkombination

15.1.14 Welche der folgenden Aussagen zur Suizidalität treffen zu?

1 Zu Beginn der Behandlung einer Depression mit Antidepressiva kann die Suizidalität zunehmen.
2 Zu Beginn einer psychotherapeutischen Behandlung einer Depression kann die Suizidalität zunehmen.
3 Die überwiegende Zahl von Suiziden erfolgt als Folge krankheitsunabhängiger schwieriger Lebensumstände wie Arbeitslosigkeit oder Familienstand und weniger im Rahmen einer psychischen Erkrankung.
4 In der Bundrepublik Deutschland sterben mehr Menschen an Suizid als an illegalen Drogen.
5 Hinterbliebene nach Suizid haben ein erhöhtes Risiko, selbst psychisch zu erkranken.

A Nur die Aussagen 1 und 2 sind richtig.
B Nur die Aussagen 3, 4 und 5 sind richtig.
C Nur die Aussagen 1, 2, 3 und 4 sind richtig.
D Nur die Aussagen 1, 2, 4 und 5 sind richtig.
E Alle Aussagen sind richtig.

Richtige Antwort (15.1.13): B

1 Im ersten Jahr nach einem Selbsttötungsversuch liegt das Risiko eines erneuten Versuchs bei 20 %. Suizidversuche in der Anamnese gelten immer als Risikofaktor!

2 Bei der überwiegenden Zahl suizidaler Handlungen steht im Hintergrund eine psychische Erkrankung, die sich sicher durch einen Suizidversuch nicht heilen lässt, bzw. eine Selbstheilung auslöst.

✓ 3 Die Suizidalität nimmt mit dem Lebensalter zu. Gerade alleinstehende Menschen, die wenig soziale Kontakte haben, sind davon betroffen, sehr oft Männer.

✓ 4 Die Phase der Ambivalenz zählt zu dem 3-Phasen-Modell von Walter Pöldinger. Die Ambivalenz kann bis zum Vollziehen der Selbsttötung anhalten. Die erste Phase beschreibt Pöldinger als Phase der Erwägung, die zweite als Phase der Ambivalenz und die Dritte als Entschlussphase.

5 Es gibt Suizidmethoden, die gewissen Störungsbildern zugeordnet werden können. Meist stehen sehr grausame Methoden mit Schizophrenien in Verbindung.

Richtige Antwort (15.1.14): D

✓ 1 Durch die antriebssteigernde Wirkung einiger Antidepressiva besteht die Gefahr, dass dem Patienten die nötige Energie gegeben wird, eine Suizidhandlung zu vollziehen. Aus diesem Grund ist eine engmaschige Betreuung in dieser Phase von außerordentlicher Wichtigkeit.

✓ 2 Eine Psychotherapie ist für den Patienten ein z. T. sehr anstrengender und in einigen Sequenzen auch destabilisierender Prozess. Die Suizidalität kann zu Beginn, gerade, wenn die Beziehung zum Therapeuten noch nicht gefestigt ist, zunehmen.

3 Die meisten Suizide entstehen auf dem Boden einer psychischen Störung. Vor allem Depressionen, Schizophrenien, Suchterkrankungen und Borderline-Persönlichkeitsstörungen sind hier von besonderer Bedeutung. Generell gilt bei allen psychischen Erkrankungen erhöhte Achtsamkeit bezüglich einer Selbstgefährdung!

✓ 4 Selbsttötungen gehören zu den häufigsten Todesursachen in Deutschland. Die Zahl der Todesfälle durch Suizid übersteigt die der durch Drogen verursachten Sterbefälle um ein Vielfaches.

✓ 5 Die Suizidhandlung ist ein höchst aggressiver Akt gegen sich selbst und die Umwelt. In der Folge einer solchen Handlung ist die Gefahr bei Angehörigen, selbst psychisch zu erkranken, stark erhöht.

15.2 Mündliche Fragen: Suizidalität und psychiatrische Notfälle

15.2.1 Wie klären Sie bei einem Patienten eine eventuell vorhandene Suizidalität ab?

Das sollten Sie zur Sprache bringen:

- Beim geringsten Verdacht, bzw. bei Erkrankungen, die mit einem erhöhten Suizidrisiko einhergehen, muss der Behandler aktiv nach einer Suizidalität fragen.
- Konkrete Fragen sind hier nötig, jedoch selbstverständlich mit dem gegebenen Einfühlungsvermögen und einem ausreichenden Zeitrahmen. Folgende Fragen können z. B. vorkommen:
  - Haben Sie schon einmal versucht, sich das Leben zu nehmen?
  - Haben Sie in letzter Zeit daran gedacht, sich das Leben zu nehmen?
  - Kommt es zu suizidalen Gedanken?
  - Gibt es konkrete Pläne?
  - Ist der Kontakt zu Familie und Freunden weniger geworden?
- Erhebung der aktuellen psychopathologischen Situation, mit besonderem Augenmerk auf folgende Aspekte:
  - Depressive Verstimmung
  - Hoffnungslosigkeit
  - Angst
  - Sozialer Rückzug
  - Starke innere Unruhe
- Abklärung der momentanen aktuellen Lebenssituation:
  - Soziales Umfeld
  - Berufstätigkeit
  - Einsamkeit etc.
- Anamnestische Angaben, z. B.:
  - Vorherige Suizidversuche
  - Depression oder andere Erkrankungen in der Geschichte
  - Suizidversuche in der Familie etc.
- Bei Unsicherheiten bezüglich der Einschätzung ist immer ein Facharzt hinzuzuziehen.

Zusätzlich können Sie erwähnen:

- Ein Gespräch über die eventuell bestehende Suizidalität ist für den Patienten erleichternd und hilft ihm bei suizidaler Einengung.

Ihr weiteres Plus:

- Achtung bei einem Patienten, der in der Vergangenheit suizidale Äußerungen gemacht hat und nun einen ruhigen, gelösten Eindruck macht. In einem solchen Fall können die Suizidplanungen bereits abgeschlossen sein und der Suizid steht unmittelbar bevor.

15.2.2 Was tun Sie, wenn eine offensichtlich suizidgefährdete Person in Ihre Praxis kommt und sich auf Ihr Bitten hin nicht in eine psychiatrische Einrichtung begeben möchte?

Das sollten Sie zur Sprache bringen:

- Der Patient darf die Praxis nicht alleine verlassen.
- Anwendung des PsychKG (in der jeweils gültigen Fassung des Bundeslandes), da eine akute Selbstgefährdung besteht und der Patient sich nicht freiwillig in eine geeignete Einrichtung begeben möchte.

15

- Benachrichtigung der zuständigen Behörde, z. B. sozialpsychiatrischer Dienst, Gesundheitsamt, Einsatzleitzentrale etc. (Bitte bringen Sie die Fragen rund um eine Unterbringung auf Basis des PsychKG unbedingt vor Ihrer Prüfung für Ihren Landkreis in Erfahrung.)
- Nach der Mitteilung an die zuständige Behörde kommen ein Beamter und ein auf dem Gebiet der Psychiatrie erfahrener Arzt, um das tatsächliche Ausmaß der Gefährdung einzuschätzen.
- Der Beamte leitet weitere Schritte ein.

Zusätzlich können Sie erwähnen:
- Ohne richterliche Verfügung darf der Patient gegen seinen Willen nur für einen gewissen Zeitraum untergebracht werden (auch hier sind die Informationen Ihrer zuständigen Stelle wichtig).
- Über den weiteren Verbleib des Patienten entscheidet ein Gericht.

Ihr weiteres Plus:
- Benennung der jeweils relevanten Paragrafen des PsychKG

15.2.3 Welche Phasen der Suizidalität sind Ihnen bekannt?

Das sollten Sie zur Sprache bringen:
- Präsuizidales Syndrom nach Erwin Ringel:
  - Phase der zunehmenden Einengung
  - Phase der Aggressionsumkehr
  - Suizidfantasien
- Drei-Phasen-Modell nach Walter Pöldinger:
  - Phase der Erwägung
  - Phase der Ambivalenz
  - Entschlussphase

Zusätzlich können Sie erwähnen:
- Beschreibung der einzelnen Phasen nach Ringel und Pöldinger

Ihr weiteres Plus:
- Risikofaktoren und Risikogruppen für suizidale Handlungen

15.2.4 Welche Motive können hinter einer suizidalen Handlung stehen?

Das sollten Sie zur Sprache bringen:
- Es handelt sich immer um ein individuelles Geschehen.
- Todeswunsch, Wunsch nach Ruhe, Wunsch nach Erlösung
- Rache
- Enttäuschung und Wut
- Hilferuf, Appell
- Negative Lebensbilanz

Zusätzlich können Sie erwähnen:
- Psychodynamische Theorien zur Entwicklung einer Suizidalität:
  - Aggressionsmodell
  - Narzissmustheorie

Ihr weiteres Plus:

- Weitere Risikofaktoren für eine suizidale Handlung:
  - Psychische Erkrankungen
  - Suizidversuche in der Anamnese
  - Belastende Lebensereignisse
  - Fehlende soziale Kontakte

15.2.5 Was sind harte bzw. weiche Suizidmethoden?

Das sollten Sie zur Sprache bringen:

- Harte Suizidmethoden führen in der Regel unausweichlich zum Tod.
  - Werden überwiegend von Männern gewählt.
  - Beispiele sind Erhängen, Erschießen, Sturz in die Tiefe
- Weiche Suizidmethoden bergen eine höhere Wahrscheinlichkeit zu überleben.
  - Werden überwiegend von Frauen gewählt.
  - Beispiele sind das Einatmen giftiger Gase, Vergiftungen durch Tabletten.

Zusätzlich können Sie erwähnen:

- Die Suizidrate ist bei Männern 3-mal so hoch wie bei Frauen, wohingegen die Versuchsrate mit 2–3:1 bei den Frauen deutlich höher ist.

Ihr weiteres Plus:

- Motive und Erkrankungen, die in Suizidalität münden können

15.2.6 Können Sie mir psychische Störungen nennen, die mit einem erhöhten Suizidrisiko einhergehen?

Das sollten Sie zur Sprache bringen:

- Prinzipiell gilt es bei der Behandlung psychischer Störungen immer achtsam hinsichtlich einer eventuellen Suizidalität zu sein, daher sind die folgenden Erkrankungen lediglich Beispiele:
  - Depressionen
  - Schizophrenie
  - Borderline-Persönlichkeitsstörungen
  - Suchterkrankungen
  - Manie

Zusätzlich können Sie erwähnen:

- Weitere Risikofaktoren für Suizidalität sind z. B.:
  - Gewalt- und Missbrauchserfahrungen
  - Belastende Lebenssituationen
  - Suizidversuche in der Anamnese

Ihr weiteres Plus:

- Bei Erkrankungen, die mit einem erhöhten Suizidrisiko einhergehen, ist immer eine genaue Exploration hinsichtlich einer Eigengefährdung durchzuführen.

15.2.7 Welche psychodynamischen Theorien zur Suizidalität sind Ihnen bekannt?

Das sollten Sie zur Sprache bringen:
- Aggressionsmodell:
  - Aggressionen, die eigentlich äußeren Objekten gelten, werden umgekehrt und richten sich gegen die eigene Person.
- Narzissmustheorie:
  - Suizid als Folge eines gestörten Selbstwertgefühls
  - Krisen führen zu regressiver Dekompensation des seelischen Apparats
  - Suizid als paradoxe Möglichkeit, die eigene Allmacht zu erhalten

Zusätzlich können Sie erwähnen:
- Passend zum Aggressionsmodell Beschreibung des präsuizidalen Syndroms nach Erwin Ringel:
  - Zunehmende Einengung
  - Phase der Aggressionsumkehr
  - Suizidfantasien

Ihr weiteres Plus:
- Stadien der Suizidalität nach Walter Pöldinger:
  - Phase der Erwägung
  - Phase der Ambivalenz
  - Entschlussphase

KAPITEL

16 Psychotherapie und psychotherapeutische Verfahren

Psychotherapie: Dient der fachgerechten Behandlung von psychischen Störungen durch verschiedene psychotherapeutische Verfahren und Techniken, z.B. durch Verhaltenstherapie oder Gesprächstherapie. Zudem kann zwischen Einzel- und Gruppentherapien oder ambulanten, stationären und teilstationären Therapien unterschieden werden.

Steckbrief: Psychoanalyse

Kurzdefinition: Klassische Form der psychoanalytischen Therapie. Diese geht davon aus, dass Verhalten und Erleben von unbewussten Persönlichkeitsanteilen bestimmt werden. Diese sind psychodynamisch wirksam und können in der Interaktion von Therapeut und Klient aufgedeckt werden.

Theoretische Elemente

Zum klassischen Verständnis der Psychoanalyse sind folgende, von Freud entwickelte Theorien, von Bedeutung:
- Psychosexuelle Entwicklungsphasen
- Instanzen-Modell
- Abwehrmechanismen

Die **psychosexuellen Entwicklungsphasen** umfassen:
- Orale Phase, bis zum 18. Lebensmonat
- Anale Phase, 2.- 3. Lj.
- Phallisch-ödipale Phase, 3.- 4. Lj.
- Latenzphase, Ende mit Beginn der Pubertät
- Genitale Phase, Beginn mit der Geschlechtsreife

Kommt es in den genannten Entwicklungsphasen zu Störungen, entstehen sog. „Fixierungen". Diese Fixierungen können bei Konflikten im Erwachsenenalter reaktiviert werden und führen in der Folge zu psychischer Erkrankung.

Freud ging im Rahmen seines **Instanzen-Modells** davon aus, dass Denken und Handeln einer Person durch drei Instanzen innerhalb der menschlichen Psyche beeinflusst werden
- **Es**: Instanz der unbewussten Triebe, Impulse und Bedürfnisse
- **Über-Ich:** Instanz, die sich mit der moralischen Entwicklung eines Menschen ausbildet, gesellschaftliche Normen vertritt und die Wertvorstellungen bestimmt
- **Ich:** Instanz zum Ausgleich der widerstrebenden Motivationen von Es und Über-Ich (nach Freud die vermittelnde Instanz)

Abwehrmechanismen dienen laut Freud dem Schutz vor unangenehmen Gefühlen, vor allem von Angst. Sie können sowohl gesund als auch pathologisch sein. Folgende Abwehrmechanismen werden unterschieden:
- **Verdrängung:** Verschiebung nicht akzeptabler Triebregungen ins Unbewusste
- **Verleugnung:** Objektive Gegebenheiten werden negiert oder nicht wahrgenommen
- **Vermeidung:** Meidung von Situationen, in denen ein Konflikt auftreten kann
- **Sublimierung:** Umwandlung von Triebregungen in sozial akzeptierte Form (z. B. Kunst, Leistung)
- **Reaktionsbildung:** Verkehrung von verdrängten Triebwünschen in ihr Gegenteil
- **Projektion:** Wahrnehmung abgelehnter eigener Regungen in anderen Personen
- **Introjektion:** Übernahme des Bildes eines anderen Menschen in das eigene Ich
- **Identifikation:** Vorgang, durch den ein Mensch einem anderen ähnlich sein möchte
- **Projektive Identifikation:** Abgewehrte Impulse werden durch das Gegenüber ausgedrückt
- **Regression:** Zurückfallen auf eine frühere, weniger differenzierte seelische Entwicklungsstufe

- **Identifizierung mit dem Aggressor:** Übernahme von Werten, Verhaltensweisen und Eigenschaften eines Menschen, der in der Vergangenheit Gewalt gegen die Person ausgeübt hat
- **Verschiebung:** Übertragung von emotionalen Inhalten auf andere Objekte
- **Rationalisierung:** Verbergen tatsächlicher Beweggründe für Handlungen, Gedanken oder Gefühle durch Scheinerklärungen
- **Konversion:** Ausdrücken innerer Konflikte durch körperliche Symptome
- **Altruismus:** Innere Konflikte werden durch Hilfe an anderen Menschen kompensiert
- **Affektisolierung:** Gedanken und Gefühle werden getrennt. Gefühle werden zum seelischen Schutz nicht wahrgenommen.
- **Intellektualisierung:** Distanzierung von Konflikten und schmerzhaften Emotionen durch abstrakte und intellektuelle Erklärungen
- **Ungeschehenmachen:** Versuch, Schuldgefühle durch (magische) Handlungen zu neutralisieren (v. a. Zwangsrituale)
- **Psychosoziale Abwehr:** Anstiftung anderer zu Handlungen aufgrund eigener unbewusster und abgewehrter Impulse
- **Spaltung:** Nebeneinanderbestehen zweier im Konflikt stehender Ich-Zustände
- **Omnipotenz:** Gefühl der Überlegenheit/Macht

Therapeutische Elemente

- **Freies Assoziieren:** Patient soll gemäß der Grundregel alle Gedanken und Impulse ohne Zensur aussprechen.
- **Analyse der Übertragung:**
  - Als Übertragung wird die Gestaltung der therapeutischen Beziehung durch den Patienten bezeichnet.
  - Wahrnehmung des Therapeuten durch den Patienten beruht auf bedeutsamen früheren Beziehungserfahrungen.
- **Analyse der Gegenübertragung:** Als Gegenübertragung werden die Gefühle, die beim Therapeuten durch den Patienten ausgelöst werden, bezeichnet.
- **Analyse von Widerstand:** Der Patient setzt der Aufdeckung innerer Konflikte unbewusst verschiedene Strategien entgegen, da die bewusste Wahrnehmung dieser Konflikte schmerzhaft sein könnte.
- **Traumdeutung:** Analyse von Träumen, da diese Hinweise auf innere, unbewusste Konflikte enthalten
- **Abstinenz des Therapeuten:**
  - Der Therapeut gibt keine Informationen zur eigenen Person, äußert keine Meinungen und enthält sich jeglicher praktischer Vorschläge.
  - Der Patient erhält dadurch die Möglichkeit, die therapeutische Beziehung u. a. durch Übertragungen zu gestalten.

Steckbrief: Kognitive Verhaltenstherapie (KVT)

Kurzdefinition: Eine der verbreitetsten und am besten untersuchten Formen von Psychotherapie. Sie kombiniert zwei Therapieansätze: die kognitive Therapie und die Verhaltenstherapie. Sie geht davon aus, dass fehlerhafte, meist in der Kindheit erlernte, Verhaltensmuster durch neue Lernprozesse verändert werden können. Die verschiedenen lerntheoretisch fundierten Behandlungstechniken können einzeln eingesetzt oder miteinander kombiniert werden.

Formen des Lernens

- Klassische Konditionierung:
  - Verknüpfung von zwei Reizen durch wiederholte Darbietung eines neutralen Reizes mit einer unkonditionierten Reaktion. Der neutrale Reiz wird zu einem konditionierten Stimulus, der eine jetzt konditionierte Reaktion auslöst.
- Operante Konditionierung:
  - Erlernen von erwünschtem Verhalten durch Verstärkung
- Modelllernen
  - Erlernen neuer Verhaltensweisen durch Nachahmung

Therapeutische Elemente

- **Verhaltensanalyse nach SORKC-Schema:**
  - Verhaltensanalyse als Grundlage der weiteren Therapieplanung
- **Selbststeuerung:**
  - Erhöhung der Selbsthilfekompetenz und der Selbstwirksamkeit
  - Faktoren der Selbststeuerung sind z. B. Selbstbeobachtung, Selbstverstärkung, Selbstkontrolle
- **Systematische Desensibilisierung:**
  - Klassisches Verfahren bei Angststörungen
  - Angstauslösende Situationen oder Objekte werden in abgestufter Intensität vorgestellt und mit Entspannung gekoppelt.
- **Reizkonfrontation:**
  - Angstauslösende Situationen oder Objekte werden real oder in der Vorstellung konfrontiert.
  - Höchste Wirksamkeit bei „Flooding" (in vivo)
- **Soziales Kompetenztraining:**
  - Rollenspiele, Verhaltensübungen und kognitive Umbewertungen ermöglichen dem Patienten, mehr Selbstsicherheit und Selbstvertrauen in sozialen Situationen zu erlangen.
  - Der Patient erhält differenziertes Feedback vom Therapeuten.
- **Biofeedback:**
  - Durch apparative Methoden erhält der Patient eine Rückmeldung über eigene Körperfunktionen.
  - Biofeedback unterstützt den Patienten bei der Selbststeuerung, hier v. a. der Selbstkontrolle.
- **Kognitive Therapie:**
  - Identifizierung und Bewusstmachung automatisch ablaufender ungünstiger Gedankenmuster
  - Überprüfung dieser Muster
  - Ersetzen der krankmachenden Denkmuster durch günstigere (kognitive Umstrukturierung)
- **Problemlösetraining:**
  - Systematisiertes Verfahren zur schrittweisen Lösung von lebenspraktischen Fragestellungen
- **Tokensysteme:** Verstärkung durch Belohnung
- **Gedankenstopp:**
  - Patienten erlernen, negative Gedankenketten und Grübeleien durch ein ausgesprochenes oder vorgestelltes „Stopp" zu unterbrechen.
- **Prompting:**
  - Unmittelbare Reaktion des Therapeuten auf neue Verhaltensweisen
  - Verbale Korrekturen oder Darstellung des erwünschten Verhaltens
- **Shaping:**
  - Schrittweise Verhaltensformung
- **Weitere störungsspezifische Verfahren, z. B.**
  - Sexualtherapie
  - Apparative Enuresistherapie
  - Therapie bei Borderline-Persönlichkeitsstörungen
- **Psychoedukation:**
  - Informationsvermittlung für ein besseres Verständnis der Erkrankung

Steckbrief: Gesprächstherapie

Kurzdefinition: Von Rogers entwickelte Therapieform, die den humanistischen Therapien zugerechnet wird, die sich in den 1970er-Jahren in Abgrenzung zu den etablierten Therapierichtungen formten. Andere Bezeichnungen für die Gesprächstherapie sind klientenzentrierte Psychotherapie oder nichtdirektive Psychotherapie.

Therapeutische Elemente:
- Unbedingte Wertschätzung
- Empathie
- Kongruenz
- Nicht-Direktivität
- Aktives Zuhören
- Verbalisierung emotionaler Erlebnisinhalte

Steckbrief: Weitere psychotherapeutische Verfahren

- Körperorientierte Psychotherapie
- Hypnotherapie
- Gestalttherapie
- Familientherapie
- Psychotraumatologie
- Entspannungsverfahren:
  - Autogenes Training
  - Progressive Muskelentspannung

16.1 Schriftliche Fragen: Psychotherapie und psychotherapeutische Verfahren

Aussagenkombination

16.1.1 Welche der folgenden therapeutischen Techniken gehören zu den typischen verhaltenstherapeutischen Verfahren?

1 Reizkonfrontation
2 Training sozialer Kompetenz
3 Hypnose
4 Kognitive Therapie
5 Genogramm (grafische Darstellung der Familie)

A Nur die Aussagen 1 und 4 sind richtig.
B Nur die Aussagen 1, 2 und 4 sind richtig.
C Nur die Aussagen 1, 2 und 5 sind richtig.
D Nur die Aussagen 2, 3 und 4 sind richtig.
E Alle Aussagen sind richtig.

Einfachauswahl

16.1.2 Welcher Abwehrmechanismus wird beschrieben, wenn jemand eigene Probleme und Impulse, die er bei sich selber ablehnt, einem anderen Menschen zuschreibt und dort kritisiert und thematisiert?

A Sublimierung
B Regression
C Projektion
D Reaktionsbildung
E Affektverschiebung

Richtige Antwort (16.1.1): B

✓ **1** Die Reizkonfrontation ist eine verhaltenstherapeutische Interventionsmethode, die vor allem bei situationsbedingten Ängsten eingesetzt wird. Durch die Konfrontation mit der gefürchteten Situation lernt der Patient seine Angst zu erleben und auszuhalten. Er lernt, dass die mit der Angst verbundenen Befürchtungen nicht eintreten.

✓ **2** Durch das Training der sozialen Kompetenz sollen Patienten ein höheres Maß an Selbstvertrauen und Selbstsicherheit erreichen. Verhaltensübungen und Rollenspiele helfen dem Patienten, sich in sozialen Situationen effektiver zu verhalten.

3 Die Hypnose ist eine eigenständige Therapierichtung, bei der der Patient in Trance versetzt wird und es durch Suggestionen zu Veränderungen kommt.

✓ **4** Entwickelt von Aaron T. Beck, arbeitet die kognitive Therapie mit krankmachenden Denkmustern. Diese werden identifiziert und einer Überprüfung unterzogen. In der Umstrukturierungsphase werden sie dann durch günstigere Gedankenmuster ersetzt.

5 Unter einem Genogramm versteht man die grafische Darstellung der Familienstruktur über mehrere Generationen. Sie ist ein typisches Element der Familien-/systemischen Therapie.

Richtige Antwort (16.1.2): C

A Unter Sublimierung versteht man den unbewussten Prozess der Neutralisierung der Libido und die Umwandlung dieser Energie in soziale, künstlerische oder kulturelle Leistungen.

B Analytisch bezeichnet die Regression das Zurückfallen eines Menschen auf eine frühere, weniger differenzierte Entwicklungsstufe.

✓ **C** Eigene, häufig abgelehnte Gedanken, Gefühle und Eigenschaften werden auf andere Personen übertragen und für den projizierenden Menschen in der anderen Person sichtbar. Nach der Psychoanalyse spielt die Projektion bei paranoiden Psychosen eine zentrale Rolle.

D Unter Reaktionsbildung wird ein seelischer Vorgang verstanden, bei dem aus dem Es stammende Triebimpulse in eine entgegengesetzte Verhaltensweise umgewandelt werden. So kommt z. B. der Hass einer Person gegenüber durch besonders zärtliche und liebevolle Behandlung zum Ausdruck.

E Bei der Affektverschiebung wird eine in einer gewissen Situation entstandene emotionale Empfindung nicht als dorthin gehörend ausgedrückt, sondern zur Entladung in einen anderen Zusammenhang verschoben.

Einfachauswahl

16.1.3 Welche Aussage zur systematischen Desensibilisierung trifft zu?

A Sie ist die Methode der Wahl zum Abbau von Zwangshandlungen.
B Sie ist bei Kindern und Jugendlichen kontraindiziert.
C Sie findet bei Phobien Anwendung.
D In der Regel wird sie mit der Gabe von Antidepressiva kombiniert.
E Es handelt sich um ein tiefenpsychologisches Verfahren.

Aussagenkombination

16.1.4 Welche der folgenden Aussagen treffen zu? Zu den Abwehrmechanismen zählen:

1 Symboldeuten
2 Rationalisierung
3 Verschiebung
4 Gedankensperrung
5 Isolierung

A Nur die Aussagen 1 und 2 sind richtig.
B Nur die Aussagen 2 und 3 sind richtig.
C Nur die Aussagen 1, 3 und 5 sind richtig.
D Nur die Aussagen 2, 3 und 5 sind richtig.
E Nur die Aussagen 3, 4 und 5 sind richtig.

Richtige Antwort (16.1.3): C

A In der verhaltenstherapeutischen Arbeit mit zwangserkrankten Menschen spielt vor allem das Expositionstraining eine Rolle. Der Patient lernt, spannungserzeugende Situationen auszuhalten und die bestehende Anspannung nicht durch eine Zwangshandlung abzubauen.

B Eine systematische Desensibilisierung kann, wenn Angststörungen vorliegen, auch bei Kindern und Jugendlichen eingesetzt werden.

✓ **C** Die systematische Desensibilisierung eignet sich sehr gut für die Behandlung von Phobien. Der Patient lernt, dass seine Angst vor einer spezifischen Situation oder einem speziellen Objekt nach einer gewissen Zeit von alleine abebbt und seine Befürchtungen nicht eintreten.

D Sehr häufig wird die systematische Desensibilisierung mit einem Entspannungsverfahren kombiniert. Die zusätzliche Gabe von Antidepressiva ist nicht regelhaft, sondern individuell festzulegen.

E Bei der systematischen Desensibilisierung handelt es sich um eine klassische Interventionsmethode der Verhaltenstherapie.

Richtige Antwort (16.1.4): D

1 Das Symboldeuten ist vor allem in der Arbeit mit Träumen ein wichtiges Mittel. Zusammen mit dem Patienten werden Symbole des Traumgeschehens analysiert und gedeutet. Nicht zu verwechseln ist der Ausdruck mit dem Abwehrmechanismus der Symbolisation.

✓ **2** Bei einer Rationalisierung werden Scheinerklärungen für gewisse Verhaltensweisen gefunden, die tatsächlichen Gründe bleiben jedoch verborgen.

✓ **3** Emotionale Inhalte werden nicht dort entladen, wo sie entstanden sind, sondern auf andere Situationen verschoben und dort ausagiert.

4 Die Gedankensperrung ist psychopathologisch den formalen Denkstörungen zuzuordnen. Patienten bemerken diese Sperre nicht, dem Gesprächspartner fällt jedoch auf, dass ein Gedankengang plötzlich ohne erkennbaren Grund abreißt.

✓ **5** Bei der Isolierung bleibt eine abgelehnte Vorstellung, anders als bei der Verdrängung, im Bewusstsein. So kann z. B. ein Affekt isoliert werden, d. h. ein aggressiver Inhalt wird ohne die dazugehörige Emotion zwar kommuniziert, die dahinter stehende Wut bleibt jedoch isoliert.

Aussagenkombination

16.1.5 Welche der folgenden Aussagen treffen zu? Bei der Verhaltenstherapie werden folgende Techniken bzw. Prinzipien angewandt:

1 Umfassender Persönlichkeitsstrukturwandel zur Verhinderung von Lebenskrisen
2 Lerntheoretisch fundierte Modifikation des Verhaltens
3 Erkennung und Veränderung negativer Denkschemata
4 Training sozialer Kompetenz
5 Systematische Desensibilisierung

A Nur die Aussagen 2 und 5 sind richtig.
B Nur die Aussagen 3, 4 und 5 sind richtig.
C Nur die Aussagen 1, 2, 3 und 4 sind richtig.
D Nur die Aussagen 2, 3, 4 und 5 sind richtig.
E Alle Aussagen sind richtig.

Aussagenkombination

16.1.6 Was sind wichtige Elemente der kognitiv-verhaltenstherapeutischen Behandlung einer Angststörung, wenn identifizierbare Angstauslöser vorhanden sind und der Patient Vermeidungsverhalten zeigt?

1 Reizkonfrontation
2 Vermittlung eines Erklärungsmodells
3 Psychoedukation
4 Vermeidung der Angstauslöser
5 Ermutigung des Patienten, sich in der angstauslösenden Situation durch Aktivitäten abzulenken

A Nur die Aussage 1 ist richtig.
B Nur die Aussagen 4 und 5 sind richtig.
C Nur die Aussagen 1, 2 und 3 sind richtig.
D Nur die Aussagen 1, 2 und 5 sind richtig.
E Alle Aussagen sind richtig.

Richtige Antwort (16.1.5): D

1 Bevor sich Persönlichkeitsstrukturen verändern können, müssen sie vom Patienten zunächst einmal differenziert erkannt und verstanden werden. Dies geschieht in der Regel bei psychodynamischen Therapien.

✓ 2 Modifizieren heißt, etwas Altes zu verändern und neuen Gegebenheiten anzupassen. Im Bereich der Verhaltenstherapie bedeutet dies z. B. ein bisher ungünstiges Verhalten zu überprüfen und durch ein anderes, günstigeres zu ersetzen.

✓ 3 Negative Denkschemata können maßgeblich zum Erhalt, bzw. zur Verschlechterung einer psychischen Störung beitragen. Durch die kognitive Therapie (Beck) werden diese Denkmuster aufgedeckt und zu günstigeren umgeformt.

✓ 4 Beim Training sozialer Kompetenz, welches aus verschiedenen Verfahren zusammengefasst ist, sollen Patienten z. B. durch Rollenspiele oder Verhaltensübungen lernen, sich in gewissen Situationen effektiver zu verhalten und ein höheres Maß an Selbstvertrauen und Selbstsicherheit zu erlangen.

✓ 5 Die systematische Desensibilisierung wird häufig zusammen mit Entspannungsverfahren eingesetzt. Sie ist eine klassische Methode der Verhaltenstherapie, wird jedoch immer weniger eingesetzt und durch andere, wirksamere Verfahren, wie z. B. Flooding abgelöst.

Richtige Antwort (16.1.6): C

✓ 1 Die Reizkonfrontation ist die zuverlässigste Therapiemethode bei situationsbedingten Ängsten. Der Patient lernt, starke Ängste zu erleben und auszuhalten. Bei Reizkonfrontationen kann sowohl graduiert als auch überflutend vorgegangen werden.

✓ 2 Erklärungsmodelle sind für Patienten sehr hilfreich, um ihre Erkrankung und das Vorgehen bzw. ihre Reaktionen bei einer Therapie besser zu verstehen. Ein Beispiel wäre die Erläuterung der Angstkurve beim Durchführen einer Reizkonfrontation.

✓ 3 Ein wichtiger Baustein der Verhaltenstherapie ist die Psychoedukation. Hier werden die Patienten und ihre Angehörigen differenziert über die Erkrankung aufgeklärt, um ein größeres Krankheitsverständnis, eine höhere Akzeptanz und in der Folge ein besseres Selbstmanagement zu erlangen.

4 Angstpatienten meiden die Situationen und Auslöser, die ihnen Angstgefühle bereiten. In der Therapie geht es darum, dass dieses Vermeidungsverhalten, das zu teilweise großem Leidensdruck führt, unterbleibt. Man spricht auch von Reaktionsverhinderung.

5 Der Hinweis auf eine Ablenkung wäre kontraproduktiv. Für Angstpatienten ist es wichtig, sich nicht abzulenken oder eine Situation zu vermeiden, sondern mithilfe einer Therapie die Erfahrung zu machen, dass ihre Befürchtungen trotz Konfrontation mit dem Angstauslöser nicht eintreten.

Aussagenkombination

16.1.7 Welche der folgenden Aussagen zur klassischen Psychoanalyse nach Freud trifft (treffen) zu?

1 Der Therapeut sollte seine Gegenübertragungsgefühle für diagnostische Zwecke nutzbar machen.
2 Der Therapeut muss im Laufe der Therapie darauf achten, dass der Patient ihm gegenüber keine Übertragung entwickelt.
3 Die Deutung von Träumen soll in der Therapie einen Zugang zu sonst nicht oder nur schwer erreichbaren Schichten der Psyche möglich machen.
4 Der Therapeut versucht von Anfang an durch die Einnahme einer aktiven Rolle den Patienten bei der Aufdeckung verdrängter seelischer Inhalte zu unterstützen.
5 Bei der freien Assoziation soll sich der Patient mit Äußerungen über den Therapeuten zurückhalten.

A Nur die Aussage 4 ist richtig.
B Nur die Aussagen 1 und 3 sind richtig.
C Nur die Aussagen 1 und 5 sind richtig.
D Nur die Aussagen 1, 2, 3 und 5 sind richtig.
E Alle Aussagen sind richtig.

Einfachauswahl

16.1.8 Während einer Psychotherapie übt eine Patientin mit Bulimie alternative Strategien, die sie zur Impulskontrolle und Unterdrückung eines Essanfalls einsetzen kann. Welcher psychotherapeutischen Richtung ist diese Vorgehensweise am ehesten zuzuordnen?

A Gesprächspsychotherapie
B Psychoanalyse
C Systemische Therapie
D Tiefenpsychologisch fundierte Psychotherapie
E Verhaltenstherapie

Richtige Antwort (16.1.7): B

✓ **1** Gegenübertragungsgefühle, also Gefühle, die beim Therapeuten durch den Patienten ausgelöst werden, sind für diagnostische Zwecke von großer Bedeutung, um ein besseres Verständnis der Übertragungen des Patienten zu erreichen.

2 Das Analysieren der Übertragung ist ein Grundstein der klassischen Psychoanalyse. Hier werden nicht nur Beziehungs- und Interaktionsmuster des Patienten deutlich, sondern auch Fantasien, Gefühle und Wünsche.

✓ **3** In der Psychoanalyse wird davon ausgegangen, dass das Unbewusste in Träumen symbolisch zum Ausdruck kommt. Durch die Analyse und individuelle Deutung der Trauminhalte entsteht ein Zugang zu tieferen Schichten der Psyche.

4 Zu den Interventionsmethoden der klassischen Analyse gehört auch die Abstinenz des Therapeuten, d. h. dass der Therapeut weder Informationen über sich selbst gibt noch seine eigene Meinung kundtut oder gar praktische Vorschläge macht.

5 Die Grundregel der Psychoanalyse ist das freie Assoziieren, bei dem der Patient dazu angehalten wird, alles auszusprechen, was sich in diesem Moment in ihm regt. Dazu gehören auch Dinge, die den Therapeuten betreffen.

Richtige Antwort (16.1.8): E

A In der Gesprächstherapie beschränkt sich der Therapeut auf das Zuhören, das Paraphrasieren und Reflektieren. Übungen sind nicht Bestandteil dieser Therapieform.

B Die Elemente der Psychoanalyse beschränken sich auf das freie Assoziieren, die Analyse von Übertragung und Gegenübertragung, die Traumdeutung und die Abstinenz des Therapeuten.

C In der systemischen Therapie geht es um die Betrachtung und Behandlung einer psychischen Störung im Zusammenhang mit dem bestehenden Familiensystem. Interventionen sind z. B. das Genogramm, zirkuläres Fragen oder die Familienskulptur.

D In der tiefenpsychologisch fundierten Psychotherapie liegen die Schwerpunkte der Arbeit in der Beleuchtung wichtiger aktueller Beziehungen des Patienten und in der Konzentration auf einzelne Konflikte auf dem Boden biografischer Aspekte.

✓ **E** Eine Grundannahme der Verhaltenstherapie besagt, dass neue Lernprozesse ungünstiges Verhalten verändern können. In der Beschreibung geht es um ein übendes Lernen, daher ist hier am ehesten an eine Intervention aus der Verhaltenstherapie zu denken.

Aussagenkombination

16.1.9 Welche der folgenden Aussagen zu Psychotherapieverfahren und Techniken treffen zu?

1 In der Verhaltenstherapie wird häufig eine Verhaltensanalyse nach SORKC-Schema durchgeführt.
2 EMDR (Eye Movement Desensitization and Reprocessing) ist eine Technik, die zur Behandlung von traumatisierten Patienten eingesetzt werden kann.
3 In der tiefenpsychologisch orientierten Psychotherapie nimmt der Psychotherapeut eine aktivere Rolle ein als in der klassischen Psychoanalyse.
4 Positive Wertschätzung gehört zu den Grundprinzipien der Gesprächspsychotherapie nach Rogers.
5 Das Training sozialer Kompetenz ist eine Methode, die in der Verhaltenstherapie eingesetzt werden kann.

A Nur die Aussagen 1, 2 und 3 sind richtig.
B Nur die Aussagen 2, 3 und 5 sind richtig.
C Nur die Aussagen 1, 2, 4 und 5 sind richtig.
D Nur die Aussagen 1, 3, 4 und 5 sind richtig.
E Alle Aussagen sind richtig.

Aussagenkombination

16.1.10 Welche der folgenden Aussagen zur kognitiven Therapie nach Beck treffen zu?

1 Die kognitive Therapie nach Beck wurde ursprünglich für die Behandlung von Depressionen entwickelt.
2 Im ersten Therapieschritt erlernen die Patienten krankmachende, zumeist automatisch ablaufende Gedanken zu identifizieren.
3 Im zweiten Schritt werden diese Gedanken einer ausführlichen Überprüfung unterzogen (sokratischer Dialog).
4 Diese Therapie ist bei akut schizophrener Erkrankung indiziert.
5 Die Wirksamkeit bei leichten und mittelschweren Depressionen ist wissenschaftlich gut belegt.

A Nur die Aussagen 2, 3 und 4 sind richtig.
B Nur die Aussagen 1, 2, 3 und 5 sind richtig.
C Nur die Aussagen 1, 2, 4 und 5 sind richtig.
D Nur die Aussagen 1, 3, 4 und 5 sind richtig.
E Alle Aussagen sind richtig.

Richtige Antwort (16.1.9): E

✓ **1** Das SORKC-Schema ist ein Verfahren zur Verhaltensanalyse. Aufbauend auf diesem Schema wird für den Patienten ein individuelles Störungsmodell erarbeitet, welches wiederum die Grundlage des persönlichen Therapieplans darstellt (S = Stimulus, O = Organismusvariable, R = Reaktion, K = Kontingenz, C = Consequence).

✓ **2** Begründerin der EMDR ist die amerikanische Psychologin F. Shapiro. Bei dieser Methode handelt es sich um ein genau festgelegtes, schrittweises Verfahren zur Verarbeitung von traumatisierenden Erfahrungen. Studien belegen die Wirksamkeit bei posttraumatischen Belastungsstörungen.

✓ **3** In der klassischen Psychoanalyse gilt die Abstinenzregel, d. h. der Therapeut enthält sich jeglicher Art von Ratschlägen, Informationen, Bewertungen etc. Er ist für den Patienten eine weiße Leinwand, auf die dieser projizieren kann. Bei der tiefenpsychologisch orientierten Psychotherapie ist der Therapeut u. a. Gesprächspartner für den Patienten. Er reagiert auf Gesagtes, hinterfragt und regt an.

✓ **4** Zu den Grundprinzipien der Gesprächspsychotherapie nach Rogers gehören unbedingte Wertschätzung, Empathie und Kongruenz. Letztere bezieht sich sowohl auf die Beziehung zum Klienten als auch auf das innere Erleben des Therapeuten.

✓ **5** Das soziale Kompetenztraining soll dem Patienten zu größerer Selbstsicherheit und mehr Selbstvertrauen verhelfen. Es ist der Verhaltenstherapie zuzuordnen.

Richtige Antwort (16.1.10): B

✓ **1** Nach A. T. Beck sind kognitive Prozesse für spezielle emotionale Reaktionen verantwortlich, sodass die Veränderung depressiver Denkmuster zur Veränderung depressiver Emotionen führen kann. Ursprünglich entwickelte Beck auf Grundlage dieser Annahme diese Therapieform für Depressionen. Heute wird sie auch bei Angststörungen, Zwangsstörungen, somatoformen Störungen etc. eingesetzt.

✓ **2** Anhand von Tagesprotokollen geht es im ersten Schritt der Therapie darum, negative Gedanken zu erkennen.

✓ **3** Durch den sokratischen Dialog hilft der Therapeut dem Patienten bei der Überprüfung der nachteiligen Gedankenmuster. Er „erlaubt" ihm andere Betrachtungsweisen der sonst automatisch ablaufenden Gedanken.

4 Bei akut schizophrenen Patienten sind durch die z. T. massiven formalen Denkstörungen keine klaren Gedankenmuster auszumachen, daher würden sie von dieser Therapieform nicht profitieren.

✓ **5** Verhaltenstherapie und somit auch die kognitive Therapie nach A. T. Beck zeigen sehr gute Erfolge bei der Behandlung von Depressionen.

Einfachauswahl

16.1.11 Welche Aussage trifft zu? Zu dem psychotherapeutischen „Setting" gehört:

A Vereinbarung des Honorars
B Testpsychologie
C Fremdanamnese
D Klärung der unbewussten Ursachen der inneren Konflikte
E Systematische Desensibilisierung

Aussagenkombination

16.1.12 Welche der folgenden Aussagen zur verhaltenstherapeutischen Technik der Reizkonfrontation trifft (treffen) zu?

1 Patienten mit einem Waschzwang dürfen sich spätestens 1 bis 2 Stunden nach Beginn der Reizkonfrontation wieder die Hände waschen.
2 Wenn die Patienten während der Reizkonfrontation Angst verspüren, sollen sie sich zur Angstbewältigung ablenken und an etwas Schönes denken.
3 Die Patienten können mit dieser Technik die Erfahrung machen, dass die vorgestellte Katastrophe nicht eintreten wird.
4 Bei der Reizkonfrontation ist eine gedankliche Exposition (in sensu) nicht möglich.
5 Bei herzinfarktgefährdeten Patienten sollte die Reizkonfrontation als Flooding (Reizüberflutung) erfolgen.

A Nur die Aussage 3 ist richtig.
B Nur die Aussagen 2 und 4 sind richtig.
C Nur die Aussagen 3 und 5 sind richtig.
D Nur die Aussagen 2, 3 und 5 sind richtig.
E Alle Aussagen sind richtig.

Richtige Antwort (16.1.11): A

✓ **A** Das psychotherapeutische „Setting" sind sozusagen die Rahmenbedingungen einer Psychotherapie. Zu diesen gehört auch die Vereinbarung des Honorars.

B Die Testpsychologie findet im Zuge der Diagnostik als unterstützende Maßnahme statt.

C Die Fremdanamnese ist ein Teil der allgemeinen Anamnese und wird vor allem erhoben, wenn die Angaben des Patienten im diagnostischen Gespräch als nicht zuverlässig erscheinen.

D Um unbewusste Ursachen innerer Konflikte bewusst zu machen, bedarf es in der Regel einer längeren Therapiedauer.

E Die systematische Desensibilisierung ist eine Interventionsmethode der Verhaltenstherapie. Zum Setting würde gehören, den Patienten über die eigene Arbeitsmethode aufzuklären.

Richtige Antwort (16.1.12): A

1 Ein wichtiger Aspekt der Reizkonfrontationstherapie ist die Reaktionsverhinderung. Es geht also nicht darum, die spannungsabbauende Handlung (hier das Händewaschen) auf später zu verschieben, sondern gänzlich zu verhindern.

2 Gerade das Verspüren und Erleben der Angst ist wichtig. Patienten merken dadurch, dass sie die Angst nicht nur aushalten müssen, um sie später z. B. durch eine Zwangshandlung abzubauen, sondern sie erleben, dass sich die Angst trotz nicht ausgeführter Handlung von alleine abschwächt.

✓ **3** Die Patienten wissen, dass keine Katastrophe eintritt. Das Wissen darum schützt sie jedoch nicht vor der entstehenden Angst. Durch die Reizkonfrontation wird dieses Wissen erlebt und somit real.

4 Die Reizkonfrontation kann in verschiedenen Formen durchgeführt werden und richtet sich nach Erkrankung und Individualität des Patienten. Die gedankliche Exposition wird oft mit der Reizkonfrontation in vivo kombiniert.

5 Da das Flooding mit starken vegetativen Erscheinungen einhergehen kann, sollte bei Patienten mit Infarktrisiko auf andere Methoden ausgewichen werden.

Aussagenkombination

16.1.13 Welche der folgenden Verfahren zählen zu den Psychotherapieverfahren?

1 Hypnose
2 Gestalttherapie
3 Lichttherapie
4 Psychodrama
5 EMDR (Eye Movement Desensitization and Reprocessing)

A Nur die Aussagen 1 und 2 sind richtig.
B Nur die Aussagen 1 und 4 sind richtig.
C Nur die Aussagen 3, 4 und 5 sind richtig.
D Nur die Aussagen 1, 2, 4 und 5 sind richtig.
E Alle Aussagen sind richtig.

Mehrfachauswahl

16.1.14 Welche der folgenden Aussagen zur Reizkonfrontation treffen zu? Wählen Sie zwei Antworten!

A Reizkonfrontation kann bei Agoraphobie zu einer Symptomreduktion führen.
B Die Methode wird häufig bei der verhaltenstherapeutischen Behandlung von Depressionen eingesetzt.
C Die massive Konfrontation mit der angstbesetzten Situation führt idealerweise zu einer Auflösung des Spannungszustands und minimiert so die Erwartungsangst.
D Zentrale Aussagen des erarbeiteten Erklärungs- und Veränderungsmodells dürfen nicht als Wahrscheinlichkeitsaussagen formuliert werden.
E Ein graduiertes Vorgehen ist bei dieser Methode nicht möglich.

Richtige Antwort (16.1.13): D

✓ **1** Bereits im 16. Jahrhundert setzte Paracelsus Suggestionen für die Behandlung von Nervenleiden ein. S. Freud arbeitete vor allem im Bereich der Konversionsstörungen erfolgreich mit Hypnose. Eine besondere Form ist die Hypnotherapie von M. Erickson, die heute bei vielen psychischen Störungsbildern angewandt wird.

✓ **2** Die Gestalttherapie geht zurück auf Fritz und Lore Perls. Sie gehört zu den aktiven und kreativen Formen der Psychotherapie. Zu ihren Interventionen gehören neben Wahrnehmungsübungen auch die Traumarbeit, Rollenspiele, das Hier-und-Jetzt-Prinzip und diverse Körperübungen.

3 Die Lichttherapie gehört zu den somatotherapeutischen Verfahren und nicht in den Bereich der Psychotherapie. Zum Einsatz kommt sie bei saisonalen Depressionen.

✓ **4** Das Verfahren des Psychodramas wurde von Jakob Moreno entwickelt und basiert auf der Grundlage der Psychoanalyse. Meist findet es Anwendung in Gruppen. Es verläuft in drei unterschiedlichen Phasen: der Problembearbeitung, der Spiel- und Aktionsphase und der Integrations- bzw. Gesprächsphase.

✓ **5** EMDR ist eine spezielle Form der Traumatherapie. Zu den Wirkfaktoren gehören die Traumaexposition und die kognitive Umstrukturierung.

Richtige Antwort (16.1.14): A und C

✓ **A** Reizkonfrontationen gelten als zuverlässigste Therapiemethode bei situationsbedingten Ängsten. Bei der Agoraphobie lernt der Patient z. B., die massiven Angstgefühle in einer Menschenmenge zu erleben und durchzustehen.

B Für die Behandlung von Depressionen eignen sich andere Methoden der Verhaltenstherapie, z. B. die kognitive Therapie, das soziale Kompetenztraining oder das Problemlösetraining.

✓ **C** Patienten mit Angststörungen entwickeln sehr häufig eine Erwartungsangst und vermeiden daher die Situationen, in denen es zur Angstsymptomatik kommt. Erlebt ein Patient im Rahmen einer Reizkonfrontation, dass sich die Angst von allein abschwächt, bildet sich in der Folge auch die Erwartungsangst zurück.

D Es handelt sich um Erklärungs- und Verhaltensmodelle, d. h. die Individualität jeder Erkrankung und jedes Patienten spielt dabei eine Rolle, und ein Erfolg ist bei keinem Modell garantiert.

E Die Reizkonfrontation kann je nach Störungsbild und Konstitution des Patienten in massiver oder graduierter Form stattfinden.

Aussagenkombination

16.1.15 Welche der folgenden Aussagen treffen zu? Verhaltenstherapeutische Verfahren sind:

1 Training sozialer Kompetenz
2 Habituationstraining
3 Systematische Desensibilisierung
4 Exposition in sensu
5 Sokratischer Dialog

A Nur die Aussagen 2 und 3 sind richtig.
B Nur die Aussagen 1, 3 und 4 sind richtig.
C Nur die Aussagen 2, 4 und 5 sind richtig.
D Nur die Aussagen 1, 2, 3 und 4 sind richtig.
E Alle Aussagen sind richtig.

Einfachauswahl

16.1.16 Welche Aussage charakterisiert am ehesten die Krankheitstheorie, auf der die klientenzentrierte Gesprächstherapie nach Rogers aufbaut? Das neurotische Symptom …

A … entspricht einem gelernten dysfunktionalen Verhalten.
B … ist eine Kompromissbildung zwischen Wunsch und verinnerlichter Norm.
C … ist Folge eines Entwicklungsschadens.
D … stellt eine intrusive (bildhafte) Erinnerung an ein erlittenes Trauma dar.
E … ist Folge einer Inkongruenz zwischen dem Selbstkonzept und neuen Erfahrungen.

Richtige Antwort (16.1.15): E

✓ **1** Meist wird das soziale Kompetenztraining in Gruppen durchgeführt. Verschiedene Übungen wie z. B. Rollenspiele sollen dem Patienten helfen, sich in sozialen Situationen kompetenter zu verhalten.

✓ **2** Das Habituationstraining ist die Reizkonfrontation mit Reaktionsverhinderung, somit also den verhaltenstherapeutischen Verfahren zuzuordnen.

✓ **3** Die systematische Desensibilisierung wird vor allem bei Ängsten eingesetzt und häufig in Kombination mit Entspannungsverfahren durchgeführt.

✓ **4** Expositionen können in sensu und in vivo durchgeführt werden. In sensu ist die Bezeichnung für das reizkonfrontative Vorgehen lediglich in der Vorstellung des Patienten.

✓ **5** Der sokratische Dialog ist Element der kognitiven Therapie nach A. T. Beck und soll durch naive Fragen des Therapeuten dazu führen, dass der Patient mehr Freiheiten und einen größeren Gestaltungsspielraum für sein Denken bekommt.

Richtige Antwort (16.1.16): E

A Das Entstehen einer psychischen Krankheit durch gelerntes dysfunktionales Verhalten entspricht der lerntheoretischen Sichtweise der Krankheitsentstehung.

B Diese Antwort bezieht sich auf die vermittelnde Funktion des Ichs und somit auf die Theorien der Ich-Psychologie.

C Hier wäre zu unterscheiden, ob es sich um Entwicklungsschäden handelt, die aufgrund von Verletzungen oder Frühschädigungen entstanden sind, sich auf die frühkindliche Entwicklung beziehen oder durch andere Konzepte erklärbar sind. Die Aussage der Antwort ist zu allgemein, um sie als richtig bewerten zu können. Zum Entstehungskonzept der Gesprächspsychotherapie passt diese Antwort keinesfalls.

D Intrusionen sind ein Symptom der posttraumatischen Belastungsstörung. Sie umfassen bildhafte Vorstellungen, Albträume und Flashbacks. Ausgelöst durch Schlüsselreize können sie für Patienten ein überwältigendes Ausmaß annehmen.

✓ **E** Können neue Erfahrungen nicht in das Selbstkonzept eines Menschen integriert werden, entsteht in ihm eine Inkongruenz. Diese kann der Theorie Rogers folgend zu psychischen Störungen führen.

Mehrfachauswahl

16.1.17 Welche der folgenden Aussagen zu Abwehrmechanismen treffen aus psychodynamischer Sicht zu? Wählen Sie zwei Antworten!

A Sie sind immer als pathologisch zu betrachten.

B Sie zielen darauf ab, negative Affekte und Gedanken zu vermeiden.

C Sie entwickeln sich bis zum 18. Lebensmonat (orale Phase).

D Bei der Borderline-Störung herrschen sogenannte unreife Abwehrmechanismen, wie z. B. Spaltung vor.

E Sie sind Ausdruck einer bewussten Problembewältigung bzw. Konfliktverarbeitung.

Einfachauswahl

16.1.18 Das „Ich" im psychoanalytischen Strukturmodell nach S. Freud ist …

A … identisch mit dem Selbst.

B … Repräsentant des Realitätsprinzips.

C … Reservoir der Triebe.

D … Träger des Lustprinzips.

E … Verkörperung der Gewissensinstanz.

Richtige Antwort (16.1.17): B und D

A Abwehrmechanismen können sowohl gesund als auch pathologisch sein. Sie schützen den Menschen, wenn es zu Konflikten zwischen Es, Ich und Über-Ich kommt. Pathologisch können sie werden, wenn die Abwehr im Rahmen psychischer Erkrankungen die Lebensbewältigung einschränkt.

✓ **B** Abwehrmechanismen dienen der Erhaltung des psychischen Gleichgewichts. Ist die Abwehr nicht mehr in der Lage dazu, wird das Ich psychoanalytischen Theorien zufolge mit Angst überflutet.

C Abwehrmechanismen entwickeln sich den Theorien nach in den frühkindlichen Entwicklungsphasen, also nicht nur in der oralen Phase.

✓ **D** Der unreife Abwehrmechanismus der Spaltung dient Borderline-Patienten dazu, sie vor Ambivalenzen zu schützen. So können positive und negative Gefühle nicht nebeneinander bestehen, sondern nur getrennt voneinander.

E Abwehrmechanismen laufen automatisch ab und sind daher unbewusst. Sie sind nicht Ausdruck einer bewussten Problembewältigung sondern können diese im Zuge einer psychischen Störung verhindern.

Richtige Antwort (16.1.18): B

A Die Begriffe „Ich“ und „Selbst“ sind nicht identisch. „Ich“ bezeichnet einen Teil des seelischen Apparats, der zur Realitätsbewältigung zwischen „Es“ und „Über-Ich“ vermittelt. Mit „Selbst“ bezeichnet man die selbstreflexive psychosoziale Identität eines Menschen. Die Fähigkeit, sich seiner selbst bewusst zu sein, unterscheidet Menschen von anderen Lebewesen. Das Selbstbild umfasst alle bewussten Anteile des seelischen Apparats.

✓ **B** Das „Ich“ ist die Instanz, die zwischen den Ansprüchen der Triebe und den soziokulturellen Normen einen Kompromiss vermittelt. Das „Ich“ hat es demnach mit den Anforderungen der Realitätsbewältigung zu tun.

C Nach dem psychoanalytischen Strukturmodell sind die Triebe dem „Es“ zugeordnet.

D Auch das Lustprinzip ist dem „Es“ zugeordnet. Das Lustprinzip ist durch das Streben nach einer unmittelbaren Befriedigung elementarer Bedürfnisse charakterisiert.

E Das Gewissen wird im „Über-Ich“ angesiedelt. Es repräsentiert die Ge- und Verbote von Kultur und Gesellschaft, die u. a. durch die Eltern vermittelt werden.

Aussagenkombination

16.1.19 Welche der folgenden Maßnahmen sind typischerweise Bestandteil der operanten Therapie chronischer Schmerzen?

1 Zeitkontingente Medikation
2 Aktivitätsmodifikation
3 Verhaltensanalyse
4 Schmerzkontingente Medikation
5 Einbeziehung von Bezugspersonen des Patienten

A Nur die Aussagen 1 und 5 sind richtig.
B Nur die Aussagen 1, 2 und 3 sind richtig.
C Nur die Aussagen 1, 2, 3 und 5 sind richtig.
D Nur die Aussagen 2, 3, 4 und 5 sind richtig.
E Alle Aussagen sind richtig.

Mehrfachauswahl

16.1.20 Welche der folgenden Aussagen zur Psychotherapie treffen zu? Wählen Sie zwei Antworten!

A In der Balint-Gruppe spricht der Patient über seine Probleme.
B Flooding (Reizüberflutung) wird bei der Behandlung isolierter Phobien (z. B. Spinnenphobie) angewandt.
C Die klassische Psychoanalyse wird bei neurotischen Störungen eingesetzt.
D Eine therapeutische tiefe Regression ist Therapieziel der Verhaltenstherapie.
E Das Standardverfahren der klassischen Psychoanalyse ist die Kurzzeittherapie.

Richtige Antwort (16.1.19): C

✓ **1** Patienten mit chronischen Schmerzen nehmen Schmerzmittel meist bei Bedarf ein, d. h. dann, wenn die Schmerzen besonders stark sind. Dadurch verfestigen sich Lösungsstrategien, die nach einer Hilfe von außen (v. a. Medikamente) streben. Mithilfe einer zeitkontingenten Medikation sollen die Patienten eine verstärkte Eigensteuerung der Schmerzverarbeitung erlernen. Psychologische Aspekte der Schmerzmitteleinnahme werden aus diesem Grund soweit wie möglich reduziert und die Medikamente zu festen Zeiten (zeitkontingent) verabreicht. Hierbei wird versucht, die Dosis der Medikation langsam zu reduzieren.

✓ **2** Bei der operanten Therapie sollen Schmerzpatienten lernen, dass sie auf ihr Schmerzerleben Einfluss nehmen können. Eine Schonhaltung mit Reduktion der körperlichen und sozialen Aktivitäten soll durch eine Erhöhung des allgemeinen Aktivitätsniveaus abgelöst werden.

✓ **3** Eine Verhaltensanalyse ist Bestandteil jeder verhaltenstherapeutischen Therapie und Therapieplanung. Eine Verhaltensanalyse untersucht, welche äußeren oder inneren Auslöser aufgrund welcher biologischen oder psychologischen Variablen zu welchen Reaktionen des Patienten führen. Dabei wird festgehalten, wie beständig ein Reaktionsmuster ist und welche Konsequenzen die Reaktionen haben.

4 Schmerzkontingente Medikation bedeutet, dass der Patient immer dann ein Medikament einnimmt, wenn er gerade Schmerzen hat. Im Gegensatz hierzu steht die zeitkontingente Medikation, bei der ein Medikament unabhängig vom Schmerz immer zur selben Zeit eingenommen wird. Da die Patienten lernen sollen, von Medikamenten unabhängiger zu werden, ist eine sich langsam reduzierende, zeitkontingente Medikation anzustreben.

✓ **5** Bezugspersonen können unbewusst ungünstige Verhaltensweisen von Schmerzpatienten fördern. Wenn ein Patient besonders dann viel Zuwendung erhält, wenn er signalisiert, dass er starke Schmerzen hat, wird ein klagendes und jammerndes Verhalten mit ausgeprägter Zurschaustellung von Schmerzen verstärkt. Bezugspersonen sollen in die Therapie miteinbezogen werden, um derartige Verstärkungen zu vermeiden.

Richtige Antwort (16.1.20): B und C

A Balint-Gruppen gehen auf den ungarischen Psychoanalytiker Michael Balint zurück. In Balint-Gruppen reflektieren Therapeuten ihre psychotherapeutische Arbeit nach psychoanalytischen Gesichtspunkten. Also nicht Patienten, sondern Psychotherapeuten sprechen miteinander.

✓ **B** Flooding ist ein Verfahren der Reizkonfrontation. Die Patienten werden dabei maximal angstauslösenden Reizen ausgesetzt. Das Verfahren hat sich als sehr effektiv zur Behandlung spezifischer Phobien erwiesen und zählt zum Instrumentarium der Verhaltenstherapie.

✓ **C** Der Begriff „Neurose" wurde vom Begründer der Psychoanalyse S. Freud geprägt. Die Behandlung klassischer neurotischer Störungen ist eine Domäne der Psychoanalyse.

D Unter therapeutischer Regression versteht man die Kontaktaufnahme des Patienten mit früher durchlaufenen Entwicklungsphasen. Sie ist ein Ziel tiefenpsychologisch orientierter Verfahren wie z. B. der Psychoanalyse. Sie ist kein Therapieziel der Verhaltenstherapie.

E Klassische Psychoanalyse ist eine hochfrequente Therapie (drei bis fünf Sitzungen wöchentlich), die sich über mehrere Jahre erstreckt.

Aussagenkombination

16.1.21 Welche der folgenden Begriffe gehören zur Therapieform Psychoanalyse?

1 Abwehr
2 Widerstand
3 Gegenübertragung
4 Reizkonfrontation
5 Abstinenz des Therapeuten

A Nur die Aussagen 1 und 2 sind richtig.
B Nur die Aussagen 1, 3 und 5 sind richtig.
C Nur die Aussagen 2, 3 und 4 sind richtig.
D Nur die Aussagen 1, 2, 3 und 5 sind richtig.
E Nur die Aussagen 2, 3, 4 und 5 sind richtig.

Aussagenkombination

16.1.22 Autogenes Training ist unter anderem bei folgenden Erkrankungen indiziert:

1 Sympathikotone Überreaktionen, z. B. Hypertonie (Bluthochdruck), Tachykardie (schneller Herzschlag)
2 Floride schizophrene Episode
3 Phobie
4 Muskuläre Verspannung, Spasmen, chronischer Schmerz
5 Akute Hirnschädigung

A Nur die Aussagen1 und 4 sind richtig.
B Nur die Aussagen 3 und 4 sind richtig.
C Nur die Aussagen 1, 3 und 4 sind richtig.
D Nur die Aussagen 2, 3 und 5 sind richtig.
E Alle Aussagen sind richtig.

Richtige Antwort (16.1.21): D

✓ **1** Abwehr ist ein Begriff aus der Psychoanalyse. Es handelt sich hier um unbewusste Prozesse, die innere Konflikte und überwältigende äußere Reize vom Bewusstsein fernhalten und den Menschen dadurch schützen.

✓ **2** Inneren Konflikten setzt der Mensch unbewusst Widerstand entgegen. In der Analyse geht es unter anderem darum, diese Widerstände aufzudecken und zu verstehen.

✓ **3** Wichtige Begriffe der Psychoanalyse sind Übertragung und Gegenübertragung. Letztere beschreibt die sich beim Therapeuten entwickelnden Gefühle, die im Rahmen der Therapie durch den Patienten in ihm entstehen.

4 Die Reizkonfrontation ist eine Interventionsmethode der Verhaltenstherapie. Sie kann in verschiedenen Formen angewandt werden.

✓ **5** In der klassischen Psychoanalyse gibt der Therapeut keinerlei Informationen zu sich selbst, äußert nicht seine Meinung und gibt keine praktischen Vorschläge. Er hält sich im Hintergrund, und der Patient bekommt dadurch die Möglichkeit, die therapeutische Beziehung durch eigene Übertragungen selbst zu gestalten.

Richtige Antwort (16.1.22): C

✓ **1** Hypertonie und Tachykardie sind Erkrankungen, bei denen sich autogenes Training sehr positiv auswirken kann. Es wirkt entspannend und beruhigend auf das vegetative Nervensystem, und Patienten können davon profitieren.

2 Bei allen akuten psychotischen Erkrankungen sind sowohl autogenes Training als auch progressive Muskelentspannung kontraindiziert.

✓ **3** Entspannungsverfahren werden häufig in Kombination mit verhaltenstherapeutischen Verfahren angewendet. So lernen Patienten mit Angsterkrankungen z. B., sich während einer Konfrontation mit dem angstauslösenden Reiz zu entspannen.

✓ **4** Alle Entspannungsverfahren können sich günstig auf muskuläre Verspannungen, Spasmen und Schmerzen auswirken. Ein regelmäßiges Üben kann dauerhafte Erleichterung bringen.

5 Bei akuten Hirnschädigungen wie beispielsweise einem Schädel-Hirn-Trauma steht an erster Stelle die medizinische Versorgung durch einen Facharzt.

Aussagenkombination

16.1.23 Welche der folgenden Aussagen zur Psychoanalyse trifft (treffen) zu?

1 Der Mensch ist ohne Weiteres bereit und/oder fähig, alle Inhalte des „Es“ bewusst werden zu lassen und sie somit auch als Teil des eigenen Seelenlebens zu akzeptieren.
2 Der Mensch hat Mechanismen entwickelt, um Konfliktimpulse, die er nicht akzeptieren kann oder will, gewissermaßen schon im Keim zu ersticken und sie auf diese Weise gar nicht ins Bewusstsein kommen zu lassen.
3 Der Patient verdrängt bewusst.
4 Die Abwehrmechanismen dienen zur Angstabwehr.
5 Sublimierung ist ein Abwehrmechanismus.

A Nur die Aussage 2 ist richtig.
B Nur die Aussagen 1 und 2 sind richtig.
C Nur die Aussagen 3 und 4 sind richtig.
D Nur die Aussagen 2, 4 und 5 sind richtig.
E Nur die Aussagen 1, 2, 4 und 5 sind richtig.

Aussagenkombination

16.1.24 Welche der folgenden Aussagen treffen zu? Sogenannte „Denkfehler“ im Rahmen der kognitiven Therapie der Depression (nach Beck) sind:

1 Generalisierung
2 Wahngedanken
3 Katastrophisierung
4 Schwarz-Weiß-Denken
5 Vermeidungsverhalten

A Nur die Aussagen 1 und 3 sind richtig.
B Nur die Aussagen 1, 2 und 4 sind richtig.
C Nur die Aussagen 1, 3 und 4 sind richtig.
D Nur die Aussagen 2, 4 und 5 sind richtig.
E Alle Aussagen sind richtig.

Richtige Antwort (16.1.23): D

1 Nach Freud unterscheidet man drei seelische Instanzen: Über-Ich, Ich und Es. Das „Es" repräsentiert die unbewussten und triebhaften Anteile der menschlichen Seele. Da die Bedürfnisse des „Es" häufig in Spannung zu den Normen der sozialen Umwelt stehen, werden sie zu großen Teilen verdrängt. Der Bewusstwerdung konfliktbehafteter Inhalte des „Es" setzt die Seele eine ganze Reihe von Abwehrmechanismen entgegen.

✓ 2 Mechanismen, die dazu dienen, Konfliktimpulse nicht ins Bewusstsein kommen zu lassen, bezeichnet man als Abwehrmechanismen.

3 Verdrängung ist im Sinne der Psychoanalyse ein unbewusst ablaufender Abwehrmechanismus.

✓ 4 Abwehrmechanismen sind seelische Tätigkeiten zur Vermeidung von Unlust. Sie haben vor allem die Funktion, das Erleben von Angst zu vermeiden.

✓ 5 Sublimierung bedeutet, dass Triebregungen und ihre Energie in sozial verträgliche und akzeptierte Ausdrucksformen umgewandelt werden. Besonders künstlerische oder geistige Leistungen können häufig als Ergebnis von Sublimierung angesehen werden.

Richtige Antwort (16.1.24): C

✓ 1 Unter dem Begriff Generalisierung versteht man Denkmuster, die übertrieben verallgemeinernd sind. Ein Patient erlebt z.B. ein einzelnes negatives Ereignis und nimmt dies im Nachhinein als eine Reihe von Niederlagen wahr.

2 Wahngedanken sind keine formalen Denkfehler, sondern krankhaft falsche Überzeugungen, die keinen Bezug zur Realität haben. Der Inhalt des Denkens ist wahnhaft verändert.

✓ 3 Bei Katastrophisierungen fehlbewertet ein Patient mögliche Folgen und Konsequenzen. Ist z. B. ein Familienmitglied an einer Depression erkrankt, denkt der Patient bereits an einen bevorstehenden Suizid.

✓ 4 Schwarz-Weiß-Denken wird auch als dichotomes oder Alles-oder-nichts-Denken bezeichnet. Patienten erkennen keine möglichen Zwischenstufen (Grautöne) und verschieben neutrale Informationen automatisch ins Negative.

5 Der Begriff Vermeidungsverhalten bezeichnet einen Mechanismus zur Bewältigung von Angst. Ein Patient mit einer sozialen Phobie meidet z.B. den angstauslösenden Reiz einer Kleingruppe und zieht sich sozial zurück.

16.2 Mündliche Fragen: Psychotherapie und psychotherapeutische Verfahren

16.2.1 Welche Nachteile kann Psychotherapie haben?

Das sollten Sie zur Sprache bringen:
- Verschlechterung oder Wiederaufkommen der Symptome
- Auftreten neuer Symptome
- Ausbleiben eines Therapieerfolgs oder Therapieabbruch
- Probleme in der Partnerschaft und in anderen sozialen Beziehungen
- Entwicklung neuer/anderer Schwierigkeiten
- Abhängigkeit vom Therapeuten
- Setzen unrealistischer Ziele
- Blockiertes konstruktives Handeln durch die Suche nach unbewussten Motiven
- Retraumatisierungen/Suizidalität (bei unsachgemäßer Behandlung)

Zusätzlich können Sie erwähnen:
- Für Psychotherapie muss es eine klare Indikationsstellung geben (behandlungsbedürftige Erkrankung).
- Der Klient sollte bestimmte Voraussetzungen mitbringen, z. B. genügend Stabilität, Reflexionsvermögen.

Ihr weiteres Plus:
- Der Patient hat ein Recht darauf zu erfahren, dass Psychotherapie auch Nachteile mit sich bringen kann.
- Für eine qualitativ gute therapeutische Tätigkeit ist regelmäßige Supervision wichtig.

16.2.2 Was ist ein Abwehrmechanismus?

Das sollten Sie zur Sprache bringen:
- Es handelt sich um einen seelischen Vorgang, der das Bewusstsein, das Ich und dessen Funktionsfähigkeit vor konflikthaften inneren und überwältigenden äußeren Reizen schützen soll. Stört ein Reiz das Spannungsniveau im psychischen Apparat, setzt die Abwehr ein.
- Abwehr ist zunächst ein gesunder Vorgang, im Zusammenhang mit Neurosen jedoch pathologisch, wenn dadurch die Lebensbewältigung eingeschränkt wird.
- Laut S. Freud sind die Abwehrmechanismen der Schutz des Ichs gegen Triebansprüche (Es-Ich-, bzw. Es-Über-Ich-Ich-Konflikte)

Zusätzlich können Sie erwähnen:
- Beispiele für gesunde bzw. pathologische Abwehr (z. B. Projektion, Verdrängung, Reaktionsbildung etc.)

Ihr weiteres Plus:
- Bezugnahme zu primärem und sekundärem Krankheitsgewinn

16.2.3 Erläutern Sie bitte die Gesprächstherapie nach Rogers

Das sollten Sie zur Sprache bringen:
- Die therapeutische Beziehung ist geprägt durch:
  - Bedingungslose Akzeptanz/Wertschätzung
  - Empathie
  - Kongruenz

  - Nicht-Direktivität
  - Aktives Zuhören
  - Verbalisierung emotionaler Erlebnisinhalte
- Grundannahmen der Gesprächstherapie:
  - Vorhandene Selbstheilungskräfte werden aktiviert.
  - Der Organismus besitzt eine Aktualisierungstendenz.
  - Ein Teil dieser ist die Selbstaktualisierungstendenz.
  - Jeder Mensch verfügt über ein Selbstkonzept.
  - Die Selbstbehauptungstendenz ist bestrebt, das Selbstkonzept aufrechtzuerhalten.
  - Jeder Mensch hat ein Bedürfnis nach Anerkennung.
  - Seelische Störungen entstehen durch Inkongruenz.

Zusätzlich können Sie erwähnen:
- Carl Rogers führte den Begriff „Klient“ in die Psychotherapie ein, um dem Betroffenen nicht das Gefühl zu geben, hilflos und abhängig zu sein.

Ihr weiteres Plus:
- Eigenschaften einer „Full Functioning Person“ nach Rogers sind u. a.:
  - Offenheit für Erfahrungen
  - Akzeptanz der eigenen Person
  - Zufriedenstellende soziale Beziehungen
  - Emotionale Stabilität, etc.

16.2.4 Mit welchen Interventionen wird in der systemischen Therapie gearbeitet?

Das sollten Sie zur Sprache bringen:
- Betrachtung der psychischen Störung nicht als individuelles Problem, sondern im Kontext mit Kommunikation und Interaktion in einem (Familien-) System
- Therapie der Familie, d. h. das Einbeziehen aller wichtigen Familienmitglieder
- Genogramm
- Familienskulptur
- Therapie im Team (Reflecting Team)
- Zirkuläres Fragen
- Paradoxe Intervention
- Zukunftsfragen
- Hausaufgaben

Zusätzlich können Sie erwähnen:
- Beispielhafte Erklärung der einzelnen Interventionsmethoden

Ihr weiteres Plus:
- Einsatzbereiche der systemischen Therapie

16.2.5 Was ist Verhaltenstherapie?

Das sollten Sie zur Sprache bringen:
- Verschiedene Behandlungsverfahren, die vor allem auf der Lernforschung basieren

- Kerndisziplinen sind Verhaltenstherapie und kognitive Therapie
- Verhaltenstherapie ist ziel- und handlungsorientiert
- Ansatz der Verhaltenstherapie an begünstigenden, auslösenden und aufrechterhaltenden Problembedingungen
- Wurzeln sind klassische Konditionierung, operante Konditionierung und Modelllernen

Zusätzlich können Sie erwähnen:
- Grundannahmen der Verhaltenstherapie:
  - Krankhaftes Verhalten basiert auf dem Ergebnis fehlerhafter Konditionierungsprozesse.
  - Neue Lernprozesse können ungünstiges Verhalten verändern.
  - Eine Intervention muss die Kriterien eines wissenschaftlichen Experiments erfüllen.
  - Für jedes Störungsbild wird ein spezifisches, therapeutisches Vorgehen entwickelt.
  - Ungünstige Gedankenmuster können Verhaltensstörungen verursachen und verstärken.
- Ziele der Verhaltenstherapie:
  - Hilfe zur Selbsthilfe
  - Reduzierung der Symptomatik
  - Selbstregulation des Patienten
  - Psychoedukation des Patienten
  - Förderung des Verständnisses der Störung durch Modelle

Ihr weiteres Plus:
- Beispiele für Interventionsmethoden:
  - Systematische Desensibilisierung
  - Reizkonfrontation
  - Training sozialer Kompetenz
  - Kognitive Therapie

16.2.6 Welche Entspannungsverfahren kennen Sie und wofür sind sie geeignet?

Das sollten Sie zur Sprache bringen:
- Autogenes Training nach Johannes Heinrich Schultz
- Progressive Muskelentspannung nach Edmund Jacobson (v. a. in Kombination mit Verhaltenstherapie)
- Geeignet für alle Spannungszustände im Rahmen somatischer und psychischer Erkrankungen
- Zur Dämpfung überschießender Affekte, zur vegetativen Umstimmung, zur Verbesserung des Konzentrationsvermögens, zur Vertiefung der Selbsterkenntnis

Zusätzlich können Sie erwähnen:
- Kontraindiziert bei psychotischen Störungen

Ihr weiteres Plus:
- Erläuterung zur Vorgehensweise der Entspannungsverfahren

16.2.7 Welche psychosexuellen Entwicklungsphasen sind Ihnen bekannt?

Das sollten Sie zur Sprache bringen:
- Mit einer kurzen Erläuterung sollten Sie folgende Phasen nennen können:
  - Orale Phase (1. Lebensjahr)
  - Anale Phase (2.–3. Lebensjahr)

  - (Phallisch-)ödipale Phase (4.–5. Lebensjahr)
- Angrenzend an die frühkindlichen Entwicklungsphasen folgen:
  - Latenzphase
  - Genitale Phase

Zusätzlich können Sie erwähnen:
- Fehlentwicklungen in frühkindlichen Phasen können mitverantwortlich für die Entstehung psychischer Störungen sein.

Ihr weiteres Plus:
- Fixierungen orale Phase:
  - z. B. Depression, Suchterkrankungen
- Fixierungen anale Phase:
  - z. B. Zwangsstörungen
- Fixierungen ödipale Phase:
  - z. B. sexuelle Störungen

16.2.8 Was ist mit Übertragung und Gegenübertragung gemeint?

Das sollten Sie zur Sprache bringen:
- Übertragung:
  - Der Patient überträgt frühere Beziehungs- und Interaktionsmuster auf die therapeutische Beziehung.
  - Zu den Übertragungsphänomenen gehören u. a. Verhaltensweisen, Fantasien, Gefühle und Wünsche.
- Gegenübertragung:
  - Gefühle, die beim Therapeuten durch den Klienten ausgelöst werden.
  - Zu unterscheiden sind Gefühle, die mit bedeutsamen lebensgeschichtlichen Themen des Therapeuten zu tun haben, und Gefühle, die in den Themen des Patienten verwurzelt sind.

Zusätzlich können Sie erwähnen:
- Um klare Unterscheidungen treffen zu können, ob es sich bei der Gegenübertragung um die Gefühle des Therapeuten selbst oder die des Patienten handelt, ist eine Grundvoraussetzung, dass der Therapeut sich selbst sehr gut kennt und eine ausführliche Eigentherapie durchlaufen hat.
- Ein weiterer wichtiger Aspekt professioneller Arbeit ist regelmäßige Supervision.

Ihr weiteres Plus:
- Der diagnostische Wert liegt in den Gefühlen, die der Therapeut in der Gegenübertragung spürt, welche jedoch der Patient lebensgeschichtlich mitbringt.

16.2.9 Welche verhaltenstherapeutischen Interventionsmethoden sind Ihnen bekannt?

Das sollten Sie zur Sprache bringen:
- Die Verhaltenstherapie hat viele klassische Interventionsmethoden und zusätzlich viele störungsspezifische Therapien entwickelt. Beispiele sind:
  - Systematische Desensibilisierung
  - Reizkonfrontation
  - Training sozialer Kompetenz
  - Kognitive Therapie

  - Gedankenstopp
  - Problemlösetraining
  - Token-Systeme etc.

Zusätzlich können Sie erwähnen:
- Anhand eines Beispiels kann hier eine Interventionsmethode detailliert dargestellt werden.

Ihr weiteres Plus:
- Ziele der Verhaltenstherapie sind u. a.:
  - Hilfe zur Selbsthilfe
  - Reduzierung der Symptomatik
  - Selbstregulation des Patienten
  - Psychoedukation des Patienten
  - Förderung des Verständnisses der Störung durch Modelle

16.2.10 Welche Elemente beinhaltet die Psychoanalyse?

Das sollten Sie zur Sprache bringen:
- Jeweils mit einer kurzen Erläuterung sind hier zu erwähnen:
  - Freies Assoziieren
  - Analyse von Übertragung, Gegenübertragung und Widerstand
  - Traumdeutung
  - Abstinenz des Therapeuten

Zusätzlich können Sie erwähnen:
- Grundannahmen der Psychoanalyse:
  - Regelhaftes Durchlaufen psychosexueller Entwicklungsphasen.
  - Weitestgehende Prägung der Persönlichkeit in den ersten 6 Lebensjahren.
  - Neurotische Störungen entstehen aufgrund innerer Konflikte.
  - Innere Konflikte sind durch den Vorgang der Verdrängung unbewusst.
  - Die Bewusstwerdung des Konflikts lässt das Symptom verschwinden.

Ihr weiteres Plus:
- Beschreibung eines inneren Konflikts anhand eines Beispiels

16.2.11 Nennen Sie Beispiele für sozial kompetente Verhaltensweisen

Das sollten Sie zur Sprache bringen:
- Es gibt eine ganze Reihe sozial kompetenter Verhaltensweisen, die bei Patienten mit Defiziten in diesem Bereich durch soziales Kompetenztraining erlernt werden können, so z. B.:
  - Gespräche beginnen, aufrechterhalten und beenden
  - Widerspruch kundtun
  - Sich entschuldigen und Schwächen eingestehen
  - Nein sagen
  - Unerwünschte Kontakte beenden/erwünschte herstellen
  - Komplimente annehmen und geben
  - Angemessen auf Kritik reagieren

Zusätzlich können Sie erwähnen:
- Beim sozialen Kompetenztraining erlernen Patienten z. B. durch Rollenspiele und Verhaltensübungen neue Verhaltensweisen.
- Der Aufbau von Selbstvertrauen und Selbstsicherheit ist ein wesentlicher Aspekt.

Ihr weiteres Plus:
- Das Angebot erfolgt meist in Gruppen im klinischen Bereich.

16.2.12 Was versteht man unter dem Begriff der operanten Konditionierung?

Das sollten Sie zur Sprache bringen:
- Es handelt sich um einen Begriff aus der Verhaltenstherapie, auch als Lernen am Erfolg bezeichnet.
- Elemente der operanten Konditionierung sind:
  - Positive Verstärkung – Setzen eines positiven Reizes
  - Negative Verstärkung – Entfernen eines negativen Reizes
  - Positive Bestrafung – Setzen eines negativen Reizes
  - Negative Bestrafung – Entfernen eines positiven Reizes
- Positive und negative Verstärkung lassen ein gewünschtes Verhalten häufiger auftreten.
- Positive und negative Bestrafung lassen unerwünschtes Verhalten weniger werden.
- Wird Verhalten lange Zeit nicht belohnt, kann es zu einer Löschung (Extinktion) kommen.

Zusätzlich können Sie erwähnen:
- Bereiche, in denen operante Konditionierung eingesetzt wird, z. B.:
  - Autismus-Spektrum-Störungen
  - ADHS

Ihr weiteres Plus:
- Je zuverlässiger und regelmäßiger eine Verstärkung stattfindet, umso besser der Erfolg.
- Erläuterung zu positiven und negativen Reizen

16.2.13 Welche störungsspezifischen Therapieprogramme sind Ihnen bekannt?

Das sollten Sie zur Sprache bringen:
- Heute gibt es eine ganze Reihe störungsspezifischer Behandlungsstrategien, die jedoch nicht alle die gewünschten Wirksamkeitsnachweise erbringen.
- Störungsorientierte Psychotherapien mit Wirksamkeitsnachweis sind z. B.:
  - DBT (Dialektisch-behaviorale Therapie) bei Borderline-Störungen
  - CBASP (Kognitiv-verhaltensanalytisches System der Psychotherapie) bei chronischen Depressionen
  - Interpersonelle Psychotherapie bei Depressionen
  - Schematherapie bei Persönlichkeitsstörungen
  - EMDR (Eye Movement Desensitization an Reprocessing) bei posttraumatischen Belastungsstörungen

Zusätzlich können Sie erwähnen:
- Sie sollten ein oder zwei störungsspezifische Therapieformen erklären können, in den Prüfungen wird häufig nach der DBT gefragt.

Ihr weiteres Plus:
- Es gibt zahlreiche weitere Programme für diverse Störungsbilder, z. B. für Essstörungen, Abhängigkeitserkrankungen, Adipositas

16.2.14 Was ist Biofeedback?

Das sollten Sie zur Sprache bringen:

- Biofeedback ist eine Interventionsmethode, bei der der Patient mithilfe elektronischer Apparaturen lernt, vegetative Körperfunktionen zu kontrollieren, bzw. zu beeinflussen.
- Durch Elektroden werden z. B. Herzfrequenz, Blutdruck, Atemfrequenz, Hautwiderstand und Muskelspannung gemessen und in akustischer oder visueller Form an den Patienten zurückgemeldet (Feedback).
- Die Methode gehört zur operanten Konditionierung.
- Eingesetzt werden z. B.:
  - EMG-Feedback (Messung und Rückmeldung des muskulären Tonus)
  - Respiratorisches Feedback (Messung und Rückmeldung der Atemfrequenz)
  - Neurofeedback (EEG-Rückmeldung)

Zusätzlich können Sie erwähnen:

- Indikationsgebiete für Biofeedback sind z. B.:
  - Schmerzsyndrome: chronischer Rückenschmerz, Kopfschmerz oder Migräne
  - Herz-Kreislauf-Erkrankungen
  - Angst- und Panikstörungen
  - Schlafstörungen
  - Tinnitus
  - ADHS (Neurofeedback)

Ihr weiteres Plus:

- Der Einsatz von Biofeedback findet in der Regel in Kliniken und in Kombination mit anderen therapeutischen Interventionen statt.

16.2.15 Zu welcher Therapieform gehört das Problemlösetraining?

Das sollten Sie zur Sprache bringen:

- Beim Problemlösetraining handelt es sich um eine Interventionsmethode aus dem Bereich der Verhaltenstherapie.
- Das strukturierte Vorgehen findet in folgenden Schritten statt:
  1. Information und Vorbereitung
  2. Problembeschreibung
  3. Problemanalyse
  4. Zielanalyse
  5. Lösungs- und Veränderungsplanung
  6. Ausprobieren der Lösungen oder Probehandeln
  7. Bewertung des Probehandelns
  8. Transferplanung

Zusätzlich können Sie erwähnen:

- Das Problemlösetraining soll dem Patienten helfen, bestehende Probleme schneller und effektiver lösen zu können.
- Am Ende der Therapie soll der Patient möglichst selbstständig mit dem Modell arbeiten können (Hilfe zur Selbsthilfe).

Ihr weiteres Plus:

- Einsatzgebiete dieser Trainingsmethode sind z. B.:

- Probleme im Sozialverhalten
- Eheprobleme
- Angststörungen
- Depressionen
- Alkoholismus etc.

16.2.16 Welche Abwehrmechanismen kennen Sie?

Das sollten Sie zur Sprache bringen:

- Prinzipiell sollten Sie alle Abwehrmechanismen kennen. In der Prüfungssituation reicht es häufig, einige zu nennen und zu erklären und auf Nachfragen noch mehr zu liefern.
- Beispiele für Abwehrmechanismen sind:
  - Verdrängung
  - Reaktionsbildung
  - Rationalisierung
  - Sublimierung
  - Introjektion
  - Dissoziation etc.
- Erläuterung zu den genannten Abwehrmechanismen
- Beispielhafte Darstellung, um zu zeigen, dass Sie den Mechanismus verstanden haben

Zusätzlich können Sie erwähnen:

- Definition des Begriffs Abwehr/Abwehrmechanismus
- Aufbau des seelischen Apparats – Es, Ich, Über-Ich

Ihr weiteres Plus:

- Bezugnahme zu innerseelischen Konflikten

16.2.17 Was ist die dialektisch behaviorale Therapie?

Das sollten Sie zur Sprache bringen:

- Die DBT ist ein etabliertes, hochstrukturiertes Therapieprogramm zur Behandlung von Borderline-Persönlichkeitsstörungen.
- Ursprünglich von Prof. Marsha Linehan für chronisch suizidale Patientinnen entwickelt.
- Integriert in dieses Programm sind Elemente aus
  - kognitiver Verhaltenstherapie,
  - Gestalttherapie,
  - Hypnotherapie,
  - Meditation.
- Ziel ist die Entwicklung angemessener Bewältigungsstrategien für
  - widersprüchliche Verhaltensmuster,
  - widersprüchliche Denkmuster,
  - widersprüchliche Emotionsmuster.

Zusätzlich können Sie erwähnen:

- DBT wird im klinischen und im ambulanten Bereich eingesetzt.
- Skills-Training findet für folgende Bereiche statt:
  - Innere Achtsamkeit

- Stresstoleranz
- Zwischenmenschliche Beziehungen
- Umgang mit Emotionen

Ihr weiteres Plus:

- Ein weiteres Therapieverfahren für Borderline-Persönlichkeitsstörungen ist die Schematherapie.

16.2.18 Kennen Sie humanistische Therapieverfahren?

Das sollten Sie zur Sprache bringen:

- Zu den wichtigsten humanistischen Therapieverfahren zählen:
  - Gesprächspsychotherapie nach Carl Rogers
  - Gestalttherapie nach Perls
  - Psychodrama nach Moreno
  - Bioenergetik nach Lowen
  - Transaktionsanalyse nach Berne
  - Logotherapie und Existenzanalyse nach Frankl
- Die humanistische Psychologie geht davon aus, dass jedem Menschen positive ethische Werte angeboren sind, die sich bei einer natürlichen Entwicklung selbst entfalten. Sie will der Persönlichkeitsentwicklung dienen.

Zusätzlich können Sie erwähnen:

- Kurze Erläuterungen zu den einzelnen Therapieverfahren

Ihr weiteres Plus:

- Ab etwa 1960 formierte sich neben Tiefenpsychologie und Verhaltenstherapie die Richtung der humanistischen Psychologie.

KAPITEL

17 Psychopharmakotherapie und weitere somatotherapeutische Verfahren

Psychopharmakotherapie und weitere somatotherapeutische Verfahren: Somatotherapie ist die Sammelbezeichnung für alle körperlichen Behandlungsmethoden von psychiatrischen Krankheiten. Sie umfasst die Therapie mit Psychopharmaka, die Elektrokrampfbehandlung, die Schlafentzugstherapie und die Lichttherapie. Psychopharmaka werden eingeteilt in Antidepressiva, Antipsychotika, Tranquilizer, Hypnotika, Phasenprophylaktika/Antiepileptika, Psychostimulanzien und Antidementiva.

Steckbrief: Psychopharmakotherapie – Antidepressiva

Substanzgruppen

- Trizyklische Antidepressiva
- Selektive Wiederaufnahmehemmer
- MAO-Hemmer
- Tetrazyklische Antidepressiva
- Pflanzliche Antidepressiva

Indikationen

- Depressionen
- Angststörungen
- Zwangsstörungen
- Bulimie
- Schlafstörungen
- Posttraumatische Belastungsstörungen
- Chronische Schmerzsyndrome
- ADHS

Wirkprofil

- Stimmungsaufhellend
- Psychomotorisch regulierend

Nebenwirkungen

- Mundtrockenheit
- Gewichtszunahme
- Sexuelle Funktionsstörungen
- Gastrointestinale Beschwerden
- Herzrhythmusstörungen, niedriger Blutdruck
- Müdigkeit
- Schwitzen/Zittern der Hände
- Kopfschmerzen
- Koordinationsstörungen
- Sehstörungen
- Veränderte Leberwerte
- Innere Unruhe/Nervosität
- Ödeme/Exantheme
- Zu Beginn erhöhte Gefahr von Suizidalität

Steckbrief: Psychopharmakotherapie – Antipsychotika (Neuroleptika)

Substanzgruppen

- Hochpotente (typische) Antipsychotika
- Mittelpotente Antipsychotika
- Niederpotente Antipsychotika
- Atypische Antipsychotika

Indikationen

- Schizophrenie
- Organische Psychosen
- Psychotische Depressionen
- Manie
- Erregungszustände
- Impulskontrollstörungen
- Delir
- Alkoholhalluzinose
- Motorisch-neurologische Störungen

Wirkprofil

- Beeinflussung psychotischer Denk- und Verhaltensstörungen (antipsychotisch)
- Verbesserung von Wahnsymptomatik und Ich-Störungen (antipsychotisch)
- Reduzierung affektiver Spannungen
- Dämpfend, beruhigend, schlaffördernd, sedierend

Nebenwirkungen

- Extrapyramidal-motorisch:
  - Frühdyskinesien
  - Parkinsonoid
  - Spätdyskinesien
  - Akathisie/Tasikinesie
  - Malignes neuroleptisches Syndrom
- Vegetative Nebenwirkungen:
  - Blutdrucksenkung, beschleunigter Herzschlag
  - Mundtrockenheit
  - Störung von Speichel- und Schweißsekretion
- Weitere Nebenwirkungen:
  - Zyklusstörungen
  - Sexuelle Störungen
  - Erhöhung von Prolaktin
  - Teils massive Gewichtszunahme (durch Heißhunger-Attacken)
  - Müdigkeit
  - Konzentrationsstörungen
  - Antriebsarmut
  - Sonnenempfindlichkeit der Haut
  - Selten Krampfanfälle im Gehirn
  - Selten Agranulozytose

Steckbrief: Psychopharmakotherapie – Tranquilizer

Substanzgruppen

- Benzodiazepine
- Niederpotente/atypische Antipsychotika
- Trizyklische Tranquilizer
- Betarezeptorenblocker
- Clomethiazol
- Phytopharmaka

Indikationen

- Neurosen
- Angststörungen
- Medizinische Notfälle
- Erregungszustände
- Schizophrenie
- Akute Suizidalität
- Anpassungs- und Belastungsstörungen
- Delirium tremens

Wirkprofil

- Angstlösend
- Entspannend
- Schlaffördernd

Nebenwirkungen

- Zum Teil starkes Suchtpotenzial
- Müdigkeit, eingeschränktes Reaktionsvermögen
- Einschränkungen der geistigen Leistungsfähigkeit
- Störungen der Menstruation
- Libidoverlust
- Obstipation
- Gewichtszunahme
- Paradoxe Reaktionen bei älteren Patienten möglich
- Bei hohen Dosen oder plötzlichem Absetzen besteht die Möglichkeit von Krampfanfällen, Delirien und psychotischen Symptomen

Steckbrief: Psychopharmakotherapie – Hypnotika

Substanzgruppen

- Benzodiazepine
- Non-Benzodiazepin-Hypnotika
- Antihistaminika

Indikationen

- Schlafstörungen

Wirkprofil

- Schlaffördernd

Nebenwirkungen

- Teilweise starkes Suchtpotenzial
- Beeinträchtigung des Reaktionsvermögens
- Bei älteren Patienten emotionale Abstumpfung, Verwirrtheitszustände, Delirien, Antriebsstörungen

Steckbrief: Psychopharmakotherapie – Antidementiva

Substanzgruppen

- Acetylcholinesterasehemmer
- Phytopharmaka

Wirkprofil

- Durchblutungsfördernd
- Gefäßerweiternd
- Beeinflussung des Neurotransmitterhaushalts

Indikationen

- Demenzen

Nebenwirkungen

- Durchfall, Gewichtsabnahme, Appetitlosigkeit
- Muskelkrämpfe
- Müdigkeit, Schlaflosigkeit
- Kopfschmerzen, Schwindel
- Selten Leberschäden, Magen-, Zwölffingerdarmgeschwüre, Krampfanfälle, Halluzinationen

Steckbrief: Psychopharmakotherapie – Psychostimulanzien

Substanzgruppen

- Methylphenidat

Indikationen

- ADHS
- Narkolepsie
- Schweres obstruktives Schlafapnoe-Syndrom

Nebenwirkungen

- Schlafstörungen
- Appetitmangel
- Ängstlichkeit
- Tic-Störungen
- Depressivität
- Kopfschmerzen, Übelkeit, Herzklopfen
- Nervosität
- Aggressivität
- Verzögerung des Längenwachstums

Steckbrief: Somatotherapeutische Verfahren

Elektrokrampftherapie (Elektrokonvulsionstherapie)

- Charakteristika:
  - Erzeugung generalisierter Krampfanfälle unter Narkose und Medikation von Muskelrelaxanzien
  - Geringe Nebenwirkungen
- Indikationen:
  - Lebensbedrohliche katatone Zustände
  - Malignes neuroleptisches Syndrom
  - Schwere behandlungsresistente Depressionen

Lichttherapie

- Charakteristika: Bestrahlung mit UV-Licht von mindestens 2 000 Lux
- Indikationen: Wirksam bei saisonalen Depressionen

Schlafentzugstherapie

- Charakteristika: Stationäre Durchführung
- Indikationen: Depressionen

17.1 Schriftliche Fragen: Psychopharmakotherapie und weitere somatotherapeutische Verfahren

Einfachauswahl

17.1.1 Welche Aussage zu Lithium trifft zu?

A Lithium gehört zur Medikamentengruppe der Phasenprophylaktika.
B Lithium besitzt eine hohe therapeutische Breite.
C Grippale Infekte beeinflussen die Lithiumwirkung nicht.
D Die therapeutische Wirkung von Lithium setzt innerhalb weniger Minuten ein.
E Lithium hat in erster Linie eine antriebssteigernde Wirkung.

Aussagenkombination

17.1.2 Welche der folgenden Nebenwirkungen können bei der Therapie mit Lithiumpräparaten auftreten?

1 Tremor
2 Vermehrte Harnausscheidung (Polyurie)
3 Gewichtszunahme
4 Übelkeit
5 Gesteigertes Durstempfinden

A Nur die Aussagen 1 und 4 sind richtig.
B Nur die Aussagen 3 und 5 sind richtig.
C Nur die Aussagen 1, 3 und 4 sind richtig.
D Nur die Aussagen 2, 4 und 5 sind richtig.
E Alle Aussagen sind richtig.

Richtige Antwort (17.1.1): A

✓ **A** Neben Lithium gehören zu dieser Medikamentengruppe auch Antiepileptika, Antidepressiva und atypische Antipsychotika. Alle Substanzen sollen das Auftreten neuer depressiver bzw. manischer Phasen verhindern oder zumindest abschwächen.

B Lithium hat eine geringe therapeutische Breite, d. h. die notwendige Dosis für eine effektive Therapie liegt sehr nahe an dem Bereich, in dem bereits erste Vergiftungserscheinungen auftreten können.

C Alle Erkrankungen, die mit Flüssigkeitsverlust einhergehen, können Veränderungen des Lithium-Spiegels zur Folge haben, daher kann auch ein grippaler Infekt beeinflussend auf die phasenprophylaktische Wirkung des Medikaments sein.

D Meist bedarf es eines wochenlangen Aufbaus der Medikationseinstellung von Lithium, mit stetigen Blutbildkontrollen, Nachbesserungen und Dosisanpassungen, um letztlich den für den Patienten passenden Lithium-Plasmaspiegel im Blut und somit eine ausreichende Wirksamkeit des Medikaments zu erreichen.

E Lithium hat eine ausgleichende Wirkung. Ein manischer Patient beispielsweise, dessen Antrieb aufgrund der Erkrankung bereits gesteigert ist, benötigt kein Medikament zur weiteren Antriebssteigerung.

Richtige Antwort (17.1.2): E

✓ **1** Lithium kann zu Beginn der Behandlung eine Vielzahl von Nebenwirkungen zeigen, welche jedoch nicht alle beständig bleiben. Der genannte Tremor ist häufig vorhanden und meist feinschlägig. Er kann mit niedrigdosierten Betarezeptorenblockern behandelt werden.

✓ **2** Patienten müssen unter einer Lithiumtherapie viel trinken, um die Konzentration im Körper konstant zu halten. Durch die vermehrte Flüssigkeitsaufnahme kommt es somit auch zu vermehrter Ausscheidung.

✓ **3** Wie bei vielen anderen Psychopharmaka-Präparaten kommt es auch unter der Anwendung von Lithium sehr häufig zu Gewichtszunahmen.

✓ **4** Neben der Übelkeit kann es auch zu anderen Störungen des Magen-Darm-Trakts wie Erbrechen und Durchfällen kommen.

✓ **5** Vermehrter Durst gehört zu den sehr typischen und häufig vorkommenden Nebenwirkungen von Lithium.

Aussagenkombination

17.1.3 Mit welchen Symptomen ist nach abruptem Absetzen der Benzodiazepinmedikation bei langjähriger Benzodiazepinabhängigkeit zu rechnen?

1 Hypersomnie
2 Wahrnehmungsstörungen
3 Krampfanfälle
4 Tremor
5 Dysphorie

A Nur die Aussagen 1 und 5 sind richtig.
B Nur die Aussagen 1, 4 und 5 sind richtig.
C Nur die Aussagen 2, 3 und 4 sind richtig.
D Nur die Aussagen 2, 3, 4 und 5 sind richtig.
E Alle Aussagen sind richtig.

Mehrfachauswahl

17.1.4 Ein Patient wird von seinem Psychiater mit Lithium behandelt. An welche der folgenden psychischen Erkrankungen müssen Sie am ehesten denken? Wählen Sie zwei Antworten!

A Hirnorganisches Psychosyndrom
B Manie
C Intelligenzminderung
D Alkoholkrankheit
E Bipolare affektive Störung

Richtige Antwort (17.1.3): D

1 Bei einem abrupten Absetzen von Benzodiazepinen kommt es sehr häufig zu einer Hyposomnie, also zu Schlaflosigkeit und starken Schlafstörungen.

✓ 2 Typisch bei einem Entzug von Benzodiazepinen sind optische Wahrnehmungsverzerrungen (Halluzinationen) und eine hohe Suggestibilität bei den Patienten.

✓ 3 Krampfanfälle können sowohl bei einem abrupten Absetzen als auch unter einer sehr hohen Dosierung von Benzodiazepinen auftreten.

✓ 4 Neben einem Tremor zeigen sich auch andere Entzugserscheinungen wie z. B. Schwitzen, Tachykardie, große Unruhe und Desorientiertheit.

✓ 5 Dysphorien können sowohl als Entzugserscheinung bei Benzodiazepinen auftreten als auch als paradoxe Wirkung unter normalen Einnahmebedingungen bei älteren Menschen.

Richtige Antwort (17.1.4): B und E

A Zu den hirnorganischen Psychosyndromen gehören u. a. Demenzen, bei denen sich u. a. aufgrund von Hirnabbauprozessen psychische Störungen entwickeln können. Je nach Erkrankung werden hier, neben der Behandlung der eigentlichen Demenz mit Antidementiva, z. B. Antidepressiva eingesetzt, wenn sich Depressionen entwickeln.

✓ B Die Manie ist eine unipolare affektive Störung, bei der pharmakotherapeutisch an eine Verordnung von Lithium gedacht werden kann, um neue Phasen der Erkrankung zu verhindern, bzw. abzumildern.

C Je nach Schweregrad der Intelligenzminderung und dem Auftreten eventuell begleitender psychischer Störungen können Psychopharmaka eigesetzt werden. Allerdings sind Störungen der Intelligenz kein Indikationsgebiet für Lithium.

D Die Alkoholkrankheit an sich kann nicht mit Medikamenten behandelt werden. Ist ein Patient bereit, sich einer Entgiftung zu unterziehen, kommt es u. a. zum Einsatz von Clomethiazol, Antipsychotika und Carbamazepin. Letzteres ist ein Mittel gegen Epilepsie, welches auch als Phasenprophylaktikum Verwendung findet.

✓ E Lithium wird als Medikation bei affektiven und schizoaffektiven Störungen eingesetzt. Nach genauer Einschätzung des Rückfallrisikos kann es rezidivprophylaktisch verordnet werden.

Mehrfachauswahl

17.1.5 Welche der folgenden Aussagen zu Benzodiazepinen treffen zu? Wählen Sie zwei Antworten!

A Kurz wirksame Benzodiazepine führen deutlich langsamer zu einer Toleranzentwicklung als länger wirksame Benzodiazepine.

B Im Gegensatz zum Alkoholentzug treten beim Entzug von Benzodiazepinen keine vegetativen Symptome auf.

C Nach Absetzen von Benzodiazepinen können Krampfanfälle auftreten.

D Charakteristisch für den Entzug ist ein ausgeprägtes Müdigkeitsgefühl.

E Ältere Patienten können paradox auf Tranquilizer mit Erregungszuständen, Schlaflosigkeit oder feindseligem Verhalten reagieren.

Einfachauswahl

17.1.6 Ein 60-jähriger Patient, der Sie wegen psychischer Probleme aufsucht, berichtet im Rahmen der Anamnese, dass er von seinem Arzt Lithium verordnet bekommen habe. Für welche Erkrankung spricht diese Behandlung am ehesten?

A Alkoholkrankheit

B Affektive Störung

C Vaskuläre Demenz

D Schizophrenie

E Histrionische Persönlichkeitsstörung

Richtige Antwort (17.1.5): C und E

A Benzodiazepine können nach ihrer Wirkdauer eingeteilt werden in kurz, mittellang und lang wirksame. Heute werden vorzugsweise mittellang wirkende Präparate verordnet. Die Toleranzentwicklung ist bei allen Benzodiazepinen ähnlich und hat nichts mit der Länge der Wirksamkeit zu tun.

B Die Entzugserscheinungen bei einer Benzodiazepinabhängigkeit können schwerwiegender sein als bei einem Alkoholentzug. Es kann zu starker Angst, Tremor, Schwitzen, Zittern, Delirien und psychotischen Symptomen kommen.

✓ **C** Sowohl bei hoher Dosierung als auch beim abrupten Absetzen eines Benzodiazepins kann es zu Krampfanfällen kommen. Unter anderem ist aus diesem Grund die genaue Aufklärung der Patienten über den Gebrauch von Tranquilizern immens wichtig.

D Im Rahmen eines Entzugs von Hypnotika kommt es in der Regel zu starken Schlafstörungen, welche sich jedoch nicht durch vermehrte Müdigkeit zeigen, sondern dadurch, dass Patienten nicht oder nur sehr schlecht schlafen können.

✓ **E** Die Verordnung und Vergabe von Psychopharmaka an ältere Menschen sollte sehr differenziert erfolgen und im Verlauf besonders beobachtet werden. Paradoxe Reaktionen können unter einer Tranquilizermedikation vorkommen und zeigen sich durch die erwähnten Symptome. Eine weitere Gefahr droht älteren Patienten bei relativer Überdosierung durch Benommenheit, Schwindel, Konzentrationsschwierigkeiten und Gangunsicherheiten (Gefahr von Stürzen).

Richtige Antwort (17.1.6): B

A Im Rahmen einer Alkoholerkrankung kommt es in den unterschiedlichen Phasen des Entzugs zum Einsatz verschiedener Medikamente. So werden in der Entgiftungsphase u. a. Clomethiazol und Antipsychotika verabreicht, in der Entwöhnungsphase können Anti-Craving-Präparate wie z. B. Campral® zum Einsatz kommen.

✓ **B** Lithium ist ein Phasenprophylaktikum, welches als stimmungsstabilisierendes Psychopharmakon bei affektiven Störungen Verwendung findet.

C Bei vaskulären Demenzen geht es vorrangig um die internistische Behandlung von Durchblutungsstörungen und Stoffwechselerkrankungen.

D Bei Schizophrenien steht die Behandlung mit Antipsychotika im Mittelpunkt der medikamentösen Unterstützung.

E Vor allem bei Persönlichkeitsstörungen mit explosiver Aggressivität wird der Einsatz von Lithium kontrovers diskutiert. Bislang werden in Einzelfällen jedoch eher Antidepressiva und Anxiolytika verordnet.

Mehrfachauswahl

17.1.7 Welche der folgenden Aussagen treffen zu? Wählen Sie zwei Antworten!

Bei einem 65-jährigen Patienten bemerken Sie während des Gesprächs kauende, grimassierende Bewegungen im Zungen- und Mundbereich. Er berichtet Ihnen, dass er von seinem Arzt jahrelang mit dem Medikament Haloperidol (Haldol®) behandelt worden sei.

A Es handelt sich um eine Tic-Störung.

B Die Medikamenteneinnahme spricht für eine Epilepsie.

C Bei dem Patienten bestehen wahrscheinlich Spätdyskinesien.

D Ein Zusammenhang zwischen den Bewegungen und der Medikamenteneinnahme ist äußerst unwahrscheinlich.

E Haloperidol wird bei psychotischen Symptomen eingesetzt.

Aussagenkombination

17.1.8 Welche der folgenden Aussagen über die antidepressive Medikation treffen zu?

1 Alle trizyklischen Antidepressiva sind psychomotorisch aktivierend.

2 Bei SSRI (selektive Serotonin-Wiederaufnahme-Hemmer) können unter anderem folgende Nebenwirkungen auftreten: Übelkeit, Erbrechen und innere Unruhe.

3 Johanniskraut hat als pflanzliches Mittel keinen Einfluss auf die Wirkung anderer Medikamente.

4 Zu Beginn der antidepressiven Medikation stehen häufig Nebenwirkungen im Vordergrund.

5 Antidepressiva können auch bei Angst- oder Zwangsstörungen indiziert sein.

A Nur die Aussagen 1, 2 und 3 sind richtig.

B Nur die Aussagen 1, 4 und 5 sind richtig.

C Nur die Aussagen 2, 4 und 5 sind richtig.

D Nur die Aussagen 3, 4 und 5 sind richtig.

E Alle Aussagen sind richtig.

Richtige Antwort (17.1.7): C und E

A Auch motorische Tics äußern sich häufig im Gesichtsbereich und sind differenzialdiagnostisch relevant. Hier jedoch ist bekannt, dass der Patient jahrelang Haloperidol bekommen hat und daher ist eher wahrscheinlich, dass es sich um eine Nebenwirkung der Medikation handelt.

B Haloperidol ist ein Medikament aus der Gruppe der klassischen Antipsychotika und findet vor allem im Bereich schizophrener Erkrankungen Anwendung.

✓ **C** Spätdyskinesien sind gravierende Nebenwirkungen, die durch die langjährige Einnahme hochpotenter Antipsychotika auftreten können und sich durch extrapyramidal-motorische Symptome wie z. B. Tics und Zuckungen der Mund- und Gesichtsmuskulatur zeigen.

D Bei der Einnahme von Medikamenten, die in das Nervensystem eingreifen, kann es neben vegetativen Störungen auch zu Störungen der Bewegung kommen.

✓ **E** Hochpotente Antipsychotika wirken auf die produktiven Symptome einer Schizophrenie, also auf psychotische Symptome wie Wahn und Halluzinationen.

Richtige Antwort (17.1.8): C

1 Trizyklische Antidepressiva werden in drei unterschiedlich auf die Psychomotorik wirkende Gruppen unterteilt; in den Desipramin-Typ, welcher antriebssteigernd wirkt, den Imipramin-Typ, der sich neutral auf die Psychomotorik auswirkt, und den Amitriptylin-Typ, welcher wiederum sedierend oder dämpfend wirkt.

✓ **2** Insgesamt gelten SSRI im Vergleich zu anderen Antidepressiva als nebenwirkungsärmer. Dennoch kommt es auch hier zu Nebenwirkungen, welche sich neben den in der Antwort genannten auch durch Schwindel, Mundtrockenheit, sexuelle Dysfunktionen und Gewichtszunahme zeigen können.

3 Johanniskraut greift, genau wie andere Psychopharmaka, in den Neurotransmitterhaushalt ein und ist daher als wechselwirksam zu betrachten.

✓ **4** Bei ca. 50 % der mit Antidepressiva behandelten Patienten treten zu Anfang der Behandlung Nebenwirkungen unterschiedlichen Ausmaßes auf. Ist ein Patient darüber nicht ausreichend informiert, kommt es häufig zu einem Absetzen der Medikation. Da die eigentliche stimmungsaufhellende Wirkung erst nach einem Zeitraum von 2 bis 3 Wochen eintritt, stehen u. a. zunächst die unangenehmen Nebenwirkungen im Vordergrund.

✓ **5** Antidepressiva zeigen bei vielen psychischen Störungen Wirksamkeit. Hierzu gehören neben den genannten auch Persönlichkeitsstörungen, Essstörungen, ADHS und Schmerzstörungen. Wichtig ist, eine medikamentöse Therapie nicht monotherapeutisch, sondern immer im Kontext eines Gesamtbehandlungsplans einzusetzen.

Einfachauswahl

17.1.9 Ein Patient sucht Sie wegen psychischer Probleme auf. Sie erfahren im Rahmen der Anamnese, dass sein Arzt ihm ein amphetaminhaltiges Medikament verordnet hat. Für welche Erkrankung spricht diese Behandlung am ehesten?

A Polytoxikomanie
B Depression
C Schizophrenie
D Aufmerksamkeitsdefizit-/Hyperaktivitätsstörung (ADHS)
E Angststörung

Aussagenkombination

17.1.10 Welche der folgenden Aussagen zu Tranquilizern/Anxiolytika trifft/treffen zu?

1 Es handelt sich um Medikamente, die emotional entspannende Wirkeigenschaften haben.
2 Die Gefahr einer Abhängigkeit ist nicht gegeben.
3 Ältere Patienten können paradox auf Tranquilizer reagieren.
4 Benzodiazepine weisen keine Toleranzentwicklung auf.
5 Bei plötzlichem Absetzen können Krampfanfälle auftreten.

A Nur die Aussage 5 ist richtig.
B Nur die Aussagen 1 und 2 sind richtig.
C Nur die Aussagen 1, 3 und 5 sind richtig.
D Nur die Aussagen 2, 3 und 4 sind richtig.
E Nur die Aussagen 3, 4 und 5 sind richtig.

Richtige Antwort (17.1.9): D

A Eine Polytoxikomanie beschreibt eine Mehrfachabhängigkeit von verschiedenen Substanzen. Bei einem Patienten mit einer Suchterkrankung steht eine Entgiftung/Entwöhnung im Vordergrund und nicht die Verordnung eines weiteren abhängigkeitserzeugenden Medikaments.

B Depressionen werden in erster Linie mit Antidepressiva verschiedener Substanzgruppen behandelt, welche vor allem Einfluss auf die Botenstoffe Serotonin und Noradrenalin nehmen. Sie wirken sich u. a. positiv auf psychomotorische Symptome, das Gefühlserleben und die Konzentrationsfähigkeit aus.

C Die Ursachen einer Schizophrenie liegen unter anderem im Bereich des Neurotransmittersystems. Hier scheint ein Überwiegen von Dopamin eine Rolle zu spielen. Amphetamine würden die Konzentration von Dopamin noch einmal erhöhen, was zu psychotischen Zuständen führen könnte.

✓ **D** Psychostimulanzien gehören zu den abhängigkeitserzeugenden Substanzen und haben ein enges Indikationsgebiet, zu dem neben ADHS lediglich Narkolepsie und die schwere obstruktive Schlafapnoe zählen.

E Angststörungen gehen häufig mit vegetativer Erregung einher und sollten daher eher mit ausgleichenden oder beruhigenden Medikamenten behandelt werden. Zum Einsatz kommen hier unter anderem Antidepressiva, Benzodiazepine, Betarezeptorenblocker und niederpotente Antipsychotika.

Richtige Antwort (17.1.10): C

✓ **1** Zusätzlich zu der entspannenden Eigenschaft wirken Tranquilizer angstlösend, schlaffördernd und beruhigend. Gerade in psychischen und physischen Akutsituationen wie bei Erregungszuständen oder einem Herzinfarkt sind sie daher oft sehr hilfreich.

2 Durch eine längere Einnahme entwickelt sich sowohl eine psychische als auch eine physische Abhängigkeit. Bei Patienten mit Suchterkrankungen in der Anamnese sollte daher auf die Gabe von Tranquilizern verzichtet und auf andere Substanzgruppen ausgewichen werden.

✓ **3** Eine paradoxe Reaktion ist die gegenteilige Wirkung dessen, was man mit der Gabe eines Medikaments erreichen möchte. So kann es bei älteren oder geschwächten Menschen z. B. zu Erregung und Schlaflosigkeit anstatt zu Entspannung und Beruhigung kommen.

4 Tranquilizer weisen eine Toleranzentwicklung auf, das heißt für die gleiche Wirksamkeit werden immer höhere Dosen nötig.

✓ **5** Wichtig bei Beendigung einer Therapie mit Anxiolytika ist ein langsames Ausschleichen der Medikation, da es sonst zu sehr gravierenden Folgen kommen kann. Durch ein plötzliches Absetzen kann es zusätzlich zu Krampfanfällen auch zu Delirien und psychotischen Symptomen kommen.

Mehrfachauswahl

17.1.11 Welche der folgenden Aussagen zur antidepressiven Therapie treffen zu? Wählen Sie zwei Antworten!

A Antidepressiva haben häufig ein Abhängigkeitspotenzial.

B Die Einnahme sollte nicht länger als 3–4 Monate erfolgen.

C Die stimmungsaufhellende Wirkung eines antidepressiven Medikaments tritt kurz nach der Einnahme ein.

D Weitere Anwendungsgebiete von Antidepressiva sind z. B. Schlafstörungen und chronische Schmerzsyndrome.

E Alle Antidepressiva nehmen Einfluss auf die Neurotransmittersysteme im zentralen Nervensystem.

Aussagenkombination

17.1.12 Welche der folgenden Aussagen zu Neurotransmittern treffen zu?

1 Störungen im Neurotransmittersystem wirken entscheidend bei der Entstehung affektiver Erkrankungen mit.

2 Wichtige Transmitter heißen Adrenalin, Noradrenalin und Serotonin.

3 Synapse nennt man den Bereich, indem ein Reiz mittels Neurotransmittern von einer Nervenzelle auf eine andere übertragen wird.

4 Johanniskraut hat als pflanzliches Medikament keine Wirkung auf das Neurotransmittersystem.

5 Ein Überangebot an Neurotransmittern führt häufig zu vaskulärer Demenz.

A Nur die Aussagen 1, 2 und 3 sind richtig.

B Nur die Aussagen 2, 3 und 4 sind richtig.

C Nur die Aussagen 3, 4 und 5 sind richtig.

D Nur die Aussagen 1, 2, 3 und 5 sind richtig.

E Nur die Aussagen 1, 2, 4 und 5 sind richtig.

Richtige Antwort (17.1.11): D und E

A Viele Patienten haben die Befürchtung, bei der Einnahme von Antidepressiva eine Abhängigkeit zu entwickeln, was jedoch nicht der Fall ist. Bei der Verordnung und Aufklärung sollte diese Befürchtung aus dem Wege geräumt werden, weil unter anderem dadurch eine bessere Compliance zu erwarten ist.

B Eine antidepressiv wirksame Medikation umfasst in der Regel einen wesentlich längeren Zeitraum als 3–4 Monate. Nach dem Abklingen der akuten Phase ist eine weitere Einnahme von mindestens 8 Wochen nötig, sinnvoller ist jedoch eine weitere prophylaktische Einnahme von 6–12 Monaten.

C Antidepressiva benötigen einen gewissen Zeitraum, um ihre volle Wirksamkeit entfalten zu können. Dieser liegt je nach Substanzgruppe zwischen ca. 2 und 3 Wochen. In dieser Phase ist es wichtig, dass der Patient engmaschig betreut wird, da es zu Anfang einer antidepressiven Pharmakotherapie u. a. zu verstärkter Suizidalität (Antriebssteigerung vor Stimmungsaufhellung) kommen kann.

✓ **D** Antidepressiva sind die meist verordneten Medikamente im psychiatrischen Bereich, da sie bei unterschiedlichen psychischen Störungsbildern gute Wirksamkeit zeigen.

✓ **E** Die Einflussnahme von Antidepressiva auf das Neurotransmittersystem findet auf unterschiedlichen Wegen statt. So kann es durch die Hemmung einer Wiederaufnahme von Botenstoffen, durch eine Beeinflussung von postsynaptischen Rezeptoren oder durch die Hemmung von Enzymen zu Veränderungen in diesem System kommen.

Richtige Antwort (17.1.12): A

✓ **1** Dysbalancen verschiedener Neurotransmitter und Veränderungen im Bereich der Rezeptoren spielen eine wichtige Rolle bei der Entstehung affektiver Störungen. Vor allem Serotonin und Noradrenalin sind hier relevant.

✓ **2** Weitere, für die Entstehung psychischer Störungen wichtige Neurotransmitter sind GABA, Dopamin und Acetylcholin.

✓ **3** Der synaptische Spalt liegt zwischen der präsynaptischen Endung der reizabgebenden Zelle und der postsynaptischen Membran der Zielzelle. Im Gesamten spricht man von der Synapse, in der die Reizübertragung von einer Nervenzelle zu einer anderen Nervenzelle stattfindet.

4 Auch Johanniskraut wirkt im Bereich der Neurotransmitter. Es bewirkt eine Wiederaufnahmehemmung von Noradrenalin und Serotonin in den synaptischen Endkopf.

5 Vaskuläre Demenzen entstehen aufgrund von Gefäßerkrankungen wie z. B. Arteriosklerose.

Einfachauswahl

17.1.13 Als Neuroleptika werden Substanzen bezeichnet, die psychotische Sinnestäuschungen, Wahngedanken, schizophrene Ich-Störungen und katatone Symptome bessern. Welche Aussage trifft zu?

A Neuroleptika können mit anderen Medikamenten, z. B. Schlaftabletten kombiniert werden, ohne dass sich deren Wirkung verstärkt.

B Neuroleptika können zur Entwicklung extrapyramidal-motorischer Symptome führen.

C Häufig ist als Nebenwirkung eine irreversible Hypertonie zu beobachten.

D Nach einer erfolgreich behandelten schizophrenen Episode sollte keine Rezidivprophylaxe durchgeführt werden, da diese erfahrungsgemäß keine weiteren Episoden verhindert.

E Bei Einnahme von Neuroleptika ist stets mit einer Gewichtsabnahme, die auch gering sein kann, zu rechnen.

17

Aussagenkombination

17.1.14 Mit welchen der folgenden Nebenwirkungen von trizyklischen Antidepressiva ist am ehesten zu rechnen?

1 Mundtrockenheit

2 Schwitzen

3 Durchfall

4 Hypotonie

5 Gewichtszunahme

A Nur die Aussagen 1, 2, 3 und 4 sind richtig.

B Nur die Aussagen 1, 2, 3 und 5 sind richtig.

C Nur die Aussagen 1, 2, 4 und 5 sind richtig.

D Nur die Aussagen 1, 3, 4 und 5 sind richtig.

E Nur die Aussagen 2, 3, 4 und 5 sind richtig.

Richtige Antwort (17.1.13): B

A Diese Aussage ist gefährlich, denn Antipsychotika zeigen, genau wie andere Medikamente auch, unterschiedliche Wechselwirkungen mit anderen Arzneimitteln. Bei einer kombinierten Einnahme mit Schlafmitteln wie Benzodiazepinen kann es z. B. zu einer verstärkten Sedierung und zu einer Dämpfung des zentralen Nervensystems kommen.

✓ **B** Vor allem die hochpotenten (klassischen) Antipsychotika zeigen in ihren Nebenwirkungen extrapyramidal-motorische Symptome. Diese äußern sich in Frühdyskinesien, Parkinsonoid, Akathisie/Tasikinesie und Spätdyskinesien.

C Bei der Anwendung von Antipsychotika kommt es in vielen Fällen zu einer Hypotonie, also zu niedrigen Blutdruckwerten.

D Eine medikamentöse Rezidivprophylaxe sollte immer erfolgen, um neue Episoden der Erkrankung zu verhindern oder zumindest abzuschwächen.

E Eine sehr typische Nebenwirkung bei der Einnahme von Antipsychotika ist die z. T. massive Gewichtszunahme, die i. d. R. nicht durch die Einnahme an sich, sondern durch die in der Folge auftretenden Heißhungerattacken entsteht und für die Patienten häufig mit zusätzlichem Leid verbunden ist.

Richtige Antwort (17.1.14): C

✓ **1** Mundtrockenheit tritt bei trizyklischen Antidepressiva häufig als Nebenwirkung auf. Ebenso bei der Behandlung mit selektiven Serotonin-Wiederaufnahmehemmern und bei der Gabe von Antipsychotika.

✓ **2** Auch vermehrtes Schwitzen kann bei der Anwendung von trizyklischen Antidepressiva als Nebenwirkung in Erscheinung treten.

3 Zu Durchfall kann es bei der Einnahme von selektiven Serotonin-Wiederaufnehmehemmern zu Anfang der Behandlung kommen. Weitere Psychopharmaka, bei denen Durchfälle auftreten können, sind Lithium, Valproinsäure und einige Antidementiva. Bei der Behandlung mit trizyklischen Antidepressiva kommt es eher zur Obstipation als zu Durchfall.

✓ **4** Hypotonie (niedriger Blutdruck) ist als Nebenwirkung bei trizyklischen Antidepressiva, MAO-Hemmern und Antipsychotika zu beobachten.

✓ **5** Gewichtzunahmen finden in unterschiedlichem Maße bei trizyklischen Antidepressiva, SSRI, Tranquilizern, Lithium und Antipsychotika statt.

17.2 Mündliche Fragen: Psychopharmakotherapie und weitere somatotherapeutische Verfahren

17.2.1 Welche unterschiedlichen Wirkweisen haben Antidepressiva?

Das sollten Sie zur Sprache bringen:

- Neben der gemeinen stimmungsaufhellenden Wirkung findet eine Unterteilung in folgende Wirkweisen statt:
  - Psychomotorisch aktivierend, antriebssteigernd
  - Psychomotorisch neutral
  - Sedierend, dämpfend
- Wichtig bei der Verordnung ist die Berücksichtigung der antriebssteigernden Wirkung, die häufig vor der Stimmungsaufhellung eintritt. Erhöhte Suizidgefahr!

Zusätzlich können Sie erwähnen:

- Alle Antidepressiva nehmen je nach Substanzgruppe Einfluss auf die Neurotransmittersysteme im zentralen Nervensystem.

Ihr weiteres Plus:

- Weitere Unterscheidungen nach Substanzgruppen:
  - Trizyklische Antidepressiva
  - Selektive Wiederaufnahmehemmer
  - MAO-Hemmer
  - Pflanzliche Antidepressiva

17.2.2 Was ist ein malignes neuroleptisches Syndrom?

Das sollten Sie zur Sprache bringen:

- Sehr seltene (1 ‰ bis 1 %), aber schwerwiegende, lebensbedrohliche Nebenwirkung von Antipsychotika
- Symptome:
  - Rigor
  - Stupor
  - Fieber
  - Wechselnde Bewusstseinslage bis zum Koma
  - Blutbildveränderungen
- Sofortiges Absetzen der Antipsychotika (Neuroleptika) und medizinische, eventuell intensivmedizinische Versorgung

Zusätzlich können Sie erwähnen:

- Eine andere, schwerwiegende Nebenwirkung von Antipsychotika ist die Agranulozytose (hier ebenso sofortiges Absetzen und medizinische/intensivmedizinische Betreuung)

Ihr weiteres Plus:

- Andere, typischere Nebenwirkungen von Antipsychotika

17.2.3 Welche typischen Nebenwirkungen haben Antipsychotika (Neuroleptika)?

Das sollten Sie zur Sprache bringen:

- Extrapyramidal-motorische Symptome:
  - Frühdyskinesien
  - Parkinsonoid
  - Akathisie/Tasikinesie
  - Spätdyskinesien
  - Malignes neuroleptisches Syndrom
- Vegetative Nebenwirkungen:
  - Blutdruckstörungen
  - Schwindel, Kopfschmerzen, Sehstörungen
  - Schlafstörungen
  - Appetit- und Verdauungsstörungen
  - Sexuelle Störungen
  - Zyklusstörungen
  - Mundtrockenheit
  - Störungen der Speichel- und Schweißsekretion
- Weitere Nebenwirkungen:
  - Erhöhung von Prolaktin
  - Teils massive Gewichtszunahme
  - Müdigkeit, Konzentrationsstörungen, Antriebsarmut
  - Sonnenempfindlichkeit der Haut
  - Angst
  - Infektionen der Atemwege
  - Depressive Verstimmungen
  - Selten zerebrale Krampfanfälle
  - Selten Agranulozytose

Zusätzlich können Sie erwähnen:

- Neuere Antipsychotika (atypische Neuroleptika) sind nebenwirkungsärmer und wirken auch auf die Negativsymptomatik.

Ihr weiteres Plus:

- Erläuterung zu den genannten Nebenwirkungen
- Hinweis darauf, dass Agranulozytose und malignes neuroleptisches Syndrom sehr schwerwiegende Komplikationen sind und in der Regel medizinisch/intensivmedizinisch betreut werden müssen

17.2.4 Mit welchen Nebenwirkungen ist bei der Gabe von Antidepressiva zu rechnen?

Das sollten Sie zur Sprache bringen:

- Trizyklische Antidepressiva rufen die stärksten Nebenwirkungen hervor, so z. B.:
  - Schwitzen, Händezittern, Mundtrockenheit, Hitzewallungen
  - Niedriger Blutdruck, veränderte Leberwerte
  - Müdigkeit
  - Sehstörungen, Koordinationsstörungen

- Innere Unruhe
- Gewichtszunahme
- Obstipation, Übelkeit, Erbrechen
- Ödeme, Exantheme
- Sexuelle Funktionsstörungen
- Suizidgedanken und Suizidalität

- Selektive Wiederaufnahmehemmer sind in der Regel besser verträglich. Folgende Nebenwirkungen sind u. a. möglich:
  - Zu Anfang Übelkeit, Erbrechen, Durchfall
  - Schlafstörungen
  - Ängstlichkeit
  - Innere Unruhe, Nervosität
  - Mundtrockenheit, Schwitzen
  - Geschmacksstörungen
  - Schwindel, Kopfschmerzen
  - Sexuelle Dysfunktionen
  - Leichte Gewichtszunahme oder -abnahme
  - Suizidgedanken und Suizidalität

Zusätzlich können Sie erwähnen:

- Zu Beginn der Behandlung mit einem Antidepressivum sollte eine engmaschige Betreuung stattfinden, da die antriebssteigernde Wirkung vor der stimmungsaufhellenden Wirkung eintritt und erhöhte Suizidgefahr besteht.

Ihr weiteres Plus:

- Das hohe Auftreten von Nebenwirkungen zu Anfang einer antidepressiven Therapie führt dazu, dass viele Patienten das Präparat wieder absetzen, daher ist eine genaue Aufklärung ausgesprochen wichtig.
- Durch ein langsames Aufdosieren können Nebenwirkungen reduziert werden.

17.2.5 Bei welchen psychischen Störungen können Antidepressiva zum Einsatz kommen?

Das sollten Sie zur Sprache bringen:

- Depressionen
- Angststörungen
- Zwangsstörungen
- Essstörungen
- ADHS
- Posttraumatische Belastungsstörung
- Schlafstörungen
- Chronische Schmerzsyndrome

Zusätzlich können Sie erwähnen:

- Meist ist die Dosierung bei Angststörungen niedriger, bei Zwangsstörungen höher und über einen längeren Zeitraum erforderlich.
- Bei anderen psychischen Störungen, wie z. B. Demenzen oder Schizophrenien kann es zu Depressionen kommen. Hier können durch einen Psychiater zur Grundmedikation zusätzlich Antidepressiva verordnet werden.

17

Ihr weiteres Plus:

- Je nach Störungsbild können weitere Psychopharmaka zusätzlich zu einem Antidepressivum verordnet werden, z. B. kann bei Angststörungen kurzfristig auch ein Benzodiazepin nötig sein.

17.2.6 Welche Phasenprophylaktika sind Ihnen bekannt?

Das sollten Sie zur Sprache bringen:

- Einsatz bei affektiven Störungen zur Verhinderung/Abschwächung neuer Phasen und bei schizoaffektiven Störungen
- Lithium
- Antiepileptika
- Atypische Antipsychotika
- Antidepressiva

Zusätzlich können Sie erwähnen:

- Aufzählung verschiedener Präparate zu den Substanzgruppen

Ihr weiteres Plus:

- Da Lithium sehr häufig verordnet wird, sollten Sie die Nebenwirkungen und die Grundsätze zur Verordnung kennen.

17.2.7 Wie könnte die medikamentöse Therapie bei Angsterkrankungen aussehen?

Das sollten Sie zur Sprache bringen:

- Folgende Medikamente können begleitend zu einer Psychotherapie sinnvoll sein:
  - Antidepressiva, v. a. selektive Serotonin-Wiederaufnahmehemmer
  - Benzodiazepine
  - Niederpotente Antipsychotika
  - Betarezeptorenblocker (v. a. bei Prüfungsangst)

Zusätzlich können Sie erwähnen:

- Wichtig ist eine genaue Aufklärung über Wirkweisen und Nebenwirkungen der Medikamente, da Angstpatienten häufig große Befürchtungen gegenüber einer Medikation äußern.

Ihr weiteres Plus:

- Benzodiazepine haben ein Abhängigkeitsrisiko, daher darf die Einnahme nur kurzfristig erfolgen.

17.2.8 Was können Sie hinsichtlich der Verordnung von Benzodiazepinen sagen?

Das sollten Sie zur Sprache bringen:

- Benzodiazepine weisen eine Toleranzentwicklung auf.
- Sie haben bei längerfristiger Einnahme ein klares Abhängigkeitspotenzial.
- Der Patient muss genauestens aufgeklärt werden.
- Bei Patienten mit Suchterkrankungen in der Anamnese sollte auf andere Medikamente ausgewichen werden.

- Indikationsgebiete sind u. a.:
  - Angststörungen
  - Medizinische Notfälle
  - Erregungszustände
  - Akute Suizidalität
  - Anpassungs- und Belastungsstörungen
- Es sollte keine Monotherapie stattfinden.

Zusätzlich können Sie erwähnen:
- „Low-dose-dependency" möglich
- Besondere Vorsicht ist bei älteren Patienten geboten:
  - Paradoxe Reaktionen möglich
  - Gangunsicherheiten und Stürze möglich

Ihr weiteres Plus:
- Das Absetzten eines Benzodiazepins sollte ausschleichend erfolgen.

17.2.9 Welche Erkrankungen werden mit Antipsychotika (Neuroleptika) behandelt?

Das sollten Sie zur Sprache bringen:
- Hauptindikationsgebiet ist die Schizophrenie
- Manie
- Organisch-bedingte psychische Störungen
- Depressionen
- Erregungszustände
- Alkoholhalluzinose
- Weitere psychotische Störungen
- Tourette-Syndrom etc.

Zusätzlich können Sie erwähnen:
- Unterscheidung von Antipsychotika in hochpotent, mittelpotent, niederpotent und atypisch
- Niederpotente Antipsychotika finden auch als Tranquilizer Verwendung
- Präparate der einzelnen Gruppen

Ihr weiteres Plus:
- Hochpotente Antipsychotika vor allem für produktive Symptome
- Niederpotente Antipsychotika zur Beruhigung, Dämpfung und Schlafförderung
- Atypische Antipsychotika sowohl für Positiv- als auch für Negativsymptomatik

17.2.10 Welchen Grundsätzen sollte bei der Vergabe von Psychopharmaka gefolgt werden?

Das sollten Sie zur Sprache bringen:
- Passende Medikation erst nach genauer Diagnosestellung
- Differenzierte Aufklärung des Patienten
- Vermeidung mehrerer Medikamente (wenn möglich)
- Hypnotika/Tranquilizer nur in gerade ausreichender Dosis und zeitlich begrenzt

- Medikation im Rahmen eines Gesamtbehandlungsplans mit zusätzlichen Elementen, wie z. B. Psychotherapie, Soziotherapie etc.
- Individuelle Festlegung der Einnahmedauer

Zusätzlich können Sie erwähnen:
- Psychopharmaka sollten nicht abrupt abgesetzt, sondern immer ausgeschlichen werden.
- Das Absetzen sollte in einer Zeit erfolgen, in der der Patient möglichst keinen belastenden Situationen ausgesetzt ist.

Ihr weiteres Plus:
- Die Darreichungsform sollte individuell gewählt werden, um auch in diesem Bereich eine möglichst gute Compliance zu erreichen.

17.2.11 Welche Vergiftungserscheinungen können bei einer Überdosierung von Lithium auftreten?

Das sollten Sie zur Sprache bringen:
- Quantitative Bewusstseinsstörungen von Somnolenz bis Koma
- Übelkeit, Erbrechen, Durchfall
- Verwaschene Sprache
- Gangstörungen
- Nierenfunktionsstörungen
- Krampfanfälle
- Die nötige therapeutische Dosis und der Übergang zu Vergiftungserscheinungen liegen bei der Gabe von Lithium nah beieinander (geringe therapeutische Breite), daher ist regelmäßig der Lithiumspiegel im Blut zu überprüfen.

Zusätzlich können Sie erwähnen:
- Indikationsgebiete für Lithium
- Weitere medikamentöse Möglichkeiten der phasenprophylaktischen Behandlung

Ihr weiteres Plus:
- Lithium wird über die Niere ausgeschieden, daher müssen Patienten unter dieser Medikation viel trinken.
- Benennen einiger typischer Nebenwirkungen von Lithium, z. B.:
  - Durst
  - Störungen des Magen-Darm-Trakts
  - Struma
  - Tremor
  - Gewichtszunahme

17.2.12 Was sind Anxiolytika?

Das sollten Sie zur Sprache bringen:
- Tranquilizer werden aufgrund der angstlösenden Wirkung auch Anxiolytika genannt.
- Weitere Wirkungen:
  - Emotional entspannend
  - Beruhigend
  - Schlaffördernd

- Indikationsgebiete sind:
  - Angststörungen
  - Medizinische Notfälle
  - Akute Suizidalität
  - Anpassungs- und Belastungsstörungen etc.

Zusätzlich können Sie erwähnen:
- Zum Einsatz kommen:
  - Benzodiazepine
  - Niedrigpotente Antipsychotika
  - Atypische Antipsychotika
  - Phytopharmaka etc.

Ihr weiteres Plus:
- Benzodiazepine weisen eine Toleranzentwicklung auf und haben ein starkes Abhängigkeitspotenzial.

17.2.13 Was können Sie mir hinsichtlich der Verordnung von Psychopharmaka bei älteren Patienten sagen?

Das sollten Sie zur Sprache bringen:
- Die Hauptindikationsgebiete für die Verordnung von Psychopharmaka bei älteren Menschen sind:
  - Delirien, Verwirrtheit, Erregungszustände
  - Demenzen
  - Altersdepressionen
  - Schlafstörungen
  - Paranoide Psychosen
- Von besonderer Bedeutung sind:
  - Multimorbidität: Viele ältere Patienten erhalten aufgrund verschiedener Erkrankungen unterschiedliche Medikamente. Besonders ist hier auf Wechselwirkungen zu achten. Durch verstärkte Nebenwirkungen kann es zu einer schlechteren Compliance kommen.
  - Veränderte Wirkweisen: Bei älteren Patienten kann es zu paradoxen Reaktionen, zu einem verzögerten Wirkungseintritt und einer erhöhten Empfindlichkeit gegenüber Nebenwirkungen kommen. Häufig müssen Präparate niedriger dosiert werden als bei jüngeren Menschen.
  - Genaue Wahl der Darreichungsform: Es gibt Patienten, die nicht mehr richtig schlucken können. In diesem Fall ist die Gabe einer flüssigen Medikation (Saft/Tropfen) sinnvoll. Vergessen Patienten die Einnahme der Medikamente, kann an Depotpräparate gedacht werden.

Zusätzlich können Sie erwähnen:
- Nebenwirkungen, die bei älteren Menschen besonders ins Gewicht fallen, sind z. B.:
  - Schwindel – dadurch besteht eine höhere Sturzgefahr.
  - Sehstörungen – meist ist das Sehen aufgrund des Alters bereits schlechter.
  - Obstipation – viele ältere Menschen leiden aufgrund von Bewegungsmangel daran.

Ihr weiteres Plus:
- Bei der Behandlung von psychischen Störungen im Alter kommt der sozialen Einbindung eine besondere Bedeutung zu.

17.2.14 Welche extrapyramidal-motorischen Nebenwirkungen sind Ihnen bekannt?

Das sollten Sie zur Sprache bringen:
- Frühdyskinesien:
  - Verkrampfungen der Gesichtsmuskulatur
  - Zungen- und Schlundkrämpfe
  - Blickkrämpfe
  - Bewegungsstörungen der Gliedmaßen
- Spätdyskinesien:
  - Unwillkürliche Tics und Zuckungen im Gesichtsbereich (Schmatzen, Grimassieren, Zunge herausstrecken)
  - Schaukelbewegungen des Körpers
  - Zuckungen der Gliedmaßen
- Parkinsonoid:
  - Zittern
  - Abgehackte Bewegungen
  - Bewegungsarmut
  - Kleinschrittiges Gangbild
  - Reduzierte Gesichtsmimik
  - Salbengesicht
  - Speichelfluss
- Akathisie/Tasikinesie:
  - Sitzunruhe
  - Bewegungsunruhe
- Malignes neuroleptisches Syndrom:
  - Rigor
  - Stupor
  - Fieber
  - Blutbildveränderungen
  - Wechselnde Bewusstseinslage
  - Lebensbedrohlicher Notfall!

Zusätzlich können Sie erwähnen:
- Behandlungsmaßnahmen bei Frühdyskinesien und Parkinsonoid

Ihr weiteres Plus:
- Es handelt sich um Nebenwirkungen, die durch die Gabe von hochpotenten Antipsychotika ausgelöst werden können.
- Atypische Antipsychotika gelten als nebenwirkungsärmer.

17.2.15 Welche Nebenwirkungen können bei der Gabe von Psychostimulanzien auftreten?

Das sollten Sie zur Sprache bringen:
- Zu den Nebenwirkungen bei Psychostimulanzien zählen:
  - Verzögerungen des Längenwachstums
  - Appetitminderung (z. T. sehr ausgeprägt)

- Schlafstörungen, Schlaflosigkeit
- Übelkeit
- Kopfschmerzen, Schwindel
- Tachykardie
- Depressivität, Ängstlichkeit, Affektlabilität
- Reizbarkeit, Aggressionen
- Tic-Störungen

Zusätzlich können Sie erwähnen:

- Indikationsgebiete von Psychostimulanzien:
  - ADHS
  - Narkolepsie
  - schwere obstruktive Schlafapnoe
- Regelmäßige Kontrolluntersuchungen (Längenwachstum, Gewicht, Blutwerte) sind unter der Medikation von Stimulanzien dringend nötig.

Ihr weiteres Plus:

- Die bekannteste Substanz aus diesem Bereich ist das Methylphenidat, welches unter das Betäubungsmittelgesetz (BtMG) fällt.

17.2.16 Es gibt verschiedene Gruppen von Psychopharmaka. Welche kennen Sie?

Das sollten Sie zur Sprache bringen:

- Antidepressiva:
  - Behandlung z. B. von Depressionen, Angststörungen, Zwangsstörungen
- Phasenprophylaktika:
  - Behandlung z. B. von Manie und schizoaffektiven Störungen
- Antipsychotika (Neuroleptika):
  - Behandlung je nach Potenz z. B. von Schizophrenien, Depressionen
- Tranquilizer:
  - Behandlung z. B. von akuten Notfällen, Angststörungen
- Hypnotika:
  - Behandlung z. B. von Schlafstörungen
- Antidementiva:
  - Behandlung von Demenzen
- Psychostimulanzien:
  - Behandlung z. B. von ADHS
- Entzugs- und Entwöhnungsmittel:
  - Behandlung im Kontext von Suchterkrankungen

Zusätzlich können Sie erwähnen:

- Weitere Angaben zu den wichtigen Gruppen der Antidepressiva und Antipsychotika:
  - Substanzgruppen
  - Wirkungen
  - Nebenwirkungen

Ihr weiteres Plus:

- Benennung einiger handelsüblicher Präparate

17.2.17 Was heißt es, wenn ein Medikament antipsychotisch wirkt?

Das sollten Sie zur Sprache bringen:

- Wirkt ein Medikament antipsychotisch, dann nimmt es Einfluss auf produktive Symptome einer psychischen Erkrankung.
- Klassische (hochpotente) und atypische Antipsychotika haben diese Wirkung.
- Atypische Antipsychotika wirken zusätzlich auf die Negativsymptomatik bei Schizophrenien.

Zusätzlich können Sie erwähnen:

- Beispiele für produktive Symptome im Rahmen einer psychotischen Erkrankung, z. B.:
  - Wahn
  - Halluzinationen
  - Ich-Störungen
- Erkrankungen, die mit psychotischen Symptomen einhergehen können, z. B.:
  - Schizophrenie
  - Depression
  - Manie

Ihr weiteres Plus:

- Unterteilung von Antipsychotika in hoch-, mittel- und niederpotente und deren Anwendungsbereiche

KAPITEL

18 Fragen aus allen Fachgebieten

18.1 Schriftliche Fragen aus allen Fachgebieten

Einfachauswahl

18.1.1 Welche Aussage zur progressiven Muskelrelaxation (PMR) trifft zu?

A Ziel ist eine konzentrative Amnesie.

B Vorrangiges Ziel ist die Reduktion der Atemfrequenz.

C Das Verfahren ist durch willentliche und bewusste An- und Entspannung von Muskelgruppen charakterisiert.

D Bei akut psychotischen Patienten wirkt es sich günstig auf die Gespanntheit aus.

E Die progressive Muskelrelaxation (PMR) ist die Methode der Wahl zum Abbau von Zwangshandlungen.

Einfachauswahl

18.1.2 Welche Aussage trifft zu? Die Vermittlung des autogenen Trainings (AT) sollte unterbleiben bei ...

A ... epileptischen Anfällen in der Vorgeschichte.

B ... metabolischem Syndrom mit Übergewicht, Bluthochdruck und Diabetes mellitus.

C ... Intelligenzminderung leichten Grades.

D ... schweren Konzentrationsstörungen.

E ... enttäuschenden Erfahrungen mit anderen Selbstentspannungsmethoden.

Richtige Antwort (18.1.1): C

A Konzentrativ könnte man auch als „auf sich selbst und das innere Erleben konzentriert" beschreiben. Ziel der PMR ist eine konzentrative Entspannung, nicht jedoch, wie in der Antwort beschrieben, eine Amnesie (Gedächtnisverlust). Im Zuge einer Amnesie wird ein Gedächtnisinhalt oder ein Gefühlserleben ins Unbewusste verschoben ist nicht mehr erinnerbar. Die PMR ist im Gegensatz dazu ein bewusster Prozess von Anspannung und Entspannung.

B Sicher kann mithilfe einer Entspannungsübung auch die Atemfrequenz durch die einkehrende Ruhe gesenkt werden, dies ist jedoch nur eine Begleiterscheinung und nicht das vorrangige Ziel der PMR.

✓ **C** Bei der progressiven Muskelentspannung werden nacheinander gewisse Muskelpartien angespannt, um beim Loslassen der Anspannung eine Entspannung zu spüren. Dieser Vorgang fällt vielen Menschen wesentlich leichter, als auf Befehl zu entspannen.

D Bei akut psychotischen Patienten sind alle Methoden, die von der äußeren Realität entfernen, kontraindiziert.

E Individuell kann PMR bei Zwangserkrankungen eingesetzt werden und zur Entspannung beitragen. Die therapeutische Methode der Wahl liegt jedoch im verhaltenstherapeutischen Bereich.

Richtige Antwort (18.1.2): A

✓ **A** Beim autogenen Training gibt es Übungen, die sich auf die Durchblutung (u. a. des Kopfes) auswirken. Patienten mit Epilepsie in der Vorgeschichte sollten daher auf andere Entspannungsmethoden ausweichen.

B Begleitend zu einer medizinischen Therapie der Grunderkrankung hat sich das autogene Training als unterstützend bewährt. Indikationsgebiete sind neben Bluthochdruck unter anderem auch Asthma, Spannungskopfschmerz und Neurodermitis.

C Eine leichte Intelligenzminderung stellt keinen Grund dar, autogenes Training nicht zu erlernen und anzuwenden.

D Beim autogenen Training geht es neben dem Erreichen von körperlicher Entspannung auch um eine konzentrative Selbst-Entspannung. Durch die regelmäßige Anwendung von autogenem Training kommt es häufig auch zu einer verbesserten Konzentrationsfähigkeit.

E Ist ein Patient von einer Entspannungsmethode enttäuscht, lohnt es sich in jedem Fall, eine andere auszuprobieren, um eine neue Erfahrung zu machen und im Nachgang eventuell davon zu profitieren. Welche Methode zu einem Patienten passt, ist sehr individuell.

Mehrfachauswahl

18.1.3 Welche der folgenden Aussagen zu selbstverletzenden Verhaltensweisen in der Adoleszenz treffen zu? Wählen Sie zwei Antworten!

A Selbstverletzendes Verhalten ist untypisch bei Borderline-Störungen.

B Vor dem 14. Lebensjahr sind keine selbstverletzenden Verhaltensweisen zu beobachten.

C Jungen sind seltener betroffen als Mädchen.

D Sie haben oft eine affekt- und spannungsregulierende Funktion.

E Selbstverletzendes Verhalten in der Adoleszenz weist grundsätzlich auf eine schwere psychische Störung im Erwachsenenalter hin.

Einfachauswahl

18.1.4 Welche Aussage zur Behandlung psychisch Kranker trifft zu?

A Psychisch Kranke mit akuter Psychose werden für mindestens 10 Wochen zwangsweise in einer psychiatrischen Fachklinik untergebracht.

B Psychisch Kranke mit einer schizophrenen Psychose können bei akuter Selbstgefährdung auch gegen ihren Willen in die Fachklinik eingewiesen werden.

C Chronisch psychisch Kranke können auch vom Heilpraktiker gegen ihren Willen in eine Fachklinik eingewiesen werden.

D Ein Heilpraktiker mit allgemeiner Erlaubnis darf keine Patienten mit seelischen Krankheiten behandeln.

E Chronisch psychisch Kranke werden vom Psychiater grundsätzlich auf ein injizierbares Depot-Neuroleptikum eingestellt.

Richtige Antwort (18.1.3): C und D

A Bei der Borderline-Persönlichkeitsstörung ist selbstverletzendes und selbstschädigendes Verhalten ein sehr häufiges und typisches Symptom. Durch die Selbstverletzung wird zum einen starke innere Anspannung abgebaut, und zum anderen erleben die Patienten das Gefühl, sich selbst wieder zu spüren.

B Statistiken belegen, dass selbstverletzende Verhaltensweisen in jedem Alter möglich sind, auch bei Kindern.

✓ **C** Tatsächlich sind Mädchen von selbstverletzendem Verhalten sehr viel öfter betroffen als Jungen, ebenso verhält es sich auch bei Depressionen und Essstörungen.

✓ **D** Unmittelbar nach der Selbstverletzung treten bei dem Patienten Entspannung und Erleichterung ein, somit ist der Vorgang affekt- und spannungsregulierend.

E Selbstverletzendes Verhalten in der Adoleszenz spricht nicht automatisch für eine schwere psychische Störung. Dennoch ist eine genaue Beobachtung nötig, um ggf. rechtzeitig diagnostisch und therapeutisch tätig werden zu können.

Richtige Antwort (18.1.4): B

A Eine akute Psychose geht nicht automatisch mit einer Zwangseinweisung einher. Kommt es aufgrund von Selbst- oder Fremdgefährdung tatsächlich zu einer zwangsweisen Unterbringung, entscheidet immer ein Richter über die Dauer des Aufenthaltes des Patienten.

✓ **B** Das ist richtig. Eine Einweisung in eine Fachklinik darf sowohl bei Selbst-, als auch bei Fremdgefährdung aufgrund einer psychischen Erkrankung gegen den Willen eines Patienten erfolgen. Rechtliche Grundlage ist in einem solchen Fall das Unterbringungsgesetz (PsychKG) des jeweiligen Bundeslandes oder, falls für den psychisch kranken Patienten eine gesetzliche Betreuung eingerichtet ist, das Betreuungsgesetz.

C Ein Heilpraktiker darf keine Zwangseinweisungen vornehmen. Da es sich um eine freiheitsentziehende Maßnahme handelt, darf diese nur von einem Beamten oder einem Richter vorgenommen werden.

D Der Heilpraktiker mit allgemeiner Heilerlaubnis darf sowohl körperliche als auch psychische Störungen behandeln, anders als der Heilpraktiker für Psychotherapie, der keine Legitimation hat, körperliche Erkrankungen zu heilen oder zu lindern.

E Depot-Injektionen werden in der Regel nur verabreicht, wenn hinsichtlich der Compliance eine regelmäßige Einnahme der Medikamente nicht zu erwarten ist oder wenn der Patient es aus anderen Gründen wünscht.

Aussagenkombination

18.1.5 Welche der folgenden Diagnosen oder Verhaltensweisen zählen nach ICD-10 zu den abnormen Gewohnheiten und Störungen der Impulskontrolle?

1 Pyromanie
2 Dissoziative Störung
3 Fetischismus
4 Pathologisches Glücksspiel
5 Kleptomanie

A Nur die Aussagen 1, 2 und 3 sind richtig.
B Nur die Aussagen 1, 3 und 4 sind richtig.
C Nur die Aussagen 1, 4 und 5 sind richtig.
D Nur die Aussagen 2, 3 und 5 sind richtig.
E Nur die Aussagen 2, 4 und 5 sind richtig.

Einfachauswahl

18.1.6 Ein Patient mit Spinnenphobie soll mit „Flooding" (Reizüberflutung) behandelt werden. Bei welcher der folgenden Erkrankungen ist diese Behandlung mit besonderen Risiken verbunden?

A Krampfadern an den Beinen
B Koronare Herzkrankheit
C Chronische Alkoholkrankheit mit längerer Abstinenz
D HIV-Infektion
E Nikotinabhängigkeit

Richtige Antwort (18.1.5): C

✓ **1** Bei einer Pyromanie handelt es sich um pathologische Brandstiftung. Betroffene mit diesem Störungsbild zeigen großes Interesse an allen Dingen und Themen, die mit Feuer zu tun haben. Es kommt zu wiederholten Brandstiftungen oder Brandstiftungsversuchen.

2 Dissoziative Störungen (Konversionsstörungen) werden nicht, wie Störungen der Impulskontrolle im Kapitel F6, sondern im Kapitel F4 der ICD-10 abgebildet. Zu ihnen zählen z. B. die Amnesie, die dissoziative Fugue und der dissoziative Stupor.

3 Der Fetischismus kommt fast ausschließlich bei Männern vor und beschreibt den Gebrauch von unbelebten Objekten zur sexuellen Erregung und Befriedigung. In der ICD-10 wird er, genau wie die Störungen der Impulskontrolle unter F6 kodiert, jedoch unter den Störungen der Sexualpräferenz.

✓ **4** Das pathologische Spielen beschreibt ein phasenhaft exzessives Glücksspiel, welches massive nachteilige Folgen für Beruf, Finanzen und Familie mit sich bringt.

✓ **5** Durch das pathologische Stehlen bei Patienten mit einer Kleptomanie kommt es zu einem Gefühl der Befriedigung und Erleichterung unmittelbar nach der Tat. Die gestohlenen Dinge sind nicht für den persönlichen Bedarf oder Gebrauch und werden z. T. nach dem Stehlen verschenkt oder weggeworfen.

Richtige Antwort (18.1.6): B

A Krampfadern (Varizen) sind verschiedenartige Erweiterungen von Venen durch unterschiedliche auslösende Faktoren. Es besteht kein Grund, auf eine Reizüberflutung zu verzichten, wenn Varizen vorhanden sind.

✓ **B** Da beim „Flooding“ ein Höchstmaß an Angst provoziert wird, welche unter anderem mit starken vegetativen Erscheinungen einhergehen kann, ist bei koronaren Herzerkrankungen besondere Vorsicht geboten. Andere Methoden zur Angstbewältigung sind hier der bessere Weg.

C Eine Alkoholerkrankung mit längerer abstinenter Phase ist kein Ausschlusskriterium für ein „Flooding“.

D Leidet ein Patient mit einer HIV-Erkrankung an einer Spinnenphobie, kann normalerweise eine Reizkonfrontation durchgeführt werden. Selbstverständlich kommt es auf den allgemeinen körperlichen Zustand an, der zu dem Zeitpunkt der Behandlung besteht.

E Auch bei einer Nikotinabhängigkeit spricht nichts gegen ein „Flooding“.

Einfachauswahl

18.1.7 Menschen, die ihre Angelegenheiten aufgrund einer psychischen Erkrankung nicht mehr selbst regeln können, benötigen in vielen Fällen eine rechtliche Betreuung. Bei welcher Erkrankung ist im langfristigen Verlauf am ehesten die Errichtung einer rechtlichen Betreuung erforderlich?

A Aufmerksamkeitsdefizit-/Hyperaktivitätsstörung (ADHS)
B Senile Demenz
C Asperger-Syndrom
D Anankastische (zwanghafte) Persönlichkeitsstörung
E Somatisierungsstörung

Einfachauswahl

18.1.8 Eine 25-jährige Frau bekommt plötzlich Angstgefühle, „pfötchenartige" Verkrampfungen der Hände und atmet schnell und flach. Es handelt sich am ehesten um eine/einen …

A … Klaustrophobie
B … Soziophobie
C … Hyperventilationstetanie
D … Herzanfall
E … Lungenembolie

Richtige Antwort (18.1.7): B

A ADHS gehört zu den Störungen mit Beginn in der Kindheit und Jugend und geht mit beeinträchtigter Aufmerksamkeit und Überaktivität einher. Da es sich in der Regel um Kinder handelt, stehen sie als nicht Volljährige unter der Obhut der Eltern, und somit wäre die Einrichtung einer gesetzlichen Betreuung hinfällig. Des Weiteren ist ein Patient mit ADHS durchaus in der Lage, seine Angelegenheiten selbstständig zu besorgen.

✓ **B** Durch den Verlust der kognitiven Fähigkeiten kommt es bei senilen Demenzen (Altersdemenzen) im Verlauf der Erkrankung normalerweise zur Einrichtung einer Betreuung, da die Betroffenen ab einem gewissen Stadium der Erkrankung nicht mehr in der Lage sind, ihre Angelegenheiten zu regeln.

C Das Asperger-Syndrom ist eine tiefgreifende Entwicklungsstörung aus dem Bereich des Autismus-Spektrums. Auch hier kann es im späteren Verlauf der Störung, vor allem bei komorbid auftretenden psychischen Erkrankungen, zu gesetzlichen Betreuungen in Teilbereichen (z. B. für finanzielle Angelegenheiten) kommen. Da hier jedoch nach der Störung gefragt wird, die **am ehesten** eine Betreuung erforderlich macht, ist Antwort B zu wählen.

D Die zwanghafte Persönlichkeitsstörung ist charakterisiert durch starren Perfektionismus und ein Übermaß von Anpassung an soziale Normen und Gesetze. Menschen mit dieser Persönlichkeitsstörung regeln ihre Angelegenheiten normalerweise selbst, häufig sehr genau und pedantisch.

E Die Somatisierungsstörung beinhaltet wechselnde körperliche Beschwerdebilder ohne organische Ursache. Zu Betreuungen kommt es bei diesem Störungsbild normalerweise nicht, da sowohl kognitive als auch intellektuelle Fähigkeiten vollständig erhalten sind.

Richtige Antwort (18.1.8): C

A Auch bei einer Klaustrophobie, also der Angst vor einem Aufenthalt in geschlossenen Räumen, kann es zu starken körperlichen Angstsymptomen wie Atemnot und Herzrasen kommen. Gegen die Antwort sprechen jedoch die pfötchenartigen Verkrampfungen der Hände.

B Soziophobie ist ein anderer Ausdruck für die soziale Phobie. Panikattacken mit starken somatischen Beschwerden sind bei dieser Form der Angststörungen seltener als bei anderen Phobien.

✓ **C** Eine Hyperventilationstetanie zeigt sich typischerweise durch eine flache, stark beschleunigte Atmung und Luftnot. Es kommt zu einer Absenkung des CO_2-Spiegels im Blut und dadurch zu den Verkrampfungen der Hände.

D Ein Herzinfarkt geht zumeist mit starken Schmerzen in der Brust einher. Ausstrahlungen der Schmerzen in Arme, Schulterblätter, Oberbauch, Hals und Kiefer sind häufig vorhanden. Es kommt zu Atemnot, Engegefühl, kaltem Schweiß und Todesangst. Bei einem Herzinfarkt ist sofort ein Rettungswagen mit Notarzt zu alarmieren.

E Die Symptome einer Lungenembolie können denen eines Herzinfarkts ähnlich sein. Auch in diesem Fall handelt es sich um einen lebensbedrohlichen Zustand, der sofortiger notärztlicher Hilfe bedarf.

Einfachauswahl

18.1.9 Welche Maßnahme ist in folgendem Fall vordringlich erforderlich?

Eine 45-jährige Frau mit der Diagnose einer akuten Belastungsreaktion kommt zu Ihnen mit dem Wunsch, das autogene Training zu erlernen. Im Rahmen der Anamneseerhebung schildert sie Ihnen, heute Morgen sei sie sogar derart im Stress gewesen, dass ihr für einige Minuten schwarz auf dem rechten Auge geworden und ihr beim Abspülen ein Teller aus der Hand gefallen sei.

A Erhebung der vollständigen soziobiografischen Anamnese
B Psychoedukation zu den theoretischen Konzepten von Stress und Burnout
C Beginn der Einübung des autogenen Trainings mit der Vermittlung der Schwereübung
D Herstellung einer tragfähigen therapeutischen Beziehung
E Fachärztliche Abklärung

Einfachauswahl

18.1.10 Ein 50-jähriger Mann wird von Angehörigen zu Ihnen gebracht. Er ist erregt, unruhig, angespannt, schwitzt und zittert. Er zeigt sich nicht orientiert. Sie vermuten halluzinatorisches Erleben. Auf welche Erkrankung weist dies hin?

A Hebephrene Schizophrenie
B Entzugssyndrom
C Manie
D Agitierte Depression
E Dyskinesien bei Neuroleptikaeinnahme

Richtige Antwort (18.1.9): E

A Die soziobiografische Anamnese gehört zu einer Befunderhebung selbstverständlich dazu. In diesem Fall deutet sich jedoch an, dass eventuell eine organische Ursache Grund der Symptomatik sein könnte. Somit rückt die Anamnese in den Hintergrund und kann zu einem späteren Zeitpunkt nachgeholt werden.

B Theoretische Konzepte und Psychoedukation können, im richtigen Moment angewendet, sehr hilfreich sein. In der aktuellen Situation der Patientin wären sie jedoch unangebracht.

C Da bei der Patientin unklare somatische Beschwerden (Schwarz-Werden auf einem Auge) vorhanden sind, wäre das Einüben von autogenem Training kontraindiziert.

D Die Herstellung einer tragfähigen therapeutischen Beziehung ist ein wichtiger Grundbaustein jeder Psychotherapie. In der Falldarstellung ist sie jedoch als nebensächlich zu betrachten, da die somatische Abklärung der Symptome absoluten Vorrang hat.

✓ **E** Hier muss auf jeden Fall eine fachärztliche Abklärung der Symptome in die Wege geleitet werden. Theoretisch kann es sich um Stressphänomene handeln, die Gefahr einer organischen/hirnorganischen Störung ist jedoch gegeben und vorrangig zu behandeln.

Richtige Antwort (18.1.10): B

A Halluzinatorisches Erleben ist nicht typisch für eine hebephrene Schizophrenie, kann jedoch begleitend vorhanden sein. Die erwähnte vegetative Symptomatik und die Orientierungsstörungen sprechen jedoch nicht für diese Erkrankung.

✓ **B** Alle genannten Symptome deuten auf ein Entzugssyndrom hin, welches vor allem durch die ausgeprägten vegetativen Erscheinungen charakterisiert ist. Die Halluzinationen können je nach Substanz auf allen Sinnesebenen auftreten. Der Patient muss sofort in ärztliche/notärztliche Behandlung!

C Erregung und Unruhe passen symptomatisch auch zu einer Manie, die weitere Symptomatik spricht jedoch für ein anderweitiges Krankheitsgeschehen.

D Eine agitierte Depression geht mit großer Unruhe einher. Halluzinationen und vegetative Erscheinungen sind normalerweise nicht vorhanden.

E Dyskinesien entstehen durch die langfristige Einnahme von Antipsychotika. Sie zeigen sich z. B. durch Verkrampfungen der Gesichtsmuskulatur, Tics, Zuckungen und Bewegungsstörungen der Extremitäten.

Mehrfachauswahl

18.1.11 Welche der folgenden Aussagen treffen zu? Wählen Sie zwei Antworten!

Eine katatone Symptomatik tritt am ehesten auf bei

A Schizophrenie
B schwerer Depression
C Manie
D Persönlichkeitsstörung
E Alzheimer Demenz

Mehrfachauswahl

18.1.12 Welche der folgenden Maßnahmen halten Sie beim vorliegenden Kenntnisstand für sinnvoll, bzw. welche empfehlen Sie? Wählen Sie zwei Antworten!

Eine 52-jährige Frau kommt in Ihre Sprechstunde und klagt über Schlafstörungen, die seit 4 Monaten bestünden. Sie wache nachts regelmäßig auf und könne dann nicht mehr einschlafen. Tagsüber sei sie daher sehr müde. Ansonsten sei sie immer gesund gewesen und habe keine weiteren Probleme.

A Körperliche Untersuchung zur Abklärung einer eventuell vorliegenden organischen Ursache
B Verschreibung eines Schlafmittels zur regelmäßigen Einnahme
C Da die Störung erst seit kurzer Zeit besteht und sich vermutlich von selbst zurückbildet, sind keine weiteren Maßnahmen einzuleiten
D Verordnung eines stark wirksamen Neuroleptikums
E Abklärung der Möglichkeit einer depressiven Störung

Richtige Antwort (18.1.11): A und B

✓ **A** Eine Form der Schizophrenie ist der katatone Typ. Katatonien sind Störungen der Willkürmotorik, die sich in zwei Richtungen zeigen können, dem katatonen Erregungszustand und dem katatonen Sperrungszustand. Beide sind bei einer schizophrenen Erkrankung möglich.

✓ **B** Bei schweren Depressionen ist eine katatone Symptomatik möglich und als schwerwiegend zu betrachten. Die Symptome gehen in diesen Fällen in Richtung eines Sperrungszustands.

C Psychomotorische Störungen wie starke Unruhe sind neben einer gereizten, erregten Stimmungslage typisch für Manien. Katatone Zustände sind nicht vorhanden.

D Je nach Form der Persönlichkeitsstörung ist die Symptomatik unterschiedlich. Katatone Erscheinungen sind jedoch nicht zu erwarten.

E Bei Alzheimer-Demenzen kann es zu psychomotorischen Störungen kommen. Erregung ist in bis zu 70 % der Fälle vorhanden, Apathie in bis zu 20 %. Diese Symptomatik darf jedoch nicht mit katatonen Zuständen verwechselt werden.

Richtige Antwort (18.1.12): A und E

✓ **A** Frauen und ältere Menschen sind häufig von Schlafstörungen betroffen. Eine Vielzahl körperlicher Erkrankungen kann ursächlich dafür verantwortlich sein, daher ist eine somatische Abklärung zwingend notwendig, bevor therapeutische Maßnahmen beginnen können.

B Eine medikamentöse Behandlung von Schlafstörungen sollte, bevor die Ursache nicht geklärt ist, unterbleiben. Die Entscheidung und Verordnung, inwieweit eine solche Behandlung sinnvoll ist und stattfinden soll, obliegt immer einem Arzt. Ein Heilpraktiker für Psychotherapie darf keinerlei Medikamente verordnen!

C Schlafstörungen müssen immer Beachtung finden, da sie Hinweis für eine Reihe körperlicher oder psychischer Erkrankungen sein können. Ein ausgewogener Schlaf ist gesundheitsfördernd, und Störungen in diesem Bereich wirken sich relativ schnell nachteilig aus.

D Niederpotente Antipsychotika werden zur Beruhigung und Schlafförderung verabreicht und sind als Alternative zu Benzodiazepinen zu betrachten. Auch für ihre Verabreichung gilt es, vor Verordnung (durch einen Arzt) eine ausreichende Diagnostik zu veranlassen.

✓ **E** In den meisten Fällen kommt es bei Depressionen auch zu Schlafstörungen, daher ist hier eine genaue Exploration hinsichtlich einer affektiven Störung notwendig.

Einfachauswahl

18.1.13 Ein Patient ist unfähig, dem ständigen Impuls, sich die Kopfhaare auszureißen, zu widerstehen. Dies hat bereits zu sichtbarem Haarverlust geführt. Es handelt sich am ehesten um eine …

A … schizoaffektive Störung, die zum Zeitpunkt der Erstdiagnose manisch ausgelenkt ist.
B … spezifische Phobie, die eine übermäßige Angst vor dem Haarverlust kennzeichnet.
C … Form von bipolarer Störung mit psychotischen Symptomen.
D … Störung der Geschlechtsidentität, die bereits im Kindesalter auftritt.
E … Trichotillomanie.

Aussagenkombination

18.1.14 Welche der folgenden Aussagen zur Wochenbettpsychose (postpartale Psychose) treffen zu?

1 Typische Symptome sind Wahn oder Halluzinationen.
2 Eine Suizidgefahr besteht nicht.
3 Bei einem Teil der Patientinnen besteht bei der nächsten Entbindung wieder eine psychische Störung.
4 Sie tritt frühestens 4 Wochen nach der Entbindung auf.
5 Bei Hausgeburten sind Wochenbettpsychosen im Vergleich zu Klinikgeburten sehr selten.

A Nur die Aussagen 1 und 3 sind richtig.
B Nur die Aussagen 2 und 5 sind richtig.
C Nur die Aussagen 1, 2 und 3 sind richtig.
D Nur die Aussagen 1, 3 und 4 sind richtig.
E Nur die Aussagen 1, 3 und 5 sind richtig.

Richtige Antwort (18.1.13): E

A Im Zuge einer schizoaffektiven Störung kann es auch zu selbstverletzendem oder selbstschädigendem Verhalten kommen. Das Ausreißen der Kopfhaare aufgrund eines Impulses, der nicht kontrolliert werden kann, gehört jedoch nicht zur Symptomatik.

B Wäre es eine spezifische Phobie mit der Angst vor Haarverlust, würde ein Patient alle Dinge vermeiden, die zu diesem Verlust führen könnten.

C Im Rahmen von Psychosen kann es auch zu einem Haare-Ausreißen im Sinne von selbstverletzendem Verhalten kommen. Dieses Verhalten ist jedoch differenzialdiagnostisch von einer Impulskontrollstörung abzugrenzen.

D Bei einer Störung der Geschlechtsidentität kommt es unter anderem zu dem Wunsch, sich sowohl äußerlich als auch anatomisch an das gegenteilige Geschlecht anzugleichen. Ein Mädchen/eine Frau könnte sich z. B. die Haare zu einer Herrenfrisur schneiden lassen.

✓ **E** Patienten, die unter einer Trichotillomanie leiden, können dem Impuls, sich die Kopfhaare auszureißen, nicht widerstehen. Im Vorfeld entsteht bei den Patienten eine extreme Anspannung, welche durch das Ausreißen abflacht, sodass Entspannung und Erleichterung eintreten.

Richtige Antwort (18.1.14): A

✓ **1** Achten Sie darauf, dass bei dieser Frage nicht nach einer Wochenbett-Depression, sondern explizit nach einer Psychose gefragt ist. Wahn und Halluzinationen sind typisch psychotische Symptome und kommen bei diesem Störungsbild vor. Des Weiteren kommt es zu depressiven und manischen Symptomen, Angst, starker Unruhe, Verwirrtheit und Schlafstörungen.

2 Im Zuge einer Wochenbettpsychose ist mit erhöhter Suizidgefahr zu rechnen.

✓ **3** Bei ca. 20–30 % der Patientinnen kommt es bei einer weiteren Geburt zu einer erneuten Erkrankung. Bei einem Teil der Frauen entstehen Rezidive auch unabhängig vom Wochenbett.

4 Die postpartale Psychose tritt meistens innerhalb der ersten 2 Wochen nach der Entbindung auf. Ein Auftreten bis zu 6 Wochen nach Geburt ist möglich.

5 Die Häufigkeit des Auftretens einer Wochenbettpsychose kann nicht in Zusammenhang mit der Geburtssituation gebracht werden.

Mehrfachauswahl

18.1.15 Welche Symptome können in folgendem Fall vorliegen? Wählen Sie zwei Antworten!

Die Polizei wird zum wiederholten Mal zu einer belebten Straße gerufen, weil ein junger Mann – trotz Vorhandenseins einer Verkehrsinsel – auf eigenartige Weise schräg die Straße überquert, dadurch sich gefährdet und auch den Straßenverkehr behindert. Der Betroffene äußert bei der Vernehmung, er müsse immer der Verkehrsinsel ausweichen, da diese grundsätzlich von Lastwagen überfahren werde, wenn er sich darauf befinde. Außerdem überquere er Straßen grundsätzlich schräg, das müsse er einfach so machen.

A Wahn
B Größenideen
C Illusionäre Verkennung
D Ideenflucht
E Zwang

Einfachauswahl

18.1.16 Welche Erkrankung oder Störung könnte im folgenden Fall am ehesten vorliegen?

Ein 45-jähriger Landwirt kommt in Begleitung seiner Ehefrau und seiner Eltern zu Ihnen. Bislang sei er nie psychisch auffällig gewesen. Nun wirke er seit etwa 14 Tagen sehr „überdreht" und plane, den landwirtschaftlichen Betrieb aufzugeben und stattdessen einen Industriepark auf seinem Grundstück anzusiedeln und zu managen.

A Zyklothymia
B Manie
C Schizophrenie
D Delir
E Wahnhafte Störung

Richtige Antwort (18.1.15): A und E

✓ **A** Die Aussage des jungen Mannes, die Verkehrsinsel würde immer von Lastkraftwagen überfahren, wenn er sich darauf befände, könnte Hinweis für eine Wahnsymptomatik sein. Hier wäre eine weitere Exploration nötig, um die Hintergründe zu erfassen.

B Größenideen umfassen das übersteigerte Gefühl der eigenen Stärke und Überlegenheit. Sie können in eine wahnhafte Form übergehen.

C Illusionäre Verkennungen gehören zu dem Bereich der Wahrnehmungsstörungen. Es handelt sich um Fehldeutungen von Sinneseindrücken. Ein real vorhandener Sinnesreiz wird in seiner eigentlichen Bedeutung verkannt.

D Die Ideenflucht ist eine formale Denkstörung und tritt typischerweise im Rahmen einer Manie auf. Die Patienten können nicht mehr zielführend denken, weil ständig neuen Assoziationen nachgegangen werden muss.

✓ **E** Das schräge Überqueren der Straße könnte ein ritualisiertes Zwangssymptom darstellen und wäre näher zu erfragen.

Richtige Antwort (18.1.16): B

A Bei der Zyklothymia handelt es sich um eine chronische Störung aus dem affektiven Bereich, die mit leicht depressiven und leicht manischen Phasen einhergeht. Es besteht eine dauerhafte Instabilität, ohne Bezug zu aktuellen Lebenssituationen. Sowohl die Symptomatik als auch die Aussage, der Patient sei nie psychisch auffällig gewesen, weist auf ein anderes Störungsbild hin.

✓ **B** Die Angaben, der Patient sei „überdreht" und plane, einen Industriepark anzusiedeln, sprechen am ehesten für eine Manie. Symptomatisch spricht man hier von Antriebssteigerung und Größenideen bzw. Größenwahn.

C Im Rahmen einer paranoiden Schizophrenie kann es auch zu Größenwahn kommen. In einer akuten psychotischen Phase dieser Erkrankung kämen jedoch weitere typisch schizophrene Symptome wie z. B. Halluzinationen hinzu. Dennoch ist eine genaue Exploration weiterer Symptome nötig, um eine schizophrene Erkrankung auszuschließen.

D Ein Delir beginnt plötzlich und geht charakteristischerweise mit Bewusstseins- und Orientierungsstörungen einher. Weiterhin kommt es zu vegetativen Symptomen wie Zittern, Schwitzen und erhöhtem Blutdruck.

E Bei der wahnhaften Störung ist das einzige Symptom ein anhaltendes Wahngeschehen. Die in der Aussage erwähnte Antriebssteigerung passt nicht in das Bild.

Mehrfachauswahl

18.1.17 Ein 19-jähriger Schüler irrte nach einem Disco-Besuch umher. Er wurde verängstigt und zitternd auf die Akutstation einer psychiatrischen Klinik aufgenommen, wo er sich erleichtert und sicher vor Verfolgern fühlte. Welche der folgenden Aussagen treffen zu? Wählen Sie zwei Antworten!

A Ein Drogenscreening ist überflüssig, da es sich um Verfolgungswahn handelt.

B Das Symptom der örtlichen Desorientierung weist auf eine schizophrene Psychose hin.

C Angst ist häufig ein führendes Symptom zu Beginn einer psychotischen Störung.

D Eine Zwangsunterbringung kommt auf keinen Fall in Frage, weil der Patient dankbar für die stationäre Aufnahme ist.

E Die Angaben der Freunde zum Ablauf des Abends in der Disco können entscheidende Hinweise zur Diagnose geben.

Mehrfachauswahl

18.1.18 Welche der folgenden Aussagen treffen zu? Wählen Sie zwei Antworten!

Indikationen für eine Elektrokrampftherapie (EKT) sind:

A Schwere Depression

B Katatonien

C Borderline-Störung

D Fortschreitende Demenz

E Persönlichkeitsstörung

Richtige Antwort (18.1.17): C und E

A Ein Drogenscreening sollte hier in jedem Fall durchgeführt werden. Disco-Besuch, Angst, paranoides Geschehen und vegetative Erscheinungen sind Parameter, die für eine Drogeneinnahme sprechen.

B Desorientiertheit ist kein Symptom der Schizophrenie. Meist entsteht Orientierungslosigkeit im Zusammenhang mit organisch bedingten psychischen Störungen. Bei der Einnahme von Drogen kann es ebenso dazu kommen.

✓ **C** Zu Beginn einer psychotischen Störung gibt es gewisse Warnsignale. Typisch sind Angst und das Gefühl der Bedrohung. Weitere Symptome sind z. B. Konzentrationsstörungen, sozialer Rückzug und Schlafstörungen.

D Eine Zwangsunterbringung kommt nicht in Frage, da weder Selbst- noch Fremdgefährdung vorliegen und somit die gesetzliche Grundlage für eine solche nicht gegeben sind.

✓ **E** In diesem Fall kann neben der allgemein üblichen Diagnostik die Fremdanamnese wichtige Hinweise geben, da die Angaben des Patienten eventuell nicht zuverlässig sind.

Richtige Antwort (18.1.18): A und B

✓ **A** Bei schweren, therapieresistenten Depressionen kann der Einsatz der Elektrokonvulsionstherapie eine große Hilfe für Patienten sein. Die Behandlung wird in Narkose durchgeführt, und Medikamente zur Muskelrelaxation schützen vor Verletzungen.

✓ **B** Katatonien können ein lebensbedrohliches Ausmaß annehmen, daher gehören sie zu den Indikationsgebieten der EKT.

C Für Patienten mit einer Borderline-Persönlichkeitsstörung gibt es spezielle Therapieprogramme, vor allem aus dem Bereich der Verhaltenstherapie. Zusätzlich besteht die Möglichkeit einer begleitenden medikamentösen Therapie. Die Elektrokrampftherapie ist für dieses Störungsbild nicht geeignet.

D Für Demenzen in fortgeschrittenen Stadien gibt es lediglich die Möglichkeit, medikamentös Hilfestellung zu geben, um Begleitsymptome zu lindern, bzw. den Verlauf ein wenig hinauszuzögern.

E Patienten mit einer Persönlichkeitsstörung würden von einer EKT nicht profitieren.

Einfachauswahl

18.1.19 Bei einem 17-jährigen Gymnasiasten verschlechtern sich die Schulleistungen zusehends. Er vernachlässigt seine bisherigen Interessen und Hobbys. Oftmals fallen gerötete Augen auf. Sie vermuten als Ursache am ehesten:

A Eine Persönlichkeitsstörung
B Akustische Halluzinationen
C Eine Angststörung mit Vermeidungsverhalten
D Chronischen Cannabiskonsum
E Eine autistische Störung

Einfachauswahl

18.1.20 Eine im sechsten Monat schwangere Patientin kommt erstmals in Ihre Praxis und klagt über Schlafstörungen wegen ständiger nächtlicher Lärmbelästigungen durch die Nachbarn. Sie wohnt in einem ruhigen kleinen Dorf. Welche Aussage trifft am ehesten zu?

A Es handelt sich um eine hormonell bedingte Überempfindlichkeit, die sich nach der Geburt normalisieren wird.
B Es könnte sich um eine beginnende Psychose handeln, aber in der Schwangerschaft dürfen keinerlei Medikamente eingenommen werden.
C Bevor eine körperliche Diagnostik durchgeführt wird, muss der Entbindungstermin abgewartet werden.
D Eine Psychoanalyse könnte die eigentliche Ursache der Schlafstörungen aufdecken, ist in der Schwangerschaft aber kontraindiziert.
E Zur Abklärung einer möglichen Psychose sind fremdanamnestische Angaben erforderlich.

Richtige Antwort (18.1.19): D

A Die schlechteren Schulleistungen und das nachlassende Interesse könnten Symptome verschiedener psychischer Störungen, z. B. einer Depression sein. Allerdings passen die oftmals geröteten Augen nicht zu dem Störungsbild.

B Akustische Halluzinationen sind ein Symptom bei schweren psychischen Erkrankungen mit psychotischem Verlauf.

C Hier findet zwar eine Vernachlässigung der Interessen statt, aber nicht aufgrund eines Vermeidungsverhaltens.

✓ **D** Gerötete Augen, Lethargie, Passivität und die Vernachlässigung von Interessen sind sehr typische Symptome eines regelmäßigen Cannabiskonsums.

E Autistische Störungen gehen vor allem mit dauerhaften sozialen Beeinträchtigungen und Kommunikationsproblemen einher.

Richtige Antwort (18.1.20): E

A Schlafstörungen in der Schwangerschaft können auch durch hormonelle Veränderungen auftreten. Die Aussage der Patientin, es käme zu andauernden Lärmbelästigungen, obwohl sie in einem ruhigen Dorf wohnt, könnte jedoch ebenso gut Hinweis für ein psychotisches Geschehen sein und wäre daher Ihrerseits weiter zu verfolgen.

B Der erste Teil der Antwort ist richtig.. Es könnte sich um ein beginnendes psychotisches Geschehen handeln. Die Einnahme von Medikamenten ist in einer Schwangerschaft zu vermeiden, es muss jedoch abgewogen werden, ob in gewissen Fällen eine Medikation wichtig oder sogar unabdingbar ist.

C Besteht die Annahme, dass eine Patientin während der Schwangerschaft krank ist, muss selbstverständlich auch eine körperliche Diagnostik vorgenommen werden.

D Richtig ist, dass eine Psychoanalyse die Ursachen von psychogenen Schlafstörungen aufdecken kann. Falsch ist jedoch, dass sie in der Schwangerschaft kontraindiziert ist.

✓ **E** In dem angegebenen Fall ist dringend eine fremdanamnestische Abklärung nötig, um festzustellen, ob ein psychotisches Geschehen hinter der Symptomatik steckt. Wird die Annahme bestätigt, muss die Patientin zur Weiterbehandlung an einen Facharzt verwiesen werden.

Einfachauswahl

18.1.21 Welche Aussage trifft zu? Die Parkinsonkrankheit ist häufig verbunden mit psychischen Störungen, die den motorischen Symptomen vorausgehen können. Hierbei handelt es sich am häufigsten um:

A Schwere kognitive Beeinträchtigungen

B Wahn

C Depressionen

D Angststörungen

E Halluzinationen

Einfachauswahl

18.1.22 Welche Aussage zur Negativsymptomatik (Minussymptomatik) trifft zu?

A Im Verlauf von chronifizierten Schizophrenien treten häufig Negativsymptome auf.

B Eine Negativsymptomatik wird oft bei dissozialen Persönlichkeitsstörungen beobachtet.

C Agitiertheit ist ein typisches Negativsymptom.

D Negativsymptome sind unter medikamentöser Therapie in der Regel rasch rückläufig.

E Im Gegensatz zu Positivsymptomen sind Negativsymptome prognostisch wesentlich günstiger.

Richtige Antwort (18.1.21): C

A Entsteht in der Folge einer Parkinson-Erkrankung eine Demenz (Häufigkeit ca. 20 %), kommt es neben anderen typischen Symptomen zu schweren kognitiven Beeinträchtigungen. Im Vorfeld eines Morbus Parkinson bestehen diese jedoch nicht.

B Wahn ist kein Vorläufer-Symptom einer Parkinsonkrankheit. Wird die Erkrankung von einem demenziellen Abbauprozess begleitet, können sich in späteren Stadien auch Wahnsymptome entwickeln.

✓ **C** Depressionen können in allen Stadien einer Parkinsonerkrankung auftreten. Differenzialdiagnostisch sind gerade zu Anfang der Störung Depressionen von besonderer Bedeutung.

D Ein Patient mit Angststörungen kann natürlich auch an einem Morbus Parkinson erkranken, in einem Zusammenhang sind diese Störungen jedoch nicht zu betrachten.

E Halluzinationen gehören nicht zum Krankheitsbild eines Morbus Parkinson. Bei der mit der Parkinsonkrankheit in Verbindung gebrachten Lewy-Körperchen-Demenz hingegen kommt es häufiger als bei anderen Formen der Demenz zu Halluzinationen.

Richtige Antwort (18.1.22): A

✓ **A** Chronifizierte Schizophrenien (schizophrenes Residuum) sind zumeist durch langandauernde Negativsymptome gekennzeichnet. Die Patienten sind psychomotorisch verlangsamt, in ihren Affekten verflacht und zeigen wenig Aktivität und Initiative. Die Sprache verarmt, die soziale Leistungsfähigkeit lässt nach, und häufig wird die Körperpflege vernachlässigt.

B Dissoziale Persönlichkeitsstörungen zeigen sich durch verantwortungsloses, aggressives und gewalttätiges Verhalten einhergehend mit Rücksichtslosigkeit, gänzlich fehlender Empathie und der völligen Missachtung sozialer Regeln.

C Patienten mit einer Negativsymptomatik wirken stark in sich zurückgezogen. Agitiertheit zeigt sich durch starke Unruhe, Angst und Jammern, ist also nicht den Negativsymptomen zuzuordnen.

D Atypische Neuroleptika wirken, anders als hochpotente Präparate, auch auf die Negativsymptomatik einer Schizophrenie, dennoch ist mit einer raschen Rückläufigkeit der Symptome nicht zu rechnen.

E Prognostisch sind Schizophrenien, die akut psychotisch beginnen, bei denen also positive Symptome dominieren, günstiger zu bewerten.

Einfachauswahl

18.1.23 Ein 25-jähriger Mann vermeidet es, sich in Geschäfte, Züge, Busse oder Flugzeuge zu begeben. Mehr berichtet er Ihnen zunächst nicht. Welche Störung entspricht dieser Beschreibung am ehesten?

A Panikstörung
B Asperger-Syndrom
C Klaustrophobie
D Hypochondrie
E Dissoziale Persönlichkeitsstörungen

Aussagenkombination

18.1.24 Welche der folgenden Aussagen trifft (treffen) zu? Inhaber einer auf das Gebiet der Psychotherapie beschränkten Heilpraktikererlaubnis sind grundsätzlich berechtigt zur psychotherapeutischen Behandlung von Patienten mit:

1 Tic-Störung
2 Aufmerksamkeitsdefizit-/Hyperaktivitätsstörung
3 Anpassungsstörung
4 Angststörung
5 Exhibitionismus

A Nur die Aussage 4 ist richtig.
B Nur die Aussagen 2 und 3 sind richtig.
C Nur die Aussagen 1, 2 und 4 sind richtig.
D Nur die Aussagen 1, 3, 4 und 5 sind richtig.
E Alle Aussagen sind richtig.

Richtige Antwort (18.1.23): C

A Panikstörungen beziehen sich nicht auf spezifische Situationen. Sie treten unvermittelt auf und sind daher nicht vorhersehbar. Theoretisch könnte der Patient in einer der angegebenen Situationen eine Panikattacke erlebt haben und meidet diese Situationen deshalb. Da in dieser Frage jedoch nach der Störung gefragt wird, die am ehesten in Betracht kommt, und der Patient spezifische Situationen benennt, ist eher an eine andere Erkrankung aus dem Bereich der Angststörungen zu denken.

B Das Asperger-Syndrom geht nicht mit Vermeidungsverhalten einher. Hier handelt es sich um eine Störung aus dem Bereich der tiefgreifenden Entwicklungsstörungen. Die Hauptsymptomatik liegt im Spektrum der sozialen Interaktion.

✓ **C** Die Klaustrophobie zählt zu den spezifischen (isolierten) Phobien, d. h. Patienten vermeiden ganz spezielle Situationen, in denen die Angst auftritt. Der Patient beschreibt dieses Vermeidungsverhalten für Geschäfte, Züge, Busse und Flugzeuge. All die genannten Orte sind geschlossene Räume, daher liegt der Verdacht einer Klaustrophobie nahe.

D Hypochondrie (hypochondrische Störung) definiert eine Erkrankung aus dem Bereich der somatoformen Störungen, bei der der Betroffene davon überzeugt ist, an mindestens einer ernsthaften körperlichen Erkrankung zu leiden, obwohl die Symptomatik durch ein organisches Geschehen nicht erklärbar ist.

E Die angegebene Symptomatik zeigt keinerlei Hinweis auf eine dissoziale Persönlichkeitsstörung.

Richtige Antwort (18.1.24): E

✓ **1** Schwere, andauernde Tic-Störungen werden in der Regel vorrangig medikamentös behandelt. Eine Verbesserung der Symptomatik zeigt sich vor allem durch die Gabe von Antipsychotika. Psychotherapeutisch wird überwiegend mit verhaltenstherapeutischen Interventionen gearbeitet. Besitzen Sie genügend therapeutische Kenntnisse, diese Störung zu behandeln, dürfen Sie dieses selbstverständlich tun.

✓ **2** Auch ADHS darf von Ihnen behandelt werden, wenn Sie Techniken erlernt haben, die für dieses Störungsbild erfolgversprechend sind. Medikamentös finden hier in der Regel Psychostimulanzien Verwendung.

✓ **3** Anpassungsstörungen entstehen zumeist durch belastende Lebensereignisse und zeigen sich bei den Patienten unter anderem durch depressive Stimmung oder das Gefühl, der neuen Lebenssituation nicht gewachsen zu sein. Bei der Behandlung von Anpassungsstörungen können Sie therapeutisch einen wertvollen Beitrag leisten.

✓ **4** Auch Angststörungen dürfen von Ihnen behandelt werden, wenn Sie methodisch darauf vorbereitet sind.

✓ **5** Exhibitionismus zählt zu den Störungen der Sexualpräferenz und darf von Ihnen nach dem Heilpraktikergesetz behandelt werden.

Aussagenkombination

18.1.25 Welche der folgenden Aussagen treffen zu? Verminderter Antrieb ist ein typisches Symptom bei …

1 … schizophrenem Residuum.
2 … Hypothyreose.
3 … Stimulanzieneinnahme.
4 … manischer Episode.
5 … depressiver Episode.

A Nur die Aussagen 1 und 5 sind richtig.
B Nur die Aussagen 2 und 5 sind richtig.
C Nur die Aussagen 1, 2 und 5 sind richtig.
D Nur die Aussagen 2, 3 und 4 sind richtig.
E Nur die Aussagen 1, 2, 4 und 5 sind richtig.

Aussagenkombination

18.1.26 Welche der folgenden Aussagen zur Elektrokrampftherapie (EKT) treffen zu?

1 Durch elektrische Reizung des Gehirns wird ein Krampfanfall ausgelöst.
2 Die EKT ist eine wirksame Behandlungsmethode.
3 Die EKT kann bei Depressionen eingesetzt werden.
4 Die EKT ist eine Sonderform der Elektroenzephalografie (EEG).
5 Die EKT wird aufgrund der hohen Risiken nicht mehr angewendet.

A Nur die Aussagen 1 und 2 sind richtig.
B Nur die Aussagen 1 und 3 sind richtig.
C Nur die Aussagen 1 und 5 sind richtig.
D Nur die Aussagen 1, 2 und 3 sind richtig.
E Nur die Aussagen 2, 3 und 4 sind richtig.

Richtige Antwort (18.1.25): C

✓ **1** Das schizophrene Residuum geht zumeist mit einer ausgeprägten Negativsymptomatik einher. Die Patienten wirken zurückgezogen und „ausgebremst", ihr Antrieb ist somit vermindert.

✓ **2** Eine Hypothyreose zeigt sich unter anderem durch allgemeine Schwäche und rasche Ermüdbarkeit. Wichtig ist die Abklärung einer Schilddrüsenerkrankung vor allem bei dem Verdacht einer affektiven Störung.

3 Stimulanzien (Amphetamine) bewirken eine Steigerung des Antriebs und wirken extrem euphorisierend. Des Weiteren besteht das subjektive Empfinden einer höheren Leistungsfähigkeit.

4 Patienten in einer manischen Episode sind unter anderem in Psychomotorik, Affekt und Denken beschleunigt bzw. gesteigert. Sie sind unruhig, reden viel und schnell und wirken euphorisch.

✓ **5** Während einer depressiven Episode sind die Betroffenen in ihrem Antrieb häufig stark gemindert oder gehemmt. Sie neigen zu Erschöpfung nach kleineren Anstrengungen und wirken insgesamt verlangsamt.

Richtige Antwort (18.1.26): D

✓ **1** Bei einer EKT werden über Elektroden Kurzpulsströme in das Gehirn geleitet, die dort einen Krampfanfall auslösen. Die Behandlung findet unter Narkose statt, und der Patient wird während der Durchführung dauerhaft überwacht.

✓ **2** Indikationsgebiete für eine EKT sind z.B. katatone Zustände bei einer schizophrenen Erkrankung. Sie ist nachgewiesenermaßen eine der wirksamsten Behandlungsmethoden, wirkt antidepressiv, antimanisch und kann in einigen Fällen lebensrettend sein.

✓ **3** Depressionen verlaufen in unterschiedlichen Schweregraden. Kommt es während einer schweren Depression z.B. zu einem Stupor, also der völligen Bewegungslosigkeit eines Patienten, kann eine EKT indiziert sein. Ebenso kann eine EKT bei therapieresistenten Depressionen sinnvoll und hilfreich sein.

4 Die EKT und das EEG sind zwei unterschiedliche Konzepte, zum einen ein Therapieverfahren, zum anderen ein diagnostisches Konzept. Bei der EKT werden elektrische Reize an das Gehirn geleitet, ein EEG zeichnet die elektrischen Potenzialschwankungen des Gehirns auf. Während einer EKT wird ein EEG geschrieben.

5 Das größte Risiko einer EKT ist das Narkoserisiko. Nach der Behandlung kann es kurzfristig zu Orientierungs-, Konzentrations- und Gedächtnisstörungen kommen, diese sind jedoch reversibel. Zudem können Kopfschmerzen und Übelkeit auftreten. Insgesamt ist die EKT eine nebenwirkungs- und risikoarme Behandlungsmethode.

18.2 Mündliche Fragen aus allen Fachgebieten

18.2.1 Welche psychiatrischen Notfälle sind Ihnen bekannt?

Das sollten Sie zur Sprache bringen:
- Suizidalität
- Akute Erregungszustände
- Delir/Bewusstseinsstörungen
- Akute psychotische Symptome
- Hirnorganische Verwirrtheitszustände
- Substanzinduzierte Akutsituationen
- Stupor/Katatonie
- Dämmerzustand

Zusätzlich können Sie erwähnen:
- Erläuterung der einzelnen Notfallsituationen
- Angabe von Störungsbildern, in deren Rahmen es zu Akutsituationen kommen kann

Ihr weiteres Plus:
- Hinweis auf Ihr eigenes Verhalten in einer Notfallsituation

18.2.2 Was versteht man unter Supervision?

Das sollten Sie zur Sprache bringen:
- Supervision beinhaltet verschiedene Beratungsmethoden zur Reflexion von Arbeitsprozessen bezogen auf interpersonelles Wirken.
- Der Supervisor reflektiert mit dem Supervisanden Arbeitsprozesse mit (abwesenden) Klienten.

Zusätzlich können Sie erwähnen:
- Um Fehler und Verstrickungen im therapeutischen Vorgehen rechtzeitig zu bemerken, ist es nötig, regelmäßige Supervision in Anspruch zu nehmen. Sie unterstützt die professionelle und qualitätsgesicherte Arbeit mit Klienten.

Ihr weiteres Plus:
- Anhand eines Praxisbeispiels ist hier eine Supervision sehr gut darstellbar.

18.2.3 Können Sie mir ein Kommunikationsmodell nennen?

Das sollten Sie zur Sprache bringen:
- Kommunikationsmodell nach Paul Watzlawick:
  - **1. Axiom:** „Man kann nicht nicht kommunizieren."
  - **2. Axiom:** „Jede Kommunikation hat einen Inhalts- und einen Beziehungsaspekt, wobei Letzterer den Ersteren bestimmt."
  - **3. Axiom:** „Die Natur einer Beziehung ist durch die Interpunktion der Kommunikationsabläufe seitens der Partner bedingt."
  - **4. Axiom:** „Menschliche Kommunikation bedient sich digitaler und analoger Modalitäten. Digitale Kommunikationen haben eine komplexe und vielseitige logische Syntax, aber eine auf dem Gebiet der

Beziehungen unzulängliche Semantik. Analoge Kommunikationen hingegen besitzen dieses semantische Potenzial, ermangeln aber der für die Kommunikation erforderlichen, logischen Syntax."
  - **5. Axiom:** „Zwischenmenschliche Kommunikationsabläufe sind entweder symmetrisch (gleichwertig) oder komplementär (ergänzend), je nachdem, ob die Beziehung zwischen den Partnern auf Gleichheit oder Unterschiedlichkeit beruht."
- Vier-Seiten-Modell der Kommunikation nach Friedemann Schulz von Thun:
  - **Inhaltsaspekt:** Sachinhalt, über den der Kommunikator informieren möchte.
  - **Beziehungsaspekt:** Gefühle und Bewertungen des Kommunikators gegenüber dem Empfänger.
  - **Selbstoffenbarung:** Die Botschaft, die der Kommunikator über sich selbst vermittelt.
  - **Appell:** Aufforderung an den Empfänger.

Zusätzlich können Sie erwähnen:
- Einsatzbereiche von Kommunikationsmodellen in Beratung und Therapie

Ihr weiteres Plus:
- Beispielhafte Darstellung des Sendens und Empfangens von Nachrichten

18.2.4 Erläutern Sie mir bitte die Unterschiede zwischen Psychiater, Psychologe und Psychotherapeut

Das sollten Sie zur Sprache bringen:
- **Psychiater:** Ärzte, die sich nach dem Grundstudium der Medizin auf die Behandlung psychologischer und/oder neurologischer Störungen spezialisiert und ein Facharztstudium in diesem Bereich absolviert haben.
- **Psychologe:** Grundstudium der Psychologie mit anschließender Fachspezialisierung, z. B. Neuropsychologie, Umweltpsychologie, klinische Psychologie
- **Psychotherapeut:** Voraussetzung ist ein Studium der Medizin oder Psychologie mit einer anschließenden mehrjährigen psychotherapeutischen Fortbildung in einem anerkannten Verfahren.

Zusätzlich können Sie erwähnen:
- Die Verordnung von Psychopharmaka obliegt Ärzten und Psychiatern.

Ihr weiteres Plus:
- Seit 1999 ist der Begriff Psychotherapeut gesetzlich geschützt. Die diesbezüglichen Regelungen finden sich im Psychotherapeutengesetz.

18.2.5 Welche psychosomatischen Erkrankungen sind Ihnen bekannt?

Das sollten Sie zur Sprache bringen:
- Klassische psychosomatische Erkrankungen sind nach Franz Alexander die „Holy seven":
  - Magen-, Zwölffingerdarmgeschwür (Ulcus ventriculi und duodeni)
  - Geschwürige Dickdarmentzündung (Colitis ulcerosa)
  - Asthma bronchiale
  - Schilddrüsenüberfunktion (Hyperthyreose)
  - Bluthochdruck ohne organische Ursache (essenzielle Hypertonie)
  - Rheumatoide Arthritis
  - Neurodermitis

Zusätzlich können Sie erwähnen:
- Einteilung der psychosomatischen Erkrankungen in:
  - Psychosomatosen
  - Konversionsneurosen
  - Somatoforme Störungen
  - Sekundäre psychosomatische Krankheiten

Ihr weiteres Plus:
- Beispiele für Konversionsneurosen, somatoforme Störungen und sekundäre psychosomatische Krankheiten.

18.2.6 Aufgrund welcher psychischen Erkrankungen könnte eine zwangsweise Unterbringung nötig sein?

Das sollten Sie zur Sprache bringen:
- Relevant sind alle Erkrankungen, die mit einem erhöhten Risiko der Selbst- oder Fremdgefährdung einhergehen, z. B.:
  - Depression
  - Schizophrenie
  - Manie
  - Borderline-Persönlichkeitsstörung
  - Essstörungen
  - Suchterkrankungen

Zusätzlich können Sie erwähnen:
- Beispielhafter Ablauf einer zwangsweisen Unterbringung bei akuter Gefährdung anhand eines der o. g. Störungsbilder (angelehnt an die in Ihrem Landkreis gültigen Bestimmungen)

Ihr weiteres Plus:
- Gesetzesgrundlagen einer Unterbringung nach Unterbringungs- und Betreuungsgesetz

18.2.7 Kennen Sie ein Entspannungsverfahren?

Das sollten Sie zur Sprache bringen:
- Autogenes Training und progressive Muskelentspannung sind verbreitet und werden sehr häufig im klinischen Bereich eingesetzt.
- Für akut psychotische Störungen sind Entspannungsverfahren kontraindiziert.
- Entspannungsverfahren stellen eine Ergänzung zur Psychotherapie dar.

Zusätzlich können Sie erwähnen:
- Sie sollten ein Verfahren detailliert darstellen können.

Ihr weiteres Plus:
- Indikationsgebiete von Entspannungsverfahren, z. B.:
  - Chronische Schmerzzustände
  - Angststörungen
  - Asthma
  - Neurodermitis

18.2.8 Welche positiven bzw. negativen Auswirkungen hat die Gabe von Psychopharmaka auf eine Psychotherapie?

Das sollten Sie zur Sprache bringen:

- Zu den positiven Aspekten einer medikamentösen Behandlung bezüglich einer Psychotherapie zählen:
  - Erzielen einer Therapiefähigkeit: Bei schweren psychiatrischen Krankheitsbildern ist häufig keine Krankheitseinsicht vorhanden. Durch die Gabe von Psychopharmaka verändert sich das Erleben des Patienten, und er wird zugänglich für eine Therapie.
  - Ich-Funktionen werden gestärkt.
  - Die Gabe von Medikamenten signalisiert dem Patienten, dass er an einer behandelbaren Krankheit leidet.
  - Durch die verbesserte Symptomatik bekommt der Patient mehr Kraft für die Psychotherapie.
- Zu den negativen Aspekten einer medikamentösen Therapie bezüglich einer Psychotherapie zählen:
  - Es entsteht eine Abhängigkeit zu dem behandelnden Arzt.
  - Es kann zu einer Verstärkung des Krankheitsgefühls kommen.
  - Der Leidensdruck des Patienten wird vermindert, dadurch kann es zu fehlender Therapie-Motivation und zur Konfliktvermeidung kommen.

Zusätzlich können Sie erwähnen:

- Die Kombination aus Psychotherapie und der Gabe von Psychopharmaka zeigt im Gegensatz zu Monotherapien bei sehr vielen psychischen Störungen die größten Erfolge.
- Neben Psychopharmaka und Psychotherapie können weitere sinnvolle Maßnahmen in die Behandlung mit einbezogen werden, z. B.:
  - Ergotherapie
  - Kunst- und Musiktherapie
  - Körpertherapie
  - Entspannungsverfahren

18

Ihr weiteres Plus:

- Beispielhafte Kombinationsmöglichkeiten:
  - Antidepressiva und kognitive Verhaltenstherapie z.B. bei Depressionen, Zwangsstörungen und Panikstörungen

18.2.9 Zu welcher Art von Störungen gehört die Kleptomanie?

Das sollten Sie zur Sprache bringen:

- Die Kleptomanie ist in der ICD-10 unter den Störungen der Impulskontrolle in Kapitel F6 abgebildet.
- Weitere Störungen dieses Abschnitts sind:
  - Trichotillomanie
  - Pathologisches Spielen
  - Pathologische Brandstiftung
- Symptom der Kleptomanie ist das wiederholte Stehlen von Dingen, die nicht der Bereicherung oder dem persönlichen Gebrauch des Patienten dienen.
- Dem Impuls zu stehlen kann nicht entgegengewirkt werden.
- Nach dem Stehlen hat der Patient ein Gefühl der Befriedigung.

Zusätzlich können Sie erwähnen:

- Sie können die weiteren Störungen dieses Abschnitts kurz erläutern.

Ihr weiteres Plus:

- Das gemeinsame Charakteristikum dieser Störungen sind die wiederholten Handlungen ohne vernünftige Motivation.

18.2.10 Wo liegt der Unterschied zwischen Neurose und Psychose?

Das sollten Sie zur Sprache bringen:

- Die Begriffe Neurose und Psychose sind in der Praxis relevant, um die Schwere einer Erkrankung deutlich zu machen, und geben einen Hinweis bezüglich der weiteren therapeutischen Maßnahmen.
- Psychosen:
  - Schwere psychiatrische Erkrankung.
  - Meist erfolgen eine stationäre Behandlung und eine Behandlung mit entsprechenden Psychopharmaka.
  - Psychosen gehen mit produktiven Symptomen einher.
  - Die Patienten verlieren ihre berufliche und soziale Leistungsfähigkeit.
  - Es kommt zu Realitäts- und Identitätsverlust.
- Neurosen:
  - Es handelt sich um „leichtere" Störungen, die jedoch mit sehr viel Leid für die Betroffenen einhergehen.
  - Meist ist eine ambulante Therapie ausreichend.
  - Die Teilnahme am gesellschaftlichen Leben bleibt in der Regel erhalten.
  - Realitätsbezug und Ich-Identität bleiben erhalten.

Zusätzlich können Sie erwähnen:

- Beispiele für Erkrankungen, die mit einem psychotischen Verlauf einhergehen können, z.B.:
  - Schizophrenie
  - Organische Psychosen
  - Schwere Depressionen
- Beispiele für neurotische Erkrankungen, z.B.
  - Angststörungen
  - Zwangsstörungen
  - Somatisierungsstörungen

Ihr weiteres Plus:

- Produktive Symptome bei Psychosen:
  - Halluzinationen
  - Wahn (inhaltliche Denkstörungen)
  - Ich-Störungen

18.2.11 An welches Störungsbild denken Sie am ehesten, wenn Sie die Begriffe Logorrhö, Ideenflucht und Größenwahn hören?

Das sollten Sie zur Sprache bringen:

- Die genannten Symptome können der Manie zugeordnet werden.
- Wichtig ist jedoch, eine vorschnelle Zuordnung zu vermeiden und weiter sorgfältig zu explorieren, um andere Erkrankungen auszuschließen.
- Logorrhö und Größenwahn können auch im Rahmen von Schizophrenien auftreten.
- Ideenflucht findet sich auch bei Drogenkonsum.

Zusätzlich können Sie erwähnen:
- Weitere charakteristische Symptome der Manie sind z. B.:
  - Stimmungshoch
  - Antriebssteigerung
  - Vermindertes Schlafbedürfnis
  - Verlust sozialer Hemmungen

Ihr weiteres Plus:
- Zur genaueren Abklärung sind psychopathologischer Befund und Anamnese inkl. Fremdanamnese nötig.

18.2.12 Welche Ziele haben Selbsthilfegruppen?

Das sollten Sie zur Sprache bringen:
- Selbsthilfegruppen sind ein wichtiges Zusatzangebot für Menschen mit psychischen Störungen.
- Ziele sind z. B.:
  - Vermittlung von Fachinformationen
  - Gegenseitige Hilfe bei der Bewältigung der Erkrankung und in schwierigen Situationen
  - Offener Austausch von Erfahrungen
  - Hilfe zur Selbsthilfe
  - Unterstützung in Krisensituationen
  - Hoffnung vermitteln
  - Soziale Kontakte bieten
  - Stärkung der Selbstverantwortung

Zusätzlich können Sie erwähnen:
- Es gibt für beinahe alle Störungsbilder Selbsthilfegruppen.
- Auch für Angehörige psychisch Kranker finden sich Angebote in diesem Bereich.

Ihr weiteres Plus:
- Sie sollten sich erkundigen, ob sich in Ihrem Landkreis Selbsthilfegruppen organisiert haben, und ggf. ein paar Beispiele nennen können

18.2.13 Erklären Sie mir bitte den Unterschied von endogenen, exogenen und psychogenen psychischen Erkrankungen

Das sollten Sie zur Sprache bringen:
- Die Unterteilung nach den ursächlichen Entstehungsfaktoren psychischer Störungen in endogen, exogen und psychogen geht auf die Einteilung von Emil Kraepelin zurück und wird auch triadisches System genannt.
- Endogene psychische Störungen:
  - Es sind keine exogenen und psychogenen Ursachen vorhanden.
  - Genetische Faktoren spielen eine Rolle.
  - Störungen im Neurotransmitterhaushalt sind vorhanden.
  - Die Basis der Therapie liegt meist im psychopharmakologischen Bereich.
- Exogene psychische Störungen:
  - Die Krankheit entsteht durch organische Ursachen oder Schädigungen des Gehirns durch äußere Faktoren.
  - Die Basis der Behandlung liegt in der Therapie der Grunderkrankung.

- Psychogene psychische Störungen:
  - Die Erkrankung entwickelt sich aufgrund äußerer Ereignisse und der darauf folgenden psychischen Reaktion.
  - Die Störung entsteht infolge eines neurotischen Konflikts.
  - Die Basis der Behandlung liegt im psychotherapeutischen Bereich.

Zusätzlich können Sie erwähnen:
- Eine klare ursächliche Einteilung ist vielfach durch Überschneidungen nicht möglich.
- Heute spricht man von einer multifaktoriellen Entstehung der einzelnen Störungsbilder.

Ihr weiteres Plus:
- Beispiele für endogene psychische Störungen sind:
  - Schizophrenie
  - Schwere Depressionen
  - Manie
- Beispiele für exogene psychische Störungen sind:
  - Demenzen
  - Durch Drogen/Alkohol ausgelöste Psychosen
- Beispiele für psychogene Störungen sind:
  - Angststörungen
  - Zwangsstörungen
  - Posttraumatische Belastungsstörungen

18.2.14 Welche psychiatrischen Ursachen können Erregungszustände auslösen?

Das sollten Sie zur Sprache bringen:
- Zu den wichtigsten Auslösern psychischer Erregungszustände gehören, z.B.:
  - Psychosen, wie Schizophrenie und Manie
  - Demenzen
  - Akute organische Psychosyndrome
  - Impulskontrollstörungen
  - Intoxikationen, Entzugssyndrome
  - Akute Belastungsreaktionen
  - Persönlichkeitsstörungen
  - Minderbegabung
- Auch organische Erkrankungen können Erregungszustände auslösen, z. B.:
  - Endokrine und Stoffwechselstörungen, wie Hyperthyreose und Hypoglykämie

Zusätzlich können Sie erwähnen:
- Mögliche Symptome akuter Erregungszustände sind z. B.:
  - Ziellose Steigerung von Antrieb und Psychomotorik
  - Affektive Enthemmung
  - Kontrollverlust
  - Ausgeprägte Gereiztheit
  - Aggressive Äußerungen bis hin zu Gewalttätigkeit

Ihr weiteres Plus:
- Es handelt sich um einen psychiatrischen Notfall.
- Wichtig sind das beruhigende Gespräch („Talking down“) und die sofortige Benachrichtigung eines Arztes/Notarztes.

18.2.15 Wie definieren Sie einen psychiatrischen Notfall?

Das sollten Sie zur Sprache bringen:

- Ein psychiatrischer Notfall ist eine meist krankheitsbedingte Situation, die sofortigen Handlungszwang erfordert.
- Der Zustand des Patienten bedarf sofortiger, an der Akutsymptomatik orientierter Therapiemaßnahmen.
- Eigen- und Fremdgefährdung müssen abgewendet werden.
- In der Regel ist eine medizinische/intensivmedizinische Betreuung nötig.
- Basis der Diagnostik sind der subjektive Eindruck des Behandlers, die Angaben des Patienten und eventuell die Beobachtungen des Umfelds.

Zusätzlich können Sie erwähnen:

- Zu den psychiatrischen Notfällen gehören unter anderem:
  - Akute Suizidalität
  - Bewusstseinsstörungen, Delir, Stupor, Katatonie
  - Drogennotfälle
  - Erregungszustände

Ihr weiteres Plus:

- Auslöser können im Bereich psychischer, neurologischer und organischer Erkrankungen zu finden sein.

18.2.16 Erläutern Sie bitte den Begriff „triadisches System".

Das sollten Sie zur Sprache bringen:

- Es handelt sich um ein Einteilungssystem seelischer Erkrankungen nach ätiologischen Gesichtspunkten (gilt heute als überholt).
- Das System geht auf Emil Kraepelin zurück.
- Einteilung in:
  - Organische Psychosen (psychische Erkrankungen aufgrund organischer Ursachen, z. B. Demenzen)
  - Endogene Psychosen (keine organisch oder psychogen ausgelösten psychischen Störungen, erblich bedingt oder durch Störungen des Hormonsystems im Gehirn ausgelöst, z. B. Schizophrenie)
  - Psychogene Störungen (psychisch ausgelöste Erkrankungen, z. B. Neurosen)
- Die Therapieplanung richtet sich nach Ätiologie.

Zusätzlich können Sie erwähnen:

- Heute besteht Einigkeit darüber, dass psychische Erkrankung multifaktoriell bedingt sind, z. B. durch folgende Faktoren:
  - Genetische Disposition
  - Dysbalancen im Neurotransmitterhaushalt
  - Körperliche Erkrankungen
  - Soziale Faktoren

Ihr weiteres Plus:

- Unterscheidung ursächliche und auslösende Faktoren bei psychischer Störungen

18.2.17 Was ist unter dem Begriff „Vulnerabilitäts-Stress-Modell" zu verstehen?

Das sollten Sie zur Sprache bringen:
- Es handelt sich um ein Erklärungsmodell für die Entstehung psychischer Erkrankungen.
- Natürliche, genetische und Umwelteinflüsse spielen bei der Entwicklung einer psychischen Störung eine Rolle.
- Auf Basis einer individuellen Vulnerabilität können sich durch das Hinzukommen von Stressoren (Belastungen) Frühsymptome einer Erkrankung zeigen.
- Je nach aufrechterhaltenden Faktoren oder Copingstrategien Entwicklung einer manifesten Erkrankung oder Verschwinden der Frühsymptomatik.

Zusätzlich können Sie erwähnen:
- Erläuterung zur Entwicklung der Vulnerabilität (individuelle Verletzlichkeit):
  - Angeborene/erworbene Vulnerabilitätsfaktoren
  - Psychosoziale Vulnerabilitätsfaktoren
  - Angeborene/erworbene Schutzfaktoren
  - Schutzfaktoren der Umwelt
- Erläuterung zu möglichen Stressoren, aufrechterhaltenden Faktoren und günstigen Bewältigungsstrategien

Ihr weiteres Plus:
- Benennen von Vulnerabilitäts- bzw. Schutzfaktoren
- Benennung von Störungsbildern, bei denen das Vulnerabilitäts-Stress-Modell eine entscheidende Rolle spielt, z. B. Persönlichkeitsstörungen

18.3 Weitere Fragen

Es gibt in den mündlichen Überprüfungen Fragen, die im Rahmen dieses Buchs nicht beantwortet werden können, da es sich um Einschätzungen, persönliche Angaben und Meinungen Ihrerseits handelt. Im Folgenden finden sich Beispiele für Fragen aus diesem Bereich. Sie dienen Ihnen zur weiteren Vorbereitung.
- Welche therapeutischen Aus- und Fortbildungen haben Sie durchlaufen?
- Aus welchem Grund möchten Sie sich dieser Überprüfung unterziehen?
- Haben Sie bereits Erfahrungen im Umgang mit Patienten gesammelt?
- Waren Sie bereits beratend tätig?
- In welchem Bereich und mit welchen Patienten möchten Sie zukünftig arbeiten?
- Welche Methoden werden Sie anwenden?
- Welche psychischen Störungsbilder möchten Sie behandeln?
- Waren Sie selbst schon einmal in Therapie? Wie wurde dort gearbeitet?
- Welche Störungsbilder würden Sie nicht behandeln und warum nicht?
- Was halten Sie von der ICD-10?
- Wie haben Sie sich auf diese Prüfung vorbereitet?
- Haben Sie schon einmal Einblick in das klinische Geschehen erhalten?
- Haben Sie schon an Supervisionen teilgenommen?
- Wieviel Eigentherapie haben Sie im Rahmen der Ausbildung gemacht?
- Welche Einrichtungen für psychisch kranke Menschen gibt es in Ihrem Landkreis?
- Würden Sie einen Patienten behandeln, der seine Familie schlägt?
- Wie bewerten Sie den Einsatz von Psychopharmaka?

- Gibt es Fälle, in denen Sie eine therapeutische Behandlung ablehnen würden?
- Wie würden Sie mit Ihrer erlernten Methode einen Patienten mit einer Depression (z.B. Zwangsstörung, Angststörung) behandeln?
- Was sagen Sie zu der Gabe von Psychopharmaka bei Kindern?

KAPITEL

19 Anhang

19.1 Literaturverzeichnis

Psychiatrie

Arolt V, Dilling H, Reimer C. Basiswissen Psychiatrie und Psychotherapie. 7. A. Heidelberg: Springer, 2011.

Berger M (Hrsg.). Psychische Erkrankungen. 6. A. München: Elsevier, Urban & Fischer, 2019.

Dilling H, Mombour W, Schmidt MH. Internationale Klassifikation psychischer Störungen, ICD-10 Kapitel F (V). Klinisch-diagnostische Leitlinien 10. A.. Bern: Hogrefe, 2015.

Disse S. ICD-10 kompakt-Heilpraktiker für Psychotherapie. 2. A. München: Elsevier Urban & Fischer, 2018.

Dörner K, Plog U, Teller C, Wendt F. Irren ist menschlich. 23. A. Köln: Psychiatrie-Verlag, 2015.

Dreher J. Psychopharmakotherapie griffbereit. 3. A. Stuttgart: Schattauer, 2017.

Falkai P. Wittchen H.-U. Diagnostisches und statistisches Manual psychischer Störungen (DSM-5). Göttingen: Hogrefe, 2015.

Finzen A, Scherk H. Medikamentenbehandlung bei psychischen Störungen. 3. A. Köln: Psychiatrie-Verlag, 2016.

Huber G. Psychiatrie. 7. A. Stuttgart: Schattauer, 2015.

Köhle K, Herzog W, Jopraschky P et al. (Hrsg.). Uexküll – Psychosomatische Therapie. 8. A. München: Elsevier, Urban & Fischer, 2017.

Laux G, Dietmaier O. Praktische Psychopharmakotherapie. 7. A. München: Elsevier, Urban & Fischer, 2019.

Lieb K, Frauenknecht S, Intensivkurs Psychiatrie und Psychotherapie. 9. A. München: Elsevier, Urban & Fischer, 2019.

Möller H, Laux G, Deister A. Psychiatrie, Psychosomatik und Psychotherapie. 6. A. Stuttgart: Thieme, 2015.

Peters UH. Lexikon Psychiatrie, Psychotherapie, Medizinische Psychologie. 7. A. München: Elsevier, Urban & Fischer, 2016.

Rote Liste® 2019. Arzneimittelverzeichnis für Deutschland (einschl. EU-Zulassungen und bestimmter Medizinprodukte). 59. A. Frankfurt am Main: Rote Liste Service, 2019.

Steinhausen H-C. Psychische Störungen bei Kindern und Jugendlichen. 9. A. München: Elsevier, Urban & Fischer, 2019.

Tölle R. Psychiatrie. 14. A. Heidelberg: Springer, 2005.

Wirtz M (Hrsg.). Dorsch Lexikon der Psychologie. 17. A. Bern: Huber, 2014.

Zöllner H.-M. Psychiatrie in Lebens- und Leidensgeschichten. Stuttgart: Enke, 1997.

Psychotherapie

Brenner C. Grundzüge der Psychoanalyse. Frankfurt am Main: Fischer, 2001.

Cohn R, Farau A. Gelebte Geschichte der Psychotherapie. 4. A. Stuttgart: Klett-Cotta, 2008.

Cserny S. Der Körper ist der Ort des psychischen Geschehens. Würzburg: Königshausen und Neumann, 2006.

Dietrich R. Das Labyrinth der fünf Charakterstrukturen. Wien: Dietrich, 1999.

Downing G. Körper und Wort in der Psychotherapie. Leitlinien für die Praxis 3. A. München: Kösel, 1996.

Erikson E. Der vollständige Lebenszyklus. Neuauflage. Frankfurt am Main: Suhrkamp, 2012.

Federspiel K. Lackinger Karger I. Kursbuch Seele. Köln: Kiepenheuer & Witsch, 1996.

Freud S. Trauer und Melancholie. Gesammelte Werke. 8. A. Bd.10. Frankfurt am Main: Fischer, 1991.

Grawe K, Donati R, Bernauer F. Psychotherapie im Wandel – Von der Konfession zur Profession.5. A. Hogrefe: Göttingen, 2001.

Heisterkamp G. Basales Verstehen – Handlungsdialoge in Psychotherapie und Psychoanalyse. Stuttgart: Klett-Cotta, 2002.

Heuft G, Kruse A, Radebold H. Lehrbuch der Gerontopsychosomatik und Alterspsychotherapie. 2. A. München: Reinhardt, 2006.

Johnson S. Der narzisstische Persönlichkeitsstil. 6. A. Köln: Edition Humanistische Psychologie, 2011

Kernberg O. Schwere Persönlichkeitsstörungen. 9. A. Stuttgart: Klett-Cotta, 2015.

Knuf A. Leben auf der Grenze – Erfahrungen mit Borderline. 3. A. Köln: Balance, 2011.

Kopp SB. Wieder bei 1 anfangen. Oldenburg: Transform Verlag, 1994.

Linden M, Hautzinger M. Verhaltenstherapiemanual. 8. A. Heidelberg: Springer, 2015 Berlin.

Lowen A. Bioenergetik. Reinbek: Rowohlt, 2008.

Mahler MS, Pine F, Bergmann A. Die psychische Geburt des Menschen. 19. A. Frankfurt am Main: Fischer, 2008.

Mentzos S. Neurotische Konfliktverarbeitung. 23. A. Frankfurt am Main: Fischer, 2013.

Miller A. Das Drama des begabten Kindes. 9. A. Frankfurt am Main: Suhrkamp, 2012.

Perls F. Grundlagen der Gestalttherapie. 15. A. Stuttgart: Klett-Cotta, 2015.

Polster E, Polster M. Gestalttherapie: Theorie und Praxis der integrativen Gestalttherapie. Frankfurt am Main: Fischer, 2001.

Racker H. Übertragung und Gegenübertragung. 7. A. München: Reinhardt, 2017

Reich W. Charakteranalyse. 7. A. Köln: Kiepenheuer & Witsch, 2002.

Reimer C. Eckert J. Hautzinger M. Wilke E. Psychotherapie. 3. A. Heidelberg: Springer, 2007.

Revenstorf D, Peter B. Hypnose in Psychotherapie, Psychosomatik und Medizin. 3. A. Heidelberg: Springer, 2015.

Rogers C. Die klientenzentrierte Gesprächspsychotherapie. 20. A. Frankfurt am Main: Fischer, 1983.

Rogers C. Therapeut und Klient. 21. A. Frankfurt am Main: Fischer, 2012.

Rudolf G. Psychotherapeutische Medizin und Psychosomatik. 7. A. Stuttgart: Thieme: Stuttgart, 2013.

Satir V. Selbstwert und Kommunikation. Familientherapie für Berater und zur Selbsthilfe. 23. A. Stuttgart: Klett-Cotta, 2018.
Schulz von Thun F. Miteinander reden 1–4. 48. A. Reinbek: Hamburg: 2010/2013.
Schweizer J, von Schlippe A. Lehrbuch der systemischen Therapie und Beratung. 10. A. Göttingen: Vandenhoeck & Ruprecht, 2007.
Shapiro F. EMDR. Grundlagen und Praxis. 3. A, Paderborn: Junfermann, 2012.
de Shazer S. Der Dreh. 14. A. Heidelberg: Carl Auer, 2018.
Stevens J. Die Kunst der Wahrnehmung. 19. A. Gütersloh: Gütersloher Verlagshaus, 2006.
Weiss T, Haertel-Weiss G. Familientherapie ohne Familie. 6. A. München: Kösel, 2008.
Yalom I. Theorie und Praxis der Gruppenpsychotherapie. 13. A. Stuttgart: Klett-Cotta, 2019.

Verwendete Internetquellen

Bundesministerium für Familie, Senioren, Frauen und Jugend; www.wegweiser-demenz.de
Bundesministerium für Gesundheit; www.bundesgesundheitsministerium.de
Bundesverband Legasthenie und Dyskalkulie e. V.; bvl-legasthenie.de/wissenschaft
Bundeszentrale für gesundheitliche Aufklärung (BzGA); www.bzga.de
Deutsche Hauptstelle für Suchtfragen (DHS); www.dhs.de
Epidemiologischer Suchsurvey (ESA); www.esa-survey.de
Gesundheitsberichterstattung des Bundes; www.gbe-bund.de
Online-Lexikon für Psychologie und Pädagogik; https://lexikon.stangl.eu/
Robert Koch-Institut; www.rki.de
Statistisches Bundesamt (Destatis); www.destatis.de/DE/Home/_inhalt.html

19.2 Adressen

Adressen der für die Prüfung zuständigen Gesundheitsämter und Behörden in den verschiedenen Bundesländern (Stand Oktober 2020). Auf die Angaben von Ansprechpersonen und Telefonnummern wurde verzichtet, da sich diese häufig ändern.

Baden-Württemberg

Ordnungsamt Stuttgart
Eberhardstr. 35
70173 Stuttgart
Gesundheitsamt Tübingen
Wilhelm-Keil-Str. 50
72072 Tübingen
Landratsamt Gesundheit und Versorgung Breisgau-Hochschwarzwald
Sautierstr. 28
79104 Freiburg i. Breisgau
Landratsamt Heilbronn, Gesundheitsamt
Lerchenstr. 40
74072 Heilbronn
Gesundheitsamt Karlsruhe
Beiertheimer Allee 2
76137 Karlsruhe

Bayern

Landratsamt Ansbach
Sachgebiet 82, Gesundheits- und Veterinärwesen
Crailsheimstr. 64
91522 Ansbach
(eines von verschiedenen zuständigen Gesundheitsämtern)

Berlin

Gesundheitsamt Tempelhof-Schöneberg – Heilpraktikerbereich
Rathausstr. 27
12105 Berlin
Gesundheitsamt Lichtenberg
Alfred-Kowalke-Str. 24
10367 Berlin

Brandenburg

Gesundheitsamt Potsdam
Berliner Str. 150a
14467 Potsdam

Bremen

Gesundheitsamt Bremen
Horner Str. 60–70
28203 Bremen

Hamburg

Behörde für Gesundheit und Verbraucherschutz
Billstr. 80
20539 Hamburg

Hessen

Gesundheitsamt des Kreises Bergstraße
Kettelerstr. 29
64646 Heppenheim
Gesundheitsamt Frankfurt/Main
Breite G. 28
60313 Frankfurt am Main
(eines von verschiedenen zuständigen Gesundheitsämtern)

Mecklenburg-Vorpommern

Landkreis Mecklenburgische Seenplatte
Platanenstr. 43
17033 Neubrandenburg
Gesundheitsamt Rostock
Paulstr. 22
18055 Rostock

Niedersachsen

Niedersächsisches Landesamt für Soziales, Jugend und Familie Abt. Nichtärztliche Heilberufe
Auf der Hude 2
21339 Lüneburg

Nordrhein-Westfalen

Gesundheitsamt Recklinghausen
Kurt-Schumacher-Allee 1
45657 Recklinghausen
(eines von verschiedenen zuständigen Gesundheitsämtern)
Ministerium für Gesundheit, Soziales, Frauen und Familie des Landes Nordrhein-Westfalen
Fürstenwall 25
40219 Düsseldorf

Rheinland-Pfalz

Gesundheitsamt Mainz-Bingen
Große Langgasse 29
55116 Mainz

Saarland

Gesundheitsamt des Stadtverbandes Saarbrücken
Malstatter Str. 17
66117 Saarbrücken

Sachsen

Gesundheitsamt Görlitz
Reichertstr. 112
02826 Görlitz

Sachsen-Anhalt

Landesprüfungsamt für Gesundheitsberufe
Maxim-Gorki-Str. 7
06114 Halle

Schleswig-Holstein

Gesundheitsamt Husum
Damm 8
25813 Husum

Thüringen

Amt für Gesundheit und Soziales
Juri-Gagarin-Ring 150
99084 Erfurt